出 品

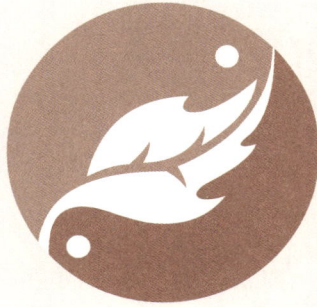

四川新绿色药业科技发展有限公司

The Clinical Application
of Traditional Chinese
Medicine Formula
Granules

名誉主编　周厚成　周　翔

主　编　胡昌江

中药配方颗粒

临床应用

第一册

中国健康传媒集团
中国医药科技出版社

内 容 提 要

本书根据国家药品监督管理局公布 316 味、公示 39 味共 355 味中药配方颗粒国家标准编撰而成，目的是为了让临床医生更好了解中药配方颗粒研发过程，指导临床应用。本书分为总论和各论两部分。总论介绍中药配方颗粒的研究依据，并以川芎为例介绍中药配方颗粒的研究流程，在其研究过程中突出中医药理论指导；简要介绍中药配方颗粒性能及应用；通过实验数据，对单煎、共煎临证应用释惑；在执行国家标准的过程中结合生产、临床应用提出实际的建议。各论按中药功效分类，每味配方颗粒项下，分别从其来源、含量指标、性能功效、临床应用、使用注意、用量建议、现代研究、按语等方面进行阐述。

本书可供从事中医药院校教学、科研、生产人员，尤其中西医临床医生应用中药配方颗粒时参考，也适用于中医药爱好者阅读。

图书在版编目（CIP）数据

中药配方颗粒临床应用 . 第一册 / 胡昌江主编 . 北京：中国医药科技出版社，2024.7． ISBN 978-7-5214-4697-5　Ⅰ. R286

中国国家版本馆 CIP 数据核字第 2024WQ4945 号

责任编辑　于海平
美术编辑　陈君杞
版式设计　也　在

出版　**中国健康传媒集团** | 中国医药科技出版社
地址　北京市海淀区文慧园北路甲 22 号
邮编　100082
电话　发行：010-62227427　邮购：010-62236938
网址　www.cmstp.com
规格　787 × 1092 mm $\frac{1}{16}$
印张　45 $\frac{1}{4}$
字数　669 千字
版次　2024 年 7 月第 1 版
印次　2024 年 11 月第 2 次印刷
印刷　天津市银博印刷集团有限公司
经销　全国各地新华书店
书号　ISBN 978-7-5214-4697-5
定价　**288.00 元**

获取新书信息、投稿、为图书纠错，请扫码联系我们。

编委会

名誉主编　　周厚成　　周　翔

主　　编　　胡昌江

副 主 编　　陈志敏　　黄　宇　　周巧敏　　周靖惟

编　　委　　冯　健　　钟　磊　　费文波　　仰　莲
　　　　　　梅国荣　　陈玉梅

资料收集者（以姓氏汉语拼音为序）

曹马怡洁　　方静嫒　　胡　麟　　胡福利　　贾耀霞
贾琢琳　　雷锦杰　　罗　建　　孟祥祺　　任有地
尚晓霜　　吴　杰　　夏阳淼　　杨　丽　　赵尚玲
周　叶　　朱小丽

序一

  中医药学是中华民族在与疾病作斗争中不断丰富发展的传统医学，是中华民族传统文化的重要组成部分，凝聚着中华民族的深邃智慧，为中华民族的繁衍昌盛、维护人民生命健康做出了卓越贡献。中药是中医治疗疾病的主要武器，作为临床最常用的剂型，汤剂具有适应症广、针对性强、药效迅速、便于加减、应用灵活等优势。随着现代社会的发展，中药配方颗粒作为饮片的一种补充形式，其提取方式与传统汤剂的煎煮方法相同，既保留了中药饮片的有效成分，还具有统一的检验标准，质量可控，疗效稳定，适应当代发展和满足人民群众的用药需求，也是对中药饮片的传承创新，有效地促进了中医药高质量发展。

  中医药具有辨证论治、个性化治疗等特点，其应用的不传之秘在于配伍和剂量，往往令人难窥堂奥。中药配方颗粒的本质属性就是饮片，中药配方颗粒在临床的遣方用药中，也必须要遵循传统中医药理论原则。传统中药饮片已经历千百年临床验证的锤炼和洗礼，而中药配方颗粒在我国的使用时间尚短，致使一线医生对其物质基础、药理作用、配伍加减、用法用量等存在某些疑惑，莫衷一是。

  有鉴于此，又适逢配方颗粒试点工作结束之际，四川新绿色药业秉着"四负责"原则，坚持为中药配方颗粒、中医药传承创新负责的态度，由周厚成先生和周翔先生为名誉主编、胡昌江教授为主编编撰著成《中药配方颗粒临床应用》一书。该书分为总论和各论两部分。总论部分，较系统介绍了中药配方颗粒的研究过程，突出以中医药理论指导下的研究策略，以及配方颗粒的性能和应用；各论以药物功效分类，立足配方颗粒实际临床应用，重点结合每味药物性能功效，对常用方剂予以举例，详细阐述方剂的功能主治、疾病的辨证要点、临症加减及现代应用等内容，将中药配方颗粒国家标准与临床应用相结合，使医生在遣方用药时既了解其质量标准情况，又对其临床应用有所掌握。该书对中药配方颗粒的临床应用具有较好的指导意义，既可供中医临床人员阅读，也可供西医或西学中医生参考，使临床医生结合病人实际情况，辨证施治，遣方用药，灵活、规范应用中药配方颗粒，达到提高临床疗效目的。

现今正值《中医药发展战略规划纲要（2016—2030年）》实施期间，是促进中医药高质量发展、完善中医药科研评价体系、推动中药产业转型升级的关键时期。希望四川新绿色药业以临床实际、产业发展中的关键问题为导向，继续躬耕中药配方颗粒领域，采用现代科学技术和方法，解决行业关键、共性技术难题，提升中药配方颗粒质量和临床疗效，不断健全"中药材－饮片－配方颗粒"的全过程质量管控体系，使配方颗粒产业走上标准化、规范化的健康可持续发展之路。

付梓在即，乐之为序。

中国工程院院士　国医大师
中国中医科学院　名誉院长
天津中医药大学　名誉校长

张伯礼

2024年2月于天津静海团泊湖畔

序二

习近平总书记指出："中医药是中华民族的瑰宝，一定要保护好、发掘好、发展好、传承好。"中医药学是我国各族人民在几千年的生活实践中与疾病作斗争中逐步形成的宝贵遗产。在刚刚过去的防控新冠疫情的严峻斗争中，中药配方颗粒以方便快捷、质量稳定可控的特点，在防病、治病过程中发挥了积极的作用。四川新绿色药业在新冠疫情期间，积极进行防疫工作，展现企业担当，先后在武汉金银潭医院、江夏方舱医院、武汉火神山医院等多家医院支援疫情抗击工作，极大提高了中医药在防疫、救灾等公共卫生事件和自然灾害中的应急服务能力，获得政府、群众以及专家学者的广泛赞誉。

中药配方颗粒是在中医药理论的指导下，运用现代技术和质量控制手段对单味中药饮片进行提取、浓缩、干燥、制粒等工艺制成供临床调剂使用的颗粒剂。前期课题组开展大量中药饮片标准汤剂的基础研究，并以标准汤剂为核心的质量标准体系，将中药配方颗粒与标准汤剂进行对比，以保证两者质量一致性。随着《国家药监局 国家中医药局 国家卫生健康委 国家医保局关于结束中药配方颗粒试点工作的公告》颁布，20 余年试点结束。四川新绿色药业按照《中药配方颗粒质量控制与标准制定技术要求》和国家公布和公示 355 个中药配方颗粒标准，对配方颗粒进行了全面、系统研究，并由公司董事局主席周厚成先生为名誉主编撰写《中药配方颗粒临床应用》，对配方颗粒临床应用交流和学习起到了极大的推动作用。

该书分为总论和各论两部分。总论主要介绍了中药配方颗粒的研究依据、研究流程、策略以及中药配方颗粒的性能及应用等。对目前"医药分家""医不知药情，药不知医用"的突出现象，以川芎配方颗粒的研究流程为例，让医生了解配方颗粒及其标准是如何制订的，以做到用药时心中有数。在中药配方颗粒的研究策略中，提出配方颗粒的研究亦必须突出中医药理论的指导，并创新性制订"五定"等多方面研究策略。各论对 355 个中药配方颗粒国家公布、公示标准按照中药性能进行分类，通过对其基原、炮制方法、含量指标、性能功效、临床应用、现代研究及标准和临床的衔接的论述，从配方颗粒临床使用的视角，对每味药进行使用说明和应用举例。

该书为执行新国家标准的中药配方颗粒的临床使用提供了可借鉴的思路，进一步保证中药配方颗粒的安全性和有效性，引领中药配方颗粒行业和产业的高质量健康发展。

付梓在即，欣然命笔，乐之为序。

中国工程院院士

成都中医药大学首席教授

2024 年 4 月于北京

序三

    中医药是中华文明的一个瑰宝，凝聚着中国人民和中华民族的博大智慧。传承发展中医药文化是弘扬中华优秀传统文化、推动中医药传承创新发展的实践需要。随着近年来中医药技术的日益发展，中药配方颗粒在临床多种疾病治疗中所展现出来的优势逐渐明显，临床疗效已得到国内外的普遍认可。

    中药配方颗粒作为中药饮片的改革剂型，是对传统中医药文化的传承和创新。中药配方颗粒其有效成分、性味、归经、功能主治与传统中药饮片基本一致，既能满足中医传统辨证施治、灵活加减的特点，又能免除患者传统煎煮的麻烦，冲服方便，安全卫生有效。中药配方颗粒经过20多年的发展，已在医疗机构被广泛应用，特别是在抗击新冠疫情期间，许多省市都将中药配方颗粒作为抗击新冠病毒的重要药物之一，其特色作用彰显。由于前期生产配方颗粒标准因各企业所采用的工艺路线、生产设备、原料质量等均存在差异，在国家药监局和国家药典委的逐步推进下，中药配方颗粒国家标准逐步迈向正轨，取得了较好的成绩。

    中医体系中，医为唇、药为齿。自古以来就是医先识药，识药先懂医。无医不知药，无药不成医，医药不能离。药的好坏，直接影响到医生的诊疗效果，因此中药的临床应用非常重要。中药配方颗粒临床如何使用，在中医药行业中存在一定疑虑。四川新绿色药业，秉承对行业、对中医药的传承创新负责，由周厚成、周翔先生为名誉主编，结合20余年配方颗粒临床用药经验，编撰成《中药配方颗粒临床应用》一书，以期为医生临床用药给予一定参考。全书分为总论和各论两部分，总论分别对中药配方颗粒研究依据、研究流程、颗粒与饮片等效等量关系进行阐述，以期让临床医生了解到配方颗粒的内涵与应用的方式。各论中对公示和公布的355个国家标准品种，从来源、炮制、含量、性能功效、临床应用、按语等多个方面对其进行总结和归纳，并以其功效分类，配以临床应用举例的编写体例，旨为中医、西医、西学中等临床医生临床用药提供有效参考，保证临床用药的安全性和有效性。

随着国家药监局等四部门发文结束中药配方颗粒试点工作以来，各地方医疗机构逐步由企业标准向省标和国标切换升级，在这个切换升级过程中应结合临床实践合理调剂中药配方颗粒，四川新绿色药业为保证中药配方颗粒行业健康发展，凭着"敢为天下先"的创新探索精神，编撰本书以引导中药配方颗粒的临床应用，保证临床用药安全有效，促进中医药健康有序发展。

该书从实用的角度出发，从中药配方颗粒临床应用方面给医生以参考和借鉴。适合广大中医工作者，中医爱好者学习。

付梓在即，乐之为序。

中医学家、国医大师

张大宁

2024年3月于天津

出版说明

　　中药配方颗粒作为传统中药饮片创新性的应用改革，它解决了传统中药使用过程中煎煮、携带、贮存不便等诸多问题，使中医的用药形式与时俱进，适应时代发展的需要。在抗疫、救灾、应急救援上，配方颗粒的优势得到充分体现，其疗效获得医生和患者的高度认可。随着中药配方颗粒试点工作的结束，四川新绿色药业根据国家药品监督管理局目前已公布316 味、公示 39 味（在配方颗粒索引中用黑色字体显示）共 355 味中药配方颗粒国家标准，编写了《中药配方颗粒临床应用》一书。

　　本书分为总论和各论两部分。总论对中药配方颗粒的研究依据进行了介绍，主要将研究执行的《中药配方颗粒质量控制与标准制定技术要求》（以下简称《技术要求》）的特点进行归纳；在中药配方颗粒的研究流程章节中，针对目前"医药分家""医不知药情，药不知医用"的现象，以川芎配方颗粒的研究流程为例，让医生了解中药配方颗粒是如何做成的，做到用药时心中有数。因中药的使用是在中医理论指导下的应用，中药配方颗粒的研究必须突出中医药理论的指导才有实际意义，本书在中药配方颗粒的研究策略中，提出以"五定""标准汤剂""一药多效""专属鉴别""智能调配"等多方面研究策略，突出其研究过程中的中医思路；中药配方颗粒性能及应用，重点突出的是根据临床辨证施治的需要，如何提高临床疗效为目的。本书还对其性能及临床应用进行了探讨。因一个是原药材，一个是水煎出物，中药配方颗粒的性能是否与饮片的性能相同？古人有"入腹才知其性"，经过 20 多年的临床试点工作、几十亿人次的临床"入腹"实践，中药配方颗粒又有了国家标准，定位是饮片的一种补充形式，其性味功效与饮片应该相当；中医的常用治法是根据教科书《方剂学》编写而成；中药配方颗粒的临证应用释惑，是针对医生提出的单煎、共煎的疗效存在疑惑，通过一些实验数据的举例，以说明其等效等量的问题，给临床医生应用时释疑；中药配方颗粒国家标准执行现状主要是在执行其过程中根据生产、临床应用提出的一些建议，供配方颗粒在研究中制（修）订标准时参考。

各论按中药功效分类，对 355 味中药配方颗粒逐一叙述。每味配方颗粒项下，分别对其来源、含量指标、性能功效、临床应用、使用注意、用量建议、现代研究参考、按语等方面进行论述。按照《技术要求》规定，同一味中药不同基原须分别做成一味配方颗粒，分别对应其质量要求。但临床医生处方用药时很少考虑其基原，多注重药材的道地性。故同一味中药的配方颗粒不同基原（功效相同者）归纳在同一味配方颗粒项下，阐明其指标性成分的区别，以方便临床医生使用时参考，如大黄配方颗粒，有掌叶大黄、唐古特大黄、药用大黄 3 个基原，一味大黄做成了 9 味配方颗粒，其含量指标虽有差异，但功效、临床应用是相同的，故一起介绍。不同炮制品规制成的配方颗粒功效不同，临床应用也不同，则单列进行介绍，如生大黄、酒大黄、熟大黄，含量指标中，则以国家药品监督管理局发布的配方颗粒国家标准进行分别收录相应品规内；其性能功效、使用注意、相反、相畏，用药禁忌等是按《中国药典》或教科书编写而成，且注重不同中药炮制前后不同作用的阐述。临床应用是根据该药的功效而收录的常用方剂，但对相同功效的配方颗粒，其方剂也有类同，原则上只收载到一味配方颗粒项下，尽量避免重复。每个方剂项下分为组成、临证应用、临证加减与现代应用。组成项引用方中有些中药《中国药典》已经删除，如马兜铃、龙骨、紫河车等，属于国家重点保护野生动植物，如犀角、穿山甲、羚羊角、红豆杉、罂粟壳等，为了尊重古方，仍收在方中，医生临证处方时可用功效相仿的中药代替。毒性中药，尽管在炮制和提取工艺中已十分注意，建议按照《中国药典》剂量应用。临证加减项《中国药典》未收载品种尽量避免。方剂中各药剂量的建议，原则上按照《中国药典》规定的最低剂量而写，而原方中剂量小于《中国药典》的最低量，则尊重原方剂量。因相当部分配方颗粒的制成量较高，患者不便服用，如党参配方颗粒制成量为 100%，如果医生开饮片 10g，配方颗粒也要服 10g，其制成量与原生药的量相等，如果方剂中有 15~20 味药物，患者根本无法服用。用量建议是很难处理的，因中医辨证施治时，根据病情轻重缓急、个体差异、方剂君臣佐使、医生用药习惯、剂量就会有差别，疗效也有别。三易其稿，最终确定按《中国药典》最低量建议其用量，总算有一定依据；【参考】只简单介绍了化学成分和药理研究情况，突出现代研究进展与相关思考，并增加部分炮制前后药理、化学成分研究。【按语】凝聚了编者对该药主体的理解，主要介绍该药饮片或药材的指标性成分与配方颗粒的指标性成分是否相同，或根据"标准汤剂"阐明新增 / 减成分的理由，让医生在遣方用药时了解其质量标准的情况，更便于临床医生准确应用中药配方颗粒。

本书的编写宗旨是让临床医生了解中药配方颗粒研发过程，尤其是临床运用。编写特点充分体现医药并重，医药同参，突出临床运用的整体思路。

本书可供教学、科研、临床和生产等中医药行业的从业人员，尤其适合中西医临床医师使用中药配方颗粒和中医药爱好者阅读。

该书的付梓，衷心感谢四川新绿色药业董事会主席周厚成先生、董事长周翔先生、药研院同仁们的鼎力相助，衷心感谢成都中医药大学陈志敏博士组织 10 多位在读硕士研究生收集大量的资料。在编撰过程中，尽管竭尽全力，由于涉及学科较多，疏漏和不妥之处，在所难免，恳请广大读者不吝赐教，多提宝贵意见，以便再版时修订和完善。

编　者

2024 年 1 月

目录

总　论

第五章　清热药

第六章　泻下药 …………………………………………… 213

第七章　祛风湿药 ………………………………………… 230

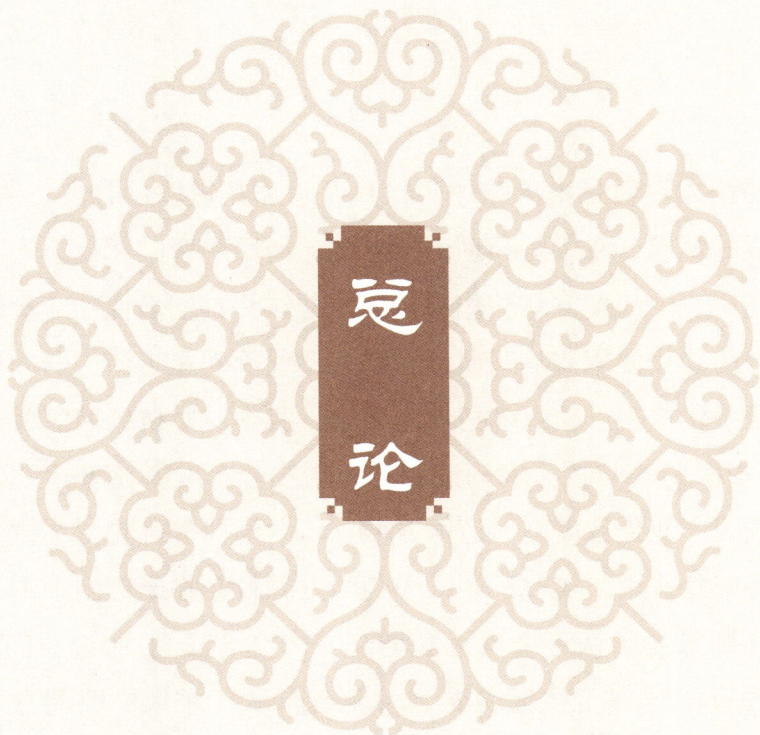

忌
论

第一章
概　述

　　中药配方颗粒是由单味中药饮片经水加热提取、分离、浓缩、干燥、制粒而成的颗粒，在中医药理论指导下，按照中医临床处方调配后，供患者冲服使用。中药配方颗粒作为传统中药饮片具创新性的应用形式，解决了传统中药饮片使用需临时煎煮、贮存不便等问题，使中药的用药形式更易被年轻一代接受。新冠疫情发生以来，我国"坚持中西医并重、中西药并用"，中医药参与救治病例治愈和症状改善者取得显著疗效，其中中药配方颗粒因产业化程度高、运输方便、组方便捷等优势，在抗击疫情时发挥了重要应急作用。实践证明，中药配方颗粒在临床应用中占有一定的比例，医生和患者的认可度也逐渐增高。2021 年 2 月 10 日，《国家药监局 国家中医药局 国家卫生健康委 国家医保局关于结束中药配方颗粒试点工作的公告》（2021 年第 22 号）发布，表明中药配方颗粒结束了 20 多年的试点工作。《国家药监局综合司关于中药配方颗粒备案工作有关事项的通知》（药监综药注〔2021〕94 号）明确，自 2021 年 11 月 1 日起，中药配方颗粒品种实施备案管理。2021 年 4 月 29 日，经国家药品监督管理局批准，首批 160 个中药配方颗粒国家药品标准正式颁布，并于 2021 年 11 月 1 日正式实施。截至目前，中药配方颗粒国家药品标准已公布 316 味，公示品种 39 味，共 355 味，该书就国家标准公示、公布品种，编纂而成。在此之前，在试点期间各企业执行的是企业标准，制成量、入药标准、使用均是按企业标准执行，标准不统一，不利于中药配方颗粒的监管，在国家药监局的统一指导下，按《中药配方颗粒质量控制与标准制定技术要求》，建立了配方颗粒标准，使中药配方颗粒行业有章可循，逐渐步入法治化、规范化轨道，引领该行业健康有序发展。

第一节 中药配方颗粒的研究依据

中药的使用有着几千年的悠久历史，将中药饮片煎煮熬汤服用，是其临床使用的主要形式。随着人们生活水平不断提高，生活节奏不断加快，中药传统汤剂在制备、携带、贮存中的不便越发突出，中药配方颗粒应运而生，并逐步走进人们保健、医疗的范围。

2001年国家药品监督管理局颁布《中药配方颗粒管理暂行规定》，要求各试点生产企业需对中药配方颗粒质量标准中的药品名称、来源、炮制等15项内容进行研究，以确保其在临床上与采用传统煎煮的中药饮片等效等量。但随着试点工作的不断推进和深入，各试点生产企业之间同品种标准的不统一，质量孰优孰劣争议不断，成为阻碍中药配方颗粒健康快速发展的瓶颈。

2016年国家药典委员会在《中药配方颗粒质量控制与标准制定技术要求（征求意见稿）》中，提出了将标准汤剂作为衡量中药配方颗粒是否与临床汤剂基本一致的标准参照物，中药配方颗粒的所有药学研究均须与标准汤剂进行对比，以保证与标准汤剂质量的一致性。标准汤剂是遵循中医药理论，将中药饮片按临床汤剂方法规范化煎煮、固液分离、浓缩、干燥制得的物质，成为评判中药配方颗粒与中药饮片是否具有同样安全、有效的重要参照物。

2021年国家药监局颁布了《中药配方颗粒质量控制与标准制定技术要求》（以下简称《技术要求》），成为目前中药配方颗粒研究的重要依据。

《技术要求》规范了研究用样品及对照物质要求、原辅料要求、标准汤剂要求、生产工艺要求、标准制定要求、稳定性试验要求、标准复核技术要求，并明确了标准汤剂在中药配方颗粒研究中的重要作用，使中药配方颗粒工艺制定的合理性和质量控制有了衡量的依据，同时规定了特征图谱质量控制技术的应用，强化了中药配方颗粒的整体质量控制水平。目前中药配方颗粒的国家药品标准与省级药品标准的研究，均应当按《技术要求》相关规定进行。

《技术要求》规范了标准研究制定的过程，归纳起来有以下三大特点：

一是考虑到中药配方颗粒经水煎煮失去饮片原形的特点，通过采用特征/指纹图谱分析技术，强化了在标准中对中药配方颗粒质量真伪优劣的专属性要求。同时还要求生产企业要有配套的中药材种植基地，并且需制定中药材、中药饮片的企业内控标准，从源头上确保原料药的质量可靠性。

二是通过制定标准汤剂的标准，架起中药配方颗粒与传统汤剂的桥接，形成中药配方颗粒的物质基准，从而保证中药配方颗粒临床使用的安全、有效，而不是一味地追求某一化学标示物量的多少。同时在辅料使用最小化的原则下，规范和统一了生产过程的浸膏得率，进而统一了不同生产企业的制成总量及规格，为临床使用的量化配伍提供了依据。

三是《技术要求》覆盖原药材、中药饮片、标准汤剂及制备过程、中药配方颗粒成品，体现中药配方颗粒全过程质量控制的特点及方向。尤其是重视了农药残留、重金属、真菌毒素等安全性方面的评价指标，既抓住了中药质量真伪鉴别和足量投料的关键点，亦体现了中药复杂体系质量控制的特点。

第二节　中药配方颗粒的研究流程

中药配方颗粒的研究，充分尊重和考虑传统中医临床用药原则，保证配方颗粒与传统水煎煮工艺质量的一致性。依据《技术要求》《医疗机构中药煎药室管理规范》，中药配方颗粒的研究以标准汤剂为参照，建立从原药材、饮片、标准汤剂、中间体到成品的全面质量控制体系，为其整体质量控制和有效监管提供技术支撑，为临床用药的安全性和有效性提供参考依据。由于目前医药分家，"医不知药情，药不知医用"的现象仍然存在，影响了中医"理、法、方、药"整体性和系统性，不利于中医药发展。为了让医生了解中药配方颗粒是怎样研究而成的，下面特以川芎配方颗粒为例，简述中药配方颗粒研究流程。

一、研究依据

按照《技术要求》及《中国药典》2020年版一部"川芎"项下相关规定，对川芎药材、饮片、标准汤剂、中药配方颗粒进行研究，以标准汤剂为参照，以出膏率、主要成分含量、指纹图谱或特征图谱的一致性为原则，对川芎药材、饮片、中药配方颗粒的化学成分相关性及量质传递进行研究。

二、研究过程

1. 川芎药材研究

按照《中国药典》2020年版药材来源要求，按《技术要求》3个产地15批以上药材要求，共收集26批来自川芎中药材生产质量管理规范（GAP）基地、道地产区具有代表性川芎进行研究。

1.1 药材内控标准研究

在《中国药典》2020年版一部"川芎"标准项下规定的基础上，完成【性状】【鉴别】【检查】【浸出物】【含量测定】项的研究，并以川芎标准汤剂化学成分为基准，新增特征图谱方法，作为川芎药材控制的质量标准。

1.2 药材内控检验

按照《中国药典》2020年版一部"川芎"项下相关规定及新建特征图谱方法，选择26批符合内控标准的川芎药材作为饮片研究用样品。

2. 川芎饮片研究

2.1 炮制方法研究

川芎炮制历史悠久，历代的炮制方法有洗、切、酒炒、炒等。《中国药典》2020年版一部"川芎"项下，炮制方法为除去杂质，分开大小，洗净，润透，切厚片，干燥。研究在《中国药典》2020年版炮制方法的基础上，完善炮制参数，完成 26 批饮片炮制，确保每批次川芎饮片质量的均一性。

2.2 饮片内控标准研究

在《中国药典》2020 年版一部"川芎"标准饮片项下规定的基础上，完成【性状】【鉴别】【检查】【浸出物】【含量测定】项的研究，并以川芎标准汤剂化学成分为基准，新增特征图谱方法、安全性指标重金属及有害元素检测和农药残留检测（种子类药材还要进行真菌毒素检测）作为川芎饮片控制的质量标准。

2.3 饮片内控检验

按照《中国药典》2020 年版一部"川芎"项下相关规定及新建的特征图谱方法，选择 26 批符合内控饮片标准的川芎作为标准汤剂研究用样品。

3. 川芎标准汤剂的研究

3.1 川芎标准汤剂的制备

依据《技术要求》《医疗机构中药煎药室管理规范》中相关规定，结合川芎的功能主治和药物的功效确定川芎标准汤剂的制备工艺。标准汤剂的制备方法为：取饮片 150g，加水煎煮 2 次，一煎加 8 倍水，浸泡 40 分钟，煮沸，保持微沸煎煮 20 分钟，200 目筛网过滤，立即冷却至室温；二煎加 6 倍水，煮沸，保持微沸煎煮 15 分钟，200 目筛网过滤，合并水煎液，立即冷却至室温，浓缩，冷冻干燥，分装，即得。根据确定的制备方法，完成 26 批次川芎标准汤剂的制备。

3.2 川芎标准汤剂质量标准的研究

建立川芎标准汤剂【性状】【出膏率】【特征图谱】【浸出物】【含量测定】【转移率】的质量控制指标方法，完成 26 批次川芎标准汤剂的指标测定，建立合理的指标范围上下限，作为川芎标准汤剂控制的质量标准。其中以出膏率、指标成分的含量和转移率、特征图谱 4 个关键指标，用于指导川芎配方颗粒所有药学研究。

3.2.1 性状

按照川芎标准汤剂制备方法制备 26 批川芎标准汤剂，检查其性状，并规定性状为"浅棕色至黄棕色粉末，气微香，味微苦、辛"。

3.2.2 出膏率

测定 26 批川芎标准汤剂出膏率，并计算出膏率平均值为 25.8%。

3.2.3 特征图谱

3.2.3.1 方法学验证

按拟定检测方法，对川芎配方颗粒标准汤剂特征图谱方法进行方法学验证研究，验证内容包括专属性考察、精密度考察、重复性考察、不同仪器考察、不同人员和时间考察、色谱柱耐用性考察、溶液稳定性试验等。结果表明，该方法适用于川芎配方颗粒标准汤剂的特征图谱研究。

3.2.3.2 特征峰的确定及对照图谱的建立

采用中药色谱指纹图谱相似度评价系统对 26 批川芎标准汤剂进行合成，建立川芎标准汤剂特征图谱的对照图谱。

4. 川芎配方颗粒生产工艺研究

川芎配方颗粒生产工艺研究以标准汤剂为对照，完成川芎配方颗粒的小试研究和 3 批放大生产。以出膏率、主要成分含量、指纹图谱或特征图谱的一致性为考察指标，对原料、中间体及成品制备过程中关键标准参数的量质传递和物料平衡进行全面研究，确定提取、固液分离、浓缩、干燥、成型工艺参数，明确生产过程质控点及控制方法，建立生产工艺规程，保证川芎中药配方颗粒与川芎标准汤剂的质量一致性。

再根据 3 批放大生产，确定生产工艺参数，制定中间体出膏率、含量上下限范围、特征图谱或指纹图谱。并以出膏率、含量及含量转移率、特征图谱、浸出物等的值为表征，详细说明川芎配方颗粒生产全过程的量质传递情况，确保从原料到中间体到成品生产全过程的量质传递的相关性、可行性和合理性。

5. 川芎配方颗粒质量标准研究

川芎配方颗粒的质量标准研究内容主要包括：名称、来源、制法、性状、鉴别、特征图谱、检查、浸出物、含量测定、使用注意、规格、贮藏等。研究参照《技术要求》《中国药典》2020 年版一部"川芎"项并以川芎标准汤剂的研究内容为基础，建立相应的川芎配方颗粒质量标准。

根据 3 批川芎配方颗粒成品，以川芎标准汤剂质量标准为依据，建立川芎配方颗粒质量标准，以阿魏酸作为含量测定指标，建立了川芎配方颗粒含量测定方法和限量范围；特征图谱以阿魏酸对照品、川芎对照药材为参照，对川芎中的绿原酸、隐绿原酸、咖啡酸、洋川芎内酯 I、洋川芎内酯 A 等成分进行峰的归属，共选取 10 个特征峰，并规定相应的相对保留时间及范围；以阿魏酸对照品、川芎对照药材为对照，建立川芎配方颗粒专属性鉴别方法。

5.1 常规检查

根据《中国药典》2020 年版通则 0104 颗粒剂，对川芎配方颗粒的粒度、水分、溶化性、装量差异、微生物限度进行检查，结果均符合规定。

5.2 重金属及有害元素

照铅、镉、砷、汞、铜测定法（《中国药典》2020 年版通则 2321 原子吸收分光光度法或电感耦合等离子体质谱法），对 3 批川芎配方颗粒进行测定，结果均符合规定。

5.3 农药残留

照农药残留量测定法（《中国药典》2020 年版通则 2341）测定。结果均符合规定。

5.4 川芎配方颗粒稳定性研究

按照《中国药典》2020 年版通则 9001 原料药物与制剂稳定性试验指导原则、通则 0104 颗粒剂，对 3 批川芎配方颗粒进行加速 6 个月和长期 36 个月的稳定性试验，用以指导配方颗粒有效期的制定。

三、标准复核

为保证中药配方颗粒标准中检测方法的科学性、重现性和可行性，中药配方颗粒的质量标准须在通过省级相关部门的资质认定或国家实验室认可的实验室，进行验证性检验复核。

（1）性状考察标准草案中描述的性状是否与样品符合。

（2）鉴别考察设立的鉴别项目是否具有专属性和良好的重现性。薄层色谱鉴别，应考察供试品取样量、制备方法是否合理，对照品配制溶剂、浓度是否适宜；对照药材用量、制备方法是否合理；固定相、展开剂、点样量、显色条件和检视方法是否适宜；色谱分离是否良好，斑点是否清晰，供试品和对照物质的色谱特征是否一致，方法是否具有专属性。

（3）特征图谱应考察色谱条件是否合适，色谱峰分离是否良好，相对保留时间是否稳定，重现性是否良好，方法是否可行。

（4）检查有特殊限量规定和通则外检查项目的按标准草案方法进行试验，考察可行性和限度的合理性。

（5）浸出物测定考察供试品取样量，溶剂及使用量等是否适宜；限度值是否合理。复核测定两份结果的相对平均偏差不得大于2%。与起草单位数据的相对平均偏差不得大于10%。

（6）含量测定应对含量测定方法的专属性、重现性、可行性进行验证复核。复核测定两份结果的相对平均偏差不得大于3%。与起草单位数据的相对平均偏差不得大于10%。当含量测定方法与原料药材国家标准收载的方法不同时，复核过程中应对方法专属性、准确度、重复性进行验证。

复核过程中有复核意见，起草单位应根据复核意见作出相应的说明。

四、标准申报

在取得川芎配方颗粒第三方复核报告并至少完成6个月的长期稳定性试验后，向国家药典委员会提出标准申报。由国家药典委组织专家评审，评审工作包括首审、发补、复审及公示反馈复审与多轮审核，主要是通过对原料、标准汤剂、工艺、标准研究及复核验证资料的完整性审查，结合检验项目方法选择及限度制定合理性评估，并按照《中国药典》和《中药配方颗粒质量控制与标准制定技术要求》统一格式对过审品种的标准正文进行规范后公示。公示期间，相关生产企业对公示标准进行验证，并提出反馈意见，评审专家委员会对所附数据支撑的意见和建议进行复审论证并据实予以修订，经国家药品监督管理局核准后，在官方网站公示，最终川芎配方颗粒国家药品标准以公告形式颁布实施。

川芎配方颗粒国家药品标准的建立全过程，均以符合传统临床煎煮工艺的川芎标准汤剂为参照开展。以《技术要求》不低于 15 批次具有代表性的道地川芎药材为原料，充分考虑传统川芎煎煮工艺所制备的指标为基准，严格控制川芎配方颗粒量质传递指标范围，实现全过程质量控制，保证临床疗效。《中国药典》2020 年版一部规定川芎饮片含阿魏酸（$C_{10}H_{10}O_4$）不得少于 0.10%。川芎配方颗粒国家标准与饮片含量检测指标一致，并根据多批次标准汤剂质量特征制定指标成分含量限度。对川芎中的绿原酸、隐绿原酸、咖啡酸、洋川芎内酯 I、洋川芎内酯 A 等成分进行了峰的归属，根据川芎化学成分群建立川芎特征图谱方法，就含量控制指标限度而言，川芎配方颗粒高于饮片的多指标质控标准，临床疗效应该更稳定可控。

第三节　中医药理论指导下配方颗粒的研究策略

中药配方颗粒是对传统中药饮片的一种改革方式，如何在中医药理论指导下，结合中医传统用药形式，守正创新，对中药配方颗粒展开研究，是改革是否成功的关键。中药是中医临床防病治病的物质基础，在临床疗效中占有十分重要的地位，其质量好坏直接影响临床疗效，如果中药失去了临床疗效，中医药生存和发展将受到严重影响。中药有几千年的应用历史，形成了一整套对中药品质即药物的"真、伪、优、劣"，与品种、产地、规格、等级、质量、功效等独特的理论和实践经验。故在研究中药配方颗粒过程中，必须在中医药理论指导下进行，以保持中医用药形式成功改革，尤其保证临床安全、有效。因此，在研究时必须突出中医药理论的指导，才能符合中医临床应用实际。

我们对中药配方颗粒采用以下研究策略。

一、中药多基原的研究策略

《中国药典》部分中药收载了多种基原，基原不同，化学成分或含量有异。如大黄，《中国药典》2020 年版收载掌叶大黄、唐古特大黄、药用大黄 3 个基原，其主治功能是相同的。传统临床用药过程中，亦有对不同基原的药性重视，如明代《本草纲目》中对北柴胡和南柴胡的区分，描述为"北地所产者，亦如前胡而软，今人谓之北柴胡是也，入药亦良，南土所产者，不似前胡，正如蒿根，强硬不堪使用。"认为北柴胡清热解表之力偏强，南柴胡疏肝解郁之力偏强。这些都在多年临床用药中总结而成，中药配方颗粒必须在中医药理论指导下进行研究。因此，根据《技术要求》采用药材一物一名的研究策略，以使制定的质量标准一致。

二、对药材不同产地的研究策略

中医用药非常重视药材的道地性，"质优效佳"是道地药材的标志，其所含成分、药理作用和临床疗效均优于非道地产区。受水土、气候、日照、生物分布等生态环境的影响，导致同品种不同产地的药材质量差异较大，因此必须确定道地产区、主产区、核心分布区及适生区，以保证原料的品质优、产量大、疗效好。

《晏子使楚》中描述"橘生淮南则为橘，生于淮北则为枳"，以现今中医药理论知识，两者虽同为芸香科植物，但橘树所产中药陈皮，以理气健脾、燥湿化痰为主要功效；枳树所产中药枳实，以破气消积，化痰散痞为主要功效。如白芷，为著名香药，因产地不同，分为川白芷、杭白芷、祁白芷、禹白芷。又如川芎，自宋代《本草图经》记载"以蜀川者为胜"以来，其道地产区一直为四川省都江堰，现主产区为四川省彭州市，虽多地均有栽培，但不同产地川芎中的阿魏酸、川芎嗪、藁本内酯等成分含量差异大，尤以四川省都江堰市、四川省彭州市的川芎上述各成分含量高、品质较好。因此配方颗粒研究必须按照传统中医用药经验，采用固定产地的研究策略才能使出膏率、指标性成分相对稳定。

三、对不同采收时间的研究策略

中医长期的用药实践探索出一套药材采收季节的宝贵经验，认为中药材的采收期与质量优劣有密切关系。因此，传统中药十分注重药材的采收季节，孙思邈《千金翼方》描述"夫药采取，不知时节，不以阴干曝干，虽有药名，终无药实，故不依时采取，与朽木不殊，虚费人工，卒无裨益"，不同的采收时间，药材性状、内在质量存在较大差异。如茵陈，古语云"三月茵陈、四月蒿，五月、六月当柴烧"，出自同一产地不同采收期的茵陈，其绿原酸和咖啡酸的含量随着季节的变换而改变，研究发现，同年4~5月份采收的茵陈绿原酸和咖啡酸含量均较高。如银杏叶，4~11月银杏叶总黄酮醇苷含量呈下降趋势，4月采收的银杏叶总黄酮醇苷含量最高，但4月叶产量较低，在10月总黄酮醇苷有轻微上升趋势，综合考虑，当以秋季叶尚绿时为适宜采收期。因此制备配方颗粒所用药材，必须按照中药传统固定采收季节的研究策略，使其含量保持相对稳定。

四、对不同药用部位的研究策略

中医几千年的用药实践，总结出一套不同药用部位不同功效的宝贵经验。同一种药用植物，入药部位不同，而疗效也不同。如麻黄茎发汗、根止汗；莲子肉补脾涩精，莲子心清心安神。又如桑的果实、叶、枝干、根皮4个药用部位皆可入药，分别称为桑椹、桑叶、桑枝、桑白皮4种中药材。桑椹滋阴补血，生津润燥；桑叶疏散风热，清肺润燥，清肝明目；桑枝祛风湿，利关节；桑白皮泻肺平喘，利水消肿。现代质量标准研究中，其在有效成分和含量上也各有不同，桑叶有效成分为芦丁，桑白皮、桑枝有效成分为桑皮苷A。故选择和确定药用部位方能精准地保证中药临床疗效。因此，中药配方颗粒应采用固定药用部位的研究策略。

五、对不同炮制方法的研究策略

中药配方颗粒是在合格饮片基础上研制而成的，中药必须经过炮制，才能适应中医辨证施治、灵活用药的要求。炮制是中医应用中药的一大特色，是提高临床疗效的重要手段，是保证临床用药安全的重要措施。中药炮制也指导中医临床处方用药，根据辨证施治的需要，正确地选用不同炮制品，才能收到理想的临床效果，是中医临床用药必不可少的重要环节。中医临证诊病的特点是整体观、辨证论治，中医临床用药的特点是复方和炮制入药。

清代《修事指南》有"炮制不明，药性不确，则汤方无准而病症不验也"的记载。炮制前后性味改变，成分不一，药理有别，根据辨证施治的需要，合理选用不同炮制品，才能提高中医用药的疗效。中药成分复杂，疗效多样，炮制也具有多样性，"以制其太过，扶其不足""减毒增效"高度概括。饮片炮制的好坏直接关系临床效果，因此确定炮制方法对临床疗效的发挥至关重要。

同中药不同炮制品在临床应用中也不尽相同，如生地黄清热凉血，可用于治疗血热出血；熟地黄滋阴补血，可用于治疗肾虚梦遗、腰膝痿弱；生地黄炭凉血止血，可用于治疗阴虚火旺之吐血、衄血、痰中带血；熟地黄炭则以补血止血为主，临床用于崩漏或虚损性出血。因此配方颗粒必须采用固定炮制方法的研究策略。

对配方颗粒原料药的入药标准，采取"五定"研究策略，即定基原、定产地、定采收季节、定入药部位、定炮制方法，可从源头上保证配方颗粒质量的稳定性，这也是中医用药理论与实践的高度总结。中药炮制具体参数的确定是出膏率的基本均一性，质量标准的重现性，最终达到临床疗效的可靠性和稳定性。

六、用"标准汤剂"保证与饮片汤剂疗效一致性的研究策略

中药汤剂是中药制剂中历史最悠久、应用最广泛的一种剂型。其药效显著，作用快捷，最能适应中医辨证论治、随证加减、灵活用药的需要，反映了临床医生用药水平。因此中药汤剂在中医临床中得到广泛的应用。徐灵胎曰"煎药之法，最宜深讲，药之效不效，全在乎此。"《本草纲目》中提到"凡服汤药，虽品物专精，修治如法，而煎药者鲁莽造次，水火不良，火候失度，则药亦无功。"故汤剂煎煮过程的质量控制，对中药在临床应用中发挥疗效具有重要影响。

中药配方颗粒作为单味中药饮片的水提物，承载中药饮片的安全性、有效性，在研究中需以标准汤剂为基准，衡量中药配方颗粒与临床汤剂疗效的一致性，以保证中药饮片的道地性、提取工艺的统一性及质量控制的严谨性。因此，配方颗粒应依据中药传统煎煮原则，采用不少于 15 批以上具有代表性的标准汤剂的研究策略。

七、对中药"一药多效"的研究策略

中医在遣方用药时，或用其性或用其味或性味并用，因此在疾病发展的不同阶段，临床医生所用药物在性味的选择有着不同的要求。这也是中医临证用药的基本原则。中药成分复杂，"一药多效"是中药的重要特征，也是中医药临床合理用药的基础。《医学源流注》中记载："然一药不止一方用之，他方用之亦效，何也？盖药之功用，不止一端。在此方，则取其此长，在彼方，则取其彼长"。

因此，中药配方颗粒研究中，应充分考虑中药的"一药多效"性，建立"基于药典、高于药典"多指标成分质量评价体系，解决配方颗粒以单一成分或药材、饮片标准评价产品质量问题，实现质量控制的多元化、整体化，以满足临床多靶点疗效的发挥。主要采用特征图谱或指纹图谱等技

术手段，进行多成分的指标控制及全面反映整体质量的研究策略。

八、对中药传统经验鉴别的研究策略

中药的传统鉴别方法作为历代中医评价和保证药材品质的主要手段，中药材真伪和质量直接决定临床用药的安全性和有效性。传统鉴别方法主要有眼看、手摸、口尝、鼻闻、水试、火试，眼看等，如三七的"乳包"（顶端茎痕及其周围的溜状突起）、"钉头"（底部支根痕）和"铁皮"（表面灰褐色或灰黄色）；松贝的怀中抱月（松贝外层鳞叶大小悬殊，大瓣紧抱小瓣，未抱部分呈现新月形）。这些都是传统经验鉴别的重要手段。

中药配方颗粒因水煎工艺制成颗粒剂，失去了饮片原有的鉴别特征，传统的经验鉴别无法应用，必须借助仪器设备，如测定化学成分，就成为辨别其真伪优劣的重要手段之一。采用高效液相色谱、薄层色谱、质谱等技术，进行指纹图谱或特征图谱、薄层鉴别、质谱检测等技术，建立不同基原、炮制前后的专属性、可行性的鉴别方法，以保证中药配方颗粒的属性鉴别。

九、对中药传统调配的研究策略

中药饮片调剂是中药调剂人员在中医药理论指导下，遵照医师处方，将中药饮片按相应流程发放给患者的整个过程。中药饮片调剂是一项专业性、技术性很强的工作，调剂质量直接关系患者用药安全与疗效。传统中药饮片调剂分为审方、计价、调配、复核、发药等5个程序。中药处方的调配依据长时间实践经验总结而制定，由药剂师根据处方的药味顺序进行"手抓戥称"，对处方中每一味中药实施相应的剂量、质量把控，对药剂师的技术要求较高。中药饮片传统调配模式工作繁杂，"日行千里不出门"是常态。因中药配方颗粒是颗粒剂的一种，不能用"手抓戥称"的传统调配模式。中药配方颗粒的调配系统研究，应在不影响临床医生传统饮片处方习惯下，满足中医临床配方对剂量精准性、灵活性的要求；同时不受配方颗粒规格、剂量等限制，满足临床医生可根据患者的病情随症加减的要求。目前我国中药配方颗粒自动调配系统已有应用，从药房调剂环境、调剂准确度、便捷性、折算方式等方面，实现了中药配方颗粒与中药饮片的灵活转化，不仅方便临床医生使用，也更加适应现代化需求。

综上，中药配方颗粒的临床应用，应充分考虑在中医药理论指导下的"五定""标准汤剂""一药多效""专属鉴别""智能调配"等多方面的研究策略，以临床应用为导向，重视整体质量控制，以更好地保证产品质量，提供临床用药的精准性。研究策略不但要突出中药配方颗粒方便、快捷的优势，更要突出中医药理论的指导，保证中药质量稳定、疗效安全可靠。

第二章

中药配方颗粒性能及应用

中药配方颗粒作为中药饮片的一种补充形式，其性味归经、四气五味及功效应该与饮片保持基本一致。中药配方颗粒经过 20 多年的临床应用，其有效性也得到了证明，故在临床应用配方颗粒时是按传统饮片用药习惯。中医师按照中医药理论体系，通过望、闻、问、切获得的诊断信息，按中医整体观思路，辨证施治，根据"君臣佐使"遣方用药原则，临症加减开具相应处方，患者根据处方调剂中药配方颗粒，并按照医嘱进行开水冲服，最终得到理想的治疗效果。中药配方颗粒的临床应用，就必须熟悉中药配方颗粒的性能。

第一节　中药配方颗粒的性能

中药配方颗粒是中药饮片的一种补充形式，同时又是以中医传统汤剂的用药习惯，以水为溶媒，以 15 批以上"标准汤剂"作为其基准物质为质量标准，与中药汤剂保持一致。按此说法，中药配方颗粒的性能应该与中药饮片的性能相同，古人有"入腹才知其性"的论述，中药性能的形成，是中医几千年临床实践对人体反应系统总结，目前未见中药配方颗粒性能的科研成果的报道。中医开具中药配方颗粒处方，仍然按中药饮片性能在遣方用药，经过近 20 年临床实践验证，配方颗粒的性能应该与饮片性能相当。中药，古人用"四气""五味""升降浮沉""归经""有毒无毒"进行高度概括总结。

1. 四气和五味

中药都具有一定的性和味。性与味是药物性能的一个方面。自古以来，各种中药典籍在论述中药时首先标明其性味，这对于认识各种中药的共性和个性，以及临床用药都有实际意义。至于药味的确定，最初是由口尝而得，后来将各种中药所具不同滋味与医疗作用之间的若干规律性的联系而得。因此，味的概念，不仅表示味觉感知的真实滋味，同时也反映中药的实际性能。

寒、热、温、凉四种药性，古时也称四气。其中温热与寒凉属于两类不同的性质。温次于热，凉次于寒，即在共同性质中又有程度上的差异。中药的寒、热、温、凉，是从中药作用于机体所发生的反应概括总结出来的。是与所治疾病的寒、热性质相对而言。能够减轻或消除热证的中药，一般属于寒性或凉性，如黄芩、板蓝根，对于发热口渴、咽痛等热证有清热解毒作用，表明这两种药物具有寒性。反之能够减轻或消除寒证的药物，一般属于温性或热性，如附子、干姜，对于腹中冷痛、脉沉无力等寒证有温中散寒作用，表明这两种药物具有热性。在治则方面，《神农本草经》云："疗寒以热药，疗热以寒药。"《素问·至真要大论》云："寒者热之，热者寒之。"这是基本的用药规律。

五味，就是辛、甘、酸、苦、咸五种味。有些药物具有淡味或涩味，实际上不止五种。但是，五味是最基本的五种滋味，所以仍然称为五味。

辛：有发散、行气、行血作用。一般治疗表证的药物，如麻黄、薄荷，或治疗气血阻滞的药物，如木香、红花等，都具有辛味。

甘：有补益、和中、缓急等作用。一般用于治疗虚证的滋补强壮药，如党参、熟地；缓和拘急疼痛、调和药性的药物，如饴糖、甘草等，皆有甘味。甘味药多质润而善于滋养。

酸：酸有收敛、固涩作用。一般具有酸味的药物多用于治疗虚汗、泄泻等证，如山茱萸、五味子涩精敛汗，五倍子涩肠止泻。

涩：与酸味药的作用相似。多用以治疗虚汗、泄泻、尿频、精滑、出血等证，如龙骨、牡蛎涩精，赤石脂能涩肠止泻。

苦：有泄和燥的作用。泄的含义甚广，有指通泄的，如大黄，适用于热结便秘；有指降泄的，如杏仁，适用于肺气上逆的喘咳；有指清泄的，如栀子，适用于热盛心烦等证。至于燥，则用于湿证。湿证有寒湿、湿热的不同，温性的苦味药如苍术，适用于前者；寒性的苦味药如黄连，适用于后者。

咸：有软坚散结、泻下作用。多用以治疗瘰疬、痰核、痞块及热结便秘等证，如瓦楞子软坚散结，芒硝泻下通便等。

淡：有渗湿、利尿作用。多用以治疗水肿、小便不利等证，如猪苓、茯苓等利尿药。

由于每一种药物都具有性和味，因此，两者必须综合起来看。例如两种药物都是寒性，但是味不相同，一是苦寒、另一是辛寒，两者的作用就有差异。反过来说，假如两种药物都是甘味，但性不相同，一是甘寒、另一是甘温，其作用也不一样。所以，不能把性与味孤立起来看。

2. 升降浮沉

由于各种疾病在病机和证候上，常常表现出向上、向下、向外、向内等病势趋向，因此，能够针对病情，改善或消除这些病证的药物，相对来说也就分别具有升降浮沉的作用趋向。

升和降，浮和沉都是相对的，升是上升，降是下降，浮表示发散，沉表示泄利等作用。一般具有升阳发表、祛风散寒、涌吐、开窍等功效的药物，都能上行向外，药性都是升浮的；而具有泻下、清热、利尿渗湿、重镇安神、潜阳息风、消导积滞、降逆、收敛及止咳平喘等功效的药物，则能下行向内，药性都是沉降的。

药物升降浮沉的性能与药物本身的性味有不可分割的关系，能升浮的药物大多具有辛、甘味和温、热性；能沉降的药物大多具有酸、苦、咸、涩味和寒、凉性。此外，药物升降浮沉的性能，还常与药物的质地相关，也受到加工炮制、配伍的影响。

3. 归经

归经就是指药物对于某经、某脏的选择性作用，归经是以脏腑、经络理论为基础，以所治具体病证为依据的。如肺经病变，每见喘、咳等证；肝经病变，每见胁痛、抽搐等证；心经病变，每见神昏、心悸等证。我们根据中药的疗效，与病机和脏腑、经络密切结合起来，可以说明某中药对某些脏腑、经络的病变起着主要医疗作用。如桔梗、杏仁能治胸闷、喘咳，归肺经；全蝎能定抽搐，归肝经；这说明归经的理论，是具体指出药效的所在，是从疗效观察中总结出来的。

但是，在应用中药时，如果只掌握药物的归经，而忽略了四性、五味、升降浮沉等性能，是不够全面的。因为某一脏腑、经络发生病变，可能有的属寒，有的属热，有的属虚，有的属实。因此，还要将中药的多种性能结合起来，指导中药的临床应用，才会收到预期的治疗效果。

4. 有毒与无毒

本草书籍中，常在每一味中药的性味之下，标明"有毒"或"无毒"等字样。

"毒药"一词，在古代医药文献中常是对中药的总称。药性各有所偏性，这种偏性就是"毒"。古代对于"毒"的概念，是广义的。并阐明了毒性作为中药性能之一，是一种偏性，以偏纠偏也就是中药治病的基本原则。但是，为了确保用药安全，许多本草书籍在药物性味之下所标注的"大毒""小毒"，大多是指一些具有一定毒性或副作用的药物，用得不当就可能导致中毒。这可通过必要的炮制、配伍、制剂等环节来减轻或消除其有害作用，以保证用药安全。

第二节　中药配方颗粒的配伍

按照病情的不同需要和中药配方颗粒的药性功用特点，有选择地将两种或两种以上的中药配方颗粒配合在一起应用，称作中药配方颗粒的配伍。

将单味中药的应用，同药与药之间的配伍关系，总结为7个方面，称为中药的"七情"，包括单行、相须、相使、相畏、相杀、相恶、相反。中药配合应用，相互之间会产生一定的作用，有的可以增进原有的疗效，有的可以相互抵消或削弱原有的功效，有的可以降低或消除毒副作用，也有的合用可以产生毒副作用。中药配方颗粒作为中药饮片的一种补充形式，也是在"七情"理论指导下配伍运用。七情之中除单行者外，其余都是配伍关系，也是按照中药饮片配伍形式而编写。

1. 单行

是单用一味中药来治疗某种病情单一的疾病。对于病情比较单纯的病证，往往选择一种针对性较强的中药配方颗粒即可达到治疗目的，如独参汤，治元气虚脱；清金散，即单用一味黄芩，治疗肺热咳嗽的病证；马齿苋治疗痢疾，益母草膏调经止痛，都是行之有效的治疗方法。

2. 相须

是两种性能功效类似的中药配合应用，可以增强原有中药的功效。如麻黄配桂枝，能增强发汗解表、祛风散寒的作用；附子、干姜配合应用，可增强温阳守中、回阳救逆的功效；陈皮配半夏，可加强燥湿化痰、理气和中之功。像这种同类相须配伍应用的例证，历代文献有不少记载，它构成了复方用药的配伍核心，是中药配伍应用的主要形式之一。

3. 相使

是在性能功效方面有某些共性，或性能功效虽不相同，但是治疗目的一致的中药配合应用，其中以一种中药为主，另一种中药为辅，两药合用，辅药可以提高主药的功效。如黄芪配茯苓治脾虚水肿，枸杞子配菊花治目暗昏花，石膏配牛膝治胃火牙痛，可见相使配伍中药不必同类，一主一辅，相辅相成，辅药能提高主药的疗效，即相使的配伍。

4. 相畏

是一种中药的毒性或副作用能被另一种中药降低或消除。如半夏畏生姜，即生姜可以抑制半夏的毒副作用；甘遂畏大枣，大枣可抑制甘遂峻下逐水，损伤正气的毒副作用；熟地畏砂仁，砂仁可以减轻熟地滋腻碍胃，影响消化的副作用。

5. 相杀

是一种中药能够降低或消除另一种中药的毒性或副作用。如金钱草杀雷公藤毒，麝香杀杏仁毒，绿豆杀巴豆毒，生白蜜杀乌头毒，防风杀砒霜毒等。由此可见，相畏和相杀没有本质的区别，是从自身的毒副作用受到对方的抑制和自身能消除对方毒副作用的不同角度提出来的配伍方法，它是同一配伍关系的两种不同提法。

6. 相恶

即两药合用，一种中药能使另一种中药原有功效降低，甚至丧失。如人参恶莱菔子，莱菔子能削弱人参的补气作用；生姜恶黄芩，黄芩能削弱生姜的温胃止呕作用。

7. 相反

是两种中药同用能产生或增强毒性或副作用。如甘草反甘遂，贝母反乌头等，详见用药禁忌"十八反""十九畏"中若干药物。

历代医家都十分重视中药的配伍，上述中药的七情配伍除单行外，相须、相使可以起到协同作用，能提高药效，是临床常用的配伍方法；相畏、相杀可以减轻或消除毒副作用，以保证安全用药，是使用毒副作用较强药物的配伍方法，也可用于有毒中药的炮制及中毒解救；相恶是因为中药的拮抗作用，抵消或减弱其中一种中药的功效；相反是中药相互作用，能产生或增强毒性反应或强烈的副作用，故相恶、相反是中医配伍用药的禁忌。

第三节　中药配方颗粒的用药禁忌

临床使用中药配方颗粒时，为了确保临床疗效、安全用药，避免毒副作用的发生，必须注意中药的用药禁忌。中药配方颗粒的用药禁忌与中药饮片相似，主要包括配伍禁忌、证候用药禁忌、妊娠禁忌和服药时的饮食禁忌4个方面。

1. 配伍禁忌

配伍禁忌，是指某些中药配方颗粒合用会产生或增强剧烈的毒副作用或降低、破坏药效，因而应该避免配合应用，即《神农本草经》所谓"勿用相恶、相反者。"目前医药界共同认可的配伍禁忌，有"十八反"，即乌头反半夏、瓜蒌、贝母、白蔹及白及；甘草反海藻、大戟、甘遂及芫花；藜芦反人参、沙参、玄参、丹参、苦参、细辛及芍药。"十九畏"即硫黄畏朴硝，水银畏砒霜，狼毒畏陀僧，巴豆畏牵牛，丁香畏郁金，牙硝畏三棱，川乌、草乌畏犀角，人参畏五灵脂，官桂畏赤石脂。

对于十八反、十九畏作为配伍禁忌，历代医药学家虽然遵信者居多，但亦有持不同意见者，有人认为十八反、十九畏并非绝对禁忌；还有的医药学家认为，相反药同用，能相反相成，产生较强的功效。倘若运用得当，可愈沉疴痼疾。若无充分根据和应用经验，一般不应配伍使用。总的说来，对十八反、十九畏的实验研究还有待进一步深入。

2. 证候用药禁忌

由于中药的药性不同，其作用各有专长和一定的适用范围，因此对于某类或某种病证，应当避免使用某类或某种中药，称证候用药禁忌，也称为病证用药禁忌。

由于中药皆有偏性，或寒或热，或补或泻，或升或降，或润或燥等，因而任何一种中药，对于特定的证候，都是有宜也有忌。临床用之得当，可以其偏性纠正疾病所表现出来的病理偏向；若临床使用不当，则其偏性可能会反助病势，加重病情或导致新的病理偏向。因此，凡药不对症，药物功效不为病情所需，而有可能导致病情加重、恶化或产生新的疾病，原则上都属于临床用药禁忌的范围。

3. 妊娠用药禁忌

妊娠禁忌药是指妇女妊娠期除中断妊娠、引产外，为防止损伤胎儿或导致流产、早产而禁忌使用或须慎重使用的中药。古代医药学家对妊娠禁忌中药很早就有所认识。

在为数众多的妊娠禁忌中药中，不同的中药对妊娠的危害程度是有所不同的，因而在临床上也应区别对待。古代对妊娠禁忌中药主要是禁用与忌用，极少提慎用。近代则多根据临床实际，将常用中药中的妊娠禁忌药分为禁用与慎用两大类。属禁用的多系剧毒药，或药性作用峻猛之品，及堕胎作用较强的药。慎用中药则主要是活血祛瘀药、行气药、攻下药、温里药中的部分中药。

禁用药：如水银、砒霜、雄黄、轻粉、斑蝥、马钱子、蟾酥、川乌、草乌、藜芦、胆矾、瓜蒂、巴豆、甘遂、大戟、芫花、牵牛子、商陆、麝香、干漆、水蛭、蛇虫、三棱、莪术等。

慎用药：如牛膝、川芎、红花、桃仁、姜黄、牡丹皮、枳实、大黄、番泻叶、芦荟、芒硝、附子、肉桂等。

总的说来，对于妊娠禁忌药物，如无特殊必要，应尽量避免使用，以免发生不良后果。如孕妇患病非用不可，则应注意辨证准确，掌握好剂量与疗程，并通过恰当的炮制和配伍，尽量减轻药物对妊娠的危害，做到用药安全而有效。

4. 饮食禁忌

服药禁忌是指服药期间对某些食物的禁忌，又称服药食忌，简称食忌，俗称忌口。饮食禁忌主要包括以下 3 个方面的内容：一是指患病治疗期间，患者均有不同程度的脾胃虚弱、消化不良及正气不足，应忌食生冷、辛热、油腻、腥膻、有刺激性的食物，以免加重胃肠负担，引起消化不良，或助热伤阴，或增寒伤阳，以及敛邪等不良作用。二是指根据病情及用药特点，忌食与病情和药性不相宜的食物。根据不同病情和治疗需要，如寒性病忌食生冷食物、寒性饮料等；热性病忌食辛辣、热性、煎炸食物及酒类；胸痹患者，忌食肥肉、脂肪、动物内脏及烈性酒；肝阳上亢者，忌食胡椒、辣椒、大蒜、酒等辛热助阳之品；疮疡、皮肤病患者，忌食鱼、虾、蟹等腥膻发物及辛辣刺激性食品；外感表证患者，忌食油腻类食品等。三是指服用某些药物期间对某些特定饮食的禁忌。如古代文献中的甘草、黄连、桔梗、乌梅忌猪肉；常山忌葱；地黄、何首乌忌葱、蒜、萝卜；丹参、茯苓、茯神忌醋；土茯苓、使君子忌茶；以及蜜反生葱、柿反蟹等。

中医历来重视病、药、食之间的服用禁忌，其目的是避免发生不良反应，使疗效降低，或对病情不利，影响患者康复。

第四节　中药配方颗粒的服用方法、用药方式

中药配方颗粒服用的方法、方式与饮片汤剂服用是相同的。服药方法是否恰当，对疗效亦有一定的影响，其中包括服药时间、服用方法以及药后调护等。

1.服药时间

《神农本草经》有"病在胸膈以上者，先食后服药；病在心腹以下者，先服药而后食；病在四肢血脉者，宜空腹而在旦；病在骨髓者，宜饱食而在夜。"的记载。一般而言，病在上焦，宜食后服；病在下焦，宜食前服；补益药和泻下药，宜空腹服；安神药宜临卧服；对胃肠有刺激的，应食后服。急性重病则不拘时服，慢性病应按时服，治疟药宜在发作前2小时服。另外，某些方剂服药时间有特殊要求，如十枣汤宜在"平旦"服，鸡鸣散宜在"五更"服等。服药时间与临床疗效有一定的相关性。

2. 服用方法

中药配方颗粒的服用方法，免去了煎药麻烦，开水冲开溶化，闷5~10分钟温服即可。一日 2~3 次或遵医嘱。中药配方颗粒临床应用以口服为主，也可以根据疾病种类和轻重缓急，将中药配方颗粒制成其他的剂型，如制成煎膏剂（膏滋），或外用药剂等使用。这与传统饮片的汤剂要求是一致的。根据病情需要，医嘱时可灵活掌握，传统根据病情属性，有热服、冷服等方法。如治疗热证可寒药冷服，治疗寒证可热药热服，以辅助药力。若病情严重，服药后可能出现呕吐等拒药反应，应寒药热服，或热药冷服，以防邪药格拒。对于服药呕吐者，宜先服少量姜汁，或嚼少许陈皮，然后服药；亦可采取少量频服等方法。对于昏迷或吞咽困难者，可用鼻饲法给药。使用峻烈药和毒性药时，宜从小剂量开始，逐渐加量，取效即止，慎勿过量，以免中毒或损伤正气。总之，应根据病情、病位、病性和药物特点等选择适宜的服用方法。这方面应遵医嘱，否则会对临床疗效产生不利影响。

3. 服用剂量

中药的用量是历代医家非常重视的，有"中医不传之秘在于剂量"，用量之大小，是处方效之不效的关键，因量的大小发挥的效用是不同的，如三七、红花量小则补血，量大则活血；小承气汤、厚朴大黄汤都是相同的药物，剂量不同，方名不同，功效不同。在先秦以前的处方中只有药味和炮制，并没有注明剂量，从《伤寒论》的处方始有剂量的记载，《本草纲目》起强调剂量。《中国药典》规定了每味药物的剂量幅度，但范围比较大，如大黄在药典中规定用量为3g~15g。中药配方颗粒的用量，可在《中国药典》基础上，结合医生的用药习惯和经验，但必须保证配方颗粒应用安全、有效。

由于每味中药配方颗粒要求按制成量给药，中药配方颗粒所含成分不同，制成量也不同，尤其是含多糖或鞣质的中药制成量太高。目前国家公布和公示的 355 味配方颗粒制成量分别为 90%~100% 5 个；80%~89%

6 个；70%~79% 8 个；60%~69% 19 个；50%~59% 19 个；40%~49% 34 个；30%~40% 39 个；20%~29% 121 个；20%~29% 121 个；10%~20% 94 个；10% 以下 10 个。如党参、生地黄、大枣、枸杞等在制备工艺时必须加一定量的辅料，才便于成型和贮藏保管，有的配方颗粒制成量与饮片的比例1∶1，即医生开饮片 10g，配方颗粒也要直接服用 10g；如果一张处方中这类药占比较大，患者服用起来是有一定困难的，因此建议医生开具处方时，按《中国药典》规定的最低用量开具饮片用量。

4. 药后调护

中药配方颗粒服药后的调养和护理与中药饮片汤剂相同，是服药后调护的重要环节，它关系着药效的发挥和患者的康复。如桂枝汤方后云"啜热稀粥一升余，以助药力。温覆令一时许，遍身微似有汗者益佳，不可令如水流漓，病必不除"。其他如十枣汤服法中强调"得快下利后，糜粥自养"，五苓散服后宜"多饮暖水，汗出愈"等。一般服解表药，应取微汗，不可大汗，然亦不可汗出不彻。服泻下剂后，应注意饮食，不宜进食生冷及不易消化的食物，以免影响脾胃之健运。

5. 服药宜忌

传统称为"忌口"，对疗效亦有很大影响。服药后的饮食宜忌主要有以下两个方面：一是疾病对饮食的宜忌，如水肿病者宜少食盐，下利者慎油腻，寒证者禁生冷，血热斑疹禁食辛燥发散之品等；二是药物对饮食的宜忌，如服地黄、人参类者忌萝卜，服土茯苓者忌茶叶，服荆芥者忌河豚和无鳞鱼等。《本草纲目》在"服药食忌"中示："凡服药，不可杂食肥猪犬肉，油腻羹鲙，腥臊陈臭诸物。凡服药，不可多食生蒜、胡荽、生姜、诸果、诸滑滞之物。"

第五节 中医常用的治法

中医的治法，绝大多数是以方剂为载体的，方剂是按"君、臣、佐、使"而组成的，这些都是中医学"理、法、方、药"的重要组成部分。中医有关治法的记载较多。《黄帝内经》奠定了中医学治法理论基础，后世医家不断发展完善，创制了众多治法理论，其中以程钟龄提出的"八法"理论最具代表性和概括性。他在《医学心悟·医门八法》云："论病之源，以内伤、外感四字括之。论病之情，则以寒、热、虚、实、表、里、阴、阳八字统之。而论治病之方，则又以汗、和、下、消、吐、清、温、补八法尽之。"

1. 汗法

是通过开泄腠理、调畅营卫、宣发肺气等方法，使在表的六淫之邪随汗而解的一类治法。凡外感表证、疹出不透、疮疡初起，以及水肿、泄泻、咳嗽、疟疾而见恶寒发热、头痛身疼等表证，均可用汗法治疗。然病情有寒热，邪气有兼夹，体质有强弱，故汗法有辛温、辛凉之别，且常与补法、下法、消法、温法、清法等合用。

2. 吐法

是通过涌吐的方法，使停留在咽喉、胸膈、胃脘的痰涎、宿食、有毒物质等从口中吐出的一种治法。吐法主要适用于中风痰壅、宿食壅阻胃脘、毒物尚在胃中、痰涎壅盛之癫狂与喉痹、霍乱吐泻不得等，属于病情急迫又急需吐出之证。因吐法易伤胃气，故体虚气弱、妇人新产、孕妇等均应慎用。

3. 下法

是通过荡涤肠胃、通泄大便的方法，使停留于肠胃的有形积滞从大便排出的一种治法。下法适用于燥屎内结、冷积不化、瘀血内停、宿食不消、结痰停饮、虫积等病证。由于积滞有寒热，正气有盛衰，故下法又分为寒下、温下、润下、逐水、攻补兼施等法。临床依据病情需要，下法也可与汗法、消法、补法、清法、温法等其他治法配合运用。

4. 和法

是通过和解或调和的方法，使半表半里之邪，或脏腑、阴阳、表里失和之证得以解除的一种治法。其中，和解法，也称为和解少阳法，主要适用于半表半里的少阳证。《伤寒明理论》卷四云："伤寒邪气在表者，必渍形以为汗；邪气在里者，必荡涤以为利；其于不外不内，半表半里，既非发汗之所宜，又非吐下之所对，是当和解则可矣。"至于调和法，其概念内涵比较广泛，戴天章《广瘟疫论》云："寒热并用之谓和，补泻合剂之谓和，表里双解之谓和，平其亢厉之谓和。"凡邪在少阳、邪在募原、肝脾不和、肠寒胃热、气血失和、营卫失和、表里同病等均可使用和法治疗。

5. 清法

是通过清热、泻火、凉血、解毒等方法，以解除在里之热邪的一种治法。适用于热证、火证、热毒证及虚热证等。热邪在里，又有在气分、营分、血分、热壅成毒、脏腑蕴热以及虚热之不同，因而清法又常分为清气分热、清营凉血、清热解毒、清脏腑热、清虚热、清热祛暑等法。由于热邪容易耗气伤津，也易形成里热结实，因此清法有时需要与补法、下法等配合应用。

6. 温法

是通过温散里寒的方法，使在里的寒邪得以消散的一种治法。适用于寒邪在里之里寒证。里寒证，或因寒邪直中于里而成；或因失治误治或过食寒凉，损伤阳气而成；或因素体阳气虚弱，寒从内生而成。在里之寒邪，又有在脏、在腑、在经络之不同，故温法又多分为温中祛寒、回阳救逆、温经散寒等。由于寒邪在里往往损伤阳气，使里寒与阳虚并存，所以温法又常与补法配合运用。

7. 消法

是通过消食导滞、行气活血、化痰利水、驱虫等方法，使气、血、痰、食、水、虫等有形之邪渐消缓散的一种治法。适用于饮食停滞、气滞血瘀、癥瘕积聚、水湿内停、痰饮不化、疳积虫积等病证。消法与下法均可治疗有形实邪，但在适用病证上有所不同。下法所治病证，大抵病势急迫，形证俱实，邪在肠胃，必须速除，且可从下窍而出者；消法所治，主要是邪在脏腑、经络、肌肉之间渐积而成，且多虚实夹杂，尤其是气血积聚而成之癥瘕痞块、痰核瘰疬等，难以迅即消除，必须渐消缓散。消法常与补法、下法、温法、清法等合用。

8. 补法

是通过滋养补益的方法，以恢复人体正气，治疗各种虚证的一种治法。由于虚证有气虚、血虚、阴虚、阳虚以及脏腑虚损之分，故补法又有补气、补血、气血双补、补阴、补阳、阴阳并补，以及补心、补肝、补肺、补脾、补肾等。此外，尚有峻补、缓补、温补、清补以及"虚则补其母"等法。补法一般是在无外邪时使用，但若邪气壅盛而又兼有正气亏虚，正虚无力祛邪时，则补法亦可与汗法、下法、消法等配合使用。

临证中，病情复杂多变，常需数法合用，即所谓"一法之中，八法备焉；八法之中，百法备焉。"因此，临证处方，必须针对具体病情，灵活运用八法，使之切合病情，方能收到理想的治疗效果。

第六节　中药配方颗粒临证应用释疑

传统中医的处方是将几味或几十味饮片共同煎熬成汤剂服用，存在共煎共溶和解毒现象，如《伤寒论》的四逆汤，由附子、干姜、甘草，除增强方剂疗效外，干姜、甘草均能降低附片毒性。而配方颗粒是由合格的饮片制成的单味颗粒剂，用开水冲服，一些中医师对配方颗粒存在单煎、合煎安全、有效的疑惑，如传统中医有"先煎后下"的煎煮要求，普遍存在的一些矿物药与植物药同煎，需要增加在汤中的溶解度，如白虎汤中的石膏和知母同煎等。鉴于配方颗粒目前存在的单煎、共煎疑问及与传统汤剂的等效性问题，本书以理中汤和四物汤两个经典复方以及川芎和厚朴两个单味药的药效学试验研究，通过实验数据分析，对上述问题进行探讨。

一、基于单煎与共煎复方的药效对比研究

为研究配方颗粒单味药混合使用和传统汤剂共煎对治疗效果的影响，以临床常用的经典方剂理中汤和四物汤作为考察对象，紧密结合方剂的主治功效，设计相应的药效指标进行单煎与共煎的药效对比。

1. 理中汤

理中汤出自《伤寒论》之经方，是由人参、白术、干姜、炙甘草组成的方剂。具有温中祛寒，补气健脾的功效，主治脾胃虚寒、阳虚失血证。根据其功效设计理中汤配方颗粒和标准汤剂对脾虚小鼠小肠推进运动的影响试验、对番泻叶所致泄泻的止泻作用和对正常小鼠胃排空的影响试验等3组药理试验进行对比研究，具体研究结果如下。

1.1 对脾虚小鼠小肠推进运动的影响

理中汤配方颗粒高、低剂量组和标准汤剂高剂量组与模型自然恢复组比较，有抑制脾虚小鼠小肠推进运动的作用，有显著的统计学意义（$P<0.05$），而配方颗粒与同剂量的标准汤剂之间差别无统计学意义（$P>0.05$）。说明理中汤配方颗粒和标准汤剂均对脾虚小鼠的肠推进运动有抑制作用，而两者作用之间无显著性差异。

1.2 对番泻叶所致泄泻的止泻作用

理中汤配方颗粒高剂量组、汤剂低剂量组和标准汤剂高剂量组与空白对照组比较，均能够减少8小时内小鼠的稀便个数，有显著的统计学意义

（ $P<0.05$ ），而配方颗粒与同剂量的饮片标准汤剂之间差别无统计学意义（ $P>0.05$ ）。说明理中汤配方颗粒和饮片标准汤剂均有一定的止泻作用，而两者作用之间无显著性差异。

1.3 对正常小鼠胃排空的影响

理中汤配方颗粒高、低剂量组和饮片标准汤剂高剂量组与空白对照组比较，均能够明显增加正常小鼠胃中营养糊的残留率，有极显著的统计学意义（ $P<0.01$ ），而配方颗粒高剂量组较同剂量的饮片标准汤剂作用较强，两者之间有显著的统计学意义（ $P<0.05$ ）。说明理中汤配方颗粒和饮片标准汤剂均对正常小鼠的胃排空有一定的抑制作用，而配方颗粒抑制正常小鼠胃排空的作用强于饮片标准汤剂。

上述研究结果证实理中汤配方颗粒与饮片标准汤剂均对脾虚小鼠的小肠推进运动有抑制作用，对番泻叶所致的小鼠泄泻有对抗作用，对正常小鼠的胃排空有抑制作用。在抑制小肠推进和止泻作用方面，配方颗粒与同剂量标准汤剂的作用无显著性差异，在抑制胃排空方面，配方颗粒的作用强于同剂量的标准汤剂。

2. 四物汤

四物汤是由当归、川芎、白芍、熟地黄组成的方剂，乃补血调血之基础方，具有补血和血的功效，主治营血虚滞证。根据本方补血调血之功效设计四物汤对失血性血虚模型小鼠红细胞（RBC）及血红蛋白（HGB）的影响试验、对溶血性血虚大鼠的影响试验和对小鼠痛经模型的影响试验等 3 组药理试验进行对比研究，具体研究结果如下。

2.1 四物汤配方颗粒对失血性血虚模型小鼠 RBC 及 HGB 的影响

各组小鼠失血后 RBC 和 HGB 的值较失血前降低 40％以上，且四物汤配方颗粒高、中、低 3 个剂量组和四物汤标准汤剂阳性组与模型组比较，对小鼠失血所致血中 RBC 和 HGB 降低均有升高的作用。在增加 RBC 方面，四物汤配方颗粒高、低剂量组，四物汤标准汤剂组与模型组比较具有显著性意义；其中四物汤配方颗粒高、低剂量组有优于标准汤剂组的趋势。在增加 HGB 方面，四物汤配方颗粒高、低剂量组，四物汤标准汤剂组与模型组比较具有显著性意义；其中四物汤配方颗粒高、中、低剂量组有优于饮片标准汤剂组的趋势。

2.2 四物汤配方颗粒对溶血性血虚大鼠的影响试验

正常对照组与模型组比较具有显著性意义，且四物汤配方颗粒高、中、低，3个剂量组和四物汤标准汤剂阳性组与模型组比较，对乙酰苯肼所致的溶血性大鼠血中 RBC 和 HGB 降低均有升高的作用。在增加 RBC 方面，四物汤配方颗粒高、低剂量组，四物汤标准汤剂组与模型组比较具有显著性意义；其中四物汤配方颗粒高、低剂量组有优于标准汤剂阳性组的趋势。在增加 HGB 方面，四物汤配方颗粒 3 个剂量组、四物汤标准汤剂阳性组比较具有增高的趋势。

2.3 四物汤配方颗粒对小鼠痛经模型的影响

四物汤配方颗粒高、中、低剂量组，四物汤标准汤剂阳性组与模型组比较，能显著减少"痛经"小鼠扭体次数及扭体发生率。其中在扭体次数方面，四物汤配方颗粒高、中、低剂量组，四物汤标准汤剂阳性组与模型组比较具有显著性意义；其中四物汤配方颗粒中、低剂量组有优于标准汤剂阳性组的趋势。

通过四物汤配方颗粒与标准汤剂的主要药效学对比试验，结果表明，四物汤配方颗粒与四物汤饮片标准汤剂均具有显著的补血、调经止痛、补气等药理作用，且配方颗粒与饮片标准汤剂的药理作用基本相同。

综上所述，理中汤和四物汤配方颗粒保留了饮片汤剂的功能与主治，试验证明了该配方颗粒与标准汤剂具有等效性，同时也阐明配方颗粒在单煎和共煎问题上的质疑，为中药配方颗粒在临床上的应用提供科学依据。

二、基于等量 / 等效的单味药研究

为进一步研究单味配方颗粒与汤剂的等量等效一致性，选择两味川产道地药材川芎和厚朴作为研究对象，紧密结合单味药的功效，设计相应的药效指标，以期探明单味配方颗粒与汤剂的等量等效一致性。

1. 川芎、酒川芎配方颗粒与汤剂药效学的比较研究

川芎作为四川道地药材，具有活血行气、祛风止痛的功效。根据其功效设计镇痛试验、对小鼠痛经模型的药效试验和对盐酸肾上腺素所致血瘀模型大鼠血液流变性的影响试验，具体研究结果如下。

1.1 镇痛试验

1.1.1 热板法

川芎配方颗粒及川芎饮片标准汤剂在给药 1 小时后均能显著延长小鼠热板痛阈值（$P<0.05$），其痛阈延长百分率分别为 78.42% 和 83.45%；给药 2 小时后均能显著延长小鼠热板痛阈值（$P<0.05$），其痛阈延长百分率分别为 50.26% 和 52.91%；川芎饮片标准汤剂效果略优于川芎配方颗粒，但两者无显著性差异。

酒川芎配方颗粒及酒川芎饮片标准汤剂在给药 1 小时后均能显著延长小鼠热板痛阈值（$P<0.05$），其痛阈延长百分率分别为 85.61% 和 74.10%；给药 2 小时后均能显著延长小鼠热板痛阈值（$P<0.05$），其痛阈延长百分率分别为 48.68% 和 56.61%；给药后 1 小时酒川芎配方颗粒效果略优于酒川芎饮片标准汤剂，给药后 2 小时酒川芎饮片汤剂效果略优于酒川芎配方颗粒，但两者无显著性差异。

1.1.2 小鼠扭体法

川芎配方颗粒及川芎饮片标准汤剂给药均能延长小鼠扭体的潜伏期，均能显著减少 20 分钟内小鼠扭体次数（$P<0.05$），其扭体抑制率分别为 41.48% 和 48.89%；川芎饮片标准汤剂效果略优于川芎配方颗粒，但两者无显著性差异。

酒川芎配方颗粒及酒川芎饮片标准汤剂给药均能延长小鼠扭体的潜伏期，均能显著减少 20 分钟内小鼠扭体次数（$P<0.05$），其扭体抑制率分别为 43.33% 和 43.22%；酒川芎配方颗粒效果略优于酒川芎饮片标准汤剂，但两者无显著性差异。

1.2 对小鼠痛经模型的药效试验

川芎配方颗粒及川芎饮片标准汤剂给药后均能延长小鼠催产素所致扭

体反应的潜伏期，但无显著性差异；均能显著减少 30 分钟内小鼠扭体次数（$P<0.05$），其扭体抑制率分别为 36.23% 和 39.13%。川芎饮片标准汤剂效果略优于川芎配方颗粒，但两者无显著性差异。

酒川芎配方颗粒及酒川芎饮片标准汤剂给药后均能显著延长小鼠催产素所致扭体反应的潜伏期（$P<0.05$），均能极显著减少 30 分钟内小鼠扭体次数（$P<0.01$），其扭体抑制率分别为 44.44% 和 48.79%；酒川芎饮片标准汤剂效果略优于酒川芎配方颗粒，但两者无显著性差异。

1.3 对盐酸肾上腺素所致血瘀模型大鼠血液流变性的影响

川芎配方颗粒及川芎饮片标准汤剂给药后均能显著降低血瘀模型大鼠的全血黏度（$P<0.05$）；川芎配方颗粒给药后能显著降低血瘀模型大鼠的全血高切还原黏度、全血高切相对指数（$P<0.05$）；川芎饮片标准汤剂给药后能显著降低血瘀模型大鼠的全血低切还原黏度、纤维蛋白原含量（$P<0.05$），两者无显著性差异。

酒川芎配方颗粒及酒川芎饮片标准汤剂给药后均能极显著降低血瘀模型大鼠的全血黏度、全血高切还原黏度、全血低切还原黏度、红细胞刚性指数、全血高切相对指数、全血低切相对指数（$P<0.01$），能显著降低血瘀模型大鼠的血浆黏度值、红细胞压积（$P<0.05$）；酒川芎配方颗粒给药后能极显著降低血瘀模型大鼠的红细胞聚集指数、红细胞变形指数 TK（$P<0.01$），酒川芎饮片标准汤剂给药后能显著降低血瘀模型大鼠的红细胞聚集指数、红细胞变形指数 TK（$P<0.05$）。酒川芎配方颗粒略优于酒川芎饮片标准汤剂，但两者无显著性差异。

川芎活血行气，祛风止痛。用于月经不调，经闭痛经，癥瘕腹痛，胸胁刺痛，跌扑肿痛，头痛，风湿痹痛。选择小鼠热板法和小鼠扭体法研究川芎配方颗粒及饮片标准汤剂、酒川芎配方颗粒及饮片标准汤剂的镇痛作用，选择小鼠痛经模型研究川芎配方颗粒及饮片标准汤剂、酒川芎配方颗粒及饮片标准汤剂的治疗痛经作用，选择对盐酸肾上腺素所致血瘀模型大鼠血液流变性影响研究川芎配方颗粒及饮片标准汤剂、酒川芎配方颗粒及饮片标准汤剂的活血作用。综合试验结果，川芎配方颗粒与川芎饮片标准汤剂、酒川芎配方颗粒与酒川芎饮片标准汤剂均具有良好的药理等效性。

2. 厚朴等量等效性研究

厚朴具有燥湿消痰，下气除满的功效。用于湿滞伤中，脘痞吐泻，食积气滞，腹胀便秘，痰饮喘咳。药理研究表明，厚朴配方颗粒和厚朴标准汤剂对小鼠灌胃给药后均具有显著的抗炎作用，对二甲苯所致小鼠耳廓炎症肿胀程度均具有显著的抑制作用。经比较分析，厚朴配方颗粒和厚朴标准汤剂的抗炎作用强度基本相当，两者间的差异无统计学意义（$P>0.05$）。

药效学试验结果证明，厚朴配方颗粒和厚朴标准汤剂对小鼠灌胃给药后，对胃肠推进运动呈现显著的兴奋作用，并具有镇痛作用和抗炎作用。经比较分析，厚朴配方颗粒兴奋胃肠推进运动作用略优于厚朴标准汤剂，而对腹腔注射醋酸溶液引起腹痛的镇痛作用显著强于厚朴标准汤剂，这两种试验结果是一致的。而两者的抗炎作用强度相当，各组间的差异无统计学意义。综合分析判定，厚朴配方颗粒剂与厚朴标准汤剂相比较，两者的抗炎作用强度相当，而厚朴配方颗粒镇痛作用略强于厚朴标准汤剂。

综上所述，经过对川芎配方颗粒和川芎标准汤剂以及厚朴配方颗粒和厚朴标准汤剂的药效进行对比研究，证明单味药配方颗粒与标准汤剂具有等效性，为中药配方颗粒与标准汤剂的等量等效提供一定的理论依据。

3. 先煎后下的疑惑

传统饮片煎法有先煎、后下的要求，先煎者大概有以下两种情况：一种是有毒类药材，如川乌、附片类需先煎以解毒；另一种是药效不易煎出的矿物类，如磁石、自然铜；动物甲壳类，如鳖甲、牡蛎。后下者主要是保存解表药，芳香化湿类药的挥发性成分；大黄、芒硝，临床要求急下存阴时，也要求后下。这方面得到了相应解决，在有毒类、动物甲壳类、矿物类，采取了较长时间的加热提取，远远超出了家庭或药房煎药机的煎煮时间，能保证毒性成分的分解和动、矿物药的煎出质量。至于挥发油类，采取先提取挥发油再包合的技术，比煎煮的汤剂中所含挥发油的量稳定可控，完全可以达到饮片的煎出质量，保证临床疗效。从复方及单味药配方颗粒与饮片标准汤剂比较研究，均证明单煎、共煎，药效学基本一致。

第三章
中药配方颗粒国家标准执行现状

中药配方颗粒是在中医药理论的指导下，运用现代技术和质量控制手段对单味中药饮片进行提取、浓缩、干燥、制粒等工艺制成供临床调剂使用的颗粒剂，其作为中药饮片的补充形式，有效弥补了传统饮片在携带、调剂、使用等方面的不足，极大提高了中医药在防疫、救灾等公共卫生事件和自然灾害中的应急服务能力。中药配方颗粒经过多年的试点，随着《国家药监局 国家中医药局 国家卫生健康委 国家医保局关于结束中药配方颗粒试点工作的公告》和《技术要求》等相关政策的陆续出台，355 个品种中药配方颗粒国家标准的相继公示和发布，中药配方颗粒行业的发展迈入了一个崭新的阶段。但中药配方颗粒的国家标准在工业生产、临床使用等环节中有以下几方面问题供讨论和商榷。

一、中药配方颗粒品种数量的现状

随着中药配方颗粒国家标准的逐步公布，目前公布标准和公示标准共计有 355 个，除去多基原品种、一药多炮制品外，实际品种仅 250 个，离临床常用 600 味品种还有相当大差距，医师临证处方时品种缺失，国家标准公布数量还远远不能满足临床用药需求。如果临床处方一副中药，部分使用配方颗粒，部分使用饮片煎汤，中药配方颗粒快捷、方便特点就失去了意义。尽管有省级标准作补充，但由于省级标准各省的制定思路不尽相同，导致目前各省级标准存在一品多规的情况，还不能在全国推行。如白茅根配方颗粒，共 20 个省发布白茅根配方颗粒质量标准，共 5 个临床使用规格。我国地大物博，南北气候不同，各省市存在不同的用药习惯，不同省份的中药材标准也存在一定差异。另外，省级标准一经申报批准为国家标准，省级标准则自动作废，造成重复研究和社会资源浪费。综上，应加强中药配方颗粒物质基础研究，完善质量评价体系，合理制定原药材入药标准和配方颗粒含量检测指标数量，以降低产品成本；加快配方颗粒国家标准研究和发布，减少重复研究和资源浪费，满足临床医生应用需求，推动中药配方颗粒的质量标准高质量发展；扩大中药配方颗粒标准的研究品种范围，尽量将不同省份的地方标准中药材纳入配方颗粒质量标准研究范畴；并开展省级标准配方颗粒标准完善研究工作，逐步将省级标准升级为国家标准。

二、中药配方颗粒原料入药标准的现状

国家标准对生产用原药材提出更高要求，如肿节风配方颗粒的入药标准，其配方颗粒以迷迭香酸为含量测定指标，按转移率和含量限度折算为《中国药典》标准的 3.2~13.4 倍；虎杖配方颗粒的入药标准，以虎杖苷为含量测定指标，按其配方颗粒转移率和含量限度计算，约相当于《中国药典》标准的 8.8~25.7 倍。从化学角度制定的标准，看似高了很多，但实际生产很难完全达到这一标准，也导致了大量药材的浪费，任何标准的制定必须具有可及性，其标准方可执行和推广，其标准才有实际意义。同时，据测算，用于国家标准的中药配方颗粒的饮片价格约为常用饮片价格的 1倍。且因配方颗粒当量比的提升，耗用药材量增多，导致配方颗粒原材料成本增加，再加之因检测指标增多导致的检测成本增加，使配方颗粒产品价格出现大幅度上涨，失去价廉的特点，让人民群众消费不起，使受众率降低，不利于中医药传承发展。国家药监局在保持中药配方颗粒质量的前提下，合理制定原药材入药标准和配方颗粒含量检测指标数量，使中药配方颗粒的国家标准结合生产实际，让企业便于生产，以降低产品成本，减少医保支出，实现患者可及、行业可持续性发展，有利于中医药传承和发展。

三、中药配方颗粒特征图谱研究现状

目前，国家标准或省级标准中特征图谱或指纹图谱检测品种较多，且部分品种方法稳定性不够。发布的标准中需要控制特征图谱相对峰面积的品种已达 160 余个，且多数为同一个品种需要控制多个相对峰面积指标，这对自然生长的原药材提出了较大的挑战。同时，部分品种配方颗粒化学成分检测指标数量也较多，专属性和特征性不足，如白术、麸炒白术配方颗粒国家标准【含量测定】项下指标成分分别为 5 个，而《中国药典》则无含量测定指标，统计现行公布和公示 355 个国家标准，其中 2 个含量测定指标有 122 个，3 个含量测定指标有 18 个，4 个含量测定指标有 7 个、5 个含量测定指标有 1 个；部分品种标准必须使用固定的特殊仪器或色谱柱，如玉竹配方颗粒、青葙子配方颗粒，需使用超高效液相电雾式检测器并固定特殊色谱柱，其利用率低，成本高，造成生产和检验成本偏高，增加了企业经济负担。此外，部分品种在不同色谱柱和仪器条件下，某些特征峰不易辨识；部分药材饮片煎煮后一些峰不稳定，方法的重现性差，造成中药配方颗粒国家标准执行困难等。

四、中药配方颗粒制剂学研究现状

生产工艺研究是传统饮片模式转变为中药配方颗粒模式的桥梁，中药配方颗粒的生产需经过提取、浓缩、干燥、制粒等多个环节，涉及的工艺参数较多，制剂学的研究至关重要。在实际生产过程中，需要按照发布的国家标准及相关技术要求对各工序的具体工艺参数进行科学系统的优化考察，对生产全过程的量质传递进行研究，明确生产过程的关键影响因素和工艺参数。中药配方颗粒作为一类颗粒剂，其粒度、溶化性等指标是重要检测指标之一，也是反映中药配方颗粒质量属性的外在体现。但由于中药物料属性复杂，化学成分种类较多，不同工艺生产得到的中间体物料差异，直接导致部分配方颗粒品种存在溶化性较差或性状差异大的情况，如不同企业以及同一企业生产不同批次的同品种配方颗粒外观性状、颜色等存在较大差异；部分种子类或富含淀粉的品种在进行溶化性检测时，需加热煮沸 5 分钟，直接用开水不能很好地溶化，在临床应用时也影响患者的服药依从性，进而影响临床疗效。故在中药配方颗粒的实际生产和研究过程中，除了对相关化学成分物质基础的研究外，还应在质量控制方面关注其物理属性，加强相关制剂学方面的工艺研究，采用科学系统的方法进行工艺优化考察，并对生产全过程的量质传递进行监控，明确生产过程的关键影响因素并固定参数，同时也可结合现代物联网及在线检测技术对原料、中间体、成品的生产全过程进行智能化质量监控，进一步保障中药配方颗粒的临床疗效。

五、中药配方颗粒等量性与等效性研究现状

中药配方颗粒与传统中药汤剂比较，中药配方颗粒选取的中药材来自符合 GAP 规范管理的中药材种植基地，生产企业规模化、现代化、质量稳定均一化。但实际临床应用中，中药配方颗粒与传统中药汤剂比较，中药配方颗粒没有临床指导用量，剂量调剂不恰当，疗效无法得到保证；药物剂量应用较大，则会出现不良反应，尤其是在应用毒性药物时，需应用《中国药典》规定的最小剂量。

目前针对中药配方颗粒的化学成分等量性研究主要是以标准汤剂为标准，采用相应指标成分定性、定量和特征图谱对比等方法，对配方颗粒和饮片标准汤剂中的化学成分种类和含量进行等量性研究。但在现有配方颗粒国家标准中，仅以单个指标或几个指标进行比较，难以反映配方颗粒与标准汤剂的整体质量情况，且对比指标成分是否为活性成分，是否对疗效有影响还需进一步明确。此外，"单煎"后合并的配方颗粒与"共煎"的传统汤剂的药效是否等效一直是临床关注的重点，二者在化学等量性和临床等效性上是否相同还有待进一步研究。在临床等效性方面，中药配方颗粒经过多年的试点，其安全性和有效性虽得到了验证，

但中药配方颗粒和传统汤剂的对比试验研究较少遵循"随机、对照、双盲法"的原则，大部分的临床研究并不规范，降低了结论的可信度，还没有形成公认的中药配方颗粒与传统汤剂化学等量性及药效一致性评价方式和评价标准。为了进一步保障其疗效，促进配方颗粒行业的可持续发展，还需进行深层次的等量、等效性研究。尤其需要在中医药理论体系的指导下，建立适合中药配方颗粒和汤剂疗效一致性的临床评价体系，对二者的差异性化学成分进行深入研究，充分分析化学成分等量性，对中药配方颗粒的量 - 效关系进行系统分析总结，保障临床应用的安全有效。

六、中药配方颗粒制成量研究现状

一部分药物含鞣质或多糖较高，为了防潮或成型的需要，需加入辅料，中成药也需加辅料，但复方提取后只加一次辅料，而且允许水煮醇沉或其他除杂工艺来减少制成量，而配方颗粒是单味颗粒，每味药都需分别加入辅料（除纤维类含量较高，出膏率太低的药材外），提取工艺只能以水为溶媒，导致制成量太高，患者服用困难。

中药传统饮片基于传统煎煮方法，其指标性成分转移率一般在30%~60%，但其出膏率根据具体药物不同差异很大，有的药物（含多糖、鞣质等）制成量70%~80%。统计现行国家标准，制成量大于50%的品种达48个，其中大于70%品种有18个，80%以上品种有10个，党参达到100%。临床按照医生处方配伍后则剂量过大，若单味药物医生开10g饮片，按现行标准则单味配方颗粒就要服7g~8g，如果处方有15~20味药物，剂量均用10g（有的药物20g~30g），则每次就应服用30g~40g配方颗粒，冲服时颗粒难以全部溶解，病人服用困难，失去了配方颗粒服用量小，便于服用的特性。

七、中药配方颗粒动物药、矿物药、毒性中药研究现状

动物类药材和矿物类药材在临床组方过程中有着不可或缺的作用，在临床上对于多种疾病的治疗有着良好的效果，如全蝎、蜈蚣等动物类药材，石膏、芒硝等矿物类药材。目前公示、公布的配方颗粒国家标准中，动物药配方颗粒品种仅 6 个（常用动物药是 52 个），矿物药配方颗粒暂无品种公示或发布（常用矿物药是 24 个），导致中药配方颗粒的临床应用存在一定的局限性。由于动物药和矿物药品种的特殊性，制备工艺和质量标准的研究相较于植物药更为复杂，《技术要求》对动物类、矿物类中药不是很切合。为能更好地解决配方颗粒动物药、矿物药中疑难品种的制备技术及标准制定难题，应探索更优的研究模式，集合各方优势力量，解决中药配方颗粒行业关键技术问题，加强动物药和矿物药配方颗粒的质量标准和临床研究，保障配方颗粒临床应用质量。

同时，附子、川乌等毒性品种，亦是临床常用品种，2023 年第四期公示中已纳入标准。但此类毒性较大品种，涉及临床用药安全性问题，饮片可通过先煎久煎保证临床安全有效，配方颗粒直接冲服，缺乏安全性评价，标准上亦无毒性标注。此外，如烫水蛭（蚂蟥）配方颗粒申报材料中显示，其标准汤剂中砷的含量为同批次饮片含量的 2.8~12.5 倍，按出膏率折算后砷含量基本全部转移，提示其用药安全性值得关注。后续应加强中药配方颗粒安全性、毒效研究，监管部门也应建立中药配方颗粒药品风险评估体系与平台，加强监测，及时公布中药配方颗粒的不良反应，提示医生在应用时注意。

八、中药配方颗粒多企业产品混用的现状

由于配方颗粒部分品种不能取得销售备案导致企业无法向医院提供齐全品种，医院只有采取多企业供药混用方式满足临床所需，但这会带来一系列临床应用风险。一是虽然中药配方颗粒行业统一执行国家标准，但

各企业在原料采购、工艺设计、质量控制方面客观存在一定差异性，使产品质量有差异，若是采用省级标准则差异性可能更大，有可能影响临床疗效；二是配方颗粒采取发药机自动发药，不同企业的发药机或产品因颗粒的密度等方面原因，可能导致发药机计量准确性下降，从而影响临床疗效；三是医院采取多企业供药混用时，若临床出现毒副反应，因配方颗粒已失去鉴别特征，难以查找原因和责任的划分。

九、中药配方颗粒临床用量的现状

在中药配方颗粒国家标准的临床应用中，是否需要在现行国家标准规格基础上进行适当的减量，以保证临床应用安全、有效，则是目前亟需解决的一大难题。但目前还缺乏相关的科学研究和数据支撑，故建议国家有关部门高度重视，组织相关专家对其用量进行研究，结合配方颗粒试点用量经验，对国家标准的当量比问题重新评估。尽管本书提出按《中国药典》规定的最低剂量开具饮片量，但对制成量较高的品种仍有一定困难。鉴于此，四川新绿色药业提出"一键转化"模式，既保持了医生处方用药习惯，又融合了二十多年配方颗粒试点的用量经验。即医生按辨证施治、理法方药、整体思路，遣方用药。医生开具处方后，再按"一键转化"，转化成安全、有效的合适剂量（单味药还可按照医生的用药要求调整），同时借鉴原试点企业标准应用的当量规格，摸索行之有效的剂量，以保证临床用药安全、有效。使患者便于服用，提高患者服药的依从性。"一键转化"模式经多家医院试用，得到医生、患者认可和接受，助力促进中药配方颗粒行业的高质量发展。

十、中药配方颗粒调配的使用现状

中药配方颗粒的调配是一项专业性、技术性很强的工作，调剂质量直接关系患者用药安全与疗效。传统饮片是药剂师根据处方进行"手抓戥称"，因配方颗粒是一种颗粒剂，失去传统饮片鉴别特征，且容易吸潮、粘结，不适合传统饮片的调配模式。加强中药配方颗粒的调配系统研究至关重要。目前，各企业多在使用调配系统，由于技术水平参差不齐，使中药配方颗粒调配存在一定的差异，是导致临床疗效不可控的因素之一。

四川新绿色药业率先在行业中研发和试点使用，已经形成了具有现代化调配功能的智能中药房。由于调配系统占地面积小，自动化程度较高，可节约大量的人力成本，目前已经有越来越多的医疗机构使用了智能药房调配系统。从饮片到配方颗粒的折算，剂量的精准性，相反相畏，毒性药物用量过大等方面均有提示。更重要一点，中药配方颗粒应用完全满足临床医生辨证施治，灵活加减的用药特色，使临证加减剂量等均保留传统用药习惯。随着智能中药房调配系统的发展，临床应用日益扩大，必将引导中药现代化的进一步创新。

中药配方颗粒作为中医药在现代发展过程中的一种新的应用形式，随着其产业规模的不断扩大，中药配方颗粒在研究和生产中应不断加强物质基础研究，完善和提高配方颗粒质量标准体系建设，加强生产全过程的质量监控，建立全过程的控制体系，加强临床疗效和药效学的科学研究，保障临床疗效，促进配方颗粒产业的高质量、可持续发展。

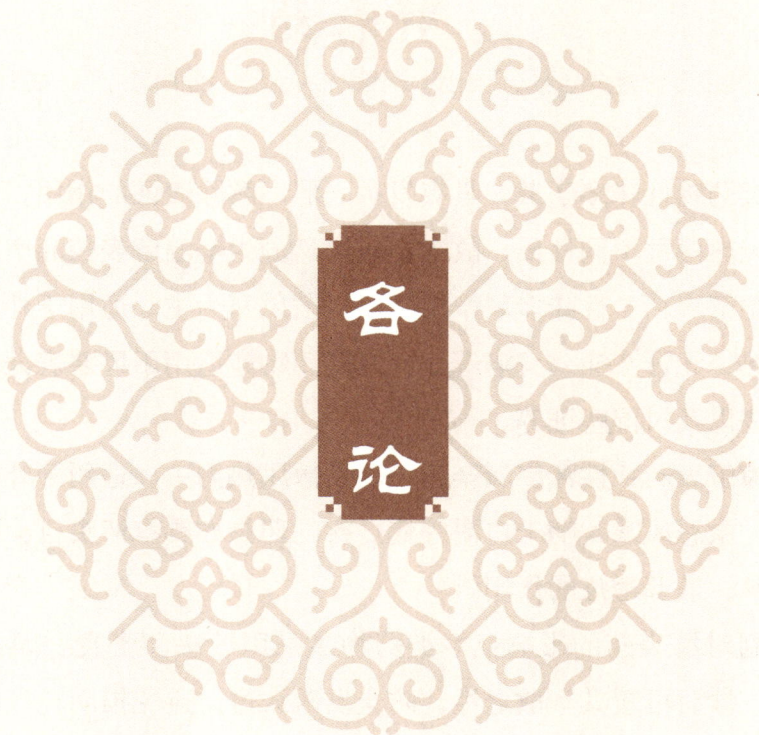

各论

第四章

解表药

本类药物性味多辛散，具有发散表邪，解除表证的作用。由于表证有风寒和风热两种不同性质，故本类药物又分为辛温解表药和辛凉解表药。

辛温解表药：性味多属辛温，以发散风寒为主。适用于外感风寒，恶寒，发热，无汗头痛，身痛等症。有的药物亦适用于风寒表证的咳喘，水肿，疮疡以及风湿痹证等。

辛凉解表药：性味多属辛凉，以发散风热为主。适用于外感风热所致的发热，微恶风寒，咽干口渴等症。有的药物亦具有清头目，利咽喉，或宣肺止咳，散邪透疹的作用。

炮制对解表药的影响：本类药物多采用炒法和蜜炙。因本类药物性多辛散，炒后可缓其辛散之性，防止发散太过，避免损阴耗气。又因肺主表，凡风寒、风热袭表均可导致咳嗽，蜜又具润肺止咳的作用，故有的药物需蜜炙，以增强止咳平喘之效。

麻黄（草麻黄）配方颗粒

【来源】本品为麻黄科植物草麻黄 *Ephedra sinica* Stapf 的干燥草质茎，经除去木质茎、残根及杂质，切段制成合格饮片，并将合格饮片按标准汤剂的主要质量指标，经水提、分离、浓缩、干燥、制粒而成的配方颗粒。

【含量指标】本品每 1g 含盐酸麻黄碱（$C_{10}H_{15}NO \cdot HCl$）和盐酸伪麻黄碱（$C_{10}H_{15}NO \cdot HCl$）的总量应为 20.0mg~50.0mg。

【性能功效】辛、微苦，温。归肺、膀胱经。发汗散寒，宣肺平喘，利水消肿。

【临床应用】

1. 风寒表证——如麻黄汤（《伤寒论》）

（1）组成：麻黄 2g　桂枝 3g　苦杏仁 5g　炙甘草 2g

（2）临证应用：本方为治外感风寒表实证的基础方，以恶寒发热，无汗而喘，脉浮紧为辨证要点。

（3）临证加减：若喘急胸闷、咳嗽痰多、表证不甚者，去桂枝，加紫苏子、半夏；若鼻塞流涕重者，加苍耳子、辛夷；若夹湿邪而兼见骨节酸痛，加苍术、薏苡仁；兼里热之烦躁、口干，酌加石膏、黄芩。

（4）现代应用：本方现常用于治疗感冒、流行性感冒以及急性支气管炎、支气管哮喘等属风寒表实证者。

2. 太阳表寒里热证——如大青龙汤（《伤寒论》）

（1）组成：麻黄 2g　桂枝 3g　炙甘草 2g　苦杏仁 5g　石膏 15g　生姜 3g　大枣 6g

（2）临证应用：本方主治外感风寒兼有里热证。临床应用以恶寒发热，头身疼痛，无汗，烦躁，口渴，脉浮紧为辨证要点。

（3）临证加减：里热明显者，增加石膏用量，配以天花粉；咽喉痛甚者加金银花、连翘、牛蒡子；浮肿者加茯苓、泽泻、紫苏叶；热甚者加大青叶、蝉蜕；气血虚甚者加黄芪、白术、生地黄、何首乌；瘀甚者加当归、丹参；小儿夏季外感高热，咽红、扁桃体大者加金银花、蒲公英、牛蒡子；烦躁不安者加钩藤、蝉蜕。

（4）现代应用：本方现常用于治疗感冒、流行性感冒、支气管炎、支气管哮喘、过敏性鼻炎、急性风湿性关节炎、急性肾炎等病属外寒里热或外寒里热挟饮者。

3. 阳虚感冒——如麻黄细辛附子汤（《伤寒论》）

（1）组成：麻黄 2g　细辛 1g　炮附子 3g

（2）临证应用：本方主治既有阳虚之本，又有感寒之标，实乃标本并治之剂。临床以恶寒甚，发热轻，无汗蜷卧，脉不浮反沉者为辨证要点。

（3）临证加减：若证为阳气虚弱而见面色苍白、语声低微、肢冷等，宜加人参、黄芪；兼咳喘吐痰者，宜加半夏、苦杏仁；兼湿滞经络之肢体酸痛，加苍术、独活。

（4）现代应用：本方现常用于治疗感冒、流行性感冒、支气管炎、病窦综合征、风湿性关节炎。过敏性鼻炎、暴盲、暴哑、喉痹、皮肤瘙痒等属阳虚感寒者。

4.胸闷喘咳——如厚朴麻黄汤（《金匮要略》）

（1）组成：麻黄2g　厚朴3g　生石膏15g　苦杏仁5g　半夏3g　干姜3g　细辛1g　五味子2g　小麦5g

（2）临证应用：本方主治咳而脉浮者，症见咳嗽喘逆，胸满烦躁，咽喉不利，痰声漉漉，苔白滑。亦是治疗哮病发作期寒包热哮证首选方剂。

（3）临证加减：若表证明显者加桂枝；喘满甚而倚息不得卧者，加葶苈子；无烦躁者去石膏，无表邪者减麻黄；若兼腹胀，不思饮食者，加大腹皮、炒三仙、鸡内金等。

（4）现代应用：本方现常用于治疗哮病发作期胸闷气紧，痰多咳喘等病证。

5.风水浮肿——如甘草麻黄汤（《金匮要略》）

（1）组成：麻黄2g　甘草2g

（2）临证应用：本方主治里水，一身面目黄肿，其脉沉，小便不利。

（3）临证加减：若腹满者，加厚朴、生姜；若食少者，加白扁豆、薏苡仁。

（4）现代应用：本方现常用于治疗肾小球肾炎初期，慢性肾盂肾炎，风湿性心脏病，慢性胃炎，支气管炎，肺气肿，支气管扩张等。

【使用注意】本品发汗宣肺力强，凡表虚自汗、阴虚盗汗及肺肾虚喘者均当慎用。又本品对中枢神经系统有明显兴奋作用，并可使血压上升，故失眠及高血压患者慎用，运动员禁用。

【用量建议】按配方颗粒国家标准，每1g配方颗粒相当于饮片5g。《中国药典》饮片用量2g~10g。根据临床试点应用经验，建议临床饮片用量2g。

【参考】

1.主要化学成分　麻黄主要含生物碱类成分：麻黄碱，伪麻黄碱，去甲基麻黄碱，去甲基伪麻黄碱，甲基麻黄碱，甲基伪麻黄碱等。还含有鞣质、挥发油等。

2. 主要药理作用　麻黄有平喘、利尿、抗炎、镇咳、祛痰等作用，对亚甲型流感病毒有明显抑制作用，对金黄色葡萄球菌、溶血性链球菌、流感嗜血杆菌、肺炎双球菌等均有不同程度的抑制作用。

【按语】麻黄生品辛散作用较强，长于发汗解表、利水消肿。《中国药典》2020 年版规定麻黄饮片含盐酸麻黄碱和盐酸伪麻黄碱的总量不得少于 0.80%。配方颗粒国家标准控制指标与其饮片一致。麻黄配方颗粒含量限度是根据多批次标准汤剂质量特征制定，符合临床汤剂应用实际。

蜜麻黄（草麻黄）配方颗粒

【来源】 本品为麻黄科植物草麻黄 *Ephedra sinica* Stapf 的干燥草质茎，经净制切段，再将炼蜜加适量沸水稀释后，加入麻黄段中拌匀，闷透，用文火炒至不粘手时，取出，放凉，制成合格饮片，并将此合格饮片按标准汤剂的主要质量指标，经水提、分离、浓缩、干燥、制粒而成的配方颗粒。

【含量指标】 本品每 1g 含盐酸麻黄碱（$C_{10}H_{15}NO \cdot HCl$）和盐酸伪麻黄碱（$C_{10}H_{15}NO \cdot HCl$）的总量应为 12.0mg~30.0mg。

【性能功效】 辛、微苦，温。归肺、膀胱经。蜜炙后性温偏润，辛散发汗作用缓和，以宣肺平喘力胜。

【临床应用】

1. 风寒咳喘——如三拗汤（《太平惠民和剂局方》）

（1）组成：麻黄 2g　苦杏仁 5g　甘草 2g

（2）临证应用：本方为主治感冒风邪，咳嗽气喘证的首选方剂。临床应用以伤风伤冷、鼻塞声重、咳喘痰稀、胸闷气促、舌苔白腻和脉滑浮数为其辨治之要点。

（3）临证加减：若肺寒甚者，加细辛、干姜；肺热者，加石膏、黄芩、桑白皮；痰多者，加陈皮、半夏；咳甚者，加紫菀、百部、款冬花；

气逆者，加紫苏子、白芥子、莱菔子。

（4）现代应用：本方现常用于治疗支气管炎、哮喘性支气管炎、声音嘶哑、自汗、便秘、浮肿。

2. 痰饮咳喘——如小青龙汤（《伤寒论》）

（1）组成：麻黄 2g　芍药 6g　细辛 1g　干姜 3g　炙甘草 2g　桂枝 3g　五味子 2g　清半夏 3g

（2）临证应用：本方是治疗外感风寒，寒饮内停喘咳的常用方。临床应用以恶寒发热，无汗，喘咳，痰多而稀，舌苔白滑，脉浮为辨证要点。因本方辛散温化之力较强，应以确属水寒相搏于肺者，方宜使用，且视病人体质强弱酌定剂量。

（3）临证加减：若外寒证轻者，可去桂枝，麻黄改用蜜炙麻黄；兼有热象而出现烦躁者，加生石膏、黄芩；兼喉中痰鸣，加苦杏仁、射干、款冬花；若鼻塞，清涕多者，加辛夷、苍耳子；兼水肿者，加茯苓、猪苓。

（4）现代应用：本方现常用于治疗支气管炎、支气管哮喘、肺炎、百日咳、肺心病、过敏性鼻炎、卡他性眼炎、卡他性中耳炎等。

3. 肺热喘咳——如麻杏石甘汤（《伤寒论》）

（1）组成：麻黄 2g　苦杏仁 5g　炙甘草 2g　石膏 15g

（2）临证应用：本方为治疗表邪未解，邪热壅肺之喘咳的基础方。临床应用以身热不解，咳逆气急，鼻煽，口渴，有汗或无汗，舌苔薄白或黄，脉浮数为辨证要点。

（3）临证加减：因肺中热甚，津液大伤，汗少或无汗者，加重石膏用量，或加炙桑白皮、芦根、知母；若表邪偏重，无汗而见恶寒，当酌加解表之品，如荆芥、薄荷、淡豆豉、牛蒡子之类；若痰黏稠、胸闷者，加瓜蒌、贝母、黄芩。

（4）现代应用：本方现常用于治疗感冒、上呼吸道感染、急性支气管炎、肺炎、支气管哮喘、麻疹合并肺炎等。

4. 寒痰壅肺——如麻杏二三汤（焦树德方）

（1）组成：蜜麻黄 2g　苦杏仁 5g　化橘红 3g　半夏 3g　茯苓

10g　炒紫苏子 3g　莱菔子 5g　白芥子 3g　茶叶 3g　诃子 3g　甘草 2g

（2）临证应用：本方对外有风寒，内有痰阻尤为适宜。适用于咳喘见风寒，脉滑或浮滑，痰多或有痰象的患者。

（3）临证加减：若咳嗽重，加紫菀、贝母；胸闷、胃胀，加厚朴、炒槟榔；呼气困难，加桔梗、炒枳壳、前胡；吸气困难，加磁石、沉香；舌苔厚腻，大便干，加熟大黄、瓜蒌子；咳痰清稀而凉，加干姜、细辛、五味子；咳痰黄稠，加黄芩、虎杖、鱼腥草；痰量多，加葶苈子、车前子，增强祛痰力量；纳呆，加焦三仙。

（4）现代应用：本方现常用于治疗支气管哮喘，阻塞性肺炎等。

【使用注意】本品发汗宣肺力强，凡表虚自汗、阴虚盗汗及肺肾虚喘者均当慎用。又本品对中枢神经系统有明显兴奋作用，并可使血压上升，故失眠及高血压患者慎用，运动员禁用。

【用量建议】按配方颗粒国家标准，每 1g 配方颗粒相当于饮片 2.8g。《中国药典》饮片用量 2g~10g。根据临床试点应用经验，建议临床饮片用量 2g。

【参考】

1. **主要化学成分**　麻黄炮制后总生物碱含量降低，挥发油含量显著降低，挥发油中所含成分的种类和各成分含量比例均发生了变化；蜜炙后，具有平喘作用的 $L-\alpha-$萜品烯醇、石竹烯及具有镇咳祛痰、抗菌、抗病毒作用的柠檬烯、芳樟醇含量增高。

2. **主要药理作用**　小鼠毒性实验表明，蜜麻黄组的小鼠均无异常反应和死亡。豚鼠平喘实验表明，蜜麻黄组与对照组比较，有非常显著的差异。大鼠足跖汗液分泌着色实验表明，麻黄及其炮制品均有发汗作用，生麻黄作用最强，麻黄生品的发汗解表和利水消肿力强，各种炮制品的辛散发汗之力较之生品均有所缓和。

【按语】**蜜麻黄辛散作用减缓，偏于温润，长于润肺止咳平喘。多用于表证已解，气喘咳嗽。蜜炙后生物碱含量减少，挥发性成分变化较大。《中国药典》2020 年版规定蜜麻黄饮片含盐酸麻黄碱和盐酸伪麻黄碱的总量不得少于 0.80%。配方颗粒国家标准控制指标与饮片含量测定成分一致。蜜麻黄配方颗粒含量限度较麻黄配方颗粒有所降低，符合炮制规律。**

配方颗粒国家标准建立的液相色谱鉴别方法能够实现麻黄配方颗粒、蜜麻黄配方颗粒的定性专属性区别，保证临床用药调配的准确性。

生姜配方颗粒

【来源】本品为姜科植物姜 *Zingiber officinale* Rosc. 的新鲜根茎，经除去杂质，洗净，切厚片制成合格饮片，并将此合格饮片按标准汤剂的主要质量指标，经水提、分离、浓缩、干燥、制粒而成的配方颗粒。

【含量指标】本品每 1g 含 6- 姜辣素（$C_{17}H_{26}O_4$）应为 5.0mg~15.0mg。

【性能功效】辛，微温。归肺、脾、胃经。解表散寒，温中止呕，化痰止咳，解鱼蟹毒。

【临床应用】

1. 风寒感冒——如桂枝汤（《伤寒论》）

（1）组成：生姜 3g　桂枝 3g　芍药 6g　炙甘草 2g　大枣 6g

（2）临证应用：本方为治疗外感风寒表虚的基础方，又是调和营卫，调和阴阳治法的代表方。临床应用以恶风、发热、汗出、脉浮缓为辨证要点。

（3）临证加减：恶风寒较甚者，宜加防风、荆芥、淡豆豉；体质素虚者，可加黄芪；兼见咳喘者，宜加苦杏仁、紫苏子、桔梗。

（4）现代应用：本方现常用于感冒、流行性感冒、原因不明的低热、产后及病后的低热、妊娠呕吐、多形红斑、冻疮、荨麻疹等属营卫不和者。

2. 胃寒呕吐——如小半夏汤（《金匮要略》）

（1）组成：生姜 3g　半夏 3g

（2）临证应用：本方为治疗痰饮呕吐的基础方。临床应用以呕吐不渴，苔白滑为辨证要点。

（3）临证加减：若见脾胃虚寒，加附子、肉桂、丁香、吴茱萸；胃火上逆，加栀子、黄芩、竹茹；饮食积滞，加山楂、神曲；胃阴不足，加北沙参、麦冬、石斛、芦根、枇杷叶等。

（4）现代应用：本方现常用于治疗胃炎、内耳眩晕症及化疗后所致的胃肠反应等属痰饮呕吐者。

3. 寒痰咳嗽——如生姜五味子汤（《外台秘要》）

（1）组成：生姜 3g　五味子 2g　紫菀 5g　清半夏 3g　吴茱萸 2g　款冬花 5g　细辛 1g　炮附子 3g　茯苓 10g　炙甘草 2g　肉桂 1g

（2）临证应用：本方温肺化饮，散寒止咳，主治咳嗽。

（3）临证加减：若咳嗽痰多，可加橘红、桔梗；伴有寒热交替，可加黄芩、柴胡等；便溏脐疝，可加厚朴、枳壳等。

（4）现代应用：本方现常用于治疗感冒、支气管炎等。

4. 咳喘痞胀——如生姜泻心汤（《伤寒论》）

（1）组成：生姜 3g　炙甘草 2g　人参 3g　干姜 3g　黄芩 3g　清半夏 3g　黄连 2g　大枣 6g

（2）临证应用：本方主治伤寒汗出后，胃中不和，心下痞硬，噫气臭，胁下有水气，腹中雷鸣下利者。

（3）临证加减：若吐酸水者，加吴茱萸，重用黄连；胁肋胀满者，加佛手、郁金；呕吐酸臭物者，加焦六曲、炒谷芽；吐痰涎者，加桂枝、茯苓。

（4）现代应用：本方现常用于治疗胃下垂、胃扩张、慢性胃炎等属胃阳虚弱，水饮内停者。

【使用注意】阴虚内热及热盛者忌服。

【用量建议】按配方颗粒国家标准，每 1g 配方颗粒相当于饮片 12.5g。《中国药典》饮片用量 3g~10g。根据临床试点应用经验，建议临床饮片用量 3g。

【参考】

1. **主要化学成分**　生姜主含挥发油成分如姜醇、α-姜烯、β-水芹烯等。含辣味成分姜辣素、姜酮、姜烯酚、姜酚等。

2. **主要药理作用**　生姜有促进消化液分泌，保护胃黏膜，抗溃疡、保肝、利胆、抗炎、解热、镇痛、镇吐等作用。

【按语】生姜为解表散寒，温中止呕，化痰止咳，解鱼蟹毒的常用药食同源中药。《中国药典》2020 年版规定生姜饮片含 6- 姜辣素不得少于 0.050%。生姜配方颗粒国家标准与饮片含量控制指标一致，配方颗粒按规格折算后含量下限与饮片标准相当。就含量控制限度而言，配方颗粒标准与饮片一致。姜辣素稳定性较差，贮藏保管应控制好温度。生姜不易保存，在饮片煎煮时，常作为"药引"，患者自加者居多。

荆芥配方颗粒

【来源】本品为唇形科植物荆芥 *Schizonepeta tenuifolia* Briq. 的干燥地上部分，经除去杂质，喷淋清水，洗净，润透，于 50℃烘 1 小时，切段，干燥制成合格饮片，并将此合格饮片按标准汤剂的主要质量指标，经水提、分离、浓缩、干燥、制粒而成的配方颗粒。

【含量指标】本品每 1g 含胡薄荷酮（$C_{10}H_{16}O$）应为 0.50mg~1.80mg；含挥发油应为 0.25%~0.60%（ml/g）。

【性能功效】辛，微温。归肺、肝经。解表散风，透疹，消疮。

【临床应用】

1. 风寒感冒——如荆防败毒散（《摄生众妙方》）

（1）组成：荆芥 5g　防风 5g　羌活 3g　独活 3g　柴胡 3g　前胡 3g　枳壳 3g　茯苓 10g　桔梗 3g　川芎 3g　甘草 2g

（2）临证应用：本方主要用于外感风寒，挟湿挟痰的表证。以恶寒发热，头痛身痛，胸闷咳嗽，痰多色白，舌苔白腻，脉浮者为应用指征。若非外感风寒湿邪，寒热无汗者，亦不宜服。

（3）临证加减：加入木香、黄连二味中药，可清热导滞，对于痢疾初起者具有良好的疗效。加入金银花、连翘、蒲公英，可清热解毒，用以治疗疮疡初起。加入苦参、蝉蜕、薄荷、牛蒡子，可祛风止痒，用以治疗皮肤病。

（4）现代应用：本方现常用于治疗感冒、流感，有良效。也用于治疗皮肤病、腮腺炎、骨槽风、乳房肿块等疾病。

2. 风寒束表——如荆防达表汤（《时氏处方》）

（1）组成：荆芥 5g　防风 5g　紫苏叶 5g　白芷 3g　生姜 3 片　葱头 3 根　橘红 3g　苦杏仁 5g　赤茯苓 6g　神曲 4.5g

（2）临证应用：本方常治疗感冒轻症，临床以无汗，舌苔薄白，脉浮紧为证治要点。

（3）临证加减：若鼻塞流涕比较严重，则可加用苍耳子、辛夷；若夹湿邪而兼见骨节酸痛，则可加用苍术、薏苡仁；若兼里热之烦躁、口干，则可酌情加用石膏、黄芩。

（4）现代应用：本方现常用于治疗感冒、流感等疾病。

3. 牙宣出血——如荆槐散（《仁斋直指方论》）

（1）组成：荆芥 5g　槐花 5g

（2）临证应用：本方主治牙宣出血，或痛。

（3）临证加减：若出血较多，荆芥可改用荆芥炭，并加入黄芩炭、地榆炭、白茅根等；若牙痛明显者，可加防风、白芷、北细辛。

（4）现代应用：本方现常用于治疗牙周炎、鼻出血及某些出血性疾病。

【使用注意】生品用于解表时，不宜久煎。

【用量建议】按配方颗粒国家标准，每 1g 配方颗粒相当于饮片 5.7g。《中国药典》饮片用量 5~10g。根据临床试点应用经验，建议临床饮片用量 5g。

【参考】

1. **主要化学成分**　荆芥主含挥发油，主要为右旋薄荷酮、消旋薄荷酮、胡椒酮等。并含单萜类及黄酮类成分等。单萜类为荆芥苷、荆芥醇及荆芥二醇。

2. **主要药理作用**　荆芥水煎剂可增强皮肤血液循环，增加汗腺分泌，有微弱的解热作用；对金黄色葡萄球菌、白喉杆菌有较强抑制作用，对伤寒杆菌、痢疾杆菌等也有抑制作用；生品不能缩短出血时间，但荆芥炭能使出血时间缩短。荆芥穗有明显的抗补体作用。

【按语】荆芥生品长于疏风解表，透疹，消疮。《中国药典》2020 年版规定荆芥饮片含挥发油不得少于 0.30%（ml/g），胡薄荷酮不得少于 0.020%。荆芥配方颗粒国家标准含量控制指标与饮片化学成分相同。配方颗粒含量限度根据多批次标准汤剂质量特征制定，就含量控制限度而言，荆芥配方颗粒符合临床用药实际。荆芥配方颗粒国家标准在药典含量测定基础上，建立了【特征图谱】项对其进行全面质量控制。

荆芥穗配方颗粒

【来源】本品为唇形科植物荆芥 *Schizonepeta tenuisfolia* Briq. 的干燥花穗，经除去杂质及残梗后制成合格的饮片，并将此合格饮片按标准汤剂的主要质量指标，经水提、分离、浓缩、干燥、制粒而成的配方颗粒。

【含量指标】本品每 1g 含迷迭香酸（$C_{18}H_{16}O_8$）应为 2.1mg~5.5mg，含胡薄荷酮（$C_{10}H_{16}O$）应为 3.5mg~7.5mg；含挥发油应为 0.50%~1.10%（ml/g）。

【性能功效】辛，微温。归肺、肝经。解表散风，透疹，消疮。

【临床应用】

1. 感冒头痛——如感冒汤 2 号（《临证医案医方》）

（1）组成：荆芥穗 5g 麻黄 2g 桂枝 3g 防风 5g 羌活 3g 辛夷 3g 淡豆豉 6g 芦根 15g 甘草 2g

（2）临证应用：本方主治风寒型感冒。恶寒或微发热，无汗，头痛，周身骨节酸痛，鼻塞，流清涕，舌苔薄白，脉浮紧。

（3）临证加减：若腹胀，加大腹皮；恶心，加藿香；头痛，加川芎；食积，加枳壳、麦芽。

（4）现代应用：本方现常用于治疗流行性感冒等。

2. 荨麻疹——如荆防方（《赵炳南临床经验集》）

（1）组成：荆芥穗 5g 防风 5g 僵蚕 5g 浮萍 3g 生甘草 2g 金银花 6g 牛蒡子 6g 牡丹皮 6g 地黄 10g 黄芩 3g 薄荷 3g 蝉蜕 3g

（2）临证应用：本方疏风解表，清热止痒。主风热邪气搏于营血所致。

（3）临证加减：恶寒重，发热轻，风团皮损偏白者，去薄荷，重用荆芥穗，加干姜皮；兼吐泻、腹痛者，加周氏回生丹。

（4）现代应用：本方现常用于治疗急性荨麻疹，血管神经性水肿等病症。

【使用注意】表虚自汗、阴虚面赤者禁用。

【用量建议】按配方颗粒国家标准，荆芥穗每1g配方颗粒相当于饮片4.3g。《中国药典》饮片用量5g~10g。根据临床试点应用经验，建议临床饮片用量5g。

【参考】

1. **主要化学成分**　荆芥穗主含胡薄荷酮、右旋薄荷酮、β-谷甾醇、橙皮苷、熊果酸、芹菜素等成分。

2. **主要药理作用**　荆芥穗有抗炎、镇痛、抗H1N1病毒等药理活性。

【按语】荆芥穗为解表散风，**透疹，消疮**常用药。《中国药典》2020年版规定荆芥穗饮片含挥发油不得少于0.40%（ml/g），胡薄荷酮不得少于0.080%。荆芥穗配方颗粒国家标准根据多批次标准汤剂质量特征，在饮片基础上增加了迷迭香酸的【含量测定】控制项。并对荆芥穗配方颗粒国家标准【特征图谱】的6个色谱峰进行了确认，符合中药多成分、多效能的特征。配方颗粒按规格折算后挥发油含量下限低于饮片标准，是由于挥发油水溶性较差，在煎煮时损失较大。就含量控制限度而言，荆芥穗配方颗粒标准体现传统方药汤剂特点。

防风配方颗粒

【来源】本品为伞形科植物防风 *Saposhnikovia divaricata*（Turcz.）Schischk. 的干燥根，经除去杂质，洗净，润透，切厚片，干燥制成合格饮片，并将此合格饮片按标准汤剂的主要质量指标，经水提、分离、浓缩、干燥、制粒而成的配方颗粒。

【含量指标】本品每1g含升麻素苷（$C_{22}H_{28}O_{11}$）和5-*O*-甲基维斯阿米醇苷（$C_{22}H_{28}O_{10}$）的总量应为6.0mg~16.0mg。

【性能功效】辛、甘，微温。归膀胱、肝、脾经。祛风解表，胜湿止痛，止痉。

【临床应用】

1. 风寒感冒——如防风冲和汤（《东医宝鉴》）

（1）组成：防风 5g　羌活 3g　白术 6g　川芎 3g　白芷 3g　生地黄 10g　黄芩 3g　细辛 1g　甘草 2g

（2）临证应用：本方是主治春夏秋感冒风寒的常用方。临床应用以头痛身热，自汗恶寒，脉浮缓为辨证要点。

（3）临证加减：如有自汗多者，加黄芪、地骨皮、淡竹叶；咳嗽明显者，可加苦杏仁、炙百部、五味子。

（4）现代应用：本方现常用于治疗感冒、偏头痛、风湿性关节炎等。

2. 风热壅盛——如防风通圣散（《黄帝素问宣明论方》）

（1）组成：防风 5g　川芎 3g　当归 6g　芍药 6g　大黄 3g　薄荷叶 3g　麻黄 2g　连翘 6g　芒硝 6g　石膏 15g　黄芩 3g　桔梗 3g　滑石 10g　甘草 2g　荆芥 5g　白术 6g　栀子 6g

（2）临证应用：本方主治表里俱实之证，以憎寒壮热，口苦咽干，二便秘涩，苔黄，脉数为证治要点。

（3）临证加减：如涎嗽者，加姜半夏；无憎寒者，去麻黄；内热不盛者，去石膏；无便秘者去大黄、芒硝；体质宏实者，去当归、芍药、白术等扶正之品。

（4）现代应用：本方现常用于治疗感冒、高血压、偏头痛、肥胖症、习惯性便秘、急性结膜炎、老年性瘙痒、面部蝴蝶斑、斑秃等。

3. 破伤风证——如玉真散（《外科正宗》）

（1）组成：天南星 3g　防风 5g　白芷 3g　天麻 3g　羌活 3g　白附子 3g

（2）临证应用：本方为治疗破伤风之常用方。临床应用以创伤史，牙关紧急，身体强直，角弓反张，脉弦紧为辨证要点。

（3）临证加减：本方祛风化痰之功较强，而解痉之力不足，运用时常加入蜈蚣、全蝎、蝉蜕等；若痰多，可加贝母、竹沥。

（4）现代应用：本方现常用于治疗破伤风、面神经麻痹、三叉神经痛等属于风邪袭于经络者。

【使用注意】阴血亏虚、热病动风者慎用或忌用。

【用量建议】按配方颗粒国家标准，每1g配方颗粒相当于饮片2g。《中国药典》饮片用量5g~10g。根据临床试点应用经验，建议临床饮片用量5g。

【参考】

1. 主要化学成分 防风主含挥发油、色原酮类、香豆素类、多糖及β-谷甾醇、甘露醇等。挥发油中含戊醛、α-蒎烯、2-甲基-3-丁烯-2-醇、己醛、戊醇、己醇等。

2. 主要药理作用 防风煎剂对三联疫苗、伤寒混合菌苗所致家兔发热有解热作用。水浸液有明显加强机体免疫功能作用。还有抗炎、镇痛镇静、抗溃疡、抗惊厥、抗过敏、抑制血栓形成等作用。

【按语】防风为祛风解表，胜湿止痛，止痉的常用药。《中国药典》2020年版规定防风饮片含升麻素苷和5-O-甲基维斯阿米醇苷的总量不得少于0.24%。防风配方颗粒国家标准与饮片成分控制指标一致，配方颗粒按同量饮片规格折算后含量下限高于饮片标准。就成分含量控制限度而言，防风配方颗粒质量标准优于其饮片。

羌活（羌活）配方颗粒

【来源】本品为伞形科植物羌活 *Notopterygium incisum* Ting ex H. T. Chang 的干燥根茎和根，经除去杂质，洗净，润透，切厚片，干燥制成合格饮片，并将此合格饮片按标准汤剂的主要质量指标，经水提、分离、浓缩、干燥、制粒而成的配方颗粒。

【含量指标】本品每1g含阿魏酸（$C_{10}H_{24}O_9$）应为1.7mg~6.0mg；含异紫花前胡苷（$C_{20}H_{24}O_9$）和紫花前胡苷（$C_{20}H_{24}O_9$）的总量应为1.5mg~6.0mg；含羌活醇（$C_{21}H_{22}O_5$）和异欧前胡素（$C_{16}H_{14}O_4$）的总量应为0.8mg~3.2mg；含挥发油应为0.10%~0.40%（ml/g）。

【性能功效】辛、苦，温。归膀胱、肾经。解表散寒，祛风除湿，止痛。

【临床应用】

1. 风寒感冒，头痛项强——如九味羌活汤（《此事难知》）

（1）组成：羌活 3g　防风 5g　苍术 3g　细辛 1g　川芎 3g　白芷 3g　生地黄 10g　黄芩 3g　甘草 2g

（2）临证应用：本方是主治外感风寒湿邪而兼有里热证的常用方，亦是体现"分经论治"思想的代表方。临床应用以恶寒发热，头痛无汗，肢体酸楚疼痛，口苦微渴为辨证要点。

（3）临证加减：若湿邪较轻，肢体酸楚不甚者，可去苍术、细辛；如肢体关节痛剧者，加独活、威灵仙、姜黄等；湿重胸满者，可去滋腻之生地黄，加枳壳、厚朴；无口苦微渴者，生地黄、黄芩当酌情裁减；里热甚而烦渴者，可配加石膏、知母。

（4）现代应用：本方现常用于治疗感冒、急性肌炎、风湿性关节炎、偏头痛、腰肌劳损等属外感风寒湿邪，兼有里热证。

2. 风湿在表之痹证——如羌活胜湿汤（《内外伤辨惑论》）

（1）组成：羌活 3g　独活 3g　藁本 3g　防风 5g　炙甘草 2g　蔓荆子 5g　川芎 3g

（2）临证应用：本方长于祛风胜湿止痛，主治风湿在表之头身重痛而表证不明显者。临床应用以头身重痛或腰脊疼痛，苔白脉浮为辨证要点。

（3）临证加减：若湿邪较重，肢体酸楚甚者，可加苍术、细辛；郁久化热者，宜加黄芩、黄柏、知母等。

（4）现代应用：本方现常用于治疗风湿性关节炎、类风湿性关节炎、骨质增生症、强直性脊柱炎等属风湿在表者。

3. 头风头痛——如羌活芎藁汤（《审视瑶函》）

（1）组成：羌活 3g　藁本 3g　川芎 3g　姜半夏 3g　苦杏仁 5g　防风 5g　白茯苓 10g　甘草 2g　白芷 3g　麻黄 2g　陈皮 3g　桂枝 3g

（2）临证应用：发散风寒，宣肺和中。主治太阳经头风头痛，夜热恶寒。

（3）临证加减：内热，加酒制黄芩、薄荷叶、生姜。风重者加僵蚕、蝉蜕、荆芥。

（4）现代应用：本方现常用于治疗感冒、头痛及偏头痛等。

4. 伤寒两感——如大羌活汤（《此事难知》）

（1）组成：羌活 3g　独活 3g　防风 5g　细辛 1g　防己 5g　黄芩 3g　黄连 2g　苍术 3g　炙甘草 2g　白术 6g　知母 6g　川芎 3g　生地黄 10g

（2）临证应用：本方是治疗外感风寒湿邪、入里化热伤阴证的常用方剂，主要以恶寒发热、肢体沉重、头痛、口干烦满、舌红苔黄而干、脉细数等为辨证要点。

（3）临证加减：胸满，加枳壳、桔梗；呕逆，加半夏；喘促，加苦杏仁。

（4）现代应用：本方现常用于治疗感冒、流行性感冒、风湿性关节炎等属于外感风寒湿邪兼有里热类疾病。

【使用注意】本品辛香温燥之性较烈，故阴血亏虚者慎用。用量过多，易致呕吐，脾胃虚弱者不宜服。

【用量建议】按配方颗粒国家标准，每 1g 配方颗粒相当于饮片 3.5g。《中国药典》饮片用量 3g~10g。根据临床试点应用经验，建议临床饮片用量 3g。

【参考】

1. 主要化学成分　羌活主含挥发油：α- 侧柏烯，α- 蒎烯，β- 蒎烯等；香豆素类：紫花前胡苷，羌活醇，异欧前胡素，8- 甲基异欧前胡素；酚性成分：花椒毒酚；还含脂肪酸、氨基酸、糖类等。

2. 主要药理作用　羌活有抗炎、镇痛、解热作用，并对皮肤真菌、布氏杆菌有抑制作用。

【按语】羌活为解表散寒，祛风除湿，止痛的常用药。《中国药典》2020 年版规定羌活饮片含挥发油不得少于 1.4%（ml/g），羌活醇和异欧前胡素的总量不得少于 0.40%。羌活配方颗粒国家标准在《中国药典》饮片的含量控制指标基础上增加了阿魏酸、异紫花前胡苷、紫花前胡苷。就含量控制指标数量而言，配方颗粒标准实现了更多成分指标控制其质量，羌活配方颗粒标准较其饮片更加完善。

白芷（白芷）/（杭白芷）配方颗粒

【来源】本品为伞形科植物白芷 *Angelica dahurica*（Fisch. ex Hoffm.）Benth.et Hook.f. 或杭白芷 *Angelica dahurica*（Fisch. ex Hoffm.）Benth. et Hook. f. var. *formosana*（Boiss.）Shan et Yuan 的干燥根，经除去杂质，大小分开，略浸，润透，切厚片，干燥制成合格饮片，并将此合格饮片按标准汤剂的主要质量指标，经水提、分离、浓缩、干燥、制粒而成的配方颗粒。

【含量指标】白芷（白芷）配方颗粒　本品每 1g 含欧前胡素（$C_{16}H_{14}O_4$）应为 0.25mg~1.20mg。

　　白芷（杭白芷）配方颗粒　本品每 1g 含欧前胡素（$C_{16}H_{14}O_4$）应为 0.15mg~1.10mg。

【性能功效】辛，温。归胃、大肠、肺经。解表散寒，祛风止痛，宣通鼻窍，燥湿止带，消肿排脓。

【临床应用】

1. 风热、风寒夹湿感冒——如复方葛芷黄汤（《千家妙方》）

（1）组成：白芷 3g　葛根 10g　辛夷 3g　连翘 6g　浙贝母 5g　板蓝根 9g

（2）临证应用：本方为辛平解表之剂，抑或药入体后各专其长。从而"风热""风寒"之感冒皆可应用，只需将药量随病情之轻重，适当的增减即可。

（3）临证加减：若热重无汗者，加荆芥穗；体弱者，加北沙参；咳重者，加苦杏仁；咳而咽干者，浙贝母改为川贝母冲服；感冒夹湿者，可重用白芷，并加车前草。

（4）现代应用：本方现常用于治疗流行性感冒等。

2. 外感风寒，阳明头痛——如都梁丸（《是斋百一选方》）

（1）组成：白芷 3g

（2）临证应用：本方为主治风寒瘀血阻滞脉络所致的头痛的常用方，临床应用以头痛，胸痛，或鼻塞流清涕，或伴寒热，口不渴，舌淡红苔白，脉细紧为辨证要点。

（3）临证加减：若风寒瘀阻，头痛甚者，可加葛根、蔓荆子、薄荷；若胸痛闷胀者，可加瓜蒌、薤白、厚朴、丹参；若寒热往来明显者，可加柴胡、桂枝、黄芩。

（4）现代应用：本方现常用于治疗感染性疾病初期、颅内肿瘤、神经性头痛、偏头痛、冠心病、肋间神经痛、急慢性鼻炎、过敏性鼻炎等。

3. 鼻鼽，鼻渊——如白芷丸（《奇效良方》）

（1）组成：白芷 3g　葱白 9g

（2）临证应用：本方主治小儿风寒流涕。

（3）临证加减：若鼻塞明显，可加炒苍耳子、炒辛夷；若风寒流涕明显者，可加薄荷、金银花、蝉蜕、荆芥。

（4）现代应用：本方现常用于治疗各种鼻炎、鼻窦炎等。

4. 风冷牙痛——如一捻金散（《御药院方》）

（1）组成：白芷 3g　蝎梢 3g　川芎 3g　细辛 1g

（2）临证应用：鼻渊。鼻塞不闻香臭，流浊涕不止，前额头痛，舌苔薄白或白腻。

（3）临证加减：若兼鼻塞不通，不闻香臭，可加炒苍耳子、炒辛夷、蝉蜕、路路通；若前额头痛明显者，可加葛根、羌活、蜈蚣。

（4）现代应用：本方现常用于治疗牙痛、牙痛合并头痛、三叉神经痛等。

5. 赤白带下——如白芷散（《校注妇人良方》）

（1）组成：白芷 3g　海螵蛸 5g　煅胎发 5g

（2）临证应用：本方收涩止带。治下元虚弱，赤白带下，或经行不止。

（3）临证加减：若白带量多清稀，可加金樱子、芡实；若下元虚弱，带脉失养，可加黄芪、升麻、柴胡。

（4）现代应用：本方现常用于治疗妇女盆腔感染，白带过多，少腹隐痛等。

【使用注意】阴虚血热者忌服。

【用量建议】按配方颗粒国家标准，白芷（白芷）每1g配方颗粒相当于饮片3g；白芷（杭白芷）每1g配方颗粒相当于饮片4g。《中国药典》饮片用量3g~10g。根据临床试点应用经验，建议临床饮片用量3g。

【参考】

1. **主要化学成分**　白芷与杭白芷的化学成分相似，主含挥发油，并含欧前胡素、白当归素等多种香豆素类化合物，另含白芷毒素、花椒毒素、甾醇、硬脂酸等。

2. **主要药理作用**　白芷有解热、抗炎、镇痛、解痉、抗病原微生物、抑制肠平滑肌、抗肿瘤、抑制黑色素生成等多种药理作用。

【按语】白芷为解表散寒，祛风止痛的常用药。白芷有2个基原，并分别做成了配方颗粒，含量指标虽有差异，但临床应用是相同的，故放在一起介绍。《中国药典》规定白芷饮片含欧前胡素应不得少于0.080%，白芷（白芷）、白芷（杭白芷）配方颗粒国家标准含量控制化学成分指标与饮片一致。配方颗粒国家标准分别对两个基原白芷配方颗粒含量制定限度标准，香豆素类成分在水中溶解度不大，转移率低，但以标准汤剂为依据，是符合临床应用习惯和要求的，且采用特征图谱对二者进行区别，保证临床用药准确性，并可避免调配误差的。

藁本（辽藁本）配方颗粒

【来源】　本品为伞形科植物辽藁本 *Ligusticum jeholense* Nakai et Kitag. 的干燥根茎和根，经除去杂质，洗净，润透，切厚片，晒干制成合格饮片，并将此合格饮片按标准汤剂的主要质量指标，经水提、分离、浓缩、干燥、制粒而成的配方颗粒。

【含量指标】本品每1g含藁本内酯（$C_{12}H_{14}O_2$）应为0.20mg~1.30mg；含阿魏酸（$C_{10}H_{10}O_4$）应为4.0mg~13.5mg。

【性能功效】辛，温。归膀胱经。祛风，散寒，除湿，止痛。

【临床应用】

1. 风湿痹痛——如除风湿羌活汤（《脾胃论》）

（1）组成：藁本 3g　羌活 3g　防风 5g　苍术 3g　黄芪 9g　升麻 3g　炙甘草 2g　独活 3g　柴胡 3g　川芎 3g　黄柏 3g　陈皮 3g　泽泻 6g　猪苓 5g　茯苓 10g　黄连 2g

（2）临证应用：本方以痛风挟热，肌肉热极，关节疼痛，体上如鼠走，唇裂等为辨证要点。

（3）临证加减：若痛风挟热，痛有定处，可加茵陈、萆薢；若关节疼痛甚者，可加川牛膝、松节；若浑身蚁行感甚者，可加蝉蜕、白芍等；若眩晕、麻木甚者，可加天麻、钩藤、木瓜、鸡血藤。

（4）现代应用：本方现常用于治疗痹症、痿证、眩晕、麻木，各种皮肤病。

2. 风牵偏视——如藁本散（《太平圣惠方》）

（1）组成：藁本 3g　秦艽 3g　细辛 1g　羌活 3g　薯蓣 5g　肉桂 1g　山茱萸 6g　炮天雄 3g　蔓荆子 5g

（2）临证应用：本方疏风散寒，通络止痛。主治头面有风，牵引眼睛疼痛，偏视不明。

（3）临证加减：若头面有风甚者，并牵引眼睛疼痛者，可加蝉蜕、薄荷、菊花、青皮；若寒阻经络而致偏视不明者，可加丹参、鸡血藤、决明子、青葙子等。

（4）现代应用：本方现常用于治疗麻痹性斜视、口眼歪斜等。

【使用注意】血虚头痛及热证均慎用。

【用量建议】按配方颗粒国家标准，每 1g 配方颗粒相当于饮片 3.5g。《中国药典》饮片用量 3g~10g。根据临床试点应用经验，建议临床饮片用量 3g。

【参考】

1. 主要化学成分　藁本含有挥发油类、生物碱类、酚酸类、内酯类、多糖类等化合物。酚酸类包括绿原酸、阿魏酸等；挥发油类包括藁本内酯、洋川芎内酯、丁烯基苯酞等。

2. 主要药理作用　藁本有镇静、镇痛、解热、降血压及抗炎作用。

【按语】藁本为祛风，散寒，除湿，止痛的常用药。《中国药典》2020年版规定藁本饮片含阿魏酸不得少于 0.050%。藁本配方颗粒国家标准在饮片含量控制指标基础上增加了藁本内酯。配方颗粒按规格折算后阿魏酸含量下限高于饮片标准。研究表明，不同基原藁本特征图谱有明显差异，藁本（辽藁本）配方颗粒国家标准采用藁本（辽藁本）对照药材作为参照物，实现了藁本（辽藁本）配方颗粒准确定性。就质量标准而言，配方颗粒标准较藁本饮片更加完善。

炒苍耳子配方颗粒

【来源】本品为菊科植物苍耳 *Xanthium sibiricum* Patr. 的干燥成熟带总苞的果实，经净制后，用中火炒至表面黄褐色焦刺时取出，碾去刺，筛净制成合格饮片，并将此合格饮片按标准汤剂的主要质量指标，经水提、分离、浓缩、干燥、制粒而成的配方颗粒。

【含量指标】本品每 1g 含绿原酸（$C_{16}H_{18}O_9$）应为 8.0mg~25.0mg。

【性能功效】辛、苦，温。有毒。归肺经。散风寒、通鼻窍、祛风湿。

【临床应用】

1. 鼻渊——如苍耳子散（《济生方》）

（1）组成：苍耳子 3g　辛夷仁 3g　白芷 3g　薄荷叶 3g

（2）临证应用：本方是治疗鼻渊偏于风寒者之有效方。以鼻塞，流浊涕，前额疼痛，舌苔薄白或白腻为证治要点。

（3）临证加减：鼻塞重者，加细辛、鹅不食草等，以辛散宣通；发热者，加黄芩、鱼腥草等；衄血或血涕者，加茜草、生地黄等；眩晕者，加菊花、白蒺藜等。

（4）现代应用：本方现常用于治疗各种鼻炎、鼻窦炎属于风寒鼻渊者。

2. 鼻塞流涕——如鼻通丸（《卫生部药品标准中药成方制剂》）

（1）组成：炒苍耳子 3g　辛夷 3g　白芷 3g　鹅不食草 6g　薄荷 3g　黄芩 3g　甘草 2g

（2）临证应用：本方用于外感风热或风寒化热，鼻塞流涕，头痛流泪，慢性鼻炎。

（3）临证加减：若鼻塞流涕，头痛流泪明显者，可加金银花、菊花、荆芥等；若体虚易感者，可加黄芪、白术、防风等。

（4）现代应用：本方现常用于治疗急性鼻炎、慢性鼻炎等。

3. 慢性鼻病——如玉屏苍耳汤（《王德鉴方》）

（1）组成：辛夷花 3g　黄芪 9g　白术 6g　防风 5g　苍耳子 3g　白芷 3g　菊花 5g　木通 3g　五味子 2g　桑螵蛸 5g

（2）临证应用：益气敛肺，辛散风寒，消肿止痛，通利湿邪。主治脾肺肾虚。

（3）临证加减：若益气敛肺而致鼻塞流涕，可加薄荷、蝉蜕、桔梗、北沙参；若鼻夹膜肥大而致的肿痛，可加金银花、郁金、川芎、北细辛等。

（4）现代应用：本方现常用于治疗慢性鼻炎、慢性鼻窦炎、过敏性鼻炎等。

【使用注意】阴虚血热者不宜服用。

【用量建议】按配方颗粒国家标准，每 1g 配方颗粒相当于饮片 10g。《中国药典》饮片用量 3g~10g。根据临床试点应用经验，建议临床饮片用量 3g。

【参考】

1. 主要化学成分　苍耳子的活性成分有绿原酸和 1,5- 二咖啡酰奎宁酸等酚酸类，毒性成分有羧基苍术苷、苍术苷及其衍生物等贝壳杉烯苷类，这些水溶性苷类的毒性机制是对线粒体膜外氧化磷酸化的抑制作用。但炒制时间和温度对毒性影响呈降低趋势。

2. 主要药理作用　苍耳子生、炒品均可使所测肝脏指数及谷草转氨酶、谷丙转氨酶、丙二醛的含量升高并对肝脏有脂质过氧化损伤，但苍耳子炒品较生品对肝脏的损伤轻，说明炒制可降低其肝毒性。苍耳子的毒性，多数学者认为与其所含的毒性蛋白质有关，加热炮制，使其毒蛋白变性，有利于降低其毒性。

【按语】苍耳子炒后毒性降低，偏于通鼻窍、祛风湿、止痛。《中国药典》2020年版规定炒苍耳子饮片含绿原酸不得少于0.25%。炒苍耳子配方颗粒国家标准与饮片含量控制指标一致。在安全性控制方面，炒苍耳子配方颗粒国家标准增加了毒性成分羧基苍术苷限量检查。就质量标准而言，配方颗粒标准较苍耳子饮片更加合理、安全。

辛夷（望春花）配方颗粒

【来源】本品为木兰科植物望春花 *Magnolia biondii* Pamp. 的干燥花蕾，经剪去枝梗，干燥制成合格饮片，并将此合格饮片按标准汤剂的主要质量指标，经水提、分离、浓缩、干燥、制粒而成的配方颗粒。

【含量指标】本品每1g含木兰脂素（$C_{23}H_{28}O_7$）应为10.0mg~34.0mg；含木兰花碱（$C_{20}H_{24}NO_4$）应为11.0mg~38.0mg；含挥发油应为0.25%~0.75%（ml/g）。

【性能功效】辛，温。归肺、胃经。散风寒，通鼻窍。

【临床应用】

1. 鼻塞鼻渊——如辛夷汤（《御药院方》）

（1）组成：辛夷3g　菊花5g　白芷3g　前胡3g　川芎3g　薄荷叶3g　石膏15g　白术6g　赤茯苓10g　生地黄10g　陈皮3g　炙甘草2g

（2）临证应用：本方疏风消热，宣肺通窍。以鼻塞声重，涕黏黄稠，头目昏眩，呼气灼热，口干欲饮，便秘溲赤，舌苔黄，脉滑数为证治要点。

（3）临证加减：若肺热盛者，酌加知母、黄芩、桑白皮；鼻塞重者，酌加苍耳子、石菖蒲；便秘者，加大黄。

（4）现代应用：本方现常用于治疗鼻窦炎及其他鼻病证属肺热壅滞者。

2. 鼻渊——如银翘辛夷汤（《中医内科临床治疗学》）

（1）组成：辛夷3g　金银花6g　连翘6g　栀子6g　黄芩3g　桑叶5g　荆芥5g　薄荷3g　桔梗3g　生甘草2g　丝瓜络5g

（2）临证应用：本方具有散风清热解毒之功，主治鼻渊。以鼻流浊涕或黄脓涕，腥臭气秽，鼻塞不通，头疼昏胀，眉棱骨痛，舌质红苔黄，脉浮数为证治要点。

（3）临证加减：若皮肤瘙痒者，加地肤子、浮萍；恶风发热者，加防风；咽红肿痛者，加玄参、山豆根；紫癜漫布者，加紫草、赤芍；尿血者，加小蓟、白茅根。

（4）现代应用：本方现常用于治疗鼻窦炎、鼻炎等病症。

3. 风热鼻痔——如辛夷清肺饮（《外科正宗》）

（1）组成：辛夷3g　黄芩3g　栀子6g　麦冬6g　百合6g　石膏15g　知母6g　甘草2g　枇杷叶6g　升麻3g

（2）临证应用：治风热郁滞肺经，致生鼻痔。鼻内息肉，初如瘤子，渐大下垂，闭塞鼻孔，气不宣通者。本方以鼻痒，喷嚏频频，流清涕或黏涕，鼻塞，舌质红，苔白或黄或黄厚，脉数为辨证要点。

（3）临证加减：若咳嗽痰多者，加苦杏仁、桔梗；头顶痛者，加藁本；前额、眉棱骨痛者，加白芷；后枕及项背痛者，加葛根；颞部痛者，加柴胡；胆经郁热者，加服藿胆丸；脾经湿热者，加滑石。

（4）现代应用：本方现常用于治疗外感鼻塞、鼻痔、鼻窦炎、鼻炎等病症。

4. 鼻塞流涕——如辛夷散（《严氏济生方》）

（1）组成：辛夷仁3g　细辛1g　藁本3g　升麻3g　川芎3g　木通3g　防风5g　羌活3g　炙甘草2g　白芷3g

（2）临证应用：本方以鼻生息肉，鼻塞，气息不通，舌红，苔黄腻，脉滑数为证治要点。

（3）临证加减：若鼻生息肉，可用制硇砂少许，点息肉处，并用砂仁嗅之；若鼻塞，气息不通，可加炙麻黄、苦杏仁、黄芩等。

（4）现代应用：本方现常用于治疗过敏性鼻炎、鼻窦炎、鼻息肉等属于肺经湿热证者。

5. 鼻渊——如取渊汤（《辨证录》）

（1）组成：辛夷 3g　当归 6g　柴胡 3g　炒栀子 6g　玄参 9g　贝母 5g

（2）临证应用：本方以鼻流浊涕、黄稠如脓样、嗅觉减退，舌红苔黄、脉弦数等为证治要点。

（3）临证加减：偏风寒者，加白芷、细辛、苍耳、防风等；偏于风热者，加菊花、连翘、黄芩、薄荷等。

（4）现代应用：本方现常用于治疗额窦炎、慢性鼻窦炎、上颌窦炎、筛窦炎。

【使用注意】阴虚火旺者忌服。

【用量建议】按配方颗粒国家标准，每 1g 配方颗粒相当于饮片 6g。《中国药典》饮片用量 3g~10g。根据临床试点应用经验，建议临床饮片用量 3g。

【参考】

1. 主要化学成分　辛夷含挥发油类物质，如 α-蒎烯、崁烯、乙酸龙脑酯等；生物碱类物质，如厚朴碱、柳叶木兰花碱、武当木兰碱等；木质素类化合物，如和厚朴酚、厚朴酚、望春花素等。

2. 主要药理作用　辛夷主要有抗菌、抗过敏、降压、抑制中枢神经、局部收敛、刺激和麻醉、兴奋子宫、镇静、抗惊厥等药理作用。

【按语】辛夷为散风寒，通鼻窍的首选药。《中国药典》2020 年版规定辛夷药材含挥发油不得少于 1.0%（ml/g），木兰脂素不得少于 0.40%。辛夷（望春花）配方颗粒国家标准在药材含量控制指标基础上增加了木兰花碱。就化学成分含量控制指标而言，配方颗粒标准更加完善。同时，辛夷（望春花）配方颗粒国家标准在【薄层色谱】【特征图谱】项下均使用辛夷（望春花）对照药材作为参照物，保证基原的准确性。

鹅不食草配方颗粒

【来源】本品为菊科植物鹅不食草 *Centipeda minima*（L.）A.Br.et Aschers. 的干燥全草，经除去杂质，切段，干燥制成合格饮片，并将此合格饮片按标准汤剂的主要质量指标，经水提、分离、浓缩、干燥、制粒而成的配方颗粒。

【含量指标】本品每 1g 含 3,5-O- 二咖啡酰奎宁酸（$C_{25}H_{24}O_{12}$）和 4,5-O- 二咖啡酰奎宁酸（$C_{25}H_{24}O_{12}$）的总量应为 1.3mg~6.0mg；含总酚酸以咖啡酸（$C_9H_8O_4$）计，应为 27.0mg~80.0mg；含短叶老鹳草素 A（$C_{20}H_{26}O_5$）应为 3.5mg~9.5mg。

【性能功效】辛，温。归肺经。发散风寒，通鼻窍，止咳。

【临床应用】

1. 鼻塞不通——如碧云散（《医宗金鉴》）

（1）组成：鹅不食草 6g 川芎 3g 细辛 1g 辛夷 3g 青黛 1g

（2）临证应用：本方主治头风日久，连及眉棱骨酸痛，眼皮跳动，渐起蓝云遮睛，多致损目。

（3）临证加减：鼻病，加鱼脑石；目病，加芒硝；咽喉病，加猪牙皂；脑病，加全蝎、蝉蜕。

（4）现代应用：本方现常用于治疗鼻塞不通、眉棱骨疼痛。

2. 鼻渊流涕——如辛夷鼻炎丸（《全国中成药产品集》）

（1）组成：鹅不食草 6g 辛夷 3g 薄荷 3g 紫苏叶 5g 甘草 2g 广藿香 3g 苍耳子 3g 板蓝根 9g 白芷 3g 防风 5g 鱼腥草 15g 菊花 5g 三叉苦 15g

（2）临证应用：本方祛风，清热，解毒。用于风热上攻、热毒蕴肺所致的鼻塞、鼻流清涕或浊涕、发热、头痛；慢性鼻炎、过敏性鼻炎、神经性头痛见上述证候者。

（3）临证加减：若头痛者，加川芎，且量稍大；两侧头痛者加蔓荆子、柴胡；前额痛者，重用白芷；鼻涕黄稠者，加金银花、蒲公英、竹茹；鼻涕白而量多者，加苍术、怀山药、芡实，并重加薏苡仁。

（4）现代应用：本方现常用于治疗急性鼻炎、慢性鼻炎、过敏性鼻炎、肥厚性鼻炎、鼻窦炎、副鼻窦炎等。

【使用注意】胃溃疡及胃炎患者慎用。

【用量建议】按配方颗粒国家标准，每 1g 配方颗粒相当于饮片 3.5g。

《中国药典》饮片用量 6g~9g。根据临床试点应用经验，建议临床饮片用量 6g。

【参考】

1. 主要化学成分　鹅不食草含萜类、黄酮类、挥发油、甾醇类及酚类等成分。

2. 主要药理作用　鹅不食草有抗肿瘤、抗氧化、抗炎、抗菌、抗过敏、肝脏保护、抗病毒等作用。

【按语】鹅不食草为发散风寒，通鼻窍的首选药。《中国药典》2020 年版规定鹅不食草饮片含短叶老鹳草素 A 不得少于 0.10%。鹅不食草配方颗粒国家标准在饮片含量控制指标基础上增加了总酚酸、3,5-*O*- 二咖啡酰奎宁酸和 4,5-*O*- 二咖啡酰奎宁酸总量指标。配方颗粒按规格折算后短叶老鹳草素含量下限与饮片标准相当。就含量控制而言，配方颗粒标准更加完善。

薄荷配方颗粒

【来源】本品为唇形科植物薄荷 *Mentha haplocalyx* Briq. 的干燥地上部分，经除去老茎和杂质，略喷清水，稍润，切短段，及时低温干燥制成合格饮片，并将此合格饮片按标准汤剂的主要质量指标，经水提、分离、浓缩、干燥、制粒而成的配方颗粒。

【含量指标】本品每 1g 含迷迭香酸（$C_{18}H_{16}O_8$）应为 1.0mg~4.0mg；含挥发油应为 0.25%~0.50%（ml/g）。

【性能功效】辛，凉。归肺、肝经。疏散风热，清利头目，利咽，透疹，疏肝行气。

【临床应用】

1. 头痛身热——如疏风止嗽汤（《重订通俗伤寒论》）

（1）组成：薄荷 3g　荆芥穗 5g　杏仁 5g　广橘红 3g　百部 3g　炙甘草 2g　紫菀 5g　白前 3g

（2）临证应用：本方以伤寒头痛身热，恶风怕冷，鼻塞声重，咳嗽清涕，痰多白滑而稀，舌苔白薄而滑，甚或白滑而腻为证治要点。

（3）临证加减：加黄芩者，可清肺热而止咳也。咳嗽痰黄者，可加桑叶、菊花、连翘等。

（4）现代应用：本方现常用于治疗上呼吸道感染，咽痒咳嗽等。

2. 咽喉肿痛——如清咽利膈散（《外科理例》）

（1）组成：薄荷 3g　金银花 6g　防风 5g　荆芥 5g　桔梗 3g　黄芩 3g　黄连 2g　栀子 6g　连翘 6g　玄参 9g　煨大黄 3g　朴消 3g　牛蒡子 6g　甘草 2g

（2）临证应用：本方清咽利膈，主治内有积热，咽喉肿痛，痰涎壅盛，或胸膈不利，烦躁饮冷，大便秘结。

（3）临证加减：若热邪内积，津液成痰，可加贝母、瓜蒌；若热邪伤阴更甚，可加生地黄、麦冬。

（4）现代应用：本方现常用于治疗咽炎、喉炎、扁桃体炎、会厌炎、口腔炎、口腔溃疡、喉痈、重舌木舌以及疔疮、涎腺炎、痈疽等病症。

3. 风寒喉痹——如六味汤（《证治准绳》）

（1）组成：薄荷 3g　荆芥穗 5g　炒僵蚕 5g　桔梗 3g　生甘草 2g　防风 5g

（2）临证应用：本方为治风寒喉痹之代表方。以恶寒发热、头痛无汗、鼻流清涕为证治要点。

（3）临证加减：若恶寒加羌活、紫苏叶；发热加金银花、连翘、牛蒡子，去防风；咳嗽加苦杏仁、前胡；音哑加蝉蜕、木蝴蝶；咽部充血重加牡丹皮、赤芍、山豆根；咽喉肿痛，触之而硬加白芷、皂角刺；鼻塞头痛加苍耳子、辛夷、川芎、白芷；便秘加酒制大黄、玄明粉；内热盛加黄连、黄芩、生石膏、知母。

（4）现代应用：本方现常用于治疗急性扁桃体炎，慢性扁桃体炎急性发作，扁桃体周围脓肿，急性咽炎等。

【使用注意】体虚多汗，阴虚血燥者慎用。

【用量建议】按配方颗粒国家标准，每 1g 配方颗粒相当于饮片 3.7g。《中国药典》饮片用量 3g~6g。根据临床试点应用经验，建议临床饮片用量 3g。

【参考】

1. 主要化学成分 薄荷主含挥发油。油中主要成分为薄荷醇或薄荷脑，其次为薄荷酮等。另含异端叶灵、薄荷糖苷及多种游离氨基酸等。

2. 主要药理作用 薄荷挥发油内服能兴奋中枢神经系统，使皮肤毛细血管扩张，促进汗腺分泌，增加散热，起到发汗解热作用。内服还有祛痰作用，并有良好的止咳作用。薄荷油外用，能刺激神经末梢的冷感受器而产生冷感，并反射性地造成深部组织血管的变化而起到消炎、抑菌、止痛、止痒、局部麻醉作用。

【按语】薄荷为疏散风热的常用药。主要药效成分为挥发油，传统饮片入药多采用后下的煎煮方式，以减少挥发油的损失，但挥发油在煎液中含量不高。《中国药典》2020 年版规定薄荷饮片含挥发油不得少于 0.40%（ml/g）；薄荷脑不得少于 0.13%。薄荷配方颗粒国家标准在沿用饮片挥发油作为含量控制指标的基础上，在制备工艺上进行了优化，即先收集挥发油，再将挥发油用包埋技术加入，再制粒。同时结合标准汤剂的情况，将薄荷脑指标成分更换为迷迭香酸，因迷迭香酸水溶性较好，稳定性也更好，使用迷迭香酸作为化学成分含量质量控制指标，符合汤剂临床实际，利于薄荷疏散风热等疗效的发挥。

牛蒡子配方颗粒

【来源】本品为菊科植物牛蒡 *Arctium lappa* L. 的干燥成熟果实，经除去杂质，洗净，干燥制成合格饮片，并将此合格饮片按标准汤剂的主要质量指标，经水提、分离、浓缩、干燥、制粒而成的配方颗粒。

【含量指标】本品每 1g 含牛蒡苷（$C_{27}H_{34}O_{11}$）应为 110.0mg~230.0mg。

【性能功效】辛、苦，寒。归肺、胃经。疏散风热，宣肺透疹，解毒利咽。

【临床应用】

1. 麻疹初起——如竹叶柳蒡汤（《先醒斋医学广笔记》）

（1）组成：牛蒡子 6g　西河柳 3g　荆芥穗 5g　葛根 10g　蝉蜕

3g　薄荷叶 3g　蜜炙知母 6g　玄参 9g　甘草 2g　麦冬 6g　淡竹叶 6g

（2）临证应用：本方为治疗热邪较甚兼津伤之麻疹透发不出的常用方剂。临床以麻疹透发不出，并见喘嗽，发热，烦躁，苔薄黄而干，脉数为使用要点。

（3）临证加减：喘咳甚者，加枇杷叶、前胡、白前；咽喉红肿疼痛者，加板蓝根、大青叶；疹色暗红者，加牡丹皮、赤芍；热甚者，加石膏、连翘；若麻疹未透，里热不甚者，当以透疹为主，宜减去知母、玄参、麦冬等。

（4）现代应用：本方现常用于治疗麻疹透发不出，以及疱疹、水痘等辨证属热盛津伤者。

2. 痈肿疮毒——如牛蒡解肌汤（《疡科心得集》）

（1）组成：牛蒡子 6g　薄荷 3g　荆芥 5g　连翘 6g　栀子 6g　牡丹皮 6g　石斛 6g　玄参 9g　夏枯草 9g

（2）临证应用：本方为治疗风火热毒上攻痈疮之常用方。以风火牙痛，头面风热，兼有表热证，及外痈局部焮红肿痛，寒轻热重，汗少口渴，小便黄，脉浮数，苔白或黄为证治要点。

（3）临证加减：若热甚者，加金银花、石膏、黄芩；便秘者，重用牛蒡子，加瓜蒌仁、枳实、莱菔子；若肿块坚硬者，加丹参、赤芍；若肿块在脑者，去荆芥、薄荷，加水蛭、皂角刺、郁金、川芎。

（4）现代应用：本方现常用于治疗流行性腮腺炎、急性咽炎、急性淋巴结炎等病症。

3. 白喉——如白虎青龙汤（《白喉条辨》）

（1）组成：牛蒡子 6g　石膏 15g　木通 3g　川贝母 3g　桑叶 5g　连翘 6g　板蓝根 9g　金银花 6g　蝉蜕 3g　麦冬 6g　生地黄 10g　黄芩 3g

（2）临证应用：主治白喉，证属太阴燥火挟有少阳相火，喉间红肿而痛，甚则颈项亦痛、肿者。

（3）临证加减：若太阳燥火盛，少阳标证轻者，去黄芩、牛蒡子，加西洋参，倍用石膏、生地黄、麦冬；痰涎壅盛者，冲服鲜莱菔汁、人工牛黄，减麦冬、生地黄，并可加苦杏仁、旋覆花、瓜蒌皮。

（4）现代应用：本方现常用于治疗急性咽喉炎、流行性感冒。

【使用注意】性寒滑肠，脾虚便溏者慎用。

【用量建议】按配方颗粒国家标准，每1g配方颗粒相当于饮片5g。《中国药典》饮片用量6g~12g。根据临床试点应用经验，建议临床饮片用量6g。

【参考】

1.主要化学成分 牛蒡子主要含有木脂素类化合物，如牛蒡苷元等；酚酸及脂肪酸类化合物，如阿魏酸、咖啡酸、绿原酸类及油酸等；萜类化合物如β-谷甾醇等，还含多糖类及挥发油类化合物。

2.主要药理作用 牛蒡子煎剂对肺炎双球菌有显著抗菌作用，牛蒡子苷有抗肾病变作用，还有解热、利尿、降低血糖、抗肿瘤等作用。

【按语】牛蒡子生用具寒滑之性，有滑肠之虑，加之种皮致密，不易煎出，多炒用；亦有生品捣碎研细入药者，以宣毒透疹，润肠通便为主。《中国药典》2020年版规定牛蒡子饮片含牛蒡苷不得少于5.0%。牛蒡子配方颗粒国家标准与其饮片含量控制指标成分一致。配方颗粒含量限度根据多批次标准汤剂质量特征制定。就含量控制限度而言，配方颗粒含量限度更符合临床用药实际。

炒牛蒡子配方颗粒

【来源】本品为菊科植物牛蒡 *Arctium lappa* L. 的干燥成熟果实，经净制后，用文火炒至略鼓起，有爆裂声，微有香气逸出时取出，晾凉，制成合格饮片，并将此合格饮片按标准汤剂的主要质量指标，经水提、分离、浓缩、干燥、制粒而成的配方颗粒。

【含量指标】本品每1g含牛蒡苷（$C_{27}H_{34}O_{11}$）应为120.0mg~260.0mg。

【性能功效】辛、苦，寒。归肺、胃经。炒牛蒡子缓和寒滑之性，免伤脾胃，气香使宣散作用更强；长于解毒透疹，利咽散结，化痰止咳。

【临床应用】

1. 风热感冒——如牛蒡汤（《证治准绳》）

（1）组成：炒牛蒡子 6g　荆芥 5g　防风 5g　薄荷 3g　大黄 3g　甘草 2g

（2）临证应用：本方解表散邪，通便泻热，主治小儿伤风，发热烦躁，鼻塞气喘，痰嗽惊啼，及诸疮赤紫，丹毒，咽喉肿痛。

（3）临证加减：若咽喉肿痛较甚者，可加金银花、马勃、连翘等；若发热烦躁，痰嗽惊啼，可加石膏、蝉蜕；若热结便秘，亦将炒牛蒡子换成牛蒡子，再加知母。

（4）现代应用：本方现常用于治疗扁桃体发炎肿大、毛囊炎、疔疮肿毒等。

2. 喉癣——如广笔鼠粘汤（《先醒斋医学广笔记》）

（1）组成：炒牛蒡子 6g　浙贝母 5g　玄参 9g　射干 3g　甘草 2g　栝楼根 10g　生地黄 9g　炒白僵蚕 3g　连翘 6g　竹叶 5g

（2）临证应用：本方清热养阴、化痰利咽，主治喉癣内热，咽嗌暗红，痛痒而燥，次生苔癣，甚则有小孔如蚁蛀，时吐臭涎，妨碍饮食。

（3）临证加减：外感轻者，去连翘、射干，加百部、白薇、铁包金、穿破石等。

（4）现代应用：本方现常用于治疗咽喉结核、颈咽综合征等。

3. 麻疹初起——如宣毒发表汤（《痘疹心法要诀》）

（1）组成：炒牛蒡子 6g　升麻 3g　葛根 10g　前胡 3g　杏仁 5g　桔梗 3g　枳壳 3g　荆芥 5g　防风 5g　木通 3g　连翘 5g　淡竹叶 2g　甘草 2g

（2）临证应用：本方为宣毒解表透疹的常用方。常用于麻疹因风毒外束，欲出不出者，临床以发热恶寒，疹出不畅，咳嗽，烦躁口渴，小便黄赤为证治要点。

（3）临证加减：大寒，加蜜炙麻黄；天气大热，加黄芩。

（4）现代应用：本方现常用于治疗感冒、流感急性支气管炎等上呼吸道感染、麻疹、高热等病症。

4. 乳痈初起——如瓜蒌牛蒡汤（《医宗金鉴》）

（1）组成：炒牛蒡子3g　瓜蒌3g　天花粉3g　黄芩3g　生栀子6g　连翘3g　皂角刺3g　金银花6g　甘草2g　陈皮3g　青皮3g　柴胡2g

（2）临证应用：本方是治疗胃火郁结之乳疽、乳痈，憎寒壮热，红肿热痛的基础方。临床以乳房红肿热痛、寒热往来、舌苔薄黄、脉浮数为辨证要点。

（3）临证加减：如见哺乳期乳汁痈滞者，加鹿角霜、漏芦、王不留行、路路通；产妇不哺乳或断乳后乳汁壅胀者，加焦山楂、麦芽；有肿块者，加当归、赤芍；即将化脓者，加白芷、冬瓜仁；热甚者，加石膏、鲜生地黄；气郁甚者，加川楝子、合欢花；新产妇恶露未净者，加当归、川芎、益母草，并减少凉药。

（4）现代应用：本方现常用于治疗急性乳腺炎等病症。

【使用注意】性寒滑肠，脾虚便溏者慎用。

【用量建议】按配方颗粒国家标准，每1g配方颗粒相当于饮片5g。《中国药典》饮片用量6g~12g。根据临床试点应用经验，建议临床饮片用量6g。

【参考】

1. 主要化学成分　牛蒡子炒制过程中牛蒡苷可受热分解转化为牛蒡苷元，提高加热温度和延长加热时间均可增加牛蒡苷的分解转化。另有研究发现，牛蒡子炒制过程中3,5-二咖啡酰基奎宁酸可以转化成立体结构更加稳定的4,5-二咖啡酰基奎宁酸。

2. 主要药理作用　目前对炒牛蒡子中主要活性成分牛蒡苷元药理作用的研究比较深入，有抗炎及增强免疫力、抵御病毒、抗白血病、抑制肿瘤细胞活性和调节血糖等作用。已进行初步研究的药理活性包括抗菌、抵御血小板活化因子（PAF）受体、调节血压稳定以及对于心脏病的调节。

【按语】炒牛蒡子缓和寒滑之性，免伤脾胃，气香使宣散作用更强，长于解毒透疹、利咽散结、化痰止咳。《中国药典》2020年版规定炒牛蒡子饮片含牛蒡苷不得少于5.0%。炒牛蒡子配方颗粒国家标准与饮片含量控制指标成分一致。炒后质地酥脆，利于牛蒡苷溶出，炒牛蒡子配方颗粒含量控制限度高于牛蒡子配方颗粒。就质量标准而言，牛蒡子配方颗粒与炒牛蒡子配方颗粒仅含量限度有一定差异，便于二者的区别，避免了调配时的差错。

桑叶配方颗粒

【来源】本品为桑科植物桑 *Morus alba* L. 的干燥叶，经除去杂质，搓碎，去柄，筛去灰屑制成合格饮片，并将此合格饮片按标准汤剂的主要质量指标，经水提、分离、浓缩、干燥、制粒而成的配方颗粒。

【含量指标】本品每 1g 含芦丁（$C_{27}H_{30}O_{16}$）为 0.8mg~4.5mg。

【性能功效】甘、苦，寒。归肺、肝经。疏散风热，清肺润燥，清肝明目。

【临床应用】

1. 风温初起——如桑菊饮（《温病条辩》）

（1）组成：桑叶 5g　菊花 3g　苦杏仁 6g　桔梗 6g　甘草 3g　薄荷 3g　连翘 5g　芦根 6g

（2）临证应用：本方是主治风热犯肺之咳嗽证的常用方剂。临床应用以咳嗽，发热不甚，微渴，脉浮数为辨证要点。

（3）临证加减：若咳嗽较甚，咳痰黄稠而不易咳出者，可加瓜蒌、浙贝母、竹茹等；若咽喉红肿疼痛，可加蝉蜕、玄参、板蓝根；邪在血分者，去薄荷、芦根，加麦冬、生地黄、玉竹、牡丹皮；肺热甚者，加黄芩；肺中热甚，咳嗽痰黄者，可加黄芩、桑白皮；口渴者，加天花粉；肺热咳甚伤络，咳痰夹血者，可加白茅根、藕节、牡丹皮。

（4）现代应用：本方现常用于治疗感冒、急性支气管炎、上呼吸道感染、肺炎、急性扁桃体炎等属风热犯肺之轻证。

2. 温燥伤肺——如桑杏汤（《温病条辨》）

（1）组成：桑叶 5g　苦杏仁 5g　南沙参 6g　浙贝母 3g　淡豆豉 3g　栀子皮 3g　梨皮 3g

（2）临证应用：本方为治疗温燥伤肺轻证的常用方。临床应用以身热不甚，干咳无痰或痰少而黏，右脉数大为辨证要点。

（3）临证加减：若温燥伤肺，表热不甚者，去淡豆豉、栀子皮，加玉竹、天花粉；热伤肺络而咯血者，去淡豆豉，加白茅根、茜草炭、白及等。

（4）现代应用：本方现常用于治疗上呼吸道感染、慢性支气管炎、支气管扩张咯血、百日咳等属外感温燥，灼伤肺津者。

3. 温燥伤肺重证——如清燥救肺汤（《医门法律》）

（1）组成：桑叶 5g　煅石膏 8g　甘草 2g　炒黑芝麻 3g　真阿胶 3g　蜜枇杷叶 3g　麦冬 4g　人参 2g　苦杏仁 2g

（2）临证应用：本方为治疗温燥伤肺重证的常用方。临床应用以身热，干咳无痰，气逆而喘，舌红少苔，脉虚大而数为辨证要点。

（3）临证加减：若痰多，加川贝母、瓜蒌；热甚者，加蝉蜕、水牛角。

（4）现代应用：本方现常用于肺炎、支气管哮喘、急慢性支气管炎、支气管扩张、肺癌、干燥综合征等属燥热犯肺，气阴两伤者。

4. 头晕眼花——如桑麻丸（《寿世保元》）

（1）组成：桑叶 5g　黑芝麻 9g

（2）临证应用：本方补益肝肾，养血明目，用于肝阴不足或肝肾阴虚所致头晕眼花，肌肤甲错，眼干以及皮肤干燥，须发早白或头发干枯、脱发，久咳不愈，津枯便秘。

（3）临证加减：若头晕眼花甚者，可酌加枸杞子、菊花、桑椹等；若须发早白、脱发，津枯便秘，可加墨旱莲、女贞子、制何首乌等。

（4）现代应用：本方现常用于治疗糖尿病、高脂血症、眼干燥综合征、甲状腺相关眼病、慢性肝病、荨麻疹，以及肝风眩晕、血虚脱发、肠燥便秘等病症。

5. 目赤昏花——如明目延龄丸（《慈禧光绪医方选议》）

（1）组成：霜桑叶 6g　菊花 6g

（2）临证应用：本方清热散风，平肝明目，主治风热头痛，目赤；肝阳上亢，两目昏花。

（3）临证加减：风热头痛目赤，加蒺藜；肝阳上亢，两目昏花，加石决明、枸杞子。

（4）现代应用：本方现常用于治疗感冒、扁桃体炎、肝火而导致的头晕、头痛、眼睛干涩、目赤肿痛、心烦易怒等。

【使用注意】肝寒者慎用。

【用量建议】按配方颗粒国家标准，每1g配方颗粒相当于饮片4g。《中国药典》饮片用量5g~10g。根据临床试点应用经验，建议临床饮片用量5g。

【参考】

1. 主要化学成分　桑叶主含黄酮类、生物碱、多糖类、蛋白质、氨基酸、有机酸等化合物。

2. 主要药理作用　桑叶有降糖、降血脂、抗肿瘤、抗氧化等作用。

【按语】桑叶为疏散风热，清肺润燥，清肝明目的常用药，《中国药典》2020年版规定桑叶药材含芦丁不得少于0.10%。桑叶配方颗粒国家标准含量控制指标与药材化学成分相同，配方颗粒含量限度根据多批次标准汤剂质量特征制定。就含量控制限度而言，桑叶配方颗粒与其饮片煎剂应是相同功效。

蝉蜕配方颗粒

【来源】本品为蝉科昆虫黑蚱 *Cryptotympana pustulata* Fabricius 的若虫羽化时脱落的皮壳，经除去杂质，洗净，干燥制成合格饮片，并将合格饮片按标准汤剂的主要质量指标，经水提、分离、浓缩、干燥、制粒而成的配方颗粒。

【含量指标】本品每1g含甘氨酸（$C_2H_5NO_2$）应为3.8mg~15.0mg，含丙氨酸（$C_3H_7NO_2$）应为3.5mg~13.0mg，含脯氨酸（$C_5H_9NO_2$）应为7.0mg~22.0mg，含苯丙氨酸（$C_9H_{11}NO_2$）应为1.5mg~6.0mg。含乙酰多巴胺二聚体（$C_{20}H_{22}N_2O_6$）应为1.0mg~3.5mg。

【性能功效】甘，寒。归肺、肝经。疏散风热，利咽，透疹，明目退翳，解痉。

【临床应用】

1. 太阴秋温——如辛凉清解饮（《秋温证治》）

（1）组成：蝉蜕 3g　连翘 6g　金银花 6g　杏仁 5g　牛蒡子 6g　薄荷 3g　淡豆豉 6g　桔梗 3g　淡竹叶 6g

（2）临证应用：本方主治太阴秋温，洒洒恶寒，蒸蒸发热，咽或痛或不痛，舌白腻，边尖红。

（3）临证加减：若胸闷，加栝楼皮、郁金；喉痛，加玄参、马勃；鼻衄，加鲜茅根、焦栀子。

（4）现代应用：本方现常用于治疗上呼吸道感染、慢性支气管炎等病症。

2. 风疹瘙痒——如消风散（《外科正宗》）

（1）组成：蝉蜕 3g　当归 6g　生地黄 10g　防风 5g　知母 6g　苦参 4.5g　亚麻子 9g　荆芥 5g　苍术 3g　牛蒡子 6g　石膏 6g　甘草 2g　木通 3g

（2）临证应用：本方是治疗风疹、湿疹的常用方。临床应用以皮肤瘙痒，疹出色红，脉浮为辨证要点。

（3）临证加减：若风热偏盛而见身热、口渴者，宜重用石膏，加金银花、连翘；湿热偏盛而兼胸脘痞满，舌苔黄腻者，加地肤子、车前子；血分热重，皮疹红赤，烦热，舌红或绛者，宜重用生地黄，或加赤芍、紫草。

（4）现代应用：本方现常用于治疗急性荨麻疹、湿疹、过敏性皮炎、稻田性皮炎、药物性皮炎、神经性皮炎等属于风热或风湿所致者。

3. 目赤翳障——如蝉花无比散（《仁斋直指选方》）

（1）组成：蝉花 3g　石决明 6g　当归 6g　防风 5g　羌活 3g　炙甘草 2g　蛇蜕 2g　荆芥 3g　细辛 1g　茯苓 10g　炒蒺藜 6g　芍药 4g　制苍术 3g

（2）临证应用：本方主治风眼、气眼，昏、泪、痒、翳膜，或头风牵引，眼小胞烂。

（3）临证加减：若风眼、流泪较甚者，可加薄荷、青葙子、青皮等；翳膜，若头风牵引，眼小胞烂较甚者，可加谷精草、川芎、金银花等。

（4）现代应用：本方现常用于治疗流行性结膜炎、流行性角结膜炎、假膜性结膜炎等病症。

4. 破伤风——如五虎追风散（《晋男史传恩家传方》）

（1）组成：蝉蜕 3g　天南星 4g　明天麻 3g　全虫 5g　僵蚕 5g

（2）临证应用：本方为治疗破伤风初期的常用方。症见牙关紧闭、角弓反张者。

（3）临证加减：若症见牙关紧闭、角弓反张明显者，可加白附子、半夏、蜈蚣、白矾等。

（4）现代应用：本方现常用于治疗破伤风等病证。

5. 小儿夜啼——如蝉蜕散（《世医得效方》）

（1）组成：蝉蜕 3g　薄荷 3g

（2）临证应用：本方祛风清脑安神。主治小儿夜啼。

（3）临证加减：若心热型，加黄连、淡竹叶；惊恐型，加僵蚕、胆南星；脾胃虚弱型，加炮姜、人参；痰湿阻络型，加砂仁、胆南星、地龙。

（4）现代应用：本方现常用于治疗婴幼儿睡眠障碍疾病等。

【**使用注意**】孕妇慎用。

【**用量建议**】按配方颗粒国家标准，每1g配方颗粒相当于饮片10g。《中国药典》饮片用量3g~6g。根据临床试点应用经验，建议临床饮片用量3g。

【**参考**】

1. **主要化学成分**　蝉蜕含多种水解氨基酸，包括蛋氨酸、天冬氨酸、谷氨酸等；多种微量元素，以钙、铝、铁、锰为主，以及大量甲壳质及其降解产物壳聚糖、盐酸氨基葡萄糖等。

2. **主要药理作用**　蝉蜕有抗惊厥、镇痛、镇静、抗癌、免疫抑制、抗过敏作用。此外，蝉蜕能防止静注垂体后叶素引起的急性缺血性心电图改变，对红细胞有一定的保护作用，还具有降低毛细血管通透性的作用。

【**按语**】蝉蜕为疏散风热，利咽，透疹，明目退翳，解痉的常用中药。

《中国药典》2020 年版对蝉蜕饮片无成分控制。蝉蜕配方颗粒国家标准根据多批次标准汤剂质量特征增加薄层鉴别、【特征图谱】【检查】【浸出物】【含量测定】等质量控制项。蝉蜕配方颗粒国家标准在薄层鉴别、【特征图谱】项下以对照药材、对照品为参照物，建立薄层鉴别、超高效 - 质谱鉴别、特征图谱方法，实现配方颗粒的定性鉴别。【含量测定】项新建氨基酸成分、乙酰多巴胺二聚体含量控制指标。【检查】项对重金属及有害元素、真菌毒素等安全性指标进行了质量控制。就质量标准而言，配方颗粒标准更趋完善，能保障配方颗粒的疗效更稳定、可靠。

菊花配方颗粒

【来源】本品为菊科植物菊 *Chrysanthemum morifolium* Ramat. 的干燥头状花序，经除去杂质制成合格的饮片，并将此合格饮片按标准汤剂的主要质量指标，经水提、分离、浓缩、干燥、制粒而成的配方颗粒。

【含量指标】本品每 1g 含绿原酸（$C_{16}H_{18}O_9$）应为 3.0mg~8.0mg，含木犀草苷（$C_{21}H_{20}O_{11}$）应为 4.0mg~13.0mg，含 3,5-*O*- 二咖啡酰基奎宁酸（$C_{25}H_{24}O_{12}$）应为 5.0mg~19.0mg。

【性能功效】甘、苦，微寒。归肺、肝经。散风清热，平肝明目，清热解毒。

【临床应用】

1. 头痛眩晕——如菊花茶调散（《丹溪心法附余》）

（1）组成：菊花 5g　川芎 3g　荆芥穗 5g　羌活 3g　甘草 2g　白芷 3g　细辛 1g　防风 5g　僵蚕 5g　蝉蜕 3g　薄荷 3g

（2）临证应用：本方系在川芎茶调散基础上加菊花、蝉蜕、僵蚕而成，较川芎茶调散增疏散风热、清利头目之力，治疗风热头痛颇为合适。临床以偏正头痛、目赤流泪、恶寒发热为辨证要点。

（3）临证加减：如寒邪偏盛，可加桂枝、麻黄；如颈项强，可加葛根；风热偏盛，减细辛、羌活，加蔓荆子、钩藤。

（4）现代应用：本方现常用于治疗神经性头痛、偏头痛、眩晕等病症。

2. 眼目昏花——如杞菊地黄丸（《麻疹全书》）

（1）组成：菊花 5g　枸杞子 6g　熟地黄 9g　山茱萸 6g　茯苓 10g　山药 15g　牡丹皮 6g　泽泻 6g

（2）临证应用：本方滋肾养肝、益精明目，主治肝肾阴虚而致的两眼昏花，视物不明；或眼睛干涩，迎风流泪。以肝肾阴虚、目痛干涩、视物模糊、舌红少苔、脉细数为辨证要点。

（3）临证加减：若肝阳上亢，加钩藤、石决明、罗布麻叶、牡蛎；目赤肿痛，加青葙子、石决明、草决明；阴虚内热，改熟地黄为生地黄，加炙鳖甲、知母、黄柏；肝肾虚甚，加制何首乌、桑椹、龟甲等。

（4）现代应用：本方现常用于治疗高血压、视网膜炎、青光眼、眼底出血、眼疲劳、脑震荡后遗症、慢性结肠炎、肾上腺皮质激素亢进、月经不调、倒经、眩晕等。

4. 目赤肿痛——如菊花通圣散（《医宗金鉴》）

（1）组成：菊花 5g　防风 2g　川芎 2g　当归 2g　芍药 2g　大黄 2g　芒硝 2g　连翘 2g　薄荷 2g　麻黄 2g　石膏 3g　桔梗 3g　黄芩 3g　白术 1g　栀子 1g　荆芥穗 1g　滑石 9g　甘草 2g

（2）临证应用：本方通治外障急证、重证、实证。以眼睑红肿，白睛暴赤，羞明热泪，便结脉数为辨证要点。

（3）临证加减：风盛，加羌活，倍防风、麻黄；热盛，加黄连，芒硝、大黄用量加倍。

（4）现代应用：本方现常用于治疗急性结膜炎。

5. 疮痈肿毒——如菊花甘草汤（《医学心悟》）

（1）组成：菊花 5g　生甘草 2g

（2）临证应用：《医学心悟》谓之"治疗之仙药也。至稳至效，一切消疗之剂，皆不及此。"

（3）临证加减：加紫花地丁、蒲公英、重楼、夏枯草可增其疗疮消肿作用。

（4）现代应用：本方现常用于治疗咳嗽、皮肤毛囊或皮脂腺的急性化脓性炎症等病症。

【使用注意】气虚胃寒，食少泄泻者慎用。

【用量建议】按配方颗粒国家标准，每1g配方颗粒相当于饮片3.5g。《中国药典》饮片用量5g~10g。根据临床试点应用经验，建议临床饮片用量5g。

【参考】

1. **主要化学成分**　菊花主要含黄酮类、有机酸类、苯丙素类、挥发油类、多糖类、萜类等，其中黄酮和苯丙素类为菊花的主要成分，具体成分包括木犀草素苷、咖啡酰奎宁酸类、绿原酸类等。

2. **主要药理作用**　菊花主要有抗炎、抗氧化、抗动脉粥样硬化及保护心血管药理作用，以及抗菌、抗病毒作用。

【按语】菊花为散风清热，平肝明目的常用药。《中国药典》2020年版规定菊花药材含绿原酸不得少于0.20%，含木犀草苷不得少于0.080%，3,5-O-二咖啡酰基奎宁酸不得少于0.70%。菊花配方颗粒国家标准沿用药典药材含量控制指标，配方颗粒按规格折算后，绿原酸、3,5-O-二咖啡酰基奎宁酸含量下限低于饮片标准。木犀草苷含量下限高于饮片标准，配方颗粒含量限度根据多批次标准汤剂质量特征制订，就含量控制限度而言，配方颗粒含量限度符合临床用药实际。菊花配方颗粒国家标准建立的特征图谱能够实现菊花、野菊花配方颗粒的定性区别，保证临床用药调配的准确性。

蔓荆子（单叶蔓荆）配方颗粒

【来源】本品为马鞭草科植物单叶蔓荆 *Vitex trifolia* L. var. *simplicifolia* Cham. 的干燥成熟果实，经除去杂质制成的合格饮片，并将此合格饮片按标准汤剂的主要质量指标，经水提、分离、浓缩、干燥、制粒而成的配方颗粒。

【含量指标】本品每1g含蔓荆子黄素（$C_{19}H_{18}O_8$）应为0.9mg~2.9mg，穗花牡荆苷（$C_{22}H_{26}O_{11}$）应为3.5mg~15.0mg。

【性能功效】辛、苦，微寒。归膀胱、肝、胃经。疏散风热，清利头目。

【临床应用】

1. 感冒头痛——如加味香苏散（《医学心悟》）

（1）组成：蔓荆子 3g　紫苏叶 5g　陈皮 3g　香附 4g　炙甘草 2g　荆芥 3g　秦艽 3g　防风 3g　川芎 2g　生姜 3g

（2）临证应用：本方发汗解表，兼行气滞。主治四时感冒，寒热头痛，咳嗽。以恶寒发热、头痛鼻塞、舌苔薄白为辨证要点。

（3）临证加减：若头痛甚者，加羌活、葱白；自汗恶风者，加桂枝、白芍；若兼停食，胸膈痞闷，加山楂、麦芽、莱菔子；若喘嗽者，可加桔梗、苦杏仁；若鼻衄或吐血，去生姜，加生地黄、赤芍；咽喉肿痛者，加桔梗、牛蒡子、薄荷；便秘，加莱菔子、枳壳；若兼四肢厥冷，口鼻气冷，可加小茴香、肉桂；若挟暑气，可加入知母、黄芩之类；干呕发热而咳者，可加半夏、茯苓；时行疫疠，加苍术；梅核气症，加桔梗、紫苏梗；妇人经水迟来，加当归、丹参；妇人产后受风寒，加干姜炭、当归。

（4）现代应用：本方现常用于治疗四时感冒风寒轻症、妇女经期感冒、鼻炎、关节炎，老人、小儿、体虚之人外感。

2. 目睛疼痛——如蔓荆实汤（《圣济总录》）

（1）组成：蔓荆子 5g　甘菊花 5g　羌活 3g　黄芩 3g　川芎 3g　防风 5g　石膏 15g　炙甘草 2g

（2）临证应用：本方疏风散热、清肝明目。主治目睛疼痛，上连头疼。

（3）临证加减：若目睛疼痛，充血较甚者，可加青葙子、刺蒺藜、蝉花；若风热较盛者，可加栀子、蝉蜕、薄荷、青皮等。

（4）现代应用：本方现常用于治疗结膜炎，眼底充血，红肿热痛。

3. 目赤肿痛——如洗肝明目散（《万病回春》）

（1）组成：蔓荆子 3g　当归尾 3g　川芎 3g　赤芍 3g　生地黄 3g　黄连 2g　黄芩 3g　栀子 3g　石膏 3g　连翘 3g　防风 3g　荆芥 3g　薄荷 3g　羌活 3g　菊花 3g　白蒺藜 3g　决明子 3g　桔梗 3g　甘草 2g

（2）临证应用：本方清热解毒、祛风止痛。主治暴风客热，天行赤眼。以骤起两眼赤肿疼痛，脉数为辨证要点。

（3）临证加减：如痛不可忍，加火煨川乌，痛不甚不用；如有翳障，加木贼，去赤芍；风热肝火甚，加龙胆草、柴胡，去薄荷；大便实，加大黄。

（4）现代应用：本方现常用于治疗急性卡他性结膜炎、假膜性结膜炎、流行性出血性结膜炎，天行赤眼暴翳、流行性角结膜炎。

【使用注意】脾胃虚寒、虚弱者、血虚者及对蔓荆子过敏者禁忌服用。

【用量建议】按配方颗粒国家标准，每 1g 配方颗粒相当于饮片 5.5g。《中国药典》饮片用量 5g~10g。根据临床试点应用经验，建议临床饮片用量 5g。

【参考】

1. 主要化学成分　蔓荆子主含黄酮类成分：蔓荆子黄素，紫花牡荆素，蔓荆子蒿素，木犀草素，牡荆素等；脂肪酸类：棕榈酸，硬脂酸，油酸，亚麻酸。还含有挥发油等。

2. 主要药理作用　蔓荆子有解热、镇静、镇痛、抗菌、抗炎、抗氧化、抗肿瘤等药理作用。

【按语】生蔓荆子辛散而性偏凉，长于疏散风热。《中国药典》2020 年版规定蔓荆子饮片含蔓荆子黄素不得少于 0.030%。蔓荆子配方颗粒国家标准在饮片含量控制指标基础上增加了穗花牡荆苷，蔓荆子黄素含量限度与饮片相当。就含量控制指标数量而言，蔓荆子配方颗粒优于蔓荆子饮片，其疗效应该与饮片相当。为区分蔓荆子（蔓荆）和蔓荆子（单叶蔓荆），蔓荆子（单叶蔓荆）配方颗粒国家标准建立的特征图谱，通过控制异荭草素与蔓荆子黄素相对峰面积来区分不同基原。

炒蔓荆子（单叶蔓荆）配方颗粒

【来源】本品为马鞭草科植物单叶蔓荆 *Vitex trifolia* L. var. *simplicifolia* Cham. 的干燥成熟果实，经净制后，用文火加热，微炒，取出，放凉制成合格饮片，并将此合格饮片按标准汤剂的主要质量指标，经水提、分离、浓缩、干燥、制粒而成的配方颗粒。

【含量指标】本品每 1g 含蔓荆子黄素（$C_{19}H_{18}O_8$）应为 1.0mg~2.9mg，穗花牡荆苷（$C_{22}H_{26}O_{11}$）应为 3.4mg~12.0mg。

【性能功效】辛、苦，微寒。归膀胱、肝、胃经。炒后辛散之性缓和，长于升清阳之气，祛风止痛。

【临床应用】

耳聋目障——如益气聪明汤（《东垣试效方》）

（1）组成：炒蔓荆子 3g　黄芪 9g　甘草 2g　芍药 4g　酒黄柏 3g　人参 3g　升麻 3g　葛根 10g

（2）临证应用：本方具有令目广大，久服无内外障、耳鸣耳聋之患。又令精神过倍，元气自益，身轻体健，耳目聪明的功效。主治饮食不节，劳役形体，脾胃不足，白内障，耳鸣或多年目暗，视物不能。

（3）临证加减：如烦闷或有热，渐加黄柏，春、夏加之，盛暑夏月倍之，如脾胃虚去之。

（4）现代应用：本方现常用于治疗眩晕、颈椎病、脑动脉硬化、高血压等引起的耳鸣、耳聋、记忆力下降、痴呆等症状。

【使用注意】脾胃虚寒、虚弱者、血虚者及对蔓荆子过敏者禁忌服用。

【用量建议】按配方颗粒国家标准，每 1g 配方颗粒相当于饮片 6.2g。《中国药典》饮片用量 5g~10g。根据临床试点应用经验，建议临床饮片用量 5g。

【参考】

1. **主要化学成分**　蔓荆子经炮制后，水溶性浸出物含量增加，挥发油含量显著下降。

2. **主要药理作用**　蔓荆子经炮制后，镇痛作用减弱。

【按语】蔓荆子炒后辛散作用缓和，长于升清阳之气和祛风止痛。《中国药典》2020 年版规定炒蔓荆子饮片含蔓荆子黄素不得少于 0.030%。炒蔓荆子配方颗粒国家标准在《中国药典》饮片含量基础上增加了穗花牡荆苷含量控制指标，且蔓荆子黄素含量限度与饮片相当。就质量标准而言，炒蔓荆子（单叶蔓荆）配方颗粒与蔓荆子（单叶蔓荆）配方颗粒仅制成量、含量限度有一定差异，实现二者的区别，保障临床用药调配的准确性。

北柴胡配方颗粒

【来源】本品为伞形科植物柴胡 *Bupleurum chinense* DC. 的干燥根，经除去杂质和残茎，洗净，润透，切厚片，干燥制成合格饮片，并将此合格饮片按标准汤剂的主要质量指标，经水提、分离、浓缩、干燥、制粒而成的配方颗粒。

【含量指标】本品每 1g 含柴胡皂苷 a（$C_{42}H_{68}O_{13}$）应为 1.60mg~5.00mg。

【性能功效】辛、苦，微寒。归肝、胆、肺经。疏散退热，疏肝解郁，升举阳气。生用升散作用较强，以解表退热为主。

【临床应用】

1. 外感风寒初起——如正柴胡饮（《景岳全书》）

（1）组成：柴胡 3g　防风 5g　陈皮 3g　芍药 4g　甘草 2g　生姜 3g

（2）临证应用：本方为平散风寒之代表方，主治外感风寒轻证。临床应用以微发热恶寒，头痛身痛，苔白脉浮为辨证要点。

（3）临证加减：若寒盛而邪不易解者，加麻黄或紫苏叶；头痛甚者，加川芎、藁本；热而烦渴者，加葛根、天花粉；呕恶者，加半夏、竹茹；湿盛者，加苍术、广藿香。

（4）现代应用：本方现常用于治疗感冒、流行性感冒、疟疾初起以及妇女经期、妊娠、产后感冒等属外感风寒而气血不虚者。

2. 外感风寒入里化热——如柴葛解肌汤（《伤寒六书》）

（1）组成：柴胡 3g　葛根 9g　甘草 2g　黄芩 3g　羌活 3g　白芷 3g　芍药 4g　桔梗 3g

（2）临证应用：本方是治疗太阳风寒未解，入里化热，初犯阳明或三阳合病的常用方。临床应用以发热重，恶寒轻，头痛眼眶痛，鼻干，脉浮微洪为辨证要点。

（3）临证加减：若无汗而恶寒甚者，可去黄芩，加麻黄，值夏秋可以紫苏叶代之；热邪伤津而见口渴者，宜加天花粉、知母；恶寒不明显而里热较甚，见发热重、烦躁、舌质偏红者，宜加金银花、连翘，并重用石膏。

（4）现代应用：本方现常用于流行性感冒、头痛、病毒性角膜炎等病症。

3. 少阳证——如小柴胡汤（《伤寒论》）

（1）组成：柴胡 3g　黄芩 3g　人参 3g　炙甘草 2g　生姜 3g　大枣 6g　半夏 3g

（2）临证应用：本方为治疗伤寒少阳证的基础方，又是和解少阳的代表方。临床应用以往来寒热，胸胁苦满，默默不欲饮食，心烦喜呕，口苦，咽干，苔白，脉弦为辨证要点。临床上只要抓住前四者中的一二主证，便可用本方治疗，不必待其证候悉具。正如《伤寒论》所说："伤寒中风，有柴胡证，但见一证便是，不必悉具。"

（3）临证加减：若胸中烦而不呕，去半夏、人参，加瓜蒌；若渴，去半夏，加天花粉；若腹中痛者，去黄芩，加芍药；若胁下痞梗，去大枣，加牡蛎；若心下悸，小便不利者，去黄芩，加茯苓；若不渴，外有微热者，去人参，加桂枝；若咳者，去人参、大枣、生姜，加干姜。

（4）现代应用：本方现常用于治疗感冒、流行性感冒、疟疾、慢性肝炎、肝硬化、急慢性胆囊炎、胆结石、急性胰腺炎、胸膜炎、中耳炎、产褥热、急性乳腺炎、睾丸炎、胆汁反流性胃炎、胃溃疡等属邪踞少阳，胆胃不和者。

4. 少阳实证——如大柴胡汤（《伤寒论》）

（1）组成：柴胡 3g　黄芩 3g　芍药 4g　洗半夏 3g　生姜 3g　炙枳实 3g　大枣 6g　大黄 3g

（2）临证应用：本方为治疗少阳阳明合病的常用方。临床应用以往来寒热，胸胁苦满，心下满痛，呕吐，便秘，苔黄，脉弦数有力为辨证要点。

（3）临证加减：兼黄疸者，可加茵陈、栀子；胁痛剧烈者，可加川楝子、延胡索；胆结石者，可加金钱草、海金沙、郁金、鸡内金以化石。

（4）现代应用：本方现常用于治疗急性胰腺炎、急性胆囊炎、胆石症、胃及十二指肠溃疡等属少阳阳明合病者。

5. 疟疾寒热——如清脾饮（《济生方》）

（1）组成：柴胡 3g　青皮 3g　姜厚朴 3g　白术 6g　草果仁 3g　茯苓 10g　半夏 3g　黄芩 3g　炙甘草 2g

（2）临证应用：本方原治瘅疟，为痰湿化热之证。临床应用以寒热往来，热多寒少，心烦口苦，脉弦数为证治要点。

（3）临证加减：若邪气盛者，增常山、槟榔；热重可加石膏；痰湿明显者加陈皮、苍术；体质弱者，加人参。

（4）现代应用：本方现常用于治疗疟疾、流行性感冒、胃肠炎等。

【使用注意】 柴胡其性升散，古人有"柴胡劫肝阴"之说，阴虚阳亢，肝风内动，阴虚火旺及气机上逆者忌用或慎用。

【用量建议】 按配方颗粒国家标准，每1g配方颗粒相当于饮片4g。《中国药典》饮片用量 3g~10g。根据临床试点应用经验，建议临床饮片用量3g。

【参考】

1. 主要化学成分　柴胡根主含柴胡皂苷 a、b、d、f 等。另含 α- 菠菜甾醇、豆甾醇等。并含有挥发油、多糖、有机酸、生物碱等。

2. 主要药理作用　柴胡具有较明显的解热、镇静、镇痛、镇咳等作用。柴胡皂苷有抗炎作用。柴胡多糖能提高小鼠体液和细胞免疫功能。还有抗脂肪肝、抗肝损伤、利胆、降转氨酶、兴奋肠平滑肌、抑制胃酸分泌、抗溃疡、抑制胰蛋白酶、抗感冒病毒、增加蛋白质生物合成、抗肿瘤、抗辐射等作用。

【按语】 柴胡生品升散作用较强，多用于解表退热。《中国药典》2020年版规定北柴胡饮片含柴胡皂苷 a 和柴胡皂苷 d 的总量不得少于 0.30%。北柴胡配方颗粒国家标准在《中国药典》饮片含量控制指标基础上减少了柴胡皂苷 d，是由于柴胡皂苷 d 在煎煮过程中易转化成柴胡皂苷 b2。就含量控制指标而言，柴胡配方颗粒更符合临床用药实际，【特征图谱】项使用多指标成分控制柴胡配方颗粒的质量，临床疗效的可靠性得到进一步保证。

醋北柴胡配方颗粒

【来源】本品为伞形科植物柴胡 *Bupleurum chinense* DC. 的干燥根，经净制，润透，切厚片后，加醋拌匀，闷透，文火加热，炒干，取出，放凉，制成合格饮片，并将此合格饮片按标准汤剂的主要质量指标，经水提、分离、浓缩、干燥、制粒而成的配方颗粒。

【含量指标】本品每1g含柴胡皂苷a（$C_{42}H_{68}O_{13}$）应为1.10mg~4.00mg。

【性能功效】辛、苦，微寒。归肝、胆、肺经。醋炙后缓和其升散之性，增强疏肝止痛的作用。

【临床应用】

1. 肝气郁滞——如柴胡疏肝散（《医学统旨》）

（1）组成：柴胡 3g　炒陈皮 3g　川芎 3g　香附 6g　麸炒枳壳 3g　芍药 4g　炙甘草 2g

（2）临证应用：本方为疏肝解郁的常用方。临床应用以胁肋胀痛，脉弦为辨证要点。

（3）临证加减：若胁肋痛甚者，酌加郁金、青皮、当归、乌药等；肝郁化火者，可酌加栀子、黄芩、川楝子。

（4）现代应用：本方现常用于治疗慢性肝炎、慢性胃炎、肋间神经痛等属肝郁气滞者。

2. 肝郁血虚——如逍遥散（《太平惠民和剂局方》）

（1）组成：柴胡 3g　炙甘草 2g　当归 6g　茯苓 10g　白芍 6g　白术 6g　生姜 3g　炙甘草 2g

（2）临证应用：本方为疏肝健脾的代表方，又是妇科调经的常用方。主治肝郁血虚脾弱证。临床应用以两胁作痛，神疲食少，月经不调，脉弦而虚为辨证要点。

（3）临证加减：肝郁气滞较甚，加香附、郁金、陈皮；血虚者，加熟地黄；肝郁化火者，加牡丹皮、栀子。

（4）现代应用：本方现常用于治疗内外妇儿各科多种病症，对偏头痛、慢性结肠炎、肠易激综合征、功能性消化不良、子宫肌瘤、乳腺增生、经前期综合征、抑郁症、慢性疲劳综合征及其他疾病继发的抑郁状态等有较好效果。

【使用注意】柴胡其性升散，古人有"柴胡劫肝阴"之说，肝风内动、阴虚火旺及气机上逆者忌用或慎用。

【用量建议】按配方颗粒国家标准，每1g配方颗粒相当于饮片3.5g。《中国药典》饮片用量3g~10g。根据临床试点应用经验，建议临床饮片用量3g。

【参考】

1.**主要化学成分**　醋北柴胡中柴胡皂苷b1和b2的含量增加，柴胡皂苷a、c和d的含量降低，且挥发油的含量和成分也发生了一定的改变。炮制前后柴胡醇浸出物含量差异显著。

2.**主要药理作用**　醋北柴胡能明显增强胆汁的分泌量，醋拌品也显泌胆趋向，证明柴胡经醋炙后能增强其疏肝解郁作用。醋炙柴胡能显著降低中毒小鼠的血清谷丙转氨酶，并有轻度减轻肝损伤的保肝作用。

【按语】柴胡醋炙能缓和升散之性，增强疏肝止痛作用。《中国药典》2020年版规定醋北柴胡饮片含柴胡皂苷a和柴胡皂苷d的总量不得少于0.30%。醋北柴胡配方颗粒国家标准在饮片含量控制指标基础上减少了柴胡皂苷d，是由于柴胡皂苷d在煎煮过程中易转化成柴胡皂苷b2。配方颗粒国家标准建立的特征图谱能够实现北柴胡、醋北柴胡配方颗粒的区别，保证临床用药调配的准确性。

升麻（大三叶升麻）配方颗粒

【来源】本品为毛茛科植物大三叶升麻 *Cimicifuga heracleifolia* Kom. 的干燥根茎，经除去杂质，略泡，洗净，润透，切厚片，干燥制成合格饮片，并将此合格饮片按标准汤剂的主要质量指标，经水提、分离、浓缩、干燥、制粒而成的配方颗粒。

【含量指标】本品每 1g 含异阿魏酸（$C_{10}H_{10}O_4$）应为 8.5mg~20.0mg。

【性能功效】辛、微甘，微寒。归肺、脾、胃、大肠经。发表透疹，清热解毒，升举阳气。

【临床应用】

1. 雷头风——如清震汤（《素问病机气宜保命集》）

（1）组成：升麻 3g　苍术 3g　荷叶 3g

（2）临证应用：本方升阳解毒。主治雷头风。症见头目肿痛，或头如雷鸣，头面起核或肿痛红赤，头面疙瘩，憎寒发热，状如伤寒。

（3）临证加减：若头面部无名肿毒、小儿痱子、黄水疮、可加滑石、防风、砂仁；中耳炎，可加茵陈、防风、蒺藜；牙痛，可加黄柏、知母、肉桂；赤眼，迎风流泪，可加蒺藜、密蒙花。

（4）现代应用：本方现常用于治疗颞动脉炎、原发性急性闭角型青光眼、酒渣鼻等属于风热侵袭，阳气内郁，上攻头面证者。

2. 麻疹初起——如升麻葛根汤（《太平惠民和剂局方》）

（1）组成：升麻 3g　葛根 9g　白芍 6g　甘草 2g

（2）临证应用：本方辛凉疏表、解肌透疹，用于麻疹初起，疹发不出。临床以疹发不出或出而不畅、舌红、脉数为辨证要点。

（3）临证加减：麻疹其邪属热，初起治宜透邪外出为主，清热解毒为辅，本方清疏之力不强，临证可加入薄荷、荆芥、牛蒡子、金银花、蝉蜕等；若因风寒袭表不能透发，兼见恶寒、无汗、鼻塞、流清涕、苔薄白等症，加防风、荆芥；麻疹未透，色深红者，加紫草、牡丹皮、大青叶。

（4）现代应用：本方现常用于治疗麻疹、荨麻疹、水痘、腹泻及药物性肝炎等病症。

3. 胃火牙痛——如清胃散（《脾胃论》）

（1）组成：升麻 3g　生地黄 6g　当归身 6g　牡丹皮 6g　黄连 2g

（2）临证应用：本方为治胃火牙痛的常用方，凡胃热证或血热火郁者均可使用。临床以牙痛牵引头痛，口气热臭，舌红苔黄，脉滑数为辨证要点。

（3）临证加减：若牙龈肿痛甚者，可稍加细辛；兼肠燥便秘者，加大黄；口渴饮冷者，加石膏、知母；齿衄者，加牛膝。

（4）现代应用：本方现常用于治疗口腔炎、牙周炎、三叉神经痛、痤疮等属胃火上攻者。

4. 胸气下陷——如升陷汤（《医学衷中参西录》）

（1）组成：升麻3g　生黄芪9g　知母6g　柴胡3g　桔梗3g

（2）临证应用：本方补益肺气，举陷升提。主治胸中大气下陷，气短不足以息，或满闷怔忡，脉沉迟微弱。

（3）临证加减：若见气虚严重，可重用黄芪，并加人参；有瘀血，加丹参、当归；阴虚不足，加麦冬、生地黄等。

（4）现代应用：本方现常用于治疗病态窦房结综合征、慢性疲劳综合征、胃下垂、冠心病、腹泻等病症。

【使用注意】本品具升浮之性，故阴虚火旺，麻疹已透者，均当忌用。

【用量建议】按配方颗粒国家标准，每1g配方颗粒相当于饮片5g。《中国药典》饮片用量3g~10g。根据临床试点应用经验，建议临床饮片用量3g。

【参考】

1. 主要化学成分　升麻主要含酚酸类成分：异阿魏酸，升麻酸A、B、C、D、E；三萜及其苷类成分：兴安升麻醇，25-*O*-羟升麻环氧醇-3-*O*-β-D-木糖苷；色酮类：降升麻素等。

2. 主要药理作用　升麻有解热、抗炎、镇痛、抗过敏、降血脂、抗肿瘤、抑菌等药理作用。

【按语】升麻生品升散作用较强，以解表透疹、清热解毒之力胜。《中国药典》2020年版规定升麻药材含异阿魏酸不得少于0.10%。升麻配方颗粒国家标准与药材含量控制指标一致，配方颗粒按规格折算后含量下限高于饮片标准。就含量控制限度而言，配方颗粒标准更加严格，应该能保障临床汤剂用药的疗效。

葛根/粉葛配方颗粒

【来源】本品为豆科植物野葛 *Pueraria lobata*（Willd.）Ohwi 或甘葛藤 *Pueraria thomsonii* Benth. 的干燥根。前者称"葛根"（又习称"野葛"），后者称"粉葛"。经除去杂质，洗净，润透，切厚片（粉葛亦可切块），晒干制成合格饮片，并将此合格饮片按标准汤剂的主要质量指标，经水提、分离、浓缩、干燥、制粒而成的配方颗粒。

【含量指标】葛根配方颗粒　本品每 1g 含葛根素（$C_{21}H_{20}O_9$）应为 55.0mg~110.0mg。

粉葛配方颗粒　本品每 1g 含葛根素（$C_{21}H_{20}O_9$）应为 6.0mg~30.0mg。

【性能功效】甘、辛，凉。归脾、胃、肺经。解肌退热，生津止渴，透疹，升阳止泻，通经活络，解酒毒。

【临床应用】

1. 风寒表实证——如葛根汤（《伤寒论》）

（1）组成：葛根 10g　麻黄 2g　桂枝 3g　生姜 3g　炙甘草 2g　芍药 4g　大枣 3g

（2）临证应用：本方具有发汗解表、升津舒筋之功。主治外感风寒表实证，以恶寒发热无汗，项背拘急不舒为辨证要点。

（3）临证加减：若有汗者，可去麻黄；表邪犯胃作呕者，加半夏；感寒夹滞者，加大黄、黄芩、黄连；头痛剧烈者，加蔓荆子、藁本；伴风疹者，加川芎、防风、蝉蜕。

（4）现代应用：本方现常用于治疗感冒、腹泻、颈椎病、项背筋膜炎、周围性面瘫等。

2. 风寒表虚证——如桂枝加葛根汤（《伤寒论》）

（1）组成：葛根 10g　桂枝 3g　芍药 4g　生姜 3g　炙甘草 2g　大枣 3g

（2）临证应用：本方系桂枝汤加葛根而成，解肌发表、升津舒筋，主治风寒客于太阳经腧，营卫不和。临床应用以发热汗出、恶风、项背强痛不舒为辨证要点。

（3）临证加减：若见到温病初起而项背强急，去桂枝、生姜，加黄芩、金银花；高血压引起头痛、颈项牵强，加钩藤、白蒺藜、僵蚕；风气偏盛，加荆芥、防风。

（4）现代应用：本方现常用于治疗头痛、神经根型颈椎病、帕金森病及皮疹等病症。

3. 消渴——如玉泉散（《种福堂公选良方》）

（1）组成：葛根 10g　天花粉 10g　生地黄 10g　麦冬 6g　五味子 2g　糯米 10g　甘草 2g

（2）临证应用：本方为治疗消渴病的专方，叶天士谓之"治消渴之神药也"。具有滋阴润燥、益气生津之功，主治阴虚内热之消渴目疾。

（3）临证加减：视物模糊者，加高丽参；皮肤奇痒者，加香附、白鲜皮、生黄芪。

（4）现代应用：本方现常用于治疗因胰岛功能减退而引起的物质代谢、碳水化合物代谢紊乱，血糖升高之糖尿病。眼科主要用于治疗糖尿病引起的视网膜病变、白内障、角膜溃疡、青光眼、玻璃体积血、视神经病变等。

4. 疹透不畅——如葛根解肌汤（《麻科活人全书》）

（1）组成：葛根 5g　前胡 3g　荆芥穗 5g　牛蒡子 6g　连翘 5g　蝉蜕 3g　通草 3g　赤芍 6g　甘草 2g　灯心 1g　蜜蒸桑白皮 5g　贝母 5g

（2）临证应用：本方为宣毒解表透疹的常用方，对麻疹初起，或发而不透，发热恶风，咳嗽吐痰，目赤流泪，小便黄赤者为宜。

（3）临证加减：若潮热太甚者，加生地黄、地骨皮、赤茯苓，更可加黄芩；口渴者，加麦冬、天花粉；无咳者，加北沙参；无汗者，加葱白；气喘者，加葶苈子、瓜蒌仁霜；喘甚者，加白芥子、苏子、莱菔子（俱姜汁炒）；呕吐者，加柿霜、竹茹；鼻衄者，加茅根，甚者加生黄芩、生黄连；大便坚者，加枳实、火麻仁；大便闭者，加牵牛子，仍不通，加生大黄、黄连、黄芩；大便溏者，加赤茯苓、泽泻；小便赤涩者，并加赤茯苓、泽泻；小便闭塞不通者，加车前子、枳壳。

（4）现代应用：本方现常用于治疗急性咽炎、感冒、流感等病症。

5. 协热下利——如葛根芩连汤（《伤寒论》）

（1）组成：葛根 5g　炙甘草 2g　黄芩 3g　黄连 2g

（2）临证应用：本方是治疗热泻、热痢的常用方。临床应用以身热下利，胸脘烦热，口干作渴，喘而汗出，舌红苔黄，脉数或促为辨证要点。

（3）临证加减：腹痛者，加炒白芍；热痢里急后重者，加木香、槟榔；兼呕吐者，加半夏；夹食滞者，加山楂。

（4）现代应用：本方现常用于治疗急性肠炎、细菌性痢疾、肠伤寒、胃肠型感冒等属表证未解，里热甚者。

6. 脾虚泄泻——如七味白术散（《小儿药证直诀》）

（1）组成：葛根 10g　人参 3g　白茯苓 10g　白术 6g　藿香叶 3g　木香 3g　甘草 2g

（2）临证应用：本方健脾养胃、益气生津。主治小儿脾胃虚弱，清阳不升。临床应用以腹泻纳呆、神疲乏力为辨证要点。

（3）临证加减：若脾虚腹泻且呕吐明显者，可酌减葛根之升而加半夏、黄连；若胃气失和，恶心呕吐者，加半夏、代赭石；流涎而臭者，加黄连、滑石、诃子、益智仁；水肿者，加猪苓、泽泻。

（4）现代应用：本方现常用于治疗小儿腹泻、厌食、消化不良等病症，可用于辅助治疗糖尿病、高脂血症等病症属脾胃虚弱，精微不固者。

7. 酒毒伤中——如葛根解醒汤（《症因脉治》）

（1）组成：葛根 10g　葛花 5g　砂仁 3g　木香 3g　陈皮 3g　白茯苓 10g　猪苓 6g　泽泻 6g　人参 3g　神曲 5g　白术 6g　白豆蔻 3g　青皮 3g　黄连 2g

（2）临证应用：张三锡谓本方为"一时酒后食凉物，郁其毒于胃中，吐而烦躁不宁者设。"主治酒毒客于胃与大肠，所以恶心，懊侬嘈杂，痞闷不食，头痛属酒湿上冲者。临床应用以眩晕呕吐，胸膈痞闷等为辨证要点。

（3）临证加减：若以呕吐恶心为主，原方加竹茹，姜半夏；若以泄泻稀水、肛周灼热、腹部灼痛为主，加车前子、广藿香、麦芽、黄芩；若腹胀便溏、脘腹怕凉，加重干姜；若眩晕头痛、昏蒙不清加天麻、石菖蒲；心下悸、小便不利者加川木通、炙甘草、远志、石菖蒲；若气虚不明显者可减党参；苔白腻加苍术、佩兰。

（4）现代应用：本方现常用于饮酒过量致醉，或嗜酒成性者。

【使用注意】不宜与乌头类药材同服。

【用量建议】按配方颗粒国家标准，每 1g 葛根配方颗粒相当于饮片 2.5g，每 1g 粉葛配方颗粒相当于饮片 3.2g。《中国药典》饮片用量 10g~15g。根据临床试点应用经验，建议临床饮片用量 10g。

【参考】

1. 主要化学成分 葛根 / 粉葛主含黄酮类物质，主要有大豆苷、大豆苷元及葛根素，其次为大豆苷元 4',7- 二葡萄糖苷、芒柄素 -7- 葡萄糖苷，葛根素木糖苷等。

2. 主要药理作用 葛根 / 粉葛煎剂和醇浸剂有解热作用。其总黄酮能扩张冠脉血管和脑血管，增加冠脉血流量和脑血流量，降低心肌耗氧量，增加氧供应，有明显降压作用。其总黄酮、大豆苷、葛根素均能对抗垂体后叶素引起的急性心肌缺血。葛根素能改善微循环，提高局部微血流量，抑制血小板凝集。黄酮苷元对肠管有解痉作用。

【按语】葛根 / 粉葛为解肌退热，生津止渴的常用药。在 2000 年版以前历版《中国药典》将"葛根"和"粉葛"均作为葛根使用。自 2005 年版始，《中国药典》将葛根与粉葛作为两个品种单列。两者性能、功效、主治、用法、用量相同，故在此一并介绍。《中国药典》2020 年版规定葛根饮片含葛根素不得少于 2.4%；粉葛饮片含葛根素不得少于 0.30%。葛根配方颗粒和粉葛配方颗粒国家标准沿用饮片的含量控制指标，其含量限度根据多批次标准汤剂质量特征制定。就标准而言，葛根配方颗粒与粉葛配方颗粒与其相应饮片化学成分是一致的，性味、功效也相同，则根据医生用药习惯选择应用即可。

浮萍配方颗粒

【来源】本品为浮萍科植物紫萍 *Spirodela polyrrhiza*（L.）Schleid. 的干燥全草，经洗净，除去杂质，晒干制成合格饮片，并将此合格饮片按标准汤剂的主要质量指标，经水提、分离、浓缩、干燥、制粒而成的配方颗粒。

【含量指标】本品每 1g 含总黄酮以芦丁（$C_{27}H_{30}O_{16}$）计，应为 45.0mg~120.0mg；含荭草苷（$C_{21}H_{20}O_{11}$）应为 12.0mg~30.0mg；含牡荆素（$C_{21}H_{20}O_{10}$）应为 3.0mg~10.0mg；含木犀草苷（$C_{21}H_{20}O_{11}$）应为 6.5mg~20.0mg。

【性能功效】辛，寒。归肺经。宣散风热，透疹，利尿。

【临床应用】

1. 风热表证——如浮萍银翘汤（《秋温证治》）

（1）组成：鲜浮萍 3g 金银花 6g 焦栀子 6g 连翘 6g 薄荷 3g 豆豉 5g 蝉蜕 3g 鲜芦根 15g 桔梗 2g

（2）临证应用：治太阴秋温，发热脉数，骨节酸或不酸，自汗或无汗，口渴或不渴。

（3）临证加减：若自汗者，去浮萍、薄荷，加生石膏；骨节酸，加桑枝、秦艽；口渴，加天花粉；痰多，加川贝母、竹茹；胸膈闷，加瓜蒌皮、郁金。

（4）现代应用：本方现常用于治疗急性上呼吸道感染等。

2. 癞风——如浮萍散（《儒门事亲》）

（1）组成：浮萍 3g 荆芥 5g 川芎 3g 炙甘草 2g 麻黄 2g

（2）临证应用：本方发汗祛风、活血解毒。主治癞风。

（3）临证加减：若患在手臂者加桂枝；在背者加羌活；在膝者加牛膝、薄荷、黄柏。

（4）现代应用：本方现常用于治疗荨麻疹、麻风病等。

3. 顽癣——如顽癣浮萍丸（《外科正宗》）

（1）组成：浮萍 3g　苍术 3g　苍耳草 3g　苦参 5g　黄芩 3g　僵蚕 3g　钩藤 3g　酒蒸豨莶草 9g

（2）临证应用：本方祛风燥湿，清热解毒，主治顽癣。

（3）临证加减：若风重痒甚者，可加蝉蜕、荆芥、全蝎；湿热重者，可加广藿香、黄柏、紫荆皮。

（4）现代应用：本方现常用于治疗无菌癣症，瘙痒难忍等症。

4. 痧麻初起——如解肌透痧汤（《喉痧症治概要》）

（1）组成：浮萍 3g　荆芥穗 5g　净蝉蜕 3g　嫩射干 3g　生甘草 2g　粉葛根 10g　熟牛蒡 6g　马勃 2g　苦桔梗 3g　前胡 3g　连翘壳 6g　炙僵蚕 5g　淡豆豉 6g　鲜竹茹 5g

（2）临证应用：本方解肌透痧、宣利咽喉，主治痧麻初起，恶寒发热，咽喉肿痛，妨于咽饮，遍体酸痛，烦闷泛恶。

（3）临证加减：如呕恶甚，舌白腻，加五枢丹，或砂仁、竹沥、生姜。

（4）现代应用：本方现常用于治疗咽部红肿疼痛，猩红热病初前驱期等。

5. 中风——如茯苓桂枝甘草生姜浮萍汤（《医学摘粹》）

（1）组成：浮萍 3g　茯苓 10g　桂枝 3g　甘草 2g　生姜 3g

（2）临证应用：本方主治中风、口眼歪斜。

（3）临证加减：发热恶寒者，加柴胡、羌活；头痛者，加川芎、菊花；气血不足者，加黄芪、当归；虚劳者，加附子、生地黄。

（4）现代应用：本方现常用于治疗面神经麻痹属风痰郁热者。

6. 水肿——如苓桂浮萍汤（《四圣心源》）

（1）组成：浮萍 3g　茯苓 9g　泽泻 6g　半夏 3g　苦杏仁 5g　甘草 2g　桂枝 3g

（2）临证应用：本方主治水胀。临床以全身浮肿，皮肤光亮，伴恶寒发热，肢体酸楚，舌薄苔白，脉浮紧为证治要点。

（3）临证加减：中气虚，加人参；寒，加干姜；肺热，加麦冬、贝母。

（4）现代应用：本方现常用于慢性肾小球肾炎、肾病综合征等。

【使用注意】表虚自汗者不宜使用。

【用量建议】按配方颗粒国家标准，每1g配方颗粒相当于饮片6g。《中国药典》饮片用量3g~9g。根据临床试点应用经验，建议临床饮片用量3g。

【参考】

1. 主要化学成分 浮萍主含黄酮类成分：荭草素，异荭草素，木犀草素-7-单糖苷，芹菜素-7-单糖苷，芦丁等；有机酸类成分：5-对香豆酰奎宁酸，5-咖啡酰奎宁酸等。还含鞣质及类脂化合物等。

2. 主要药理作用 浮萍有解热、抑菌等作用。

【按语】浮萍为宣散风热，透疹常用中药。《中国药典》2020年版未建立浮萍含量控制指标。浮萍配方颗粒国家标准建立了以总黄酮、荭草苷、牡荆素、木犀草苷为指标的含量控制方法。就含量控制指标成分数量而言，配方颗粒标准高于浮萍药材，使质量更可控，疗效更稳定。

木贼配方颗粒

【来源】本品为木贼科植物木贼 *Equisetum hyemale* L. 的干燥地上部分，经除去枯茎及残根，喷淋清水，稍润，切段，干燥制成合格饮片，并将此合格饮片按标准汤剂的主要质量指标，经水提、分离、浓缩、干燥、制粒而成的配方颗粒。

【含量指标】木品每1g含山奈酚（$C_{15}H_{10}O_6$）应为10.0mg~20.0mg，含山奈酚-3-*O*-*β*-D-槐糖苷（$C_{27}H_{30}O_{16}$）应为2.0mg~6.0mg。

【性能功效】甘、苦，平。归肺、肝经。疏散风热，明目退翳。

【临床应用】

1. 风热目赤——如神消散（《证治准绳》）

（1）组成：木贼3g　黄芩3g　蝉蜕3g　甘草2g　谷精草3g　苍术3g　炒蛇蜕2g

（2）临证应用：本方主治眼内黄膜上冲，赤膜下垂。

（3）临证加减：若眼内黄膜上冲较甚者，可加茵陈、青皮；若赤膜下垂较甚者，可加薄荷、菊花、金银花。

（4）现代应用：本方现常用于治疗沙眼性角膜血管翳，椒疮、粟疮。

2. 眼出冷泪——如木贼散（《证治准绳》）

（1）组成：木贼 3g　苍术 3g　蒺藜 5g　防风 5g　羌活 3g　川芎 3g　甘草 2g

（2）临证应用：本方主治眼出冷泪，属子实证者。

（3）临证加减：若眼出冷泪较甚者，可加谷精草、薄荷、青皮等。

（4）现代应用：本方现常用于治疗结膜炎、角膜炎、泪囊炎等疾病。

3. 目赤肿痛——如苍术散（《圣济总录》）

（1）组成：木贼 3g　米泔浸苍术 3g　炙甘草 2g　旋覆花 3g　蝉蜕 3g

（2）临证应用：本方主治风毒客搏，目生翳晕，黑白睛昏浊不明。

（3）临证加减：若湿热下注加黄柏。

（4）现代应用：本方现常用于治疗夜盲症等疾病。

4. 迎风流泪——如止泪补肝散（《银海精微》）

（1）组成：木贼 3g　熟地黄 9g　白芍 6g　当归 6g　川芎 3g　炒刺蒺藜 6g　防风 5g　夏枯草 9g

（2）临证应用：本方主治肝虚流泪。

（3）临证加减：若流泪迎风更甚者，加白薇、菊花、石榴皮；血虚者，去夏枯草，加黄芪、党参、青皮、谷精草。

（4）现代应用：本方现常用于治疗支气管不完全阻塞之流泪，也用于治疗老年人因泪小管周围肌肉松弛，收缩无力，虹吸减弱，泪流不止者。

【使用注意】气虚、血虚目疾者应慎用。

【用量建议】按配方颗粒国家标准，每1g配方颗粒相当于饮片5.5g。《中国药典》饮片用量 3g~9g。根据临床试点应用经验，建议临床饮片用量3g。

【参考】

1. 主要化学成分　木贼主要含有黄酮类、酚酸类、生物碱类、脂肪

类化合物。

2. 主要药理作用　木贼具有降血脂、降血压、保肝、抗心肌缺血和抗肿瘤等药理作用。

【按语】木贼为疏散风热，明目退翳的常用药。《中国药典》2020年版规定木贼饮片含山奈酚不得少于0.20%。木贼配方颗粒国家标准在《中国药典》饮片含量控制指标基础上增加山奈酚-3-*O*-β-D-槐糖苷，并在【特征图谱】【含量测定】项下对此原型成分进行了控制。就质量标准而言，木贼配方颗粒较木贼饮片质量标准更趋完善。

大豆黄卷配方颗粒

【来源】本品为豆科植物大豆 *Glycine max*（L.）Merr. 的成熟种子，用水浸泡至膨胀，放去水，用湿布覆盖，每日淋水二次，待芽长至0.5~1cm时，取出，干燥制成合格的饮片，并将此合格饮片按标准汤剂的主要质量指标，经水提、分离、浓缩、干燥、制粒而成的配方颗粒。

【含量指标】本品每1g含大豆苷（$C_{21}H_{20}O_9$）和染料木苷（$C_{21}H_{20}O_{10}$）的总量应为3.70mg~6.80mg。

【性能功效】甘，平。归脾、胃、肺经。解表祛暑，清热利湿。

【临床应用】

1. 阳湿伤表——如豆卷藿香荷叶汤（《湿热病篇》）

（1）组成：大豆黄卷9g　藿香叶3g　鲜荷叶3g　苍术3g　茯苓皮10g　桔梗3g　滑石10g　通草3g

（2）临证应用：本方主治湿热证，阳湿伤表，恶寒发热汗出，身重关节疼痛者。

（3）临证加减：若阳湿伤表，恶寒发热较甚者，可加香薷、白豆蔻、草果仁；若身重关节疼痛者，可加桑枝、羌活、蝉蜕。

（4）现代应用：本方现常用于治疗夏季中暑而致的恶寒发热汗出，身重关节疼痛等。

2. 小儿慢惊——如豆卷散（《小儿药证直诀》）

（1）组成：大豆黄卷 9g　板蓝根 9g　贯众 5g　炙甘草 2g

（2）临证应用：本方主治小儿慢惊，用性太温及热药治之，惊未退而别生热症者；或病愈而致热症者；或反为急惊者；又治吐虫。

（3）临证加减：若小儿慢惊风，抽搐较甚者，可加僵蚕、蝉蜕、荆芥、防风等，若吐虫者，可加使君子、花椒等。

（4）现代应用：本方现常用于治疗小儿慢惊风、抽搐、呕吐蛔虫等病症。

3. 脘腹胀满——如二加减正气散（《温病条辨》）

（1）组成：大豆黄卷 6g　藿香梗 3g　广陈皮 3g　厚朴 3g　茯苓皮 9g　木防己 5g　川通草 3g　薏苡仁 9g

（2）临证应用：本方主治湿郁三焦，脘闷便溏，身痛，苔白，脉象模糊。

（3）临证加减：若湿滞中焦，脘闷便溏者，可加白豆蔻、麸炒苍术等

（4）现代应用：本方现常用于治疗夏季过食生冷导致的肠炎腹胀、泄泻，纳差。

4. 脾虚湿盛——如豆卷腹皮汤（《引经证医》）

（1）组成：大豆黄卷 6g　枳实 3g　白术 6g　茯苓 10g　白蔻仁 3g　厚朴 3g　生姜皮 3g　大腹皮 5g　陈皮白 3g　木香 3g

（2）临证应用：本方主治脾虚湿着，腹膨足肿。临床应用以纳谷大减，脉来沉弦带涩为辨证要点。

（3）临证加减：若脾不运湿，腹胀足肿较甚者，可加苍术、炒黄柏、猪苓、金钱草。

（4）现代应用：本方现常用于治疗肾炎足肿，小便不利等病。

【使用注意】无湿热者忌用。

【用量建议】按配方颗粒国家标准，大豆黄卷每 1g 配方颗粒相当于饮片 4g。《中国药典》饮片用量 9g~15g。根据临床试点应用经验，建议临床饮片用量 9g。

【参考】

1. 主要化学成分　大豆黄卷主含蛋白质、脂肪和碳水化合物。另含胆碱、黄嘌呤、次黄嘌呤、胡萝卜素、维生素 B_1、维生素 B_2，烟酸、钙、钾、硅等。多种氨基酸，如天冬酰胺、甘氨酸、亮氨酸、异亮氨酸等。

2. 主要药理作用　大豆黄卷有抗氧化、抗炎、抗骨质疏松、治疗心血管疾病等药理活性。

【按语】大豆黄卷为解表祛暑，清热利湿的常用药。《中国药典》2020年版规定大豆黄卷药材含大豆苷和染料木苷的总量不得少于 0.080%。大豆黄卷配方颗粒国家标准含量控制指标与药材化学成分相同，其国家标准【特征图谱】对 6 个色谱峰进行了确认，符合中药多成分、多效能的特征。大豆黄卷配方颗粒按规格折算后含量下限高于饮片标准。就含量控制指标限度而言，配方颗粒标准更符合临床汤剂用药实际。

第五章

清热药

本类药物性属寒凉，具有清泻里热的作用。适用于治疗热证。根据药物的性能可分为：

清热泻火药：适用于高热，汗出，口渴，烦躁，神昏等症。

清热凉血药：适用于血热所致的吐血，衄血，发斑及热入营分的夜热早凉，舌绛神错等症。

清热解毒药：适用于各种热毒证，如疔疮肿毒，咽喉肿痛，痢疾等症。

清热燥湿药：适用于湿热内蕴的证候，如黄疸，痢疾，小便淋涩，带下等症。

炮制对清热药的影响：本类药物药性多寒凉，易伤脾阳，所以，对本类药物多采用炒制、酒制等法炮制，以缓其苦寒之性。盐炙，则在于清下焦湿热。

知母配方颗粒

【来源】本品为百合科植物知母 *Anemarrhena asphodeloides* Bge. 的干燥根茎，经除去杂质，洗净，润透，切厚片，干燥，去毛屑制成合格的饮片，并将此合格饮片按标准汤剂的主要质量指标，经水提、分离、浓缩、干燥、制粒而成的配方颗粒。

【含量指标】本品每 1g 含芒果苷（$C_{19}H_{18}O_{11}$）应为 4.5mg~14.5mg；含知母皂苷 B Ⅱ（$C_{45}H_{76}O_{19}$）应为 11.0mg~41.0mg。

【性能功效】苦、甘，寒，归肺、胃、肾经。清热泻火，滋阴润燥。

生品苦寒滑利，易致滑肠，以清热泻火，生津润燥为主。

【临床应用】

1. 邪热亢盛——如白虎汤（《伤寒论》）

（1）组成：知母 6g　石膏 15g　炙甘草 2g　粳米 9g

（2）临证应用：本方主治气分热盛证。壮热面赤，烦渴引饮，汗出恶热，脉洪大有力。

（3）临证加减：若温热病，气血两燔的高热烦渴，神昏谵语，抽搐等症，加水牛角等；若兼寒热往来，热多寒少，加柴胡；若高热、口渴、汗出、神昏谵语、大便秘结、小便赤涩者，加大黄、芒硝；若消渴证而见烦渴引饮之属胃热者，加天花粉、芦根和麦冬等。

（4）现代应用：本方现常用于治疗感染性疾病，如大叶性肺炎、流行性乙型脑炎、流行性出血热、牙龈炎，以及小儿夏季热、糖尿病等属气分热盛者。

2. 肺火喘咳——如二母散（《太平惠民和剂局方》）

（1）组成：知母 6g　贝母 3g

（2）临证应用：本方主治肺热燥咳或肺虚劳热，咳嗽痰喘，痰涎壅盛，骨蒸潮热，音哑声重，口燥舌干，舌红苔黄，脉数。

（3）临证加减：如喘急，加苦葶苈。

（4）现代应用：本方现常用于治疗慢性支气管炎、不明原因反复咳嗽及产后咳嗽等病症。

3. 阴虚发热——如护胃承气汤（《温病条辨》）

（1）组成：知母 6g　生大黄 3g　元参 9g　细生地 9g　牡丹皮 6g　麦冬 6g

（2）临证应用：本方滋液生津，清热养阴。主治温病下后数日，热不退，或退不尽，口燥咽干，舌苔干黑，或金黄色，脉沉而有力者。

（3）临证加减：若温病下后数日，低烧不退，可加青蒿、鳖甲、胡黄连、北沙参等。

（4）现代应用：本方现常用于治疗骨结核、肺结核发烧等。

【使用注意】本品苦寒伤阳，故脾胃虚寒，大便溏泻者忌用。

【用量建议】按配方颗粒国家标准，每 1g 配方颗粒相当于饮片 1.8g。《中国药典》饮片用量 6g~12g。根据临床试点应用经验，建议临床饮片用量 6g。

【参考】

1. 主要化学成分　知母主含皂苷类、黄酮类、多糖类、生物碱类、有机酸类等。

2. 主要药理作用　知母有抗肿瘤、抗病毒、抗微生物、抗氧化、抗炎、抗骨质疏松、抗皮肤衰老等作用。

【按语】生知母苦寒滑利，长于清热泻火，泻肺、胃之火尤益生用。《中国药典》2020 年版规定知母饮片含芒果苷不得少于 0.50%，含知母皂苷 BII 不得少于 3.0%。知母配方颗粒国家标准与饮片含量控制指标成分相同，并根据多批次标准汤剂质量特征制定指标成分含量限度。就含量指标限度而言，配方颗粒标准符合临床汤剂用药实际。

盐知母配方颗粒

【来源】本品为百合科植物知母 *Anemarrhena asphodeloides* Bge. 的干燥根茎，经除去杂质，洗净，润透，切厚片，干燥，去毛屑后，用文火炒至变色，喷洒盐水，炒干，制成合格的饮片，并将此合格饮片按标准汤剂的主要质量指标，经水提、分离、浓缩、干燥、制粒而成的配方颗粒。

【含量指标】本品每 1g 含芒果苷（$C_{19}H_{18}O_{11}$）应为 4.0mg~11.5mg；含知母皂苷 B II（$C_{45}H_{76}O_{19}$）应为 10.5mg~38.0mg。

【性能功效】苦、甘，寒，归肺、胃、肾经。盐炙后引药入肾，增强滋阴降火，润燥作用。

【临床应用】

1. 阴虚火旺——如知柏地黄汤（《医宗金鉴》）

（1）组成：盐知母 6g　盐黄柏 3g　熟地黄 9g　山茱萸肉 6g　牡丹皮 6g　山药 15g　白茯苓 10g　泽泻 6g

（2）临证应用：本方养阴清热，疏通尿道。主治阴虚火盛，下焦湿热等证。症见面色潮红，两颧发赤，精神空虚，食欲不佳，呼吸气促，语音细弱，夜间发热，盗汗失眠，耳鸣腰痛，头晕眼花，大便秘结。自从产后不久，忽然小便闭塞不通，小腹中胀满疼痛。唇色焦红，舌绛无苔，脉沉细数。

（3）临证加减：若瘙痒不能入眠者加地肤子、珍珠母、生牡蛎、炒酸枣仁；若腰酸肢软者加淫羊藿、川续断、威灵仙；血虚明显者加当归、黄芪、太子参；湿重者加龙胆草、徐长卿、车前子、白豆蔻；情志不畅者加香附、郁金、柴胡；皮损粗糙肥厚者加丹参、水蛭、地龙、鸡血藤、忍冬藤。

（4）现代应用：本方现常用于治疗肾阴虚损、阴虚火旺引起的神经衰弱、甲状腺功能亢进、糖尿病、高血压、男性不育、不射精、反复发作性血精、肾病综合征、尿路感染、前列腺炎、更年期综合征、氨基糖苷类药物引起的耳毒性症状、顽固性盗汗等病症。

2. 热淋尿涩——如滋肾丸（《兰室秘藏》）

（1）组成：盐知母 6g　盐黄柏 3g　肉桂 1g

（2）临证应用：本方主治肾阴虚损，虚火不降，筋脉失荣之阳缩，伴见五心烦热、口燥咽干，或少腹拘急，小便艰涩，脉细数、舌红苔少等症状。

（3）临证加减：若偏寒者加附子；肿甚者加薏苡仁、防己；大便燥结者加天花粉；尿道灼热疼痛者加重滑石，加生地黄；睾丸、精索疼痛明显者加延胡索、荔枝核；腰骶痛者加杜仲、续断；性功能减退者加淫羊藿、黄精。

（4）现代应用：本方现常用于治疗良性前列腺增生、肝硬化腹水、糖尿病神经源性膀胱等病症。

【使用注意】本品苦寒伤阳，故脾胃虚寒，大便溏泻者忌用。

【用量建议】按配方颗粒国家标准，每 1g 配方颗粒相当于饮片 1.7g。《中国药典》饮片用量 6g~12g。根据临床试点应用经验，建议临床饮片用量 6g。

【参考】

1. 主要化学成分 盐炙能改变知母的强极性成分，如芒果苷含量降低，知母皂苷 E1、知母皂苷 B Ⅰ、知母皂苷 B Ⅱ 的含量下降，而菝葜皂苷元、知母皂苷 B Ⅲ 含量增加。

2. 主要药理作用 盐知母抗炎作用均不及生品，镇静作用增强不明显。另有报道，盐知母可降低糖尿病大鼠血糖，改善糖耐量及胰岛素抵抗，同时增强胰岛素敏感性，很好地调节了血脂紊乱。知母和盐知母均能抑制 α- 葡萄糖苷酶的活性，盐制后作用增强。

【按语】盐制可引药下行，专于入肾，增强滋阴降火的作用，善清虚热。《中国药典》2020 年版规定盐知母饮片含芒果苷不得少于 0.40%，含知母皂苷 BII 不得少于 2.0%。盐知母配方颗粒国家标准与饮片含量控制指标相同。配方颗粒国家标准建立的特征图谱实现了知母、盐知母配方颗粒的准确专属性鉴别，确保临床用药调配的准确性。

芦根配方颗粒

【来源】本品为禾本科植物芦苇 *Phragmites communis* Trin. 的干燥根茎，经除去杂质，洗净，切段，干燥制成合格饮片，并将此合格饮片按标准汤剂的主要质量指标，经水提、分离、浓缩、干燥、制粒而成的配方颗粒。

【含量指标】本品每 1g 含 4- 香豆酸（$C_9H_8O_3$）应为 0.56mg~1.75mg。

【性能功效】甘，寒。归肺、胃经。清热泻火，生津止渴，除烦，止呕，利尿。

【临床应用】

1. 热病烦渴——如五汁饮（《温病条辨》）

（1）组成：鲜芦根汁 25g　梨汁 30g　荸荠汁 20g　藕汁 20g　麦冬汁 10g

鲜品不易贮存保管，可将该方鲜梨、鲜荸荠、鲜藕病家自行榨汁，再兑入芦根、麦冬配方颗粒服用，临床疗效应该相同。

（2）临证应用：本方主治肺胃津伤证。以温病，咽燥口渴甚，咳唾白沫，黏滞不快者为辨证要点。

（3）临证加减：欲清表热，则加竹叶、连翘；欲泻阳明独胜之热，而保肺之化源，则加知母；欲救阴血，则加生地黄、元参；欲宣肺气，则加杏仁；欲行三焦开邪出路，则加滑石。

（4）现代应用：本方现常用于治疗高热后水电解质紊乱，又可用于糖尿病、痤疮等病症的辅助治疗。

2. 肺痈吐脓——如芦根方（《疫证治例》）

（1）组成：鲜芦根 30g　蝉蜕 3g　僵蚕 5g　金银花 6g　生甘草 2g　薄荷 3g

（2）临证应用：本方主治肺痈（肺脓疡初期）。

（3）临证加减：咳嗽吐汁样脓痰者加桔梗、黄芩、冬瓜仁。

（4）现代应用：本方现常用于治疗疫病初、流行性出血热等。

3. 胃热呕哕——如芦根饮子（《太平圣惠方》）

（1）组成：芦根 15g　麦冬 6g　人参 3g　黄芪 9g　陈橘皮 3g　淡竹茹 5g

（2）临证应用：本方主治脾胃积热，耗气伤阴，胸膈烦壅，呕哕不下食。以时气病，愈后劳复，发热呕吐，不下食为辨证要点。

（3）临证加减：若兼服，其人或胸中寒，或直恶寒，及虚胀并痛者，加吴茱萸。

（4）现代应用：本方现常用于治疗功能性消化不良、浅表性胃炎等病症。

【**使用注意**】脾胃虚寒者慎用。

【**用量建议**】按配方颗粒国家标准，每 1g 配方颗粒相当于饮片 5.9g。《中国药典》饮片用量 15g~30g。根据临床试点应用经验，建议临床饮片用量 15g。

【**参考**】

1. 主要化学成分　芦根主含阿魏酸、龙胆酸、4- 香豆酸、香草醛、对羟基苯甲醛、5- 羟甲基糠醛、咖啡酸、豆甾 -1- 烯 -3- 酮、大黄素甲醚、薏苡素、维生素 B_1、维生素 B_2、维生素 C 等成分。

2. 主要药理作用 芦根有保肝、抗菌等药理活性。

【按语】芦根为清热泻火，生津止渴，除烦的常用药。《中国药典》2020 年版芦根饮片无含量控制指标。芦根配方颗粒国家标准根据多批次标准汤剂质量特征，建立了 4- 香豆酸含量控制指标，并制定指标成分含量限度。芦根配方颗粒国家标准【特征图谱】对 3 个色谱峰进行了确认，符合中药多成分、多效能的特征。芦根配方颗粒质量标准较其饮片更加完善，能保障临床疗效更稳定、可控。

天花粉（栝楼）配方颗粒

【来源】本品为葫芦科植物栝楼 *Trichosamthes kirilowii* Maxim. 的干燥根，经略泡，润透，切厚片，干燥制成合格的饮片，并将此合格饮片按标准汤剂的主要质量指标，经水提、分离、浓缩、干燥、制粒而成的配方颗粒。

【含量指标】本品每 1g 含色氨酸（$C_{11}H_{12}N_2O_2$）应为 0.30mg~1.40mg。

【性能功效】甘、微苦，微寒。归肺、胃经。清热泻火，生津止渴，消肿排脓。

【临床应用】

1. 热病烦渴——如沙参麦冬汤（《温病条辨》）

（1）组成：天花粉 10g　沙参 5g　玉竹 6g　生甘草 2g　冬桑叶 4.5g　麦冬 6g　生扁豆 5g

（2）临证应用：本方主治燥伤肺胃阴分证。临床应用以津液亏损，咽干口渴，干咳痰少而黏，或发热，脉细数，舌红少苔者为辨证要点。

（3）临证加减：久热久咳者，加地骨皮。

（4）现代应用：本方现常用于治疗慢性支气管炎、慢性咽炎、晚期非小细胞肺癌、功能性便秘、小儿阴虚咳嗽等病症。

2. 伤寒少阳证——如柴胡桂枝干姜汤（《伤寒论》）

（1）组成：天花粉 10g　柴胡 3g　桂枝 3g　干姜 3g　黄芩 3g　牡蛎 6g　炙甘草 2g

（2）临证应用：本方主治伤寒少阳证。临床应用以往来寒热，寒重热轻，胸胁满微结，小便不利，渴而不呕，但头汗出，心烦；牝疟寒多热少，或但寒不热为辨证要点。

（3）临证加减：上腹胀满和（或）畏寒、肠鸣、脾虚便溏，寒证明显者，加白术、吴茱萸、茯苓；全身乏力、食欲不振以脾气虚证明显者，加黄芪、党参；口苦，苔黄，湿热证明显者，加茵陈、金钱草，干姜减量；有瘀血症状者加丹参、姜黄、三七粉。

（4）现代应用：本方现常用于治疗胆囊炎、胃下垂、渗出性胸膜炎、肋膜炎、泌尿系统感染、输尿管结石、梅尼埃综合征、过敏性皮肤病、亚健康病、阳痿、房事茎痛、甲肝、失音、舌痛等病症。

3. 消渴——如玉液汤（《医学衷中参西录》）

（1）组成：天花粉 9g　山药 15g　黄芪 9g　知母 6g　鸡内金 3g　葛根 4.5g　五味子 2g

（2）临证应用：本方主治气阴两伤之消渴病证。临床应用以口常干渴，饮水不解，小便数多，困倦气短，脉虚细无力为辨证要点。

（3）临证加减：气虚较甚，体倦，气少懒言者，加人参或西洋参等；热邪较甚，口渴较甚，且饮不解渴，心烦者，加淡竹叶、石膏等；肾虚较甚，腰膝酸软，小便频数者，加熟地黄、山萸肉等。

（4）现代应用：本方现常用于治疗糖尿病、尿崩症、慢性胃炎和流行性出血热多尿期等属于气阴两虚者。

4. 寒阻肌肤——如栝楼桂枝汤（《金匮要略》）

（1）组成：天花粉 6g　桂枝 3g　芍药 6g　甘草 2g　生姜 3g　大枣 6g

（2）临证应用：本方主发散风寒，解肌舒筋。主治太阳病，其证备，身体强，几几然，脉反沉迟，此为痉。

（3）临证加减：若有项背转侧不利之症，可加葛根、荆芥；卫气虚弱、汗出表营者，加防风、黄芪、白术：营阴不足者，加石膏、知母、麦冬；津液亏损者，加玉竹、玄参、知母。

（4）现代应用：本方现常用于治疗头痛、颈椎病、痉挛等病症。

【使用注意】孕妇慎用；不宜与川乌、制川乌、草乌、制草乌、附子同用。

【用量建议】按配方颗粒国家标准，每 1g 配方颗粒相当于饮片 4.5g。《中国药典》饮片用量 10g~15g。根据临床试点应用经验，建议临床饮片用量 10g。

【参考】

1. **主要化学成分**　天花粉主要含天花粉蛋白、多糖类、皂苷类、氨基酸类等成分。

2. **主要药理作用**　天花粉有抗病毒、抗肿瘤、抗早孕及引产等作用。天花粉蛋白有强的抗原性，注射给药可引起过敏。

【按语】天花粉为清热泻火，生津止渴，消肿排脓的常用药。《中国药典》2020 年版无含量控制指标。天花粉（栝楼）配方颗粒国家标准根据标准汤剂主要质量指标增加了【特征图谱】【含量测定】等质量控制项。就质量标准而言，配方颗粒较饮片更加完善，临床疗效也更可控。

淡竹叶配方颗粒

【来源】本品为禾本科植物淡竹叶 *Lophatherum gracile* Brongn. 的干燥茎叶，经除去杂质，切段制成合格的饮片，并将此合格饮片按标准汤剂的主要质量指标，经水提、分离、浓缩、干燥、制粒而成的配方颗粒。

【含量指标】本品每 1g 含异荭草苷（$C_{21}H_{20}O_{11}$）应为 0.35mg~2.60mg。

【性能功效】甘、淡，寒。归心、胃、小肠经。清热泻火，除烦止渴，利尿通淋。

【临床应用】

1. **热病烦渴——如竹叶石膏汤（《伤寒论》）**

（1）组成：淡竹叶 6g　石膏 15g　半夏 3g　麦冬 6g　人参 3g　炙甘草 2g　粳米 9g

（2）临证应用：本方主治热病之后，余热未清，气阴两伤，虚羸少气，呕逆烦渴，或虚烦不得眠，舌红少苔，脉虚而数；以及暑热所伤，发热多汗，烦渴喜饮，舌红干，脉虚数。

（3）临证加减：若胃阴不足，胃火上逆，口舌糜烂，舌红而干，可加石斛、天花粉等；胃火炽盛，消谷善饥，舌红脉数者，可加知母、天花粉；气分热犹盛，可加知母、黄连。

（4）现代应用：本方现常用于治疗肺炎、麻疹或麻疹并发肺炎、流行性脑脊髓膜炎、流行性乙型脑炎、糖尿病、小儿夏季热、中暑等病后期余热不清，耗伤气阴者。

2. 热入营血——如凉营清气汤（《喉痧症治概要》）

（1）组成：鲜竹叶 6g　水牛角粉 5g　鲜石斛 15g　黑山栀子 6g　牡丹皮 6g　鲜生地黄 12g　薄荷叶 3g　川雅连 2g　京赤芍 6g　京玄参 9g　生石膏 15g　生甘草 2g　连翘壳 6g　茅根 3g　芦根 3g　金汁 3g

（2）临证应用：本方主治痧麻虽布，壮热烦躁，渴欲冷饮，甚则指谵语妄言，咽喉肿痛腐烂，脉洪数，舌红绛，或黑糙无津之重症。

（3）临证加减：痰多，加竹沥，冲服珠黄散。

（4）现代应用：本方现常用于治疗高热、咽喉肿痛糜烂、猩红色皮疹、口周苍白圈、杨梅舌。

3. 暑热伤肺——如清络饮（《温病条辨》）

（1）组成：鲜竹叶心 6g　鲜荷叶边 6g　鲜银花 6g　西瓜翠衣 6g　鲜扁豆花 1 枝　丝瓜皮 6g

（2）临证应用：本方主治暑热伤肺之轻症，或暑温病经发汗后，余邪未清，以身热口渴，头目不清，昏眩微胀，舌淡红，苔薄白为辨证要点。

（3）临证加减：若津伤口渴，加天花粉、鲜芦根、鲜生地黄；小便短赤，加六一散、赤茯苓；咳嗽无痰，咳声清高，加苦杏仁、桔梗、麦冬等。

（4）现代应用：本方现常用于治疗类风湿关节炎、慢性乙肝肝纤维化等病症。治疗夏月中暑，小儿夏季热等属于暑伤气分轻症者。

4. 小便短赤——如导赤散（《医方简义》）

（1）组成：淡竹叶 6g　炒车前子 9g　木通 3g　甘草 2g　生地黄 10g

（2）临证应用：本方主治心热移于小肠，小便赤涩刺痛，舌红，脉数。

（3）临证加减：若心火较盛，可加黄连以清心泻火；小便淋涩明显，加瞿麦、滑石之属；出现血淋，可加白茅根、小蓟、墨旱莲；阴虚较甚，加麦冬。

（4）现代应用：本方现常用于治疗尿路感染、膀胱炎等心经有热者。

【使用注意】阴虚火旺，骨蒸潮热者慎用。

【用量建议】按配方颗粒国家标准，每1g配方颗粒相当于饮片6g。《中国药典》饮片用量 6g~10g。根据临床试点应用经验，建议临床饮片用量6g。

【参考】

1. 主要化学成分　淡竹叶主要含异荭草苷等黄酮类成分，芦竹素、白茅素等三萜类成分及菜油甾醇、蒲公英甾醇等甾类成分。

2. 主要药理作用　淡竹叶有解热、利尿等作用。对金黄色葡萄球菌、溶血性链球菌、铜绿假单胞菌、大肠埃希菌等有抑制作用。

【按语】淡竹叶为清热泻火，除烦止渴的常用药。《中国药典》2020 年版淡竹叶饮片无含量控制指标。淡竹叶配方颗粒国家标准根据多批次标准汤剂质量特征新增薄层鉴别、【特征图谱】【含量测定】质量控制项。就质量标准而言，配方颗粒标准较饮片更加完善，能保障临床疗效更可控，更稳定。

栀子配方颗粒

【来源】本品为茜草科植物栀子 *Gardenia jasminoides* Ellis 的干燥成熟果实，经除去杂质，碾碎制成合格的饮片，并将此合格饮片按标准汤剂的主要质量指标，经水提、分离、浓缩、干燥、制粒而成的配方颗粒。

【含量指标】本品每 1g 含栀子苷（$C_{17}H_{24}O_{10}$）应为 64.0mg~184.0mg。

【性能功效】苦，寒。归心、肺、三焦经。泻火除烦，清热利湿，凉血解毒；外用消肿止痛。生品以泻火利湿，凉血解毒力强。但苦寒之性较强，易伤中气，且对胃有一定刺激性，脾胃虚弱者易致恶心。

【临床应用】

1. 瘟疫热毒——如清瘟败毒饮（《疫疹一得》）

（1）组成：栀子6g 生石膏15g 生地黄6g 犀角（水牛角代）15g 黄连2g 桔梗3g 黄芩3g 知母6g 赤芍6g 玄参6g 连翘6g 甘草2g 牡丹皮6g 鲜竹叶6g

（2）临证应用：本方主治温病气血两燔证。以大热渴饮，头痛如劈，干呕狂躁，谵语神昏，或发斑，或吐血、衄血，或四肢抽搐，或厥逆，脉沉细而数，或沉数，或浮大而数为辨证要点。

（3）临证加减：头痛殊甚、两目昏花者，加菊花、夏枯草；骨节疼烦、腰如被杖者，加黄柏；热盛动风，四肢抽搐，加钩藤、天麻；热闭心包，神昏谵语，加安宫牛黄丸等；体虚，加西洋参、当归。

（4）现代应用：本方现常用于治疗流行性乙型脑炎、流行性脑脊髓膜炎、流行性出血热、败血症、脓毒血症等证属气血两燔者。

2. 高热烦渴——如凉膈散（《太平惠民和剂局方》）

（1）组成：栀子3g 川大黄6g 朴硝6g 炙甘草2g 薄荷叶3g 黄芩3g 连翘6g

（2）临证应用：本方用于上中焦邪郁生热证，临床应用以面赤唇黑，胸膈烦躁，口舌生疮，便秘溲赤，舌红苔黄，脉滑数为辨证要点。

（3）临证加减：若热结壅阻上焦，大便不燥者，去朴硝，加桔梗、石膏以清热凉膈。

（4）现代应用：本方现常用于治疗咽喉炎、口腔炎、急性扁桃体炎、胆道感染、急性黄疸性肝炎等属上中二焦积热，聚于胸膈者。

3. 痘疹——如栀子仁散（《张氏医通》）

（1）组成：栀子6g 白鲜皮5g 赤芍6g 升麻3g 寒水石9g 炙甘草2g

（2）临证应用：本方主治痘疹毒盛，色黑便秘证。

（3）临证加减：便秘者，酌加大黄。

（4）现代应用：本方现常用于治疗小儿卒热、脑膜炎、鼻出血、慢性便秘等症状。

【使用注意】本品苦寒伤胃，脾虚便溏者慎服。

【用量建议】按配方颗粒国家标准，每1g配方颗粒相当于饮片3g。《中国药典》饮片用量6g~10g。根据临床试点应用经验，建议临床饮片用量6g。

【参考】

1. 主要化学成分 栀子主要含有栀子苷、环烯醚萜类、色素类、黄酮类、三萜类、有机酸类和挥发油等成分。

2. 主要药理作用 栀子有解热、抗炎、镇痛、镇静、抗病原微生物、保肝、利胆等作用。

【按语】栀子生品长于泻火利湿，凉血解毒。《中国药典》2020年版规定栀子饮片含栀子苷不得少于1.8%。栀子配方颗粒国家标准与饮片含量控制指标成分相同。配方颗粒按规格折算后含量下限高于饮片标准。就含量控制限度而言，配方颗粒标准较饮片要求更高，其清热作用应该更强。

炒栀子配方颗粒

【来源】本品为茜草科植物栀子 *Gardenia jasminoides* Ellis 的干燥成熟果实，经除去杂质，碾碎，用文火炒至黄褐色，取出，放凉，制成合格的饮片，并将此合格饮片按标准汤剂的主要质量指标，经水提、分离、浓缩、干燥、制粒而成的配方颗粒。

【含量指标】本品每1g含栀子苷（$C_{17}H_{24}O_{10}$）应为77.0mg~190.0mg。

【性能功效】苦，寒。归心、肺、三焦经。炒后苦寒之性稍缓，以清心除烦为主。

【临床应用】

1. 热郁心烦——如栀子豉汤（《伤寒论》）

（1）组成：栀子 6g 豆豉 6g

（2）临证应用：本方是辨治热郁证的重要基础方。主要用于外感热病、气分有热之证，临床应用以发热、虚烦不得眠、舌红苔微黄、脉微数为辨证要点。

（3）临证加减：若未经下，烦闷及多痰头痛，以赤小豆、苦瓜蒂为散主之。

（4）现代应用：本方现常用于治疗抑郁症、焦虑症、失眠、反流性食管炎、小儿睡惊症等病症。

2. 潮热心烦——如丹栀逍遥散《内科摘要》

（1）组成：栀子 3g　当归 6g　白芍 6g　茯苓 6g　炒白术 6g　柴胡 3g　牡丹皮 3g　炙甘草 2g

（2）临证应用：本方主治肝郁血虚，内有郁热证。潮热晡热，烦躁易怒，或自汗盗汗，或头痛目涩，或颊赤口干，或月经失调，少腹胀痛，或小便涩痛，舌红苔薄黄，脉弦虚数。

（3）临证加减：若肝肾阴虚潮热晡热，自汗盗汗较甚者，可加北沙参、地骨皮、浮小麦；若肝郁血虚，内有郁热较甚者，可加广木香、郁金、青皮等。

（4）现代应用：本方现常用于慢性肝炎、肝硬化、慢性胃炎、胃肠神经官能症、乳腺小叶增生、更年期综合征、盆腔炎、子宫肌瘤等属肝郁有热者。

【使用注意】本品苦寒伤胃，脾虚便溏者慎服。

【用量建议】按配方颗粒国家标准，每1g配方颗粒相当于饮片3g。《中国药典》饮片用量 6g~10g。根据临床试点应用经验，建议临床饮片用量6g。

【参考】

1. 主要化学成分　栀子经炮制后，京尼平苷含量等均有所下降，栀子不同炒制品京尼平龙胆二糖苷随炒制程度的加重，含量呈现下降趋势，清炒品含量降低最少；绿原酸和栀子苷含量降低；西红花苷-Ⅰ、西红花苷-Ⅱ含量降低，并产生西红花酸；色素类成分总量略有下降，但色素类成分的组成没有明显的变化。

2. 主要药理作用　炒栀子的护肝作用降低，具有明显的止血作用，有良好的促凝作用，抗炎作用和解热作用明显减弱。

【按语】栀子炒后缓和苦寒之性，以免伤中，对胃的刺激性减弱，适于脾胃较虚弱者。《中国药典》2020年版规定炒栀子饮片含栀子苷不得少于1.5%。炒栀子配方颗粒国家标准与饮片含量控制指标一致。炒栀子配方颗粒国家标准建立的【鉴别】【特征图谱】标准能实现不同炮制品的专属性鉴别，保证临床用药的准确性。就质量标准而言，炒栀子配方颗粒标准较其饮片更加完善。

焦栀子配方颗粒

【来源】本品为茜草科植物栀子 *Gardenia jasminoides* Ellis 的干燥成熟果实，经除去杂质，或碾碎，用中火炒至表面焦褐色或焦黑色，果皮内表面和种子表面为黄棕色或棕褐色，取出，放凉，制成合格的饮片，并将此合格饮片按标准汤剂的主要质量指标，经水提、分离、浓缩、干燥、制粒而成的配方颗粒。

【含量指标】本品每1g含栀子苷（$C_{17}H_{24}O_{10}$）应为61.0mg~190.0mg。

【性能功效】苦，寒。归心、肺、三焦经。焦栀子与炒栀子功用相似，二者均能清热除烦，用于热郁心烦。炒栀子比焦栀子苦寒之性略强，一般热较盛者可用炒栀子，脾胃较虚弱者可用焦栀子。

【临床应用】

肝热目赤——如栀子胜奇汤（《证治准绳》）

（1）组成：栀子6g　蛇蜕2g　决明子9g　川芎3g　荆芥穗5g　炒蒺藜6g　谷精草5g　菊花5g　防风5g　羌活3g　密蒙花3g　炙甘草2g　蔓荆子5g　木贼草3g　黄芩3g

（2）临证应用：本方是辨治热郁证的重要基础方。主要用于外感热病、气分有热之证，临床应用以发热、虚烦不得眠、舌红苔微黄、脉微数为辨证要点。

（3）临证加减：夏秋之间红赤多眵、便结脉洪者，去密蒙花、羌活，加大黄；目中红赤严重，眵多而奇痒者，去川芎、羌活、防风，红赤者选

中药配方颗粒临床应用

加赤芍、生地黄；眵多而浓稠者，选加金银花、连翘；奇痒者加白芷、苦参等。

（4）现代应用：本方现常用于治疗抑郁症、焦虑症、失眠、反流性食管炎、小儿睡惊症等病症。

【使用注意】脾胃虚寒，大便溏者不宜使用。

【用量建议】按配方颗粒国家标准，每1g配方颗粒相当于饮片3g。《中国药典》饮片用量6g~9g。根据临床试点应用经验，建议临床饮片用量6g。

【参考】

1. **主要化学成分**　栀子炒焦前后隐绿原酸、京尼平龙胆双糖苷含量无明显变化；栀子苷、绿原酸、西红花苷Ⅰ、西红花苷Ⅱ、芦丁、香草酸经炒焦后含量下降，其中，西红花苷Ⅰ下降最为明显；新绿原酸、京尼平苷酸经炒焦后含量升高。

2. **主要药理作用**　栀子炒焦后，其解热作用显著降低，显著增强人体内脏的血流量，促进人体内皮细胞的修复，起到增强止血、凝血之功效，此外焦栀子还具有镇静、镇痛、抗惊厥、抗菌抗炎作用。

【按语】焦栀子善于凉血止血，《中国药典》2020年版规定焦栀子饮片含栀子苷不得少于1.0%。焦栀子配方颗粒国家标准与饮片含量控制指标成分一致。焦栀子配方颗粒国家标准建立的【鉴别】【特征图谱】标准能实现不同炮制品的专属性鉴别，保证临床用药的准确性。就质量标准而言，配方颗粒标准较饮片更加完善。

夏枯草配方颗粒

【来源】本品为唇形科植物夏枯草 *Prunella vulgaris* L. 的干燥果穗，经除去杂质制成的合格饮片，并将此合格饮片按标准汤剂的主要质量指标，经水提、分离、浓缩、干燥、制粒而成的配方颗粒。

【含量指标】本品每1g含迷迭香酸（$C_{18}H_{16}O_8$）应为7.0mg~20.0mg。

【性能功效】辛、苦，寒。归肝、胆经。清肝泻火，明目，散结消肿。

【临床应用】

1. 头痛眩晕——如平肝潜阳汤（《常见病中医治疗研究》）

（1）组成：夏枯草 9g　生牡蛎 9g　石决明 6g　桑寄生 9g　生地黄 10g　生杜仲 6g　黄芩 3g　决明子 9g　菊花 5g　茺蔚子 5g

（2）临证应用：本方主治肝阳上亢，头晕头痛，心悸怔忡，失眠多梦，舌红脉弦。

（3）临证加减：肝肾阴虚者，加女贞子、墨旱莲、北沙参、山茱萸；肝阳上亢者加天麻；风痰上扰者加白术、半夏、胆南星、陈皮、茯苓。

（4）现代应用：本方现常用于治疗肝阳上亢导致的头晕头痛、耳鸣易怒以及原发性高血压等。

2. 目珠夜痛——如夏枯草散（《冯氏锦囊》）

（1）组成：夏枯草 3g　香附 6g　炙甘草 1g

（2）临证应用：本方主治目珠夜痛。临床应用以肝热气滞，目珠痛，至夜疼剧为辨证要点。

（3）临证加减：痛久血伤者，加当归、白芍、生地黄、黄芪；肝阳上亢者加石决明、钩藤、牛膝；气郁化热者加川楝子、牡丹皮、黄芩、栀子、龙胆草。

（4）现代应用：本方现常用于治疗淋巴结肿大、结核与甲状腺肿大、增生或肿瘤类疾病。现常用于治疗视神经痛、结膜炎等。

3. 项生瘰疬——如夏枯草汤（《外科正宗》）

（1）组成：夏枯草 6g　当归 6g　白术 3g　茯苓 3g　桔梗 3g　陈皮 3g　生地黄 3g　柴胡 3g　甘草 3g　贝母 3g　香附 3g　白芍 3g　白芷 1g　红花 1g

（2）临证应用：本方主治瘰疬、马刀疮。临床应用以不问已溃未溃，或已溃日久成漏，形体消瘦，饮食不甘，寒热如疟，渐成劳瘵为辨证要点。

（3）临证加减：脓出清稀，形体消瘦，倦怠乏力者，酌加人参；伴潮热、盗汗，舌红少苔，酌加知母、盐黄柏。

（4）现代应用：本方现常用于治疗淋巴结肿大、结核，甲状腺肿大、增生，或肿瘤类疾病。

4. 瘿瘤——如夏枯草膏（《医宗金鉴》）

（1）组成：夏枯草 9g　当归 6g　白芍 6g　玄参 9g　乌药 6g　浙贝母 5g　僵蚕 5g　昆布 6g　桔梗 3g　甘草 2g　川芎 3g　陈皮 3g　红花 3g　香附 6g

（2）临证应用：本方主治瘿瘤，瘰疬，痰核等症。临床以伴见舌淡苔白，脉濡缓为辨证要点。

（3）临证加减：加佛手、橘叶等行气解郁之品，以疏肝解郁；若痰湿积滞，凝聚成核，则重加白术、茯苓、半夏的用量。

（4）现代应用：本方现常用于治疗结节性甲状腺肿，乳腺增生症，乳腺纤维囊性病等病症。

【使用注意】脾胃寒弱者慎用。

【用量建议】按配方颗粒国家标准，每 1g 配方颗粒相当于饮片 6.5g。《中国药典》饮片用量 9g~15g。根据临床试点应用经验，建议临床饮片用量 9g。

【参考】

1. 主要化学成分　夏枯草主要含迷迭香酸等有机酸类成分；三萜类成分：齐墩果酸，熊果酸等；黄酮类成分：芸香苷，木犀草素等；还含有甾类、香豆素类、挥发油等。

2. 主要药理作用　夏枯草有抗病原微生物、降血压、降血糖、抗心肌梗死、抗凝血及抗肿瘤等作用。

【按语】夏枯草为清肝泻火，散结消肿的常用药。《中国药典》2020 年版规定夏枯草药材含迷迭香酸不得少于 0.20%。夏枯草配方颗粒国家标准与药材含量控制指标成分相同，并根据多批次标准汤剂质量特征制定指标成分的含量限度。就含量指标限度而言，配方颗粒标准符合临床汤剂应用实际。

密蒙花配方颗粒

【来源】本品为马钱科植物密蒙花 *Buddleja officinalis* Maxim. 的干燥花蕾和花序，经除去杂质，干燥制成合格的饮片，并将此合格饮片按标准汤剂的主要质量指标，经水提、分离、浓缩、干燥、制粒而成的配方颗粒。

【含量指标】本品每 1g 含蒙花苷（$C_{28}H_{32}O_{14}$）应为 14.0mg~45.0mg，含毛蕊花糖苷（$C_{29}H_{36}O_{15}$）应为 36.0mg~112.0mg。

【性能功效】甘，微寒。归肝经。清热泻火，养肝明目，退翳。

【临床应用】

1. 肝热目赤——如密蒙花散（《银海精微》）

（1）组成：密蒙花 3g　羌活 3g　菊花 5g　石决明 6g　木贼 3g　黄柏 3g　白蒺藜 6g　黄芩 3g　蔓荆子 5g　青葙子 9g　枸杞子 6g

（2）临证应用：本方主治脏腑久积风热，内熏肝经，冲发于目，始则肿赤隐痛多泪，日久津液涩少，睑眦皮急，致睫拳倒刺，隐摩瞳人。

（3）临证加减：脾胃虚者，加白术。

（4）现代应用：本方现常用于治疗急性结膜炎，虹膜睫状体炎，倒睫所致的结膜炎、角膜炎。

2. 肝火上炎——如拨云退翳丸（《原机启微》）

（1）组成：密蒙花 3g　川芎 3g　菊花 3g　蔓荆子 5g　蝉蜕 3g　炙蛇蜕 1g　薄荷叶 2g　木贼草去节 3g　荆芥穗 3g　黄连 2g　楮桃仁 2g　地骨皮 3g　天花粉 2g　炙甘草 1g　川椒皮 2g　当归 5g　炒白蒺藜 5g

（2）临证应用：本方主治阳蹻受邪，内眦即生赤脉缕缕，根生瘀肉，瘀肉生黄赤脂，脂横侵黑睛，渐蚀神水，锐眦亦然，俗名攀睛。目翳外障，视物不清，隐痛流泪。

（3）临证加减：肝火盛者，加龙胆草。

（4）现代应用：本方现常用于治疗慢性肝炎、肝硬化、慢性胆囊炎、急性结膜炎、翳状胬肉、白内障、月经失调等证。

【使用注意】阳虚内寒人群不宜用密蒙花泡水喝。

【用量建议】按配方颗粒国家标准，每 1g 配方颗粒相当于饮片 3.5g。《中国药典》饮片用量 3g~9g。根据临床试点应用经验，建议临床饮片用量 3g。

【参考】

1. 主要化学成分 密蒙花主要含有黄酮类，如蒙花苷、刺槐素苷等；苯乙醇苷类，如红景天苷，松果菊苷等；三萜及其皂苷类、单萜类、生物碱类等。

2. 主要药理作用 密蒙花有抗氧化、抗炎、抗肿瘤、保护心血管、抑菌、降血糖、神经保护、免疫调节等作用。

【按语】密蒙花为清热泻火，养肝明目，退翳的常用药。《中国药典》2020 年版规定密蒙花药材含蒙花苷不得少于 0.50%。密蒙花配方颗粒国家标准根据多批次标准汤剂质量特征在药材含量控制指标基础上增加毛蕊花糖苷。就质量控制指标而言，配方颗粒标准较饮片更加完善。

青葙子配方颗粒

【来源】本品为苋科植物青葙 Celosia argentea L. 的干燥成熟种子，经除去杂质制成合格的饮片，并将此合格饮片按标准汤剂的主要质量指标，经水提、分离、浓缩、干燥、制粒而成的配方颗粒。

【含量指标】本品每 1g 含总皂苷以青葙苷 I（$C_{53}H_{82}O_{24}$）计，应为 8.0mg~32.0mg；含青葙苷 I（$C_{53}H_{82}O_{24}$）和青葙苷 H（$C_{47}H_{72}O_{20}$）的总量应为 3.0mg~8.5mg。

【性能功效】苦，微寒。归肝经。清肝泻火，明目退翳。

【临床应用】

1. 肝热目赤——如青葙丸（《医宗金鉴》）

（1）组成：青葙子 6g 菟丝子 3g 茺蔚子 3g 生地黄 6g 防风 3g 五味子 1g 玄参 3g 柴胡 3g 泽泻 3g 细辛 1g 车前子 3g 茯苓 3g

（2）临证应用：本方主治肝虚积热，眼目起初红肿疼痛羞明，涩泪难开，久则渐生翳膜，视物昏暗。

（3）临证加减：若两目昏暗，冲风泪下，可加用白术、当归、决明子、川芎、羌活；若肝经不足，内受风热，上攻眼目，昏暗痒痛，隐涩难开，堆眵多泪，时发肿赤，或生障翳，可加菊花、炙甘草、地骨皮、蔓荆子；若视物模糊，不能远见，睛轮昏暗，涩痛翳晕，时聚时散，可加柏子仁、薏苡仁、枸杞子等。

（4）现代应用：本方现常用于治疗肝火眩晕、流眼泪、视力下降、眼结膜发红、疼痛、肿胀等病症

2. 目生翳膜——如青葙子丸（《太平圣惠方》）

（1）组成：青葙子 9g　蚺蛇胆 1g　熊胆 0.25g　芒硝 6g　龙脑 0.15g

（2）临证应用：本方主治小儿眼有翳膜遮睛，甚者视物模糊。

（3）临证加减：眵泪诸多，眼红肿痛，加蒲公英、金银花、野菊花。

（4）现代应用：本方现常用于治疗急性结膜炎，角膜炎等。

3. 眼目赤肿——如蝉花散（《医学入门》）

（1）组成：青葙子 6g　白蒺藜 6g　甘草 2g　木贼 3g　防风 5g　山栀 6g　决明子 6g　蝉蜕 3g　川芎 3g　荆芥 5g　蔓荆子 5g　密蒙花 3g　菊花 5g　草龙胆 3g

（2）临证应用：本方主治肝经蕴热，毒气上攻，眼目赤肿，昏翳，多泪羞明，一切风毒。

（3）临证加减：若风热偏盛而见身热、口渴者，加银花、连翘；湿热偏盛而兼胸脘痞满，舌苔黄腻者，加地肤子、车前子。

（4）现代应用：本方现常用于治疗乙型脑炎、钩端螺旋体病，败血症等。

4. 目疾肿痛——如白蒺藜汤（《杂病源流犀烛》）

（1）组成：青葙子 3g　白蒺藜 3g　木贼草 3g　白芍 3g　决明子 3g　山栀 3g　当归 3g　黄连 2g　黄芩 2g　川芎 2g　甘草 1g

（2）临证应用：本方主治时行火邪，两目肿痛。

（3）临证加减：若伤煎、炒、炙煿之物，加连翘、山楂；若伤酒，加葛根。

（4）现代应用：本方现常用于治疗结膜炎、流行性角膜炎等。

中药配方颗粒临床应用

5. 脉痔——如胶艾蒿归汤（《张氏医通》）

（1）组成：青葙子 9g　阿胶 3g　当归 6g　艾叶 3g

（2）临证应用：本方和血杀虫，清热止痒。主治脉痔，下部痒痛，痔疮出血。

（3）临证加减：烦躁发热，加墨旱莲、黄连。

（4）现代应用：本方现常用于治疗痔疮、肛门痔。

【使用注意】本品有扩散瞳孔的作用，故青光眼患者禁用。

【用量建议】按配方颗粒国家标准，每1g配方颗粒相当于饮片6g。《中国药典》饮片用量 9g~15g。根据临床试点应用经验，建议临床饮片用量 9g。

【参考】

1. 主要化学成分　青葙子主要有三萜皂苷类，如青葙子苷类等；生物碱、环肽类、脂肪酸和氨基酸类；其他化合物如甾醇类等。

2. 主要药理作用　青葙子有降压、扩瞳、抑菌等作用。

【按语】青葙子生品清肝作用强。常用于肝热目赤，肝火眩晕。《中国药典》2020 年版青葙子饮片无化学成分含量控制指标。青葙子配方颗粒国家标准参考多批次标准汤剂质量特征增加【特征图谱】【含量测定】等质量控制项。就质量标准而言，配方颗粒标准较饮片更加完善。

布渣叶配方颗粒

【来源】本品为椴树科植物破布叶 *Microcos paniculata* L. 的干燥叶，经除去杂质，洗净，干燥制成合格的饮片，并将此合格饮片按标准汤剂的主要质量指标，经水提、分离、浓缩、干燥、制粒而成的配方颗粒。

【含量指标】本品每 1g 含牡荆苷（$C_{21}H_{20}O_{10}$）应为 1.5mg~4.3mg，含异牡荆苷（$C_{21}H_{20}O_{10}$）应为 2.1mg~5.7mg，含山奈酚 -3-*O*- 芸香糖苷（$C_{27}H_{30}O_{15}$）应为 2.3mg~5.3mg，含水仙苷（$C_{28}H_{32}O_{16}$）应为 9.0mg~21.0mg。

【性能功效】微酸，凉。归脾、胃经。消食化滞，清热利湿。

【临床应用】

外感咳嗽挟食滞——如前芒汤（《新中医》）

（1）组成：布渣叶 15g　芒果核 6g　前胡 3g　苦杏仁 5g　桃仁 5g　桔梗 3g　款冬花 5g　浙贝母 5g　枳壳 3g　冬瓜仁 6g　鱼腥草 15g　莱菔子 5g

（2）临证应用：本方清热宣肺，化痰理气，消滞止咳。主治外感咳嗽挟食滞。症见咳嗽、胸闷。痰黄黏稠，咯而不爽，厌食口苦，大便积臭或硬结，小便黄或微有恶风、发热、舌偏红、苔黄腻或白厚、脉浮滑。

（3）临证加减：若发热者加黄芩、连翘；痰浓稠难咳出者加瓜蒌仁；咳甚加百部、桑白皮；舌苔黄腻，大便硬者加大黄、天花粉；白细胞偏高者，加红条紫草 15 克。

（4）现代应用：本方现常用于治疗感冒，咳嗽，急性支气管炎等。

【使用注意】孕妇慎用。

【用量建议】按配方颗粒国家标准，每 1g 配方颗粒相当于饮片 6.7g。《中国药典》饮片用量 15g~30g。根据临床试点应用经验，建议临床饮片用 15g。

【参考】

1. **主要化学成分**　布渣叶主要含有黄酮类，如牡荆苷、异牡荆苷、水仙苷等；有机酸类、如阿魏酸等；生物碱类、三萜类及挥发油等成分。

2. **主要药理作用**　布渣叶有抗氧化、降血脂、镇痛、抗炎、保护心血管等作用。

【按语】布渣叶为消食化滞，清热利湿的中药。《中国药典》2020 年版规定布渣叶药材含牡荆苷不得少于 0.040%。布渣叶配方颗粒国家标准在饮片含量控制指标基础上，增加了异牡荆苷、山奈酚 -3-O- 芸香糖苷、水仙苷 3 个成分。就含量控制指标而言，配方颗粒标准比饮片更加完善，保障临床疗效更稳定、可靠。

黄芩配方颗粒

【来源】本品为唇形科植物黄芩 *Scutellaria baicalensis* Georgi 的干燥根，经除去杂质，置沸水中煮 10 分钟，取出，闷透，切薄片，干燥；或蒸半小时，取出，切薄片，干燥，制成合格的饮片，并将此合格饮片按标准汤剂的主要质量指标，经水提、分离、浓缩、干燥、制粒而成的配方颗粒。

【含量指标】本品每 1g 含黄芩苷（$C_{21}H_{18}O_{11}$）应为 148.0mg~274.0mg。

【性能功效】苦，寒。归肺、胆、脾、大肠、小肠经。清热燥湿，泻火解毒，止血，安胎。生品以清热泻火，解毒为主。

【临床应用】

湿温病——如黄芩滑石汤（《温病条辨》）

（1）组成：黄芩 3g 滑石 9g 茯苓皮 9g 大腹皮 5g 白蔻仁 3g 通草 3g 猪苓 6g

（2）临证应用：本方主治湿热蕴结中焦之湿温病。以发热身痛，汗出热解，继而复热，渴不多饮，或竟不渴，舌苔淡黄而滑，脉缓为辨证要点。

（3）临证加减：如兼烦躁不宁，可加木通、黄连；寒热反复或朝凉暮热，加白薇、青蒿；兼暑湿，加鲜藿香、鲜佩兰。

（4）现代应用：本方现常用于治疗急性肾功能衰竭，泌尿系统感染。

【使用注意】本品苦寒败胃，脾胃虚寒者不宜使用。

【用量建议】按配方颗粒国家标准，每 1g 配方颗粒相当于饮片 2.2g。《中国药典》饮片用量 3g~10g。根据临床试点应用经验，建议临床饮片用量 3g。

【参考】

1. 主要化学成分 黄芩主要含黄芩苷、黄芩素、汉黄芩苷、汉黄芩素、黄芩新素、去甲汉黄芩素等黄酮类成分。此外，还含有苯乙酮、棕榈酸、油酸等挥发油成分、β- 谷甾醇等。

2. 主要药理作用　黄芩有抗病原微生物、抗内毒素、解热、抗炎、抗过敏、抗肿瘤及保肝、解毒、抗氧化等作用。尚有较强的抑制血小板聚集、防治白内障及降血糖等作用。

【按语】生黄芩清热泻火解毒力强，《中国药典》2020年版规定黄芩饮片含黄芩苷不得少于8.0%。黄芩配方颗粒国家标准与饮片含量控制指标成分相同，且根据多批次标准汤剂质量特征制定配方颗粒含量限度。就含量控制限度而言，配方颗粒含量限度更符合临床汤剂用药实际。

酒黄芩配方颗粒

【来源】本品为唇形科植物黄芩 *Scutellaria baicalensis* Georgi 的干燥根，经制成黄芩片后，加黄酒拌匀，稍闷，待酒被吸尽后，文火炒干，取出，晾凉制成合格的饮片，并将此合格饮片按标准汤剂的主要质量指标，经水提、分离、浓缩、干燥、制粒而成的配方颗粒。

【含量指标】本品每1g含黄芩苷（$C_{21}H_{18}O_{11}$）应为142.0mg~265.0mg。

【性能功效】苦，寒。归肺、胆、脾、大肠、小肠经。酒炙后主入血分，并借酒力以升腾，主治上焦肺热和四肢肤表之热。

【临床应用】

1. 上焦热毒——如秘方茶调散《赤水玄珠全集》

（1）组成：酒黄芩 3g　川芎 3g　细芽茶 3g　白芷 3g　薄荷 3g　荆芥穗 5g

（2）临证应用：本方主治风热上攻，头目昏痛，及头风热痛不可忍。

（3）临证加减：头巅及脑痛，加细辛、藁本、蔓荆子。

（4）现代应用：本方现常用于治疗风热感冒、鼻窦炎、偏头痛等症见头痛且证属风热者。

2. 大头瘟毒——如普济消毒饮（《东垣试效方》）

（1）组成：酒黄芩 3g　酒黄连 2g　陈皮 6g　生甘草 2g　玄参 6g　柴胡 3g　桔梗 3g　连翘 6g　板蓝根 3g　马勃 2g　牛蒡子 3g　薄荷 3g　僵蚕 2g　升麻 2g

（2）临证应用：本方用于大头瘟病，临床应用以头面红肿焮痛，目不能开，舌红少苔，脉浮数有力为证治要点。

（3）临证加减：若大便秘结者，可加酒大黄；腮腺炎并发睾丸炎者，可加川楝子、龙胆草。

（4）现代应用：本方现常用于治疗丹毒、腮腺炎、急性扁桃体炎、淋巴结炎伴淋巴管回流障碍等属风热邪毒者。

3. 痰热咳喘——如清气化痰丸（《医方考》）

（1）组成：酒黄芩 3g　陈皮 3g　杏仁 5g　麸炒枳实 3g　瓜蒌仁 6g　茯苓 6g　胆南星 3g　制半夏 3g

（2）临证应用：本方主治热痰咳嗽。以咳嗽，痰黄稠，胸膈痞闷，甚则气急呕恶，舌质红，苔黄腻，脉滑数为辨证要点。

（3）临证加减：若痰多气急者，可加鱼腥草、桑白皮；痰稠较黏难咯者，可减半夏用量，加青黛、蛤粉；恶心呕吐明显者，加竹茹；烦躁不眠者，可去黄芩，加清热除烦之黄连、山栀，并酌加琥珀粉、远志等宁心安神之品。

（4）现代应用：本方现常用于治疗肺炎、急性支气管炎、慢性支气管炎急性发作等属痰热内结者。

【使用注意】本品苦寒败胃，脾胃虚寒者不宜使用。

【用量建议】按配方颗粒国家标准，每1g配方颗粒相当于饮片2.2g。《中国药典》饮片用量3g~10g。根据临床试点应用经验，建议临床饮片用量3g。

【参考】

1. **主要化学成分**　黄芩酒制后，多糖及总糖含量上升，苷类成分含量下降，相应苷元含量上升。

2. **主要药理作用**　生黄芩抗炎作用明显强于酒制品，而酒黄芩则能增强免疫细胞吞噬能力。酒黄芩对宋氏痢疾杆菌的抑菌活性高于生品；对金黄色葡萄球菌、白色葡萄球菌、铜绿假单胞菌、白色念珠菌、流感杆菌等多种细菌的体外抑制作用也优于生黄芩。

【按语】酒黄芩入血分，并可借酒升腾之力，同时，酒性大热，可缓解黄芩苦寒之性，以免伤害脾阳，导致腹泻。《中国药典》2020 年版规定酒黄芩饮片含黄芩苷不得少于 8.0%，酒黄芩配方颗粒国家标准与饮片含量控制指标成分相同。就质量标准而言，黄芩配方颗粒与酒黄芩配方颗粒含量限度、浸出物有一定差异，这与炮制有一定关系，同时也保障临床用药调配的准确性。

黄连（黄连）配方颗粒

【来源】本品为毛茛科植物黄连 *Coptis chinensis* Franch. 的干燥根茎，经除去杂质，润透后切薄片，晾干，或用时捣碎制成合格的饮片，并将此合格饮片按标准汤剂的主要质量指标，经水提、分离、浓缩、干燥、制粒而成的配方颗粒。

【含量指标】本品每 1g 含小檗碱（$C_{20}H_{17}NO_4$）应为 110.0mg~210.0mg，含表小檗碱（$C_{20}H_{17}NO_4$）、黄连碱（$C_{19}H_{13}NO_4$）和巴马汀（$C_{21}H_{21}NO_4$）的总量应为 78.0mg~160.0mg。

【性能功效】苦，寒。归心、脾、胃、肝、胆、大肠经。清热燥湿，泻火解毒。生用苦寒之性强，以泻火解毒，清热燥湿为主。

【临床应用】

1. 三焦火热——如黄连解毒汤（《外台秘要》）

（1）组成：黄连 2g　栀子 6g　黄芩 3g　黄柏 3g

（2）临证应用：本方主治三焦火毒热盛证。以大热烦躁，口燥咽干，错语不眠；或热病吐血、衄血为辨证要点；或热甚发斑，或身热下利，或湿热黄疸；或外科疮疡疔毒，以小便黄赤，舌红苔黄，脉数有力为辨证要点。

（3）临证加减：若兼便秘者，加大黄；以吐血、衄血、发斑者，酌加玄参、生地黄、牡丹皮；瘀热发黄者，加茵陈、大黄。

（4）现代应用：本方现常用于治疗败血症、脓毒血症、痢疾、肺炎、泌尿系统感染、流行性脑脊髓膜炎、乙型脑炎以及感染性炎症等属热毒者。

2. 热毒痢疾——如白头翁汤（《伤寒论》）

（1）组成：黄连 2g　白头翁 9g　黄柏 3g　秦皮 6g

（2）临证应用：本方主治热毒痢疾。腹痛，里急后重，肛门灼热，下痢脓血，赤多白少，渴欲饮水，舌红苔黄，脉弦数。

（3）临证加减：若外有表邪，恶寒发热者，加葛根、连翘、金银花；里急后重较甚者，加木香、槟榔、枳壳；脓血多者，加赤芍、牡丹皮、地榆；夹有食滞者，加焦山楂、枳实；用于阿米巴痢疾，配合吞服鸦胆子（桂圆肉包裹），疗效更佳。

（4）现代应用：本方现常用于治疗阿米巴痢疾、细菌性痢疾属热毒偏盛者。

【使用注意】本品大苦大寒，易伤脾胃、耗津液，故脾胃虚寒、阴虚津伤者慎用。

【用量建议】按配方颗粒国家标准，每 1g 配方颗粒相当于饮片 4.5g。《中国药典》饮片用量 2g~5g。根据临床试点应用经验，建议临床饮片用量 2g。

【参考】

1. 主要化学成分　黄连主要含生物碱类成分，包括小檗碱、黄连碱、掌叶防己碱、药根碱、甲基黄连碱，木兰花碱等。

2. 主要药理作用　黄连有抗病原微生物、抗细菌毒素、抗炎、解热、止泻、降血糖、抗肿瘤、抗心肌缺血、抗动脉粥样硬化、抗心律失常、抗胃溃疡、利胆、保肝、抗胰腺炎等多种药理作用。

【按语】黄连生用苦寒之性较强，长于泻火解毒，清热燥湿。《中国药典》2020 年版规定黄连饮片以盐酸小檗碱计，含小檗碱不得少于 5.0%，含表小檗碱、黄连碱和巴马汀的总量不得少于 3.3%。黄连（黄连）配方颗粒国家标准与饮片含量控制指标成分相同，并根据多批次标准汤剂质量特征制定指标成分含量限度。就含量指标控制限度而言，配方颗粒标准更符合临床应用汤剂实际。

酒黄连（黄连）配方颗粒

【来源】本品为毛茛科植物黄连 *Coptis chinensis* Franch. 的干燥根茎，经除去杂质，润透后切薄片，晾干，与黄酒拌匀，稍闷，待酒被吸尽后，用文火炒干取出，晾凉制成合格的饮片，并将此合格饮片按标准汤剂的主要质量指标，经水提、分离、浓缩、干燥、制粒而成的配方颗粒。

【含量指标】本品每 1g 含小檗碱（$C_{20}H_{17}NO_4$）应为 110.0mg~200.0mg。含表小檗碱（$C_{20}H_{17}NO_4$）、黄连碱（$C_{19}H_{13}NO_4$）和巴马汀（$C_{21}H_{21}NO_4$）的总量应为 80.0mg~140.0mg。

【性能功效】苦，寒。归心、脾、胃、肝、胆、大肠经。酒炙后缓其寒性，引药上行，善清头目之火。

【临床应用】

1. 风热头痛——如川芎散（《兰室秘藏》）

（1）组成：酒黄连 2g　川芎 3g　柴胡 2g　羌活 3g　防风 3g　藁本 3g　生甘草 2g　熟甘草 2g　升麻 3g　酒生地黄 6g　酒黄芩 3g

（2）临证应用：本方主治风热头痛。症见头痛发胀，时感灼痛，遇热而增重，甚者头痛如裂，恶风发热，面目俱赤，咽干口渴，便秘溲赤，舌质红，苔薄黄，脉浮数。

（3）临证加减：若伴有鼻塞流涕，可酌加细辛、苍耳子、白芷、辛夷等。

（4）现代应用：本方现常用于治疗风热感冒头痛。

2. 热厥头痛——如清上泻火汤（《兰室秘藏》）

（1）组成：酒黄连 2g　荆芥穗 1g　川芎 1g　蔓荆子 1g　当归身 1g　苍术 1g　生地黄 2g　藁本 2g　生甘草 2g　升麻 2g　防风 2g　酒黄柏 3g　炙甘草 2g　黄芪 3g　酒黄芩 3g　酒知母 5g　羌活 3g　柴胡 3g　细辛 1g　红花 3g

（2）临证应用：本方主治热厥头痛，得寒则止，遇热则作，积年不愈。

（3）临证加减：眉棱骨痛者，可合用选奇汤加减。

（4）现代应用：本方现常用于治疗高血压脑病。

3. 目赤肿痛——如黄连天花粉丸（《原机启微》）

（1）组成：酒黄连 2g　天花粉 10g　菊花 3g　川芎 3g　薄荷 3g　连翘 6g　黄芩 3g　山栀子 6g　黄柏 3g

（2）临证应用：本方主治眵多眵噪，紧涩羞明，赤脉贯睛，脏腑秘结者。

（3）临证加减：大便秘结者，酌加大黄、芒硝。

（4）现代应用：本方现常用于治疗急性结膜炎、假性结膜炎、流行性角膜炎等。

4. 心烦失眠——如朱砂安神丸（《内外伤辨惑论》）

（1）组成：酒黄连 2g　水飞朱砂 0.1g　炙甘草 2g　生地黄 5g　当归 6g

（2）临证应用：本方主治心火亢盛，阴血不足证。心神烦乱，惊悸不安，失眠多梦，胸中烦热，舌红，脉细数。

（3）临证加减：若胸中烦热较甚，加山栀仁、莲子心；兼惊恐，宜加丹参、磁石、生牡蛎；失眠多梦者，可加酸枣仁、柏子仁。

（4）现代应用：本方现常用于治疗神经衰弱之心悸失眠，或精神抑郁症之神志恍惚属心火上炎，心血不足者。

【使用注意】本品大苦大寒，易伤脾胃、耗津液，故脾胃虚寒、阴虚津伤者慎用。

【用量建议】按配方颗粒国家标准，每 1g 配方颗粒相当于饮片 4.5g。《中国药典》饮片用量 2g~5g。根据临床试点应用经验，建议临床饮片用量 2g。

【参考】

1. **主要化学成分**　黄连经酒炮制后，主要化学成分小檗碱、巴马汀，药根碱的溶出率增加，煎液中的实际含量比生品高。

2. **主要药理作用**　黄连经酒炮制后，有不同程度的抗菌活性，且出现了炮制前未有的对铜绿假单胞菌的抑制作用。

【按语】酒炙黄连能引药上行，缓其寒性，善清头目之火。《中国药典》2020 年版规定酒黄连饮片含小檗碱以盐酸小檗碱计，不得少于 5.0%，含表小檗碱、黄连碱和巴马汀的总量不得少于 3.3%。酒黄连配方颗粒国家标准与饮片含量控制指标成分相同。配方颗粒国家标准建立的特征图谱能实现黄连（黄连）配方颗粒、酒黄连（黄连）配方颗粒的定性专属性鉴别，确保临床用药调配的准确性。

黄柏配方颗粒

【来源】本品为芸香科植物黄皮树 *Phellodendron chinense* Schneid 的干燥树皮，经除去杂质，喷淋清水，润透，切丝，干燥制成合格的饮片，并将此合格饮片按标准汤剂的主要质量指标，经水提、分离、浓缩、干燥、制粒而成的配方颗粒。

【含量指标】本品每 1g 含黄柏碱以盐酸黄柏碱（$C_{20}H_{23}NO_4 \cdot HCl$）计为 10.5mg~20.0mg；含小檗碱以盐酸小檗碱 ($C_{20}H_{17}NO_4 \cdot HCl$) 计为 60.0mg~154.0mg。

【性能功效】苦，寒。归肾、膀胱经。清热燥湿，泻火除蒸，解毒疗疮。生用性寒，苦燥而沉，以清热燥湿，泻火解毒为主。

【临床应用】

湿热黄疸——如栀子柏皮汤（《伤寒论》）

（1）组成：黄柏 3g　栀子 6g　炙甘草 2g

（2）临证应用：本方主治黄疸，热重于湿证。以身热，发黄，心烦懊恼，口渴，苔黄为辨证要点。

（3）临证加减：症见大便秘结者，可加大黄通腑泻热，导瘀热从大便而下。本方合茵陈蒿汤加黄芩、黄连可用于重症肝炎、新生儿溶血性黄疸。本方加茵陈、茜草、郁金等可治钩端螺旋体病发黄。

（4）现代应用：本方现常用于治疗急性黄疸型肝炎、胆囊炎、重症肝炎、胰腺炎等。

【使用注意】脾虚泄泻，胃弱食少者忌服。

【用量建议】按配方颗粒国家标准，每 1g 配方颗粒相当于饮片 5g。《中国药典》饮片用量 3g~12g。根据临床试点应用经验，建议临床饮片用量

3g。

【参考】

1. 主要化学成分 黄柏主含小檗碱、巴马汀、药根碱、木兰花碱、黄柏碱等生物碱类成分。

2. 主要药理作用 黄柏有抗动脉粥样硬化、抗溃疡、抗痛风、抗肿瘤、降糖、神经保护、止泻、抑菌等作用。

【按语】 生黄柏苦燥，性寒而沉。泻火解毒和燥湿作用较强。《中国药典》2020 年版规定黄柏饮片含小檗碱以盐酸小檗碱计，不得少于 3.0%；含黄柏碱以盐酸黄柏碱计，不得少于 0.34%。黄柏配方颗粒国家标准与饮片含量控制指标成分相同，并根据多批次标准汤剂质量特征制定含量限度。就含量控制限度而言，配方颗粒含量限度符合临床汤剂应用实际。

盐黄柏配方颗粒

【来源】 本品为芸香科植物黄皮树 *Phellodendron chinense* Schneid 的干燥树皮，经除去杂质，喷淋清水，润透，切丝，干燥，用盐水拌匀，稍闷，用文火炒干时取出制成合格的饮片，并将此合格饮片按标准汤剂的主要质量指标，经水提、分离、浓缩、干燥、制粒而成的配方颗粒。

【含量指标】 本品每 1g 含黄柏碱以盐酸黄柏碱（$C_{20}H_{23}NO_4 \cdot HCl$）计应为 8.0mg~17.0mg；含小檗碱以盐酸小檗碱（$C_{20}H_{17}NO_4 \cdot HCl$）计，应为 70.0mg~130.0mg。

【性能功效】 苦，寒。归肾、膀胱经。盐炙后可缓其苦燥之性，不伤脾胃，而增强泻相火的作用。

【临床应用】

阴虚盗汗——如大补阴丸（《丹溪心法》）

（1）组成：盐黄柏 3g　熟地黄 12g　盐知母 6g　醋龟甲 9g　猪脊髓 10g

（2）临证应用：本方主治阴虚火旺证。以骨蒸潮热，盗汗遗精，咳嗽咯血，心烦易怒，足膝疼热或痿软，舌红少苔，尺脉数而有力为辨证要点。

（3）临证加减：若阴虚明显者，加天冬、麦冬；阴虚盗汗者，加地骨皮；咯血、吐血者，加仙鹤草、墨旱莲、白茅根；遗精者，加金樱子、芡实、桑螵蛸、沙苑子。

（4）现代应用：本方现常用于治疗阴虚火旺之甲状腺功能亢进、肾结核、骨结核、糖尿病、红斑性狼疮、肺结核、慢性肾盂肾炎、附睾丸、遗精、暴盲、阳强、更年期综合征等病症。

【使用注意】本品苦寒易败胃，故脾胃虚寒者禁用。

【用量建议】按配方颗粒国家标准，每1g配方颗粒相当于饮片4g。《中国药典》饮片用量3g~12g。根据临床试点应用经验，建议临床饮片用量3g。

【参考】

1. 主要化学成分　盐炙黄柏中的小檗碱和柠檬苦素类成分总和较生品的明显增多，且盐炙后能提高浸出物含量，其顺序为：盐黄柏＞酒黄柏＞生黄柏＞黄柏炭。

2. 主要药理作用　生黄柏、盐黄柏均可以降低热症大鼠肛温，盐炙后寒性增强，对热症大鼠的能量代谢有进一步的改善作用，且黄柏炮制品对甲状腺功能亢进型肾阴虚模型大鼠甲状腺和肾上腺皮质功能均有一定的改善作用，且盐炙品作用增强，提示盐黄柏其滋阴效果有所增强。

【按语】盐炙引药入肾，减缓苦燥之性，增强滋肾降火、退虚热的作用，《中国药典》2020年版规定盐黄柏饮片含小檗碱以盐酸小檗碱计，不得少于3.0%，含黄柏碱以盐酸黄柏碱计，不得少于0.34%。盐黄柏配方颗粒国家标准与饮片含量控制指标一致。就质量标准而言，黄柏配方颗粒与盐黄柏配方颗粒在出膏率和制成量有一定差异，保障临床用药调配的准确性。

龙胆（龙胆）/（坚龙胆）配方颗粒

【来源】本品为龙胆科植物龙胆 *Gentiana scabra* Bge. 或坚龙胆

Gentiana rigescens Franch. 的干燥根和根茎，经除去杂质，洗净，润透，切段，干燥制成合格的饮片，并将此合格饮片按标准汤剂的主要质量指标，经水提、分离、浓缩、干燥、制粒而成的配方颗粒。

【含量指标】龙胆（龙胆）配方颗粒　本品每1g含龙胆苦苷（$C_{16}H_{20}O_9$）应为41.0mg~82.0mg。

龙胆（坚龙胆）配方颗粒　本品每1g含龙胆苦苷（$C_{16}H_{20}O_9$）应为30.0mg~70.0mg。

【性能功效】苦，寒。归肝、胆经。清热燥湿，泻肝胆火。

【临床应用】

1. 湿热下注——如龙胆泻肝汤（《医方集解》）

（1）组成：龙胆3g　酒黄芩3g　酒山栀子3g　泽泻6g　木通3g　车前子9g　酒当归6g　生地黄10g　柴胡3g　生甘草2g

（2）临证应用：本方主治肝胆实火上炎证，以头痛目赤，胁痛，口苦，耳聋，耳肿，舌红苔黄，脉弦细有力为辨证要点。肝经湿热下注证，阴肿，阴痒，筋痿，阴汗，小便淋浊，或妇女带下黄臭等，舌红苔黄腻，脉弦数有力为辨证要点。

（3）临证加减：若肝胆实火热盛，去木通、车前子，加黄连；若湿盛热轻者，去黄芩、生地黄，加滑石、薏苡仁；阴囊囊肿，红热甚者，加连翘、黄柏、大黄。

（4）现代应用：本方现常用于治疗顽固性偏头痛、头部湿疹、高血压、急性结膜炎、虹膜睫状体炎、外耳道疖肿、鼻炎等辨证属肝胆实火上炎者；急性黄疸型肝炎、急性胆囊炎、带状疱疹、急性乳腺炎、阳痿等辨证属肝胆湿热蕴结；泌尿生殖系炎症、急性肾盂肾炎、急性膀胱炎、尿道炎、外阴炎、睾丸炎、腹股沟淋巴腺炎、急性盆腔炎、贝赫切特综合征等辨证属肝经湿热下注者。

2. 肝胆实火——如当归龙荟丸（《丹溪心法》）

（1）组成：龙胆3g　当归6g　栀子3g　黄连2g　黄芩3g　黄柏3g　大黄3g　芦荟2g　青黛1g　木香3g　人工麝香0.03g

（2）临证应用：本方主治肝胆实火，头晕目眩，面红目赤，胸膈痞满，或两肋痛及少腹，脉弦有力；或双目红赤肿痛，口干，便秘；或发热烦躁，脉弦数有力；或肝胆火郁，神志错乱，发狂，便秘，脉实。

（3）临证加减：若精神分裂证可加珍珠母、青礞石、磁石、石菖蒲、远志、茯神、龙齿等；焦虑症可加龙齿、远志、竹沥、石菖蒲、珍珠母等；急性白血病可加黄芪、阿胶、何首乌、龟甲胶、鹿角胶等。

（4）现代应用：本方现常用于治疗传染性肝炎，胆囊炎，流行性脑脊髓膜炎等。

3. 肝热目赤——如龙胆草散（《种痘新书》）

（1）组成：龙胆草 3g　菊花 5g　蒺藜 6g　白芷 3g　防风 5g　黄连 2g　蝉蜕 3g　木贼 3g　栀子 6g

（2）临证应用：本方清肝明目。主治痘毒入眼，生翳障。以肝热溲赤，头目疼痛，口渴，苔黄，脉弦数为诊治要点。

（3）临证加减：痛甚，加羌活、乳香同煎。

（4）现代应用：本方现常用于治疗急性结膜炎、假性结膜炎、流行性角膜炎以及结膜下出血等病症。

【使用注意】本品苦寒，脾胃虚寒者不宜用。阴虚津伤者慎用。

【用量建议】按配方颗粒国家标准，龙胆（龙胆）和龙胆（坚龙胆）每 1g 配方颗粒相当于饮片 2.2g。《中国药典》饮片用量 3g~6g。根据临床试点应用经验，建议临床饮片用量 3g。

【参考】

1. 主要化学成分　龙胆主含龙胆苦苷、当药苦苷、当药苷、三叶苷、龙胆碱、龙胆黄碱、龙胆三糖等成分。龙胆（龙胆）中龙胆苦苷含量明显高于龙胆（坚龙胆）。

2. 主要药理作用　龙胆有抑菌、促进胃液分泌、抗炎、保肝、利尿和抗氧化等药理活性。

【按语】龙胆为清热燥湿，泻肝胆火的常用药。《中国药典》2020 年版规定龙胆（龙胆）饮片含龙胆苦苷不得少于 2.0%，龙胆（坚龙胆）饮片含龙胆苦苷不得少于 1.0%。龙胆（龙胆）、龙胆（坚龙胆）配方颗粒国家标准含量控制指标与饮片一致。配方颗粒国家标准分别对两个基原龙胆配方颗粒含量制定限度标准，符合临床应用汤剂习惯。配方颗粒国家标准在【鉴别】【特征图谱】项下均使用对照药材作为参照物，保证药用基原的准确性。

苦参配方颗粒

【来源】本品为豆科植物苦参 *Sophora flavescens* Ait. 的干燥根，经除去残留根头，大小分开，洗净，浸泡至约六成透时，润透，切厚片，干燥制成合格的饮片，并将此合格饮片按标准汤剂的主要质量指标，经水提、分离、浓缩、干燥、制粒而成的配方颗粒。

【含量指标】本品每 1g 含苦参碱（$C_{15}H_{24}N_2O$）和氧化苦参碱（$C_{15}H_{24}N_2O_2$）的总量应为 30.0mg~68.9mg。

【性能功效】 苦，寒。归心、肝、胃、大肠、膀胱经。清热燥湿，杀虫，利尿。

【临床应用】

1. 湿热泻痢——如香参丸（《沈氏尊生书》）

（1）组成：苦参 4.5g　木香 3g　甘草 2g

（2）临证应用：本方主治赤痢、白痢。以肠鸣腹痛，里急后重，下痢赤白脓血者为辨证要点。

（3）临证加减：若赤甚者可加用白头翁、黄连、黄柏等；白甚者可加茯苓、苍术、厚朴、陈皮等。

（4）现代应用：本方现常用于治疗细菌性痢疾。

2. 皮肤瘙痒——如苦参丸（《太平惠民和剂局方》）

（1）组成：苦参 4.5g　荆芥 5g

（2）临证应用：本方主治风湿热毒攻于皮肤，时生疥癞，瘙痒难忍，时出黄水；及大风手足烂坏；眉毛脱落。

（3）临证加减：若生疮，宜加薄荷。

（4）现代应用：本方现常用于治疗热痢、便血、黄疸、尿闭、赤白带下、阴肿阴痒、湿疹、皮肤瘙痒、疥癣麻风；外治滴虫性阴道炎。

3. 风疹瘙痒——如苦参散（《太平圣惠方》）

（1）组成：苦参 4.5g 苍耳苗 6g 蔓荆子 5g 牡荆子 6g 晚蚕沙 9g 白蒺藜 6g 晚蚕蛾 1g 玄参 9g 胡麻子 9g 蛇床子 3g 天麻 3g 乳香 2g

（2）临证应用：本方主治遍身风瘙痒不可止。

（3）临证加减：若瘙痒剧烈，遇热甚，伴心烦、口渴，大便干燥者，可加用牡丹皮、生地黄；若瘙痒不止，抓破后继发湿疹样变，伴口干口苦，小便黄赤，可酌加黄柏、苍术、龙胆草、黄芩；若病程久，皮肤干燥，抓破后可有少量脱屑，情绪波动可引起发作或瘙痒加剧者，可加用当归、生地黄、白芍。

（4）现代应用：本方现常用于治疗皮肤瘙痒症、荨麻疹、霉菌性阴道炎等，具有广泛抗菌及抑制真菌等作用。

4. 疮疡、疥癣——如参角丸（《鸡峰普济方》）

（1）组成：苦参 4.5g 肥皂角 1g

（2）临证应用：本方主治心肺积热，脏毒攻于皮肤，以皮肤瘙痒，时生疮疡、疥癣，瘙痒难忍，时出黄水等为辨证要点。

（3）临证加减：若皮损以丘疱疹泛发，破流脂水，舌红，苔黄腻，脉滑数者，可合用黄连解毒汤合三妙丸加减，配以花椒、地肤子煎汤外洗。

（4）现代应用：本方现常用于治疗肺风皮肤瘙痒，生瘾疹或疥癣等。

5. 湿热下注——如当归贝母苦参丸（《金匮要略》）

（1）组成：苦参 4.5g 当归 6g 贝母 3g

（2）临证应用：本方主治淋证涩痛，小便不利。以妊娠小便难，淋沥不爽，饮食如常为辨证要点。

（3）临证加减：习惯性便秘，加火麻仁、生地黄、生何首乌、莱菔子、元参；前列腺炎，湿热结于下焦者，加滑石合知柏地黄汤；若妊娠小便涩痛，重者加车前子、甘草梢、滑石；热盛小溲色深者加萹蓄、瞿麦、野菊花、败酱草等；湿热中阻、肝胃郁热者可加白豆蔻、广藿香；痛势急迫者合芍药甘草汤；兼气滞者加九香虫、甘松；痰黏难咳者，加瓜蒌子、苦杏仁；干咳少痰者，加麦冬，北沙参。

（4）现代应用：本方现常用于治疗慢性前列腺炎、尿道炎、尿频症等病。

【使用注意】不宜与藜芦同用。脾胃虚寒者禁用。

【用量建议】按配方颗粒国家标准，每 1g 配方颗粒相当于饮片 5g。《中国药典》饮片用量 4.5g~9g。根据临床试点应用经验，建议临床饮片用量 4.5g。

【参考】

1. 主要化学成分　苦参主要含苦参碱、氧化苦参碱、槐定碱、苦参醇碱、臭豆碱、甲基金雀花碱、野靛叶碱、槐果碱、氧化槐果碱及粉防己碱等生物碱类成分；还含有黄酮类成分苦参素等。

2. 主要药理作用　苦参有抗病原微生物、解热、抗炎、抗变态反应、抗肿瘤和抗心律失常和心肌缺血等作用；还具有止泻、抗胃溃疡以及较强的抗瘙痒作用。

【按语】苦参为清热燥湿，杀虫的常用药。《中国药典》2020 年版规定苦参饮片含苦参碱和氧化苦参碱的总量不得少于 1.0%。苦参配方颗粒国家标准与饮片指标成分控制相同，并根据多批次标准汤剂质量特征制定指标成分含量限度，符合临床汤剂用药实际，其疗效应与饮片相当。

秦皮（尖叶白蜡树）配方颗粒

【来源】本品为木犀科植物尖叶白蜡树 *Fraxinus szaboana* Lingelsh. 的干燥枝皮或干皮，经除去杂质，洗净，润透，切丝，干燥制成合格的饮片，并将此合格饮片按标准汤剂的主要质量指标，经水提、分离、浓缩、干燥、制粒而成的配方颗粒。

【含量指标】本品每 1g 含秦皮甲素（$C_{15}H_{16}O_9$）和秦皮乙素（$C_9H_6O_4$）的总量应为 70.0mg~180.0mg。

【性能功效】苦、涩，寒。归肝、胆、大肠经。清热燥湿，收涩止痢，止带，明目。

【临床应用】

1. 目赤肿痛——如八宝饮（《普济方》）

（1）组成：秦皮 6g　车前子 9g　龙胆草 3g　谷精草 5g　仙灵脾 3g　藁本 3g　威灵仙 6g　荆芥穗 5g　甘草 2g

（2）临证应用：本方主治眼睑红肿硬痛，泪眵交加，双眼涩痛灼热。

（3）临证加减：如兼有刺痒较重者，加用蔓荆子、蝉蜕祛风止痒；白睛赤肿浮雍者，可加用桑白皮、桔梗、葶苈子等泻肺利水消肿。

（4）现代应用：本方现常用于治疗睑皮炎、结膜炎。

2. 风热赤眼——如连竹汤（《圣济总录》）

（1）组成：秦皮 6g　黄连 2g　竹叶 6g　蛇蜕 2g

（2）临证应用：本方主治风毒攻眼，暴赤涩痛，以舌红，苔黄，脉数为辨证要点。

（3）临证加减：若风热重者，可加生地黄、牡丹皮以清热解毒、凉血退赤；便秘者可加生大黄通腑泄热。

（4）现代应用：本方现常用于治疗急性细菌性结膜炎。

3. 眼赤湿痒——如葳蕤散（《太平圣惠方》）

（1）组成：秦皮 6g　葳蕤 6g　甘菊花 5g　防风 5g　栀子仁 6g　炙甘草 2g　黄连 2g　决明子 9g

（2）临证应用：本方主治眼赤湿痒急，目睛红赤，溢泪溢液，瘙痒不适。

（3）临证加减：可加蝉蜕、薄荷、蔓荆子祛风止痒。

（4）现代应用：本方现常用于治疗结膜炎。

4. 风热赤眼——如洗眼秦皮汤（《圣济总录》）

（1）组成：秦皮 6g　蕤仁 5g　黄连 2g　山栀子仁 6g　黄柏 3g　大枣 6g

（2）临证应用：本方主治眼目暴赤，及积年睑烂不愈，两目涩痛，睛上有白膜。

（3）临证加减：若眼目红赤，涩痛甚者，可加用鱼腥草、蒲公英、青皮、玄明草等清热解毒之品煎汤外洗。

（4）现代应用：本方现常用于治疗结膜炎。

5. 目赤生翳——如洗眼汤（《备急千金要方》）

（1）组成：秦皮 6g　黄柏 3g　决明子 9g　黄连 2g　黄芩 3g　蕤仁 5g　栀子 6g　大枣 6g

（2）临证应用：本方主治风毒赤目、花翳等。

（3）临证加减：若肝火旺盛，口苦，烦渴，可加青皮、龙胆草、菊花等清泻肝胆实火。

（4）现代应用：本方现常用于治疗急性结膜炎、角膜炎等。

【使用注意】脾胃虚寒者禁用。

【用量建议】按配方颗粒国家标准，每1g配方颗粒相当于饮片9g。《中国药典》饮片用量 6g~12g。根据临床试点应用经验，建议临床饮片用量6g。

【参考】

1. 主要化学成分　秦皮主要含秦皮甲素、秦皮乙素、秦皮素、秦皮苷等香豆素类成分；还含酚酸类、木质素、环烯醚萜、黄酮类等。

2. 主要药理作用　秦皮有抗病原微生物、抗炎、镇痛、抗痛风、保肝、抗肿瘤等作用；尚有镇咳、祛痰等作用；秦皮甲素还有显著的抗凝血作用。秦皮苷及秦皮素对中枢神经有抑制作用。

【按语】秦皮为清热燥湿，收涩止痢，止带的常用药。《中国药典》2020年版规定秦皮饮片含秦皮甲素和秦皮乙素的总量，不得少于0.80%。秦皮（尖叶白蜡树）配方颗粒国家标准与饮片指标成分含量控制指标相同，配方颗粒按规格折算后含量下限与饮片标准相当。就含量限度而言，配方颗粒标准与饮片一致，应该与饮片疗效相当。

白鲜皮配方颗粒

【来源】本品为芸香科植物白鲜 *Dictamnus dasycarpus* Turcz. 的干燥根皮，经除去杂质，洗净，稍润，切厚片，干燥制成合格的饮片，并将此合格饮片按标准汤剂的主要质量指标，经水提、分离、浓缩、干燥、制粒而成的配方颗粒。

【含量指标】本品每 1g 含栀酮（$C_{14}H_{16}O_3$）应为 0.5mg~3.1mg，含黄柏酮（$C_{26}H_{34}O_7$）应为 1.5mg~6.8mg。

【性能功效】苦，寒。归脾、胃、膀胱经。清热燥湿，祛风解毒。

【临床应用】

1. 湿疹，风疹——如八味消风饮（《中医皮肤病学简编》）

（1）组成：白鲜皮 5g　生地黄 9g　连翘 6g　红花 3g　桃仁 5g　地肤子 9g　僵蚕 5g　蝉蜕 3g

（2）临证应用：本方主治风疹、湿疹。皮肤痒，疹出色红，或遍身云片斑点，抓破后渗出津水，苔白或黄，脉浮数。

（3）临证加减：若血热风盛，加牡丹皮、赤芍、金银花；肺热便燥，加青黛、大黄、白芷；风热上犯，加白芷、白蒺藜、荷叶；湿热外渗，加苦参、黄柏、苍术、荆芥、防风；风冷喘咳，加杏仁、前胡、苏子、桔梗、牛蒡子；表虚，加甘草、黄芪。

（4）现代应用：本方现常用于治疗急性荨麻疹、湿疹、过敏性皮炎、稻田性皮炎、药物性皮炎、神经性皮炎等病症。

2. 湿热黄疸——如白鲜皮散（《圣济总录》）

（1）组成：白鲜皮 5g　黄连 2g　土瓜根 5g　芍药 6g　大青叶 9g　栀子仁 6g　茵陈 6g　栝楼根 9g　柴胡 3g　芒硝 6g　贝珠 0.1g　黄芩 3g　大黄 3g

（2）临证应用：本方主治诸黄，皮肉如金色，小便赤黑，口干烦渴。

（3）临证加减：若肝胆火盛，加当归、龙胆等。

（4）现代应用：本方现常用于治疗躁狂抑郁等精神类疾病。

3. 婴儿奶癣——如清风导赤汤（《医宗金鉴》）

（1）组成：白鲜皮 3g　生地黄 3g　赤茯苓 9g　牛蒡子 6g　金银花 3g　南薄荷叶 3g　木通 3g　酒黄连 1g　甘草 1g　灯心 1g

（2）临证应用：本方主治婴儿由于胎中血热，出生后复感风邪，致生奶癣，头顶或眉端痒起白屑，形如疥癣者。

（3）临证加减：风热盛者，可加用土荆皮、蔓荆子；湿重者，加薏苡仁、苍术、泽泻等。

（4）现代应用：本方现常用于治疗湿热盛型湿疹，亚急性湿疹。

5. 风湿虚冷——如排风汤（《重订严氏济生方》）

（1）组成：白鲜皮 3g　白术 6g　川芎 3g　白芍 6g　当归 6g　桂心 1g　防风 5g　杏仁 5g　炙甘草 2g　独活 3g　麻黄 2g　茯苓 10g

（2）临证应用：本方排风祛邪，补气养血。主治风湿虚冷，邪气入脏，狂言妄语，精神错乱。

（3）临证加减：肝实有风，脉来浮实有力，目赤胁疼，口苦心烦，错语多怒，宜加天麻、石决明；热盛者，加水牛角粉；肝虚有风，脉来浮虚无力，当去麻黄，加黄芪；不能言语者，加荆芥、竹沥。

（4）现代应用：本方现常用于治疗肝风发作所造成的腹部胀满和恶心呕吐，同时对于耳聋耳鸣和神经衰弱也能起到改善效果。

【使用注意】脾胃虚寒者慎用。

【用量建议】按配方颗粒国家标准，每 1g 配方颗粒相当于饮片 3.7g。《中国药典》饮片用量 5g~10g。根据临床试点应用经验，建议临床饮片用量 5g。

【参考】

1. 主要化学成分　白鲜皮主要含柠檬苦素类成分，如梣酮、黄柏酮、柠檬苦素；生物碱类成分，如白鲜碱、白鲜明碱、槲皮素、柚皮素等；黄酮类成分，如汉黄芩素、柚皮素、槲皮素等；苯丙素类化合物，如厚朴酚、东莨菪碱；还含有三萜类、甾醇类、挥发油类等成分。

2. 主要药理作用　白鲜皮主要有抗病原微生物、抗内毒素、抗炎、免疫抑制、抗肿瘤等作用。

【按语】白鲜皮为清热燥湿，祛风解毒的常用药。《中国药典》2020 年版规定白鲜皮饮片含梣酮不得少于 0.050%，黄柏酮不得少于 0.15%。白鲜皮配方颗粒国家标准与饮片含量控制指标相同，并根据多批次标准汤剂质量特征制定指标成分含量限度。就含量指标限度而言，配方颗粒标准符合临床汤剂用药实际。

积雪草配方颗粒

【来源】本品为伞形科植物积雪草 *Centella asiatica* (L.)Urb. 的干燥全草，经除去杂质，洗净，切段，干燥制成合格的饮片，并将此合格饮片按标准汤剂的主要质量指标，经水提、分离、浓缩、干燥、制粒而成的配方颗粒。

【含量指标】本品每 1g 含积雪草苷（$C_{48}H_{78}O_{19}$）和羟基积雪草苷（$C_{48}H_{78}O_{20}$）的总量应为 15.0mg~60.0mg，含槲皮素 -3-O- 葡萄糖醛酸苷（$C_{21}H_{18}O_{13}$）应为 1.0mg~6.5mg。

【性能功效】苦、辛，寒。归肝、脾、肾经。清热利湿，解毒消肿。

【临床应用】

湿浊郁肾——如治血升降汤（《新中医》）

（1）组成：积雪草 15g　黄芪 9g　法半夏 3g　竹茹 5g　佩兰 3g　陈皮 3g　枳壳 3g　茯苓 10g　虎杖 9g　益母草 9g　丹参 10g　蚕砂 10g

（2）临证应用：本方主治肾衰竭证属湿浊中阻者，症见恶心呕吐，胸闷纳呆，或口淡黏腻，口有尿味等。

（3）临证加减：阳虚，加熟附子、生姜；湿热内蕴，加黄连；大便秘结，加大黄；神志不清，加服安宫牛黄丸。

（4）现代应用：本方现常用于治疗慢性肾炎及衰竭。

【使用注意】虚寒者不宜用。

【用量建议】按配方颗粒国家标准，每 1g 配方颗粒相当于饮片 3.5g。《中国药典》饮片用量 15g~30g。根据临床试点应用经验，建议临床饮片用量 15g。

【参考】

1. 主要化学成分　积雪草含多种三萜皂苷成分，其中有积雪草苷、参枯尼苷、异参枯尼苷、羟基积雪草苷、玻热模苷、玻热米苷和玻热米酸、马达积雪草酸等。此外，尚含内消旋肌醇、积雪草糖、胡萝卜烃类、叶绿素，以及山奈酚、槲皮素等。

2. 主要药理作用　积雪草有促进创伤愈合、抑制瘢痕增生、抗阿尔茨海默病、改善肾、肺损伤及关节炎、抗肿瘤、抗抑郁、抗焦虑等作用。

【按语】积雪草为清热利湿，解毒消肿的中药，应用历史不长。《中国药典》2020 年版规定积雪草饮片含积雪草苷和羟基积雪草苷的总量不得少于 0.70%。积雪草配方颗粒国家标准在饮片含量控制指标基础上增加槲皮素 -3-O- 葡萄糖醛酸苷。就含量控制指标而言，配方颗粒标准更趋于完善。

救必应配方颗粒

【来源】本品为冬青科植物铁冬青 *Ilex rotunda* Thunb. 的干燥树皮，经除去杂质，洗净，润透，切片，干燥制成合格的饮片，并将此合格饮片按标准汤剂的主要质量指标，经水提、分离、浓缩、干燥、制粒而成的配方颗粒。

【含量指标】　本品每 1g 含紫丁香苷（$C_{17}H_{24}O_9$）应为 22.0mg~60.0mg，长梗冬青苷（$C_{36}H_{58}O_{10}$）应为 20.0mg~70.0mg。

【性能功效】　苦，寒。归肺、胃、大肠、肝经。清热解毒，利湿止痛。

【临床应用】

1. 湿热泻痢——如肠胃适胶囊（《中国药典》）

（1）组成：救必应 9g　功劳木 9g　鸡骨香 9g　黄连须 2g　葛根 10g　凤尾草 9g　两面针 5g　防己 5g

（2）临证应用：本方主治大肠湿热所致的泄泻、痢疾，症见腹痛、腹泻，或里急后重、便下脓血；急性胃肠炎、痢疾见上述证候者。

（3）临证加减：若湿热痢疾，腹痛、腹泻较甚者，可加砂仁、广木香、香附、广藿香；若里急后重、便下脓血较甚者，可加木香、槐角、白头翁、茜草炭、地榆炭。

（4）现代应用：本方现常用于治疗胃肠疾病，如急慢性胃炎、胃溃疡等相关疾病。

2. 虚寒腹痛——如复方救必应胶囊（《卫生部药品标准中药成方制剂》）

（1）组成：救必应 9g　东风桔 10g　香附 6g

（2）临证应用：本方主治湿热证，身热不扬，头重肢困，胸闷脘痞，胃纳呆、腹胀肠鸣、恶心呕吐，口淡等证。

（3）临证加减：若湿热证，胸闷脘痞、腹胀肠鸣较甚者，可加厚朴、枳实、大腹皮；恶心呕吐、口淡者，可加砂仁、姜制半夏、生姜等。

（4）现代应用：本方现常用于治疗腹泻、急性胃肠炎、慢性胃炎、消化性溃疡等疾病。

3. 脘腹胀痛——如救必应胃痛片（《小儿药证直决》）

（1）组成：救必应 9g　木香 3g　高良姜 3g　肉桂 1g　陈皮 3g　甘草 2g

（2）临证应用：本方主治肝胃不和证，胸胁胀痛、脘腹痞满。

（3）临证加减：若肝气太旺，克伐脾胃而致的胸胁胀痛、脘腹痞满，可加郁金、香附、延胡索、炒川楝子、厚朴等。

（4）现代应用：本方现常用于治疗胃、十二指肠溃疡，慢性胃炎。

【使用注意】本品属性偏寒，体质虚寒者以及月经期女性应慎用。

【用量建议】按配方颗粒国家标准，每1g配方颗粒相当于饮片4g。《中国药典》饮片用量 9g~30g。根据临床试点应用经验，建议临床饮片用量9g。

【参考】

1. **主要化学成分**　救必应含救必应酸、3-乙酰齐墩果酸、硬脂酸、芥子醛、丁香醛、芥子醛葡萄糖苷、紫丁香苷、长梗冬青苷、β-香树脂醇、β-谷甾醇等。

2. **主要药理作用**　救必应对心肌缺血有保护作用、对大鼠血栓形成有抑制作用，还有解痉、抗炎、镇痛、抑菌、抗肿瘤等药理活性。

【按语】救必应为清热解毒，利湿止痛的中药。《中国药典》2020年版规定救必应药材含紫丁香苷不得少于1.0%，长梗冬青苷不得少于4.5%。救必应配方颗粒国家标准沿用饮片含量控制指标。配方颗粒含量限度根据多批次标准汤剂质量特征制定，就含量控制限度而言，配方颗粒符合临床用药实际。救必应配方颗粒国家标准【特征图谱】对 5 个色谱峰进行了确认，符合中药多成分、多效能的特征，较其饮片标准更趋完善。

金银花 / 山银花（灰毡毛忍冬）配方颗粒

【来源】金银花为忍冬科植物忍冬 *Lonicera japonica* Thunb. 的干燥花蕾或带初开的花，山银花为忍冬科植物灰毡毛忍冬 *Lonicera macranthoides* Hand.-Mazz. 的干燥花蕾或带初开的花，经除去杂质，筛去灰屑，制成合格的饮片，并将此合格饮片按标准汤剂的主要质量指标，经水提、分离、浓缩、干燥、制粒而成的配方颗粒。

【含量指标】**金银花配方颗粒**　本品每 1g 含绿原酸（$C_{16}H_{18}O_9$）应为 23.0mg ~ 55.0mg；含酚酸类以绿原酸（$C_{16}H_{18}O_9$）、3,5- 二 -*O*- 咖啡酰奎宁酸（$C_{25}H_{24}O_{12}$）和 4,5- 二 -*O*- 咖啡酰奎宁酸（$C_{25}H_{24}O_{12}$）的总量计，应为 35.0mg~81.0mg；含木犀草苷（$C_{21}H_{20}O_{11}$）应为 0.46mg~1.20mg。

山银花（灰毡毛忍冬）配方颗粒　本品每 1g 含绿原酸（$C_{16}H_{18}O_9$）应为 55.0mg~110.0mg，含灰毡毛忍冬皂苷乙（$C_{65}H_{106}O_{32}$）和川续断皂苷乙（$C_{53}H_{86}O_{22}$）的总量应为 108.0mg~210.0mg。

【性能功效】甘，寒。归肺、心、胃经。清热解毒，疏散风热。

【临床应用】

1. 痈疡肿毒——如仙方活命饮（《校注妇人良方》）

（1）组成：金银花 6g　白芷 3g　贝母 3g　防风 5g　赤芍 6g　当归尾 6g　甘草 2g　炒皂角刺 3g　炙穿山甲 6g（用水蛭或虻虫代）　天花粉 10g　乳香 3g　没药 3g　陈皮 3g

（2）临证应用：本方主治阳证痈疡肿毒初起。临床应用以红肿灼痛，或身热凛寒，舌苔薄白或黄，脉数有力为辨证要点。

（3）临证加减：若红肿痛甚，热毒重者，加蒲公英、连翘、紫花地丁、野菊花等；大便秘结者，加大黄。

（4）现代应用：本方现常用于治疗化脓性炎症，如蜂窝织炎、化脓性扁桃体炎、乳腺炎、脓疱疮、疖肿等属阳证、实证者。

2. 温病初起——如银翘散（《温病条辨》）

（1）组成：金银花 6g　连翘 6g　桔梗 3g　薄荷 3g　竹叶 12g　甘草 2g　荆芥穗 5g　淡豆豉 6g　牛蒡子 6g　芦根 15g

（2）临证应用：本方主治温病初起。临床应用以发热，微恶风寒，无汗或有汗不畅，口渴头痛，咽痛咳嗽，舌尖红，苔薄白或薄黄，脉浮数为辨证要点。

（3）临证加减：若渴甚者，加天花粉；项肿咽痛者，加马勃、玄参；鼻出血者，去荆芥穗、豆豉，加白茅根、侧柏叶炭、栀子炭；咳嗽者，加杏仁；胸膈满闷者，加藿香、郁金；发热较甚者，加柴胡；头痛甚者，加白芷、菊花。

（4）现代应用：本方现常用于治疗流行性感冒、急性扁桃体炎、麻疹初起，以及乙脑、流脑、腮腺炎、咽炎、咽峡疱疹等属温病初起，邪郁肺卫者。

3. 暑温——如新加香薷饮（《温病条辨》）

（1）组成：金银花 6g　香薷 3g　连翘 6g　扁豆花 3g　厚朴 3g

（2）临证应用：本方祛暑解表，清热化湿。主治上焦暑热，为寒所遏，恶寒发热，无汗，头痛身疼，胸闷心烦，面赤口渴，小便赤涩，苔薄而腻，脉浮而数。

（3）临证加减：若高热持续不退者，加黄连；咽喉红肿明显者，加板蓝根；发热起伏、缠绵者，加白薇、葛根、柴胡。

（4）现代应用：本方现常用于治疗急性肠胃炎、肺炎、流行性感冒、青光眼等病症。

4. 热毒脱疽——如四妙勇安汤（《验方新编》）

（1）组成：金银花 6g　玄参 9g　当归 6g　甘草 2g

（2）临证应用：本方主治热毒炽盛之脱疽证。临床应用以患肢暗红微肿灼热，疼痛剧烈，久则溃烂腐臭，甚则脚趾节节脱落，延及足背，烦热口渴，舌红，脉数为辨证要点。

（3）临证加减：可适当加入丹参、红花、桃仁和毛冬青等，加强清热解毒、活血祛瘀作用；腹痛剧甚者，加乳香、没药；烦热口渴者，加生地黄、牡丹皮；肿胀者，加黄柏、防己。

（4）现代应用：本方现常用于治疗血栓闭塞性脉管炎、静脉炎、下肢溃疡、坐骨神经痛、下肢深静脉栓塞等。

【使用注意】脾胃虚寒、气虚疮疡脓清等均当忌用。

【用量建议】按配方颗粒国家标准，每1g金银花配方颗粒相当于饮片3g。每1g山银花配方颗粒相当于饮片2.5g。《中国药典》饮片用量6g~15g。根据临床试点应用经验，建议临床饮片用量6g。

【参考】

1. **主要化学成分**　含有机酸类成分：绿原酸，异绿原酸，咖啡酸等；黄酮类成分：木犀草苷，忍冬苷，金丝桃苷，槲皮素等。还含有挥发油、环烯醚萜苷、三萜皂苷等。

2. **主要药理作用**　有抗菌、抗病毒、解热、抗炎、增强免疫、抗过敏、保肝、抗氧化、降血糖、降血脂、抗肿瘤等多种药理作用。

【按语】金银花、山银花均为清热解毒，疏散风热的常用药。《中国药典》2020年版收载两种银花，尽管基原不同，化学成分也有区别，但两者药性、功效、主治和临床应用是相同的，故一并介绍。金银花药材含绿原酸不得少于1.5%，含酚酸类以绿原酸、3,5-二-O-咖啡酰奎宁酸和4,5-二-O-咖啡酰奎宁酸的总量计，不得少于3.8%，含木犀草苷不得少于0.050%。山银花药材含绿原酸不得少于2.0%，含灰毡毛忍冬皂苷乙和川续断皂苷乙的总量不得少于5.0%。配方颗粒国家标准是根据多批次标准汤剂质量特征指标成分含量限度而制定。就含量指标限度而言，配方颗粒标准符合临床汤剂用药实际。

忍冬藤配方颗粒

【来源】　本品为忍冬科植物忍冬 *Lonicera japonica* Thunb. 的干燥茎枝，经除去杂质，洗净，闷润，切段，干燥制成合格的饮片，并将此合格饮片按标准汤剂的主要质量指标，经水提、分离、浓缩、干燥、制粒而成的配方颗粒。

【含量指标】 本品每 1g 含马钱苷（$C_{17}H_{26}O_{10}$）应为 14.0mg~26.0mg；含绿原酸（$C_{16}H_{18}O_9$）应为 3.5mg~6.5 mg。

【性能功效】 甘，寒。归肺、胃经。清热解毒，疏风通络。

【临床应用】

1. 痈疽肿毒——如神效托里散（《太平惠民和剂局方》）

（1）组成：忍冬藤 9g　黄芪 9g　当归 6g　炙甘草 2g

（2）临证应用：本方主治痈疽发背、肠痈、奶痈、无名肿毒，作疼痛，憎寒壮热，类若伤寒，不问老、幼；虚人，并皆治之。

（3）临证加减：阴虚口渴甚者，加天冬、玄参、麦冬养阴生津。

（4）现代应用：本方现常用于治疗症见手背发，局部红肿疼痛，发热恶寒，久不化脓。

2. 风湿痹痛——如鸡血藤汤（《陈治恒经验方》）

（1）组成：忍冬藤 9g　鸡血藤 9g　秦艽 3g　炒桑枝 9g　海风藤 6g　络石藤 6g　伸筋草 3g　丝瓜络 5g　甘草 2g

（2）临证应用：本方主治血虚风湿痹痛。以关节疼、酸痛、麻木、屈伸不利为辨证要点。

（3）临证加减：一般病位偏上者，可加防风、川芎；腰痛者，加独活、威灵仙；病位偏下者，加牛膝、木瓜；湿偏重者，加薏苡仁；关节肿胀者，加松节之类。

（4）现代应用：本方现常用于治疗风湿、类风湿性关节炎。

3. 痛风热肿——如痛风汤（李耀谦方）

（1）组成：忍冬藤 9g　薏苡仁 9g　生石膏 15g　海藻 6g　山慈菇 3g　炒黄柏 3g　苍白术 6g　知母 6g　白芥子 3g　豨莶草 9g　地龙 5g　木防己 6g

（2）临证应用：本方清热消肿止痛。以关节红、肿、热、痛，疼痛剧烈，反复发作为辨证要点。

（3）临证加减：局部焮热痛剧，加飞滑石，寒水石；红肿退而痛不除者，去石膏、海藻，加片姜黄、蜈蚣；肾功能不全者，去木防己。

（4）现代应用：现本方常用于治疗痛风及高尿酸血症。

4. 气滞血瘀——如柴芩活血散结汤（《山东中医杂志》宋爱武方）

（1）组成：忍冬藤 9g　柴胡 3g　黄芩 3g　川芎 3g　当归 3g　郁金 3g　青皮 3g　红花 3g　丹参 10g　赤芍 6g　橘核 3g　鸡血藤 9g

（2）临证应用：本方清热疏肝，活血散结。以胸腹壁处出现硬性条索状物，疼痛、牵扯痛，有压痛，皮肤局部无改变或轻度红肿为辨证要点。

（3）临证加减：肝经火盛或湿热蕴结者，加金银花、龙胆草、蒲公英、栀子等；胸痛重者（瘀结），加乳香、没药等；硬性索状物难消散者，加夏枯草、王不留行、漏芦等。

（4）现代应用：本方现常用于治疗胸腹壁血栓性静脉炎。

【使用注意】　不适宜用于寒湿阻络引起的风湿痹痛。

【用量建议】　按配方颗粒国家标准，每 1g 配方颗粒相当于饮片 6.5g。《中国药典》饮片用量 9g~30g。根据临床试点应用经验，建议临床饮片用量 6g。

【参考】

1. **主要化学成分**　忍冬藤主要成分包括有机酸类、三萜类、环烯醚萜类、黄酮类、挥发油类等。

2. **主要药理作用**　忍冬藤对于链球菌、葡萄球菌、伤寒杆菌、痢疾杆菌等都有较强的抗菌作用，对治疗流行性感冒和炎症均有一定疗效。忍冬藤不仅可内服，而且是外用的良药，对于疔、疮、痈、肿，虫蛇咬伤、无名肿痛以及风湿、类风湿、跌打损伤等都有一定的治疗效果。

【按语】　忍冬藤为清热解毒，疏风通络的常用药。《中国药典》2020年版规定忍冬藤饮片含绿原酸不得少于 0.070%，含马钱苷不得少于 0.10%。忍冬藤配方颗粒国家标准与饮片成分控制指标相同，并根据多批次标准汤剂质量特征制定指标成分含量限度。就质量标准而言，配方颗粒标准符合临床汤剂用药实际。

连翘（青翘）配方颗粒

【来源】 本品为木犀科植物连翘 *Forsythia suspensa*（Thunb.）Vahl 的干燥果实，秋季果实初熟尚带绿色时采收，除去杂质，蒸熟，晒干，经拣去枝梗及杂质，筛净灰屑制成合格的饮片，并将此合格饮片按标准汤剂的主要质量指标，经水提、分离、浓缩、干燥、制粒而成的配方颗粒。

【含量指标】 本品每 1g 含连翘苷（$C_{27}H_{34}O_{11}$）应为 10.0mg~30.0mg，含连翘酯苷 A（$C_{29}H_{36}O_{15}$）应为 55.0mg~121.0mg。

【性能功效】 苦，微寒。归肺、心、小肠经。清热解毒，消肿散结，疏散风热。

【临床应用】

1. 热毒疮痈——如连翘金贝煎（《景岳全书》）

（1）组成：蒲公英 9g　金银花 6g　贝母 5g　夏枯草 9g　红藤 9g　连翘 6g

（2）临证应用：本方主治热毒壅滞肌肤、经络所致的阳证疮疡肿痛、乳痈起初、焮赤肿痛、舌红、脉数之证。

（3）临证加减：火盛烦渴乳肿者，加天花粉。治内部之消化性溃疡可合用海螵蛸、煅瓦楞子等。

（4）现代应用：本方现常用于治疗阳证痈疮肿毒及溃疡性疾病。

2. 痈肿疮疡——如连翘败毒散（《伤寒全生集》）

（1）组成：赤芍 6g　连翘 6g　山栀 6g　元参 9g　黄芩 3g　羌活 3g　防风 5g　桔梗 3g　柴胡 3g　薄荷 3g　升麻 6g　牛蒡子 6g　当归 6g　川芎 3g

（2）临证应用：本方主治发颐。以颐颌之间结块疼痛，张口不利，甚至肿势延及面部和颈部，口内颊部导管开口处见红肿、脓性分泌物，伴身热、口渴，苔黄，脉弦数为辨证要点。

（3）临证加减：如热甚并痛甚，加黄连；如大便不通，加大黄、芒硝。若麻症毒重，腹痛烦躁潮热者，去赤芍；倘腹痛不止，加黄连、麦冬；元气虚者，加黄芪；肿至面者，加白芷、漏芦；凡内有热或寒热交作者，倍用柴胡，加酒制黄柏，酒炒黄连。渴甚者，加天花粉；虚者，加人参；酿脓者，加皂角刺、白芷等。

（4）现代应用：本方现常用于治疗疔疮、溃烂的皮肤性疾病，用于流脓、流水或者下肢的丹毒，还有疱疹、疥癣类的热毒，化脓性腮腺炎。

3. 热陷心包——如清宫汤（《温病条辨》）

（1）组成：连翘 6g　玄参 9g　莲子 1.5g　竹叶卷 6g　犀角（水牛角粉代）2g　麦冬 6g

（2）临证应用：本方用治温病热入心包之证。临床应用以高热、神昏、谵语、舌质红绛、苔燥为辨证要点。

（3）临证加减：若见邪入心包，见有烦渴、抽搐，加服紫雪丹、安宫牛黄丸清热息风开窍。

（4）现代应用：本方现常用于治疗病毒性心肌炎。

【使用注意】　脾胃虚寒及气虚脓清者不宜用。

【用量建议】　按配方颗粒国家标准，每 1g 配方颗粒相当于饮片 3.3g。《中国药典》饮片用量 6g~15g。根据临床试点应用经验，建议临床饮片用量 6g。

【参考】

1. 主要化学成分　连翘主要含有木脂素类、苯乙醇苷类、黄酮类、萜类、酚酸类等成分，其中木脂素类主要包括连翘脂素、连翘苷、双环氧连翘内酯等，苯乙醇苷类包括连翘酯苷 A~E、连翘新苷 A~B 等。

2. 主要药理作用　连翘有广谱抗菌、降低血管通透性及脆性、扩张血管、收缩血管、抗炎、止痛、强心、利尿、降压等作用。

【按语】　连翘为清热解毒，消肿散结的常用药。《中国药典》2020 年版规定连翘（青翘）饮片含挥发油不得少于 2.0%（ml/g），含连翘苷不得少于 0.15%，含连翘酯苷 A 不得少于 3.5%。连翘（青翘）配方颗粒国家标准在饮片含量控制指标基础上减少了挥发油，因在水煎中挥发油含量较低。配方颗粒含量控制指标是根据多批次标准汤剂质量特征制定，符合临床汤剂用药实际。

穿心莲配方颗粒

【**来源**】本品为爵床科植物穿心莲 *Andrographis paniculata* (Burm.f.) Nees 的干燥地上部分，经除去杂质，洗净，切断，干燥，制成合格的饮片，并将此合格饮片按标准汤剂的主要质量指标，经水提、分离、浓缩、干燥、制粒而成的配方颗粒。

【**含量指标**】本品每 1g 含穿心莲内酯（$C_{20}H_{30}O_5$）、新穿心莲内酯（$C_{26}H_{40}O_8$）、14-去氧穿心莲内酯（$C_{20}H_{30}O_4$）和脱水穿心莲内酯（$C_{20}H_{28}O_4$）的总量为 25.0mg~75.0mg。

【**性能功效**】苦，寒。归心、肺、大肠、膀胱经。清热解毒，凉血，消肿。

【**临床应用**】

热毒痰结——如穿心莲汤（《肿瘤方剂大辞典》）

（1）组成：穿心莲 6g　白花蛇舌草 6g　浙贝母 5g　玄参 9g　夏枯草 9g　海藻 6g

（2）临证应用：本方主治热毒痰结。临床应用以食道异物感，饮食吞咽噎嗝不顺，胃脘烧灼感，进食疼痛，胸内疼痛，口干，舌红，苔黄为主要辨证要点。

（3）临证加减：口干、津伤明显，加用石斛、芦根等；吞咽困难，加用威灵仙；疼痛明显，加用延胡索、白屈菜。

（4）现代应用：本方现常用于治疗食管癌、贲门癌。

【**使用注意**】煎剂易致呕吐。脾胃虚寒者不宜用。

【**用量建议**】按配方颗粒国家标准，每 1g 配方颗粒相当于饮片 4g。《中国药典》饮片用量 6g~9g。根据临床试点应用经验，建议临床饮片用量 6g。

【**参考**】

1. **主要化学成分**　穿心莲主要含有内酯类成分，如穿心莲内酯，脱水穿心莲内酯，新穿心莲内酯（穿心莲新苷），脱氧穿心莲内酯，潘尼内酯等。还含有黄酮类、甾醇、皂苷、糖类及缩合鞣质等。

2. 主要药理作用 穿心莲煎剂对金黄色葡萄球菌、铜绿假单胞菌、变形杆菌、肺炎双球菌、溶血性链球菌、痢疾杆菌、伤寒杆菌有不同程度的抑制作用；能提高白细胞吞噬能力；并有抗生育作用。穿心莲多种内酯有抗炎性细胞因子、抗氧自由基损伤等作用。此外，还有解热，抗肿瘤，利胆保肝，抗蛇毒等作用。

【按语】 穿心莲为清热解毒，凉血，消肿的常用药。《中国药典》2020 年版规定穿心莲饮片含穿心莲内酯、新穿心莲内酯、14- 去氧穿心莲内酯和脱水穿心莲内酯的总量不得少于 1.2%。穿心莲配方颗粒国家标准与饮片成分控制指标相同，并根据多批次标准汤剂质量特征制定指标成分含量限度。就含量指标限度而言，配方颗粒标准符合临床汤剂用药实际。

大青叶配方颗粒

【来源】 本品为十字花科植物菘蓝 *Isatis indigotica* Fort. 的干燥叶，经除去杂质，抢水洗，切碎，干燥制成合格的饮片，并将此合格饮片按标准汤剂的主要质量指标，经水提、分离、浓缩、干燥、制粒而成的配方颗粒。

【含量指标】 本品每 1g 含靛玉红（$C_{16}H_{10}N_2O_2$）应为 25.0μg~113.0μg。

【性能功效】 苦，寒。归心、胃经。清热解毒，凉血消斑。

【临床应用】

1. 发斑发疹——如犀角大青汤（《医学心悟》）

（1）组成：大青叶 9g　犀角屑（水牛角代）5g　玄参 9g　甘草 2g　升麻 3g　黄连 2g　黄芩 3g　黄柏 3g　山栀 6g

（2）临证应用：本方主治清热解毒，凉血化斑。以斑出已盛，心烦大热，错语呻吟，不得眠，或咽痛不利，脉洪数为辨证要点。

（3）临证加减：若壮热大渴，加石膏、知母；大便秘结，加大黄、芒硝；鼻衄，加牡丹皮、赤芍、生地黄、白茅根；神昏谵语，加安宫牛黄丸或至宝丹。

（4）现代应用：本方现常用于治疗流行性脑脊髓膜炎、乙型脑炎、流行性出血热、败血症等。

2. 温病高热——如石膏大青汤（《备急千金要方》）

（1）组成：大青叶 9g　生石膏 15g　知母 6g　前胡 3g　栀子仁 6g　黄芩 3g　葱白 9g

（2）临证应用：本方主治妊娠伤寒，头痛壮热，肢节烦疼。以外感病表证渐解，里热已炽，高热，烦躁，口渴，肢体烦疼，舌苔薄黄，脉洪数为辨证要点。

（3）临证加减：若咽喉痛甚者，酌加牛蒡子、金银花等。若兼阳明腑实，见大便秘结、小便短赤者，加大黄、芒硝以泻热攻积。若见烦渴引饮，加天花粉、芦根、麦冬等增清热生津之力。

（4）现代应用：本方现常用于治疗大叶性肺炎、流行性乙型脑炎、流行性脑脊髓膜炎及感染性发热等。

3. 毒盛心烦——如解毒大青汤（《外科正宗》）

（1）组成：大青叶 3g　玄参 3g　桔梗 3g　知母 3g　升麻 3g　石膏 3g　山栀 3g　人中黄 3g　麦门冬 3g　木通 3g

（2）临证应用：本方主治疮误灸，逼毒入里，致生烦躁，谵语不定者。

（3）临证加减：火毒甚者，可酌加生地黄、金银花、连翘等；神昏谵语者，加服安宫牛黄丸或紫雪丹；大便秘结者，加生大黄、芒硝；如血热妄行，发斑、衄血、咳吐痰血者，加用藕节炭、白茅根、生大黄、牡丹皮等。

（4）现代应用：本方现常用于治疗疔疮。

4. 瘾疹——如薄荷牛蒡汤（《中医皮肤病学简编》）

（1）组成：大青叶 9g　薄荷叶 3g　牛蒡子 6g　马勃 2g　焦栀子 6g　连翘壳 6g　京玄参 9g　西赤芍 6g　板蓝根 9g　炒僵蚕 5g　玉桔梗 3g

（2）临证应用：本方疏风清热，凉血解毒。主治瘾疹，以风团鲜红，灼热剧痒，伴发热恶寒，咽喉肿痛，遇热则皮疹加重，苔薄白或薄黄，脉浮数为辨证要点。

（3）临证加减：瘙痒剧烈者，可加白鲜皮、徐长卿、蝉蜕、丹皮等。

（4）现代应用：本方现常用于治疗荨麻疹。

5. 温毒发斑——如大青四物汤（《类证活人书》）

（1）组成：大青叶 9g　甘草 2g　阿胶 3g　淡豆豉 6g

（2）临证应用：本方主治温毒发斑，或伤寒热病七八日，发汗不解，及吐下后热不除，下利不止者。

（3）临证加减：热病发狂者，加栀子等。

（4）现代应用：本方现常用于治疗暴发型流行性脑脊髓膜炎、斑疹伤寒等急性传染病。

【使用注意】脾胃虚寒者忌用。

【用量建议】按配方颗粒国家标准，每 1g 配方颗粒相当于饮片 2.5g。《中国药典》饮片用量 9g~15g。根据临床试点应用经验，建议临床饮片用量 9g。

【参考】

1. 主要化学成分　大青叶含靛蓝、菘蓝苷、靛玉红、靛红烷 B、葡萄糖芸苔素、铁、锰、铜、锌等无机元素及挥发性成分等。

2. 主要药理作用　大青叶有抗病原微生物、抗内毒素、解热、抗炎、调节免疫等多种药理作用。

【按语】大青叶为清热解毒，凉血消斑的常用药。《中国药典》2020 年版规定大青叶饮片含靛玉红不得少于 0.020%。大青叶配方颗粒国家标准与饮片化学成分控制指标相同，并根据多批次标准汤剂质量特征制定配方颗粒含量限度。就含量控制限度而言，配方颗粒标准符合临床汤剂用药实际。

板蓝根配方颗粒

【来源】本品为十字花科植物菘蓝 *Isatis indigotica* Fort. 的干燥根，经除去杂质，洗净，润透，切厚片，干燥制成合格的饮片，并将此合格饮片按标准汤剂的主要质量指标，经水提、分离、浓缩、干燥、制粒而成的配方颗粒。

【含量指标】本品每 1g 含 (R,S)- 告依春（C_5H_7NOS）应为 0.80mg~5.40mg。

【性能功效】苦，寒。归心、胃经。清热解毒，凉血利咽。

【临床应用】

1. 温疫时毒——如神犀丹（《医效秘传》）

（1）组成：板蓝根 9g　犀角（水牛角代）1g　生地黄 10g　香豉 6g　连翘 6g　黄芩 3g　金银花 6g　元参 9g　花粉 10g　石菖蒲 3g　紫草 5g

（2）临证应用：本方主治温热暑疫，热毒深重，耗液伤营，热入心包，神昏谵语，痘疹发斑，舌色紫绛，口糜咽腐，目赤神烦等。

（3）临证加减：若痰热较甚者，加鲜竹沥、猴枣散；若邪盛惊厥，加蝉蜕、白芍、地龙，或紫雪丹；若高热烦躁，加生石膏、寒水石、黄连；若斑疹色深，加赤芍、牡丹皮。

（4）现代应用：本方现常用于治疗凡属温疫暑热毒入营血之斑疹伤寒、乙型脑炎、流行性脑脊髓膜炎、流行性出血热、小儿呼吸道感染、口腔炎和小儿紫癜等病症。

2. 白喉——如白虎青龙汤（《白喉条辨》）

（1）组成：板蓝根 9g　生石膏 15g　木通 3g　贝母 3g　桑叶 5g　连翘 6g　牛蒡子 6g　银花 6g　蝉蜕 3g　麦冬 6g　生地黄 10g　黄芩 3g

（2）临证应用：本方主治白喉，太阴燥火挟有少阳相火，喉间红肿而痛，甚则颈项亦肿，初起辄多痰涎。

（3）临证加减：太阴燥火盛，少阳标证轻者，去黄芩、牛蒡子，加西洋参，倍石膏、地黄、麦冬；标证独盛者，以龙胆草易黄芩；痰涎壅盛者，仍用牛蒡子，或冲入鲜莱菔汁、牛黄，减麦冬、地黄，加杏仁、旋覆花、瓜蒌皮。

（4）现代应用：本方现常用于治疗白喉、乳蛾、喉痹等。

3. 白喉初起——如神仙活命汤（《喉科心法》）

（1）组成：板蓝根 9g　龙胆草 6g　元参 9g　马兜铃 3g　生石膏 15g　白芍 6g　川黄柏 3g　生甘草 3g　大生地 15g　瓜蒌 9g　生栀子 6g

（2）临证应用：本方清热解毒，养阴化痰。主治白喉初起，症见壮热口渴，面红目赤，咽部焮红，喉间白腐满布，不易拭去，声音嘶哑，呼吸气粗，口中热臭，舌苔黄腻，脉象数大。

（3）临证加减：舌有芒刺，谵语神昏者，加水牛角；大便闭塞，胸下满闷者，加厚朴、枳实；便闭甚者，再加莱菔子，生大黄；小便短赤者，加知母、泽泻、车前子。

（4）现代应用：本方现常用于治疗白喉。

4. 火毒内陷——如败毒汤（《临证医案医方》）

（1）组成：板蓝根 9g　金银花 6g　连翘 6g　蒲公英 10g　犀角（水牛角代）9g　丹皮 6g　生地黄 10g　赤芍 6g　川黄连 2g　菊花 5g　甘草 2g

（2）临证应用：本方主治局部化脓性感染有全身反应者。症见寒战，高热，汗出，头痛，舌质红，苔黄，脉洪数。

（3）临证加减：若热毒入脑，加服安宫牛黄丸或紫雪丹。

（4）现代应用：本方现常用于治疗脓毒败血症等。

【使用注意】本品苦寒，凡脾胃虚寒者慎用，体虚而无实火热毒者忌用。

【用量建议】按配方颗粒国家标准，每1g配方颗粒相当于饮片2g。《中国药典》饮片用量9g~15g。根据临床试点应用经验，建议临床饮片用量9g。

【参考】

1. 主要化学成分　板蓝根含靛蓝、靛玉红、板蓝根乙素、板蓝根丙素、板蓝根丁素等。尚含 β-谷甾醇、γ-谷甾醇、植物性蛋白、树脂状物、芥子苷、糖类、多种氨基酸等。

2. 主要药理作用　板蓝根有抗菌、抗病毒、抗内毒素、解热、抗炎、抗氧化等药理作用。

【按语】板蓝根为清热解毒，凉血利咽的常用药。《中国药典》2020年版规定板蓝根饮片含（R,S）-告依春不得少于0.030%。**板蓝根配方颗粒国家标准与饮片成分控制指标相同，板蓝根配方颗粒按规格折算后含量下限高于饮片标准。就含量指标控制限度而言，配方颗粒标准优于饮片标准，临床疗效应该优于饮片。**

蒲公英（碱地蒲公英）配方颗粒

【来源】本品为菊科植物碱地蒲公英 *Taraxacum borealisinense* Kitam. 的干燥全草，经除去杂质，洗净，切段，干燥制成合格的饮片，并将此合格饮片按标准汤剂的主要质量指标，经水提、分离、浓缩、干燥、制粒而成的配方颗粒。

【含量指标】本品每 1g 含单咖啡酰酒石酸（$C_{13}H_{12}O_9$）和菊苣酸（$C_{22}H_{18}O_{12}$）的总量应为 15.0mg~70.0mg。

【性能功效】苦、甘，寒。归肝、胃经。清热解毒，消肿散结，利尿通淋。

【临床应用】

1. 肠痈——如阑尾清化汤（《新急腹症学》）

（1）组成：蒲公英 10g 金银花 6g 大黄 3g 牡丹皮 6g 赤芍 6g 川楝子 5g 桃仁 5g 甘草 2g

（2）临证应用：本方主治急性阑尾炎蕴热期，或脓肿早期，或轻型腹膜炎，以低热，或午后发热，口干渴，腹痛，便秘，尿黄为辨证要点。

（3）临证加减：可加入薏苡仁、冬瓜子以增强消痈化湿之力。

（4）现代应用：本方现常用于治疗蕴热期的急性阑尾炎，包括重型急性化脓性阑尾炎，阑尾穿孔局限性腹膜炎，阑尾周围脓肿或合并局限性腹膜炎。

2. 蛇串疮——如板蓝根复方（《中医皮肤病学简编》）

（1）组成：蒲公英 10g 板蓝根 9g 连翘 6g 黄芩 3g 朱茯神 9g 柏子仁 3g 茯苓 9g 甘草 2g

（2）临证应用：本方主治蛇串疮，以皮疹、丘疱疹、疱疹，皮损处色鲜红，伴灼热刺痛，舌红，苔黄为辨证要点。

（3）临证加减：发热者，加金银花、黄连；表热者，加牛蒡子、桑叶；头痛者，加菊花、白芷；热盛者，加大青叶、马勃；渗出湿盛者，加薏苡仁、白术、木通、竹叶、通草；便秘者，加大黄、厚朴；痛甚者，加乳香、没药；睡眠不好者，可加酸枣仁、夜交藤。

（4）现代应用：本方现常用于治疗带状疱疹。

【使用注意】用量过大，可致缓泻。

【用量建议】按配方颗粒国家标准，每 1g 配方颗粒相当于饮片 3.7g。《中国药典》饮片用量 10g~15g。根据临床试点应用经验，建议临床饮片用量 10g。

【参考】

1. **主要化学成分** 蒲公英含酚酸类、黄酮类、萜类等成分，其中，萜类包括蒲公英甾醇、蒲公英素、蒲公英苦素等。

2. **主要药理作用** 蒲公英有抗病原微生物、抗溃疡、保肝、抗氧化、调节免疫等药理作用。

【按语】蒲公英为清热解毒，消肿散结的常用药。《中国药典》2020 年版规定蒲公英饮片含菊苣酸不得少于 0.30%。蒲公英（碱地蒲公英）配方颗粒国家标准在饮片含量控制指标基础上增加了单咖啡酰酒石酸。就含量控制指标而言，配方颗粒标准更趋完善，保障临床疗效更稳定、可靠。

紫花地丁配方颗粒

【来源】本品为堇菜科植物紫花地丁 *Viola yedoensis* Makino 的干燥全草，经除去杂质，洗净，切碎，干燥制成合格的饮片，并将此合格饮片按标准汤剂的主要质量指标，经水提、分离、浓缩、干燥、制粒而成的配方颗粒。

【含量指标】本品每 1g 含秦皮乙素（$C_9H_6O_4$）应为 10.0mg~54.0mg。

【性能功效】苦、辛，寒。归心、肝经。清热解毒，凉血消肿。

【临床应用】

1. 湿壅骨痛——如五神汤（《洞天奥旨》）

（1）组成：紫花地丁 15g　茯苓 10g　车前子 9g　金银花 6g　牛膝 5g

（2）临证应用：本方主治湿热壅结之多骨痛证。临床应用以腿痛，下肢丹毒，焮痛色赤、小便赤涩、舌苔黄腻为辨证要点。

（3）临证加减：若红肿疼痛甚者，可加用黄连、野菊花、蒲公英；脓成不溃，或脓出不畅，可合用托里消毒散加减。

（4）现代应用：本方现常用于治疗肛窦炎、下肢丹毒等病症。

2. 痈疽疔疮——如银花解毒汤（《疡科心得集》）

（1）组成：紫花地丁15g　金银花6g　犀角15g（水牛角代）　赤苓6g　连翘6g　牡丹皮6g　川连10g　夏枯草9g

（2）临证应用：本方清热解毒，泻火凉血。主治热毒蕴络，痈疽、疔疮等证。临床应用以红、肿、热、痛等为辨证要点。

（3）临证加减：如见焮红较甚、舌质红绛，可加赤芍、大青叶；肿痛较甚，加乳香、没药、七叶一枝花；兼有烦躁神昏，可加玳瑁；高热便秘，加大黄；乳痛肿痛，加蒲公英；疔毒肿痛，加野菊花；目赤肿痛，加菊花、谷精草；咽喉肿痛，加山豆根、射干；丹毒，加黄柏、薏苡仁。

（4）现代应用：本方现常用于治疗流行性腮腺炎，亦用于牙周炎、丹毒、病毒性角膜炎、角膜溃疡等疾病的治疗。

3. 湿毒热盛——如清热解毒汤（《刘奉五妇科经验》）

（1）组成：紫花地丁15g　连翘6g　金银花6g　蒲公英10g　黄芩3g　车前子9g　牡丹皮6g　地骨皮9g　瞿麦9g　萹蓄9g　赤芍6g　冬瓜子9g

（2）临证应用：本方主治湿毒热型急性盆腔炎证。临床应用以下腹疼痛、拒按，尿赤，尿频，带下多，高热，口干，精神倦怠为辨证要点。

（3）临证加减：阴虚发热者，加用青蒿；疼痛剧烈难忍者，加用延胡索、川楝子。

（4）现代应用：本方现常用于治疗急性盆腔炎。

【使用注意】体质虚寒者忌服。

【用量建议】按配方颗粒国家标准，每1g配方颗粒相当于饮片4g。《中国药典》饮片用量15g~30g。根据临床试点应用经验，建议临床饮片用量15g。

【参考】

1. 主要化学成分　紫花地丁主要含黄酮及其苷类，香豆素及其苷类，甾醇，生物碱，内酯，挥发油，钙、钠、钾、锰等微量元素，有机酸等。

2. 主要药理作用 紫花地丁有抗炎、体外抑菌、抗病毒、抗凝血、调节免疫、抗氧化等作用。

【按语】紫花地丁为清热解毒，凉血消肿的常用药。《中国药典》2020年版规定紫花地丁药材含秦皮乙素不得少于 0.20%。紫花地丁配方颗粒国家标准与药材成分控制指标相同，配方颗粒按规格折算后含量下限高于药材标准。就含量指标限度而言，配方颗粒标准优于药材，保障临床疗效更稳定、可靠。

野菊花配方颗粒

【来源】本品为菊科植物野菊 *Chrysanthemum indicum* L. 的干燥头状花序，经除去杂质及长柄制成合格的饮片，并将此合格饮片按标准汤剂的主要质量指标，经水提、分离、浓缩、干燥、制粒而成的配方颗粒。

【含量指标】本品每 1g 含蒙花苷（$C_{28}H_{32}O_{14}$)应为 9.0mg~24.0mg。

【性能功效】苦、辛、微寒。归肝、心经。清热解毒，泻火平肝。

【临床应用】

1. 火毒疔疮——如五味消毒饮（《医宗金鉴》）

（1）组成：野菊花 9g 金银花 6g 蒲公英 9g 紫花地丁 9g 紫背天葵子 9g

（2）临证应用：本方主治火毒结聚之疔疮。临床应用以疔疮初起，发热恶寒，疮形似粟，坚硬根深，状如铁钉，以痈疡疔肿，局部红肿热痛，舌红苔黄，脉数为辨证要点。

（3）临证加减：若发热较炽者，加黄芩、栀子；高热烦躁者，加黄连、连翘；舌质红绛者，加水牛角、赤芍、牡丹皮；肿痛较剧者，加乳香、没药；脓成不溃者，加皂角刺；产后乳痈者，重用蒲公英，加全瓜蒌、浙贝母；用治疔疮者，重用野菊花、紫花地丁。

（4）现代应用：本方现常用于治疗痤疮、急性痛风性关节炎、前列腺炎、银屑病、慢性盆腔炎、胃溃疡等感染性等病症。

2. 疗疮痈肿——如扶正消毒饮（《中西医结合皮肤病》）

（1）组成：野菊花 9g　黄芪 9g　当归 6g　金银花 6g　蒲公英 10g　紫花地丁 15g　连翘 6g

（2）临证应用：本方主治疗疮痈肿之正虚毒热证。以疖肿、痤疮破溃难愈，苔黄，脉沉细或弱为辨证要点。

（3）临证加减：可酌情加用人参、白术等助扶正去邪。

（4）现代应用：本方现常用于治疗慢性疖肿、慢性毛囊炎、囊肿性痤疮、穿凿性脓肿性毛囊周围炎、脓疱性痤疮等属正虚毒热证者。

【使用注意】脾胃虚弱者、寒凉体质者以及孕妇忌用。

【用量建议】按配方颗粒国家标准，每1g配方颗粒相当于饮片4g。《中国药典》饮片用量 9g~15g。根据临床试点应用经验，建议临床饮片用量9g。

【参考】

1. 主要化学成分　野菊花主含挥发油，其主要成分为樟脑、α-蒎烯、野菊花内酯、藏茴香酮等。尚含蒙花苷、木樨黄酮苷、菊苷、香豆素类、多糖等。

2. 主要药理作用　野菊花有增强冠脉流量、抗心肌缺血、抑制血小板聚集、增强白细胞的吞噬能力、降压等作用。煎剂对痢疾杆菌、金黄色葡萄球菌、白喉杆菌及流感病毒均有抑制作用。

【按语】野菊花为清热解毒，泻火平肝的常用药。《中国药典》2020年版规定野菊花药材含蒙花苷不得少于0.80%。野菊花配方颗粒国家标准沿用药材的成分控制指标，含量限度根据多批次标准汤剂质量特征制定，符合临床汤剂用药实际。配方颗粒国家标准建立的特征图谱能够实现菊花、野菊花配方颗粒的定性鉴别，保证临床用药调配的准确性。

重楼（云南重楼）配方颗粒

【来源】本品为百合科植物云南重楼 *Paris polyphylla* Smith var. *yunnanensis*（Franch.）Hand.-Mazz. 的干燥根茎，经除去杂质，洗净，润

透，切片，晒干制成合格的饮片，并将此合格饮片按标准汤剂的主要质量指标，经水提、分离、浓缩、干燥、制粒而成的配方颗粒。

【含量指标】本品每 1g 含重楼皂苷 Ⅰ（$C_{44}H_{70}O_{16}$）、重楼皂苷 Ⅱ（$C_{51}H_{82}O_{20}$）和重楼皂苷 Ⅶ（$C_{51}H_{82}O_{21}$）的总量应为 2.4mg~9.0mg。

【性能功效】苦，微寒；有小毒。归肝经。清热解毒，消肿止痛，凉肝定惊。

【临床应用】

1. 疔疮肿痛——如七星剑（《外科正宗》）

（1）组成：重楼 3g　野菊花 9g　苍耳草 5g　豨莶草 9g　半枝莲 9g　紫花地丁 9g　麻黄 2g

（2）临证应用：本方清热解毒，疏邪消散。主治疔疮初起，临床应用以疔疮肿痛，兼有发热、烦躁、苔黄、脉数为辨证要点。

（3）临证加减：如烦躁不已，加黄连、木通；神志昏聩，加水牛角、黄连、栀子；恶寒发热，加荆芥、防风；大便秘结，加大黄。

（4）现代应用：本方现常用于治疗急性疮疡、急性浅表感染等病症。

2. 痈肿疔毒——如夺命汤（《外科全生集》）

（1）组成：重楼 3g　银花 6g　赤芍 6g　细辛 2g　蝉蜕 3g　黄连 2g　僵蚕 5g　防风 5g　泽兰 6g　羌活 3g　独活 3g　青皮 3g　甘草 2g

（2）临证应用：本方清热解毒，理气活血，疏风散邪。主治红丝疔。

（3）临证加减：如大便秘结，加大黄。

（4）现代应用：本方现常用于治疗急性化脓性疾病。

3. 血证——如重楼荠菜生化汤（《中华中医药学刊》）

（1）组成：重楼 3g　荠菜 10g　当归 6g　川芎 3g　桃仁 5g　益母草 9g　败酱草 9g　马齿苋 9g　乌贼骨 5g　茜草 6g　仙鹤草 6g　白术 6g　防风 5g　炮姜 3g　生黄芪 9g　炙甘草 2g

（2）临证应用：本方主治出血症。

（3）临证加减：心烦少寐者，加酸枣仁、柏子仁；血久不止，气血耗伤者，加八珍汤补益气血。

（4）现代应用：本方现常用于治疗功能性子宫出血、月经过多、剖宫产术后盆腔积血等病。

【使用注意】虚寒证、阴性疮疡及孕妇禁服。

【用量建议】按配方颗粒国家标准，每1g配方颗粒相当于饮片3.5g。《中国药典》饮片用量3g~9g。根据临床试点应用经验，建议临床饮片用量3g。

【参考】

1. 主要化学成分　重楼主含重楼皂苷类成分，苷元为薯蓣皂苷元。此外，尚含多种氨基酸、3-蜕皮素、蚤休皂苷及甾酮等成分。

2. 主要药理作用　重楼有镇痛和镇静作用。还有抗菌、杀精、止血、加强子宫收缩等作用。

【按语】重楼为清热解毒，消肿止痛的常用药。《中国药典》2020年版规定重楼饮片含重楼皂苷Ⅰ，重楼皂苷Ⅱ和重楼皂苷Ⅶ的总量不得少于0.60%。重楼配方颗粒国家标准与饮片成分控制指标相同。研究表明，不同基原重楼特征图谱差异较大，重楼（云南重楼）配方颗粒国家标准在【鉴别】【特征图谱】项下使用重楼（云南重楼）对照药材作为参照物，能够保证使用基原的准确性。就质量标准而言，配方颗粒标准更趋完善。

土茯苓配方颗粒

【来源】本品为百合科植物光叶菝葜 *Smilax glabra* Roxb. 的干燥根茎，经趁鲜切成薄片，干燥；未切片者，经浸泡，洗净，润透，切薄片，干燥制成合格的饮片，并将此合格饮片按标准汤剂的主要质量指标，经水提、分离、浓缩、干燥、制粒而成的配方颗粒。

【含量指标】本品每1g含落新妇苷（$C_{21}H_{22}O_{11}$）应为10.5mg~38.0mg。

【性能功效】甘、淡，平。归肝、胃经。解毒，除湿，通利关节。

【临床应用】

1. 梅毒——如搜风解毒汤（《本草纲目》）

（1）组成：土茯苓 12g　薏苡仁 6g　金银花 6g　防风 5g　木通 3g　木瓜 6g　白鲜皮 5g　皂角子 3g

（2）临证应用：本方主治杨梅结毒，初起结肿，筋骨疼痛；及服轻粉药后筋骨挛痛，瘫痪不能动者。

（3）临证加减：若气虚，可加人参；血虚，可加当归；阴虚，可加麦冬、太子参、黄精、玉竹、北沙参；有郁热，加葛根、芦根、白薇、银柴胡。

（4）现代应用：本方常用于治疗阴茎肿瘤，局部肿胀，龟头破烂，渗水臭秽，疼痛难忍者。也可用于梅毒疮证之晚期，湿热的湿疹、痤疮、玫瑰糠疹、荨麻疹、鼻炎、鼻窦炎、小关节疼痛。

2. 疳疮——如二子消毒散（《外科大成》）

（1）组成：土茯苓15g　皂角子3g　肥皂子3g　僵蚕5g　蝉蜕3g　杏仁5g　猪牙皂1g　金银花6g　防风3g　荆芥3g　牛膝3g　猪板油60g

（2）临证应用：本方主治玉茎上生疮，外皮肿胀，杨梅疳等。

（3）临证加减：袖口疳，加黄柏、肥皂子肉倍之；杨梅疳，加薏苡仁、皂角刺、侧柏叶；杨梅内疳，加海金沙、五加皮、牵牛子。

（4）现代应用：本方常用于治疗阴茎头包皮、梅毒、软下疳等。

3. 筋骨疼痛——如换骨散（《古今医鉴》）

（1）组成：土茯苓15g　当归6g　荆芥5g　麻黄2g　栀子6g　连翘6g　天花粉10g　花角刺3g　乳香2g　没药2g

（2）临证应用：本方主治天疱疮，筋骨疼痛证。临床应用以皮肤或黏膜上出现松弛性水疱、大疱，易破溃糜烂，或筋骨疼痛为辨证要点。

（3）临证加减：化水泡脓结痂者，可与黄连解毒汤合用。

（4）现代应用：本方常用于治疗自身免疫性皮肤疾病天疱疮。

4. 杨梅疮——如换肌消毒散（《校注妇人良方》）

（1）组成：土茯苓15g　酒当归5g　白芷3g　皂角刺3g　薏苡仁5g　白鲜皮3g　木瓜3g　金银花3g　木通3g　甘草2g

（2）临证应用：本方主治杨梅不拘初起溃烂，或发舌间、喉间证。

（3）临证加减：若心火上炎，可合用导赤散；胃火上炎，可合用清胃散；阴虚火旺，合用杞菊地黄丸。

（4）现代应用：本方现常用于治疗梅毒性咽炎。

【使用注意】肝肾阴亏者与孕妇需谨慎服用。

【用量建议】按配方颗粒国家标准，每1g配方颗粒相当于饮片4g。《中国药典》饮片用量15g~60g。根据临床试点应用经验，建议临床饮片用量15g。

【参考】

1. 主要化学成分　土茯苓含黄酮类、甾醇类、苯丙素类、有机酸类、糖类等。其中糖类主要包括己糖和淀粉等，有机酸类包括棕榈酸、阿魏酸、莽草酸、油酸等，苯丙素类主要包括白藜芦醇、氧化白藜芦醇等，黄酮类包括异黄杞苷、落新妇苷、新落新妇苷、土茯苓苷、槲皮素等。

2. 主要药理作用　土茯苓有抑制金黄色葡萄球菌、溶血性链球菌、大肠埃希菌、铜绿假单胞菌、痢疾杆菌等作用。所含落新妇苷有利尿、镇痛、抗肿瘤等作用。

【按语】土茯苓为解毒，除湿的常用药。《中国药典》2020年版规定土茯苓饮片含落新妇苷不得少于0.45%。土茯苓配方颗粒国家标准与饮片成分控制指标相同，并根据多批次标准汤剂质量特征制定指标成分含量限度。就含量指标限度而言，配方颗粒标准符合临床汤剂的用药实际。

鱼腥草配方颗粒

【来源】本品为三白草科植物蕺菜 *Houttuynia cordata* Thunb. 的干燥地上部分，经除去杂质，迅速洗净，切段，干燥制成合格的饮片，并将此合格饮片按标准汤剂的主要质量指标，经水提、分离、浓缩、干燥、制粒而成的配方颗粒。

【含量指标】本品每1g含槲皮苷（$C_{21}H_{20}O_{11}$）应为2.5mg~9.5mg。

【性能功效】辛，微寒。归肺经。清热解毒，消痈排脓，利尿通淋。

【临床应用】

1. 痰热喘咳——如佛耳草汤（陈孝伯方）

（1）组成：鱼腥草15g　连钱草15g　炙地龙5g　炙百部3g　车前草

9g　川陈皮 3g　炙甘草 2g

（2）临证应用：本方主治咳嗽、气喘，咳痰。临床应用以痰黄稠，伴身热，面赤，口干，舌红，苔黄腻，脉滑数为辨证要点。

（3）临证加减：若寒甚者，加麻黄、紫苏；热甚者加萆草、半边莲；湿甚者加苍术、厚朴；阴虚者加沙参、麦冬。

（4）现代应用：本方现常用于治疗慢性支气管炎。

2.肺热喘咳——如肺炎汤（《临证医案医方》）

（1）组成：鱼腥草 15g　麻黄 2g　炒杏仁 5g　甘草 2g　生石膏 15g　化橘红 3g　牛蒡子 6g　川贝母 3g

（2）临证应用：本方主治大叶性肺炎。临床应用以高热喘促，咳嗽胸痛，吐铁锈色痰，鼻翼煽动，脉洪大数，舌苔白或黄，少津为辨证要点。

（3）临证加减：痰多气急，加用枇杷叶、葶苈子；便秘者，酌加大黄。

（4）现代应用：本方现常用于治疗大叶性肺炎、急慢性支气管炎、麻疹合并肺炎等。

【使用注意】虚寒证及阴性疮疡忌服。

【用量建议】按配方颗粒国家标准，每1g配方颗粒相当于饮片5g。《中国药典》饮片用量 15g~25g。根据临床试点应用经验，建议临床饮片用量 15g。

【参考】

1.主要化学成分　鱼腥草主要含挥发油，黄酮类，多糖，生物碱，酚类化合物，有机酸，蛋白质，氨基酸等。

2.主要药理作用　鱼腥草有抗菌、抗病毒、解热、抗炎、镇咳、抗肿瘤、抗辐射、抗过敏、提高机体免疫力等药理作用。

【按语】鱼腥草为清热解毒，消痈排脓的常用药。《中国药典》2020 年版无含量控制指标。鱼腥草配方颗粒国家标准根据标准汤剂主要质量指标增加了【特征图谱】【含量测定】等质量控制项。就质量标准而言，配方颗粒标准更趋完善，能有效保障临床疗效的稳定、可控。

射干 / 川射干配方颗粒

【来源】本品为鸢尾科植物射干 *Belamcanda chinensis*（L.）DC.（射干）或鸢尾 *Iris tectorum* Maxim.（川射干）的干燥根茎，经除去杂质，洗净，润透，切薄片，干燥制成合格的饮片，并将此合格饮片按标准汤剂的主要质量指标，经水提、分离、浓缩、干燥、制粒而成的配方颗粒。

【含量指标】射干配方颗粒　本品每 1g 含次野鸢尾黄素（$C_{20}H_{18}O_8$）应为 1.0mg~3.0mg。

川射干配方颗粒　本品每 1g 含射干苷（$C_{22}H_{22}O_{11}$）应为 20.0mg~52.0mg。

【性能功效】苦，寒。归肺经。清热解毒，消痰，利咽。

【临床应用】

1. 喉痹——如射干汤（《古今医彻》）

（1）组成：射干 3g　防风 3g　荆芥 3g　桔梗 3g　薄荷 3g　牛蒡子 5g　陈皮 3g　甘草 1g

（2）临证应用：本方清热解毒，疏风利咽。主治喉痹。

（3）临证加减：火甚，加玄参、天花粉；肺虚，加川贝母、茯苓；大便秘结，加大黄、芒硝。

（4）现代应用：本方现常用于治疗急性咽炎、急性喉炎等。

2. 咽喉肿痛——如加味射干汤（《囊秘喉书》）

（1）组成：射干 3g　生地黄 3g　桔梗 2g　连翘 2g　黄芩 2g　贝母 2g　元参 2g　甘草 2g　荆芥 2g　牛蒡 2g

（2）临证应用：本方主治喉痹肿痛。临床应用以咽喉红肿疼痛，甚则吞咽困难，舌红，苔黄，脉数或浮数为辨证要点。

（3）临证加减：无表症者，去荆芥，加马勃；咽痛重者，加山豆根、马勃；火毒重者，加金银花、黄连；大便不通者，加大黄、芒硝。

（4）现代应用：本方现常用于治疗急性咽炎、急性喉炎、急性疱疹性咽峡炎、急性扁桃体炎、咽后脓肿、咽旁脓肿等症见咽喉肿痛者。

3. 脾肺热盛——如含化射干丸（《太平圣惠方》）

（1）组成：射干 3g　川升麻 3g　硼砂 15g　炙甘草 2g　豉心 6g　麸炒杏仁 5g

（2）临证应用：本方主治热病。临床应用以脾肺壅热，咽喉肿塞，连舌根痛为辨证要点。

（3）临证加减：咽痛重者，加山豆根、马勃；火毒重者，加金银花、连翘；大便不通者，加大黄、芒硝。

（4）现代应用：本方现常用于治疗急性咽炎、急性喉炎、急性疱疹性咽峡炎、急性扁桃体炎、咽后脓肿、咽旁脓肿等症见咽喉肿痛者。

4. 寒痰咳喘——如射干麻黄汤（《金匮要略》）

（1）组成：射干 3g　麻黄 2g　生姜 3g　细辛 1g　紫菀 5g　款冬花 5g　大枣 3g　半夏 3g　五味子 2g

（2）临证应用：本方主治寒痰郁肺结喉证。临床应用以咳嗽，气喘，喉间痰鸣似水鸣声，或胸中似水鸣音，或胸膈满闷，或吐痰涎，苔白腻，脉弦紧或沉紧为辨证要点。

（3）临证加减：若肺气虚者，加人参、黄芪；若饮邪明显者，加桂枝、百部；若胸满者，加陈皮、厚朴；若气喘明显者，加紫苏子、葶苈子。

（4）现代应用：本方现常用于治疗支气管哮喘、小儿咳嗽变异性哮喘、感染后咳嗽、放射性肺炎、喉源性咳嗽、急慢性支气管炎、慢性阻塞性肺病、肺源性心脏病等。

【使用注意】本品苦寒，脾虚便溏者不宜使用。孕妇慎用。

【用量建议】按配方颗粒国家标准，射干和川射干每 1g 配方颗粒均相当于饮片 3g。《中国药典》射干饮片用量 3g~10g，川射干饮片用量 6g~10g。根据临床试点应用经验，建议射干临床饮片用量 3g，川射干临床饮片用量为 6g。

【参考】

1. 主要化学成分　射干主要含鸢尾苷、鸢尾黄酮、鸢尾黄酮苷、紫檀素、射干酮、草夹竹桃苷、多种二环三萜及其衍生物、苯酚类化合物等。川射干主要含异黄酮和黄酮类化合物，如鸢尾苷、鸢尾黄酮、鸢尾黄酮苷、紫檀素、射干酮、草夹竹桃苷等。

2. **主要药理作用**　射干能抑制流感病毒、疱疹病毒，对致病性皮肤真菌有较强的抑制作用；射干醇提物有一定的解热作用，还可降低毛细管通透性，抑制棉球肉芽组织增生而有抗炎作用；鸢尾苷尚有明显的利尿作用。川射干乙醇提取物能降低毛细血管通透性，抗炎，抑制棉球肉芽组织增生；此外还有解热、镇痛、止咳等多种药理作用。

【按语】射干为清热解毒，消痰，利咽的常用药。《中国药典》2020 年版载入的射干和川射干【性味与归经】和【功能与主治】基本一致，功能上仅消痰与祛痰的差异。同时规定射干饮片含次野鸢尾黄素不得少于0.10%；川射干饮片含射干苷不得少于 3.6%。配方颗粒国家标准与饮片成分控制指标相同，并根据多批次标准汤剂质量特征制定指标成分含量限度。就含量指标限度而言，配方颗粒标准符合临床汤剂用药实际。

山豆根配方颗粒

【来源】本品为豆科植物越南槐 *Sophora tonkinensis* Gagnep. 的干燥根和根茎，经除去残茎及杂质，浸泡，洗净，润透，切厚片，干燥制成合格的饮片，并将此合格饮片按标准汤剂的主要质量指标，经水提、分离、浓缩、干燥、制粒而成的配方颗粒。

【含量指标】本品每 1g 含苦参碱（$C_{15}H_{24}N_2O$）和氧化苦参碱（$C_{15}H_{24}N_2O_2$）的总量应为 20.0mg~56.0mg。

【性能功效】苦，寒；有毒。归肺、胃经。清热解毒，消肿利咽。

【临床应用】

1. 火毒蕴结——如冰硼散（《咽喉脉证通论》）

（1）组成：山豆根 3g　冰片 0.15g　硼砂 1.5g

（2）临证应用：本方主治火毒蕴结所致乳蛾喉痹、咽喉红肿疼痛，牙龈肿痛，口舌生疮。

（3）临证加减：破溃疼痛加儿茶、珍珠；肿痛热甚加青黛、黄连；疳蚀加煅人中白；出血加蒲黄炭；牛黄、蟾酥、胆矾、乳香、没药之属亦可随症应用。

（4）现代应用：热毒蕴结所致的口舌生疮、牙龈肿痛、咽喉肿痛及牙周炎、扁桃体炎、口腔溃疡等口腔疾病，流行性腮腺炎、百日咳、新生儿脐炎、带状疱疹、急慢性中耳炎等属热毒蕴结之证。

2. 喉痹——如山豆根汤（《医林纂要》）

（1）组成：山豆根 3g　射干 3g　猪牙皂 1g　杏仁 5g

（2）临证应用：本方清热泄火，散结利咽。主治喉痹。

（3）临证加减：痰热重，加竹茹；热结重，加牡蛎；大便秘，加大黄；咳重，加贝母。

（4）现代应用：本方现常用于治疗支气管和肺部的感染，急慢性扁桃体炎、咽喉炎等病。

3. 谵妄——如安魂散（《辨证录》）

（1）组成：山豆根 3g　桔梗 3g　甘草 2g　青黛 1g　百部 3g　人参 3g　茯苓 10g　天花粉 9g

（2）临证应用：本方补土泻火，消痰逐邪。主治肺气虚而中邪，目见鬼神，口出胡言，或说刀斧砍伤，或言弓矢射中，满身疼痛，呼号不已。

（3）临证加减：若烦躁不安，可加黄连、生地黄等；热陷心包而窍闭神昏，可与安宫牛黄丸或至宝丹合用开窍醒神。

（4）现代应用：本方现常用于治疗脑膜炎、脑炎、颅内出血、颅内占位等疾病引起的谵妄。

4. 牙龈肿痛——如大三黄丸（《世医得效方》）

（1）组成：山豆根 3g　大柏皮 3g　黄连 2g　黄芩 3g　滑石 6g　黄药 4.5g　硼砂 1.5g　樟脑 3g　人工麝香 0.03g　甘草 2g　百草霜 1g

（2）临证应用：本方主治上焦壅热，咽喉肿闭，心膈烦躁，小便赤涩，口舌生疮，目赤睛疼，燥渴心烦，齿痛。

（3）临证加减：心烦燥渴重者，加石膏。

（4）现代应用：本方常用于治疗内火太盛引起的口舌生疮，咽喉肿痛，牙龈肿痛，扁桃体炎、大便干燥，以及疮疡肿毒等疾病。

【**使用注意**】本品大苦大寒，过量服用易引起呕吐、腹泻、胸闷、心悸等副作用，故用量不宜过大。脾胃虚寒，食少便溏者不宜用。

【用量建议】按配方颗粒国家标准，每 1g 配方颗粒相当于饮片 4g。《中国药典》饮片用量 3g~6g。根据临床试点应用经验，建议临床饮片用量 3g。

【参考】

1.主要化学成分 山豆根主要含有生物碱和黄酮类化合物。生物碱类化合物主要有：苦参碱，氧化苦参碱，槐果碱，臭豆碱，甲基金雀花碱，金雀花碱，氧化槐果碱，槐胺，槐醇，山豆根碱和山豆根二醇等。黄酮类化合物主要有：柔枝槐酮，柔枝槐素，柔枝槐酮色烯，柔枝槐素色烯，染料木素等。

2.主要药理作用 山豆根有抗菌、抗肿瘤、抗炎、保肝、抗溃疡、兴奋呼吸等作用。

【按语】山豆根为清热解毒，消肿利咽的常用药。《中国药典》2020 年版规定山豆根饮片含苦参碱和氧化苦参碱的总量不得少于 0.60%。山豆根配方颗粒国家标准与饮片成分控制指标相同，配方颗粒国家标准根据多批次标准汤剂质量特征对两种成分总量制定上下限，既保证了药效又保证了安全性，符合临床汤剂用药实际。

青果配方颗粒

【来源】本品为橄榄科植物橄榄 *Canarium album* Raeusch. 的干燥成熟果实，经除去杂质，洗净，干燥制成合格的饮片，并将此合格饮片按标准汤剂的主要质量指标，经水提、分离、浓缩、干燥、制粒而成的配方颗粒。

【含量指标】本品每 1g 含鞣花酸（$C_{14}H_6O_8$）应为 5.5mg~18.0mg。

【性能功效】甘、酸，平。归肺、胃经。清热解毒，利咽，生津。

【临床应用】

1.乳蛾喉痹——如白虎解毒养阴汤（《古今名方》引《喉科秘传十二方》）

（1）组成：橄榄 6g　紫花地丁 15g　石膏 15g　知母 6g　浙贝母

5g 板蓝根 9g 山豆根 3g 金银花 6g 地黄 10g 玄参 9g 连翘 6g 麦冬 6g 白芍 6g 牡丹皮 6g 薄荷 3g 甘草 2g

（2）临证应用：本方清热解毒，养阴利咽。主治白喉、喉痧（猩红热）、喉炎及一切喉痹、乳蛾。临床应用以咽喉红肿疼痛，口渴，咽干，痰黄稠为辨证要点。

（3）临证加减：若心气不足，加人参、玉竹；心中烦躁者，加黄连、灯心草；呛咳不止者，加牛蒡子、马兜铃；鼻衄者，加白茅根；目赤肿痛者，加桑叶或赤芍；脘腹胀者，加麦芽、枳壳；大便秘结者，加大黄；小便热或痛者，加木通、鲜车前草或黄柏。

（4）现代应用：本方现常用于治疗白喉、猩红热、咽炎、喉炎、扁桃体炎等。

2. 咽喉疼痛——如铁笛丸（《北京市中药成方选集》）

（1）组成：青果 5g 诃子肉 3g 茯苓 10g 桔梗 3g 麦冬 6g 贝母 3g 凤凰衣 1.5g 瓜蒌皮 6g 甘草 2g 玄参 9g

（2）临证应用：本方主治阴虚肺热津亏引起的咽干声哑，咽喉疼痛，口渴烦躁。

（3）临证加减：若咽干声哑较甚者，可加蝉蜕、荆芥、紫苏叶；若咽喉疼痛明显者，可加金银花、牛蒡子、射干等。

（4）现代应用：本方现常用于治疗慢性咽炎、急性喉炎等。

【使用注意】本品味甘、性涩，表证初起者慎用。

【用量建议】按配方颗粒国家标准，每1g配方颗粒相当于饮片3.5g。《中国药典》饮片用量5g~10g。根据临床试点应用经验，建议临床饮片用量5g。

【参考】

1. 主要化学成分 青果主含多酚类、有机酸类、糖类、脂肪、脂肪酸类、香豆素类、黄酮类、三萜类、蛋白质等。其中，多酚类和黄酮类化合物是主要发挥作用的成分。

2. 主要药理作用 青果有抗氧化、抑菌、抗病毒、保肝、解酒、利咽止咳等作用；青果水提液具抗乙肝表面抗原（HBsAg）作用；能兴奋唾液腺、增加唾液分泌从而起助消化作用。

【按语】青果为清热解毒，利咽，生津的常用药。《中国药典》2020 年版青果饮片无含量控制指标。青果配方颗粒国家标准根据多批次标准汤剂质量特征建立了鞣花酸含量控制指标，并制定指标成分含量限度。青果配方颗粒国家标准【特征图谱】对 3 个色谱峰进行了确认，符合中药多成分、多效能的特征，青果配方颗粒质量标准较其饮片更加完善，能有效保障临床疗效的稳定性、可控性。

西青果配方颗粒

【来源】本品为使君子科植物诃子 *Terminalia chebula* Retz. 的干燥幼果，经除去杂质，或破碎，或润软切碎，干燥制成合格的饮片，并将此合格饮片按标准汤剂的主要质量指标，经水提、分离、浓缩、干燥、制粒而成的配方颗粒。

【含量指标】本品每 1g 含安石榴苷（$C_{48}H_{28}O_{30}$）应为 50.0mg~100.0mg。

【性能功效】苦、酸、涩，平。归肺、大肠经。清热生津，解毒。

【临床应用】

阴虚内热——如西青果茶（《中国药典》）

（1）组成：西青果 1.5g

（2）临证应用：本方主治阴虚内热、伤津所致咽干、咽痛、咽部充血。

（3）临证加减：若咽干、咽痛较明显者，可加胖大海、玄参、麦冬、甘草、桔梗。

（4）现代应用：本方现常用于治疗慢性咽炎、慢性扁桃体炎等。

【使用注意】本品风火喉痛及中寒者忌用。

【用量建议】按配方颗粒国家标准，每 1g 配方颗粒相当于饮片 1.5g。《中国药典》饮片用量 1.5g~3g。根据临床试点应用经验，建议临床饮片用量 1.5g。

【参考】

1. 主要化学成分　西青果含鞣质，其中主要成分为诃子酸、诃黎勒酸，并含鞣云实素、原诃子酸、鞣花酸及没食子酸等。此外，尚含毒八角酸、奎尼酸、糖类及氨基酸等。

2. 主要药理作用　西青果有降血糖作用；微弱的雌激素样作用；抗菌、抗炎镇痛、祛痰、止咳等作用。

【按语】西青果为清热生津，解毒的中药。《中国药典》2020 年版西青果药材无含量控制指标。西青果配方颗粒国家标准根据多批次标准汤剂质量特征建立了安石榴苷的含量控制指标，并制定指标成分含量限度，符合传统汤剂方药的物质基础。西青果配方颗粒国家标准【特征图谱】项下规定 1,2,3,4,6-*O*- 五没食子酰葡萄糖与 S 峰面积不得大于 0.1，西青果配方颗粒较药材标准更完善，保证了临床疗效的可靠性。

木蝴蝶配方颗粒

【来源】本品为紫葳科植物木蝴蝶 *Oroxylum indicum*（L.）Vent. 的干燥成熟种子，经除去杂质制成合格的饮片，并将此合格饮片按标准汤剂的主要质量指标，经水提、分离、浓缩、干燥、制粒而成的配方颗粒。

【含量指标】本品每 1g 含木蝴蝶苷 B（$C_{27}H_{30}O_{15}$）应为 27.0mg~100.0mg。

【性能功效】苦、甘，凉。归肺、肝、胃经。清肺利咽，疏肝和胃。

【临床应用】

肺热咳嗽——如木蝴蝶汤

（1）组成：木蝴蝶 1g　杏仁 5g　百部 3g　黄芩 3g　玄参 9g　蝉蜕 3g　生甘草 2g

（2）临证应用：本方清热滋阴，润肺止咳。主治气阴两虚，肺经郁热证。以干咳阵作，咽痒而咳，口干咽燥，声低音哑，乏力纳少，手心发热，舌红胖，苔薄黄，脉细稍数为辨证要点。

（3）临证加减：久咳不愈者，加罂粟壳；伴咳痰者，加桔梗、浙贝母；咽干痒明显者，加麦冬、生地黄；咽痛音哑者，加西青果；大便秘结者，加生大黄；咽喉充血明显者，加金银花、连翘、板蓝根；体弱乏力、反复发病者，加北沙参、白术、防风。

（4）现代应用：本方现常用于治疗急性气管炎、支气管炎、咽喉炎和咳嗽等。

【使用注意】脾胃虚弱者慎服。

【用量建议】按配方颗粒国家标准，每1g配方颗粒相当于饮片5.5g。《中国药典》饮片用量1g~3g。根据临床试点应用经验，建议临床饮片用量1g。

【参考】

1. **主要化学成分** 木蝴蝶主要含有黄酮及其苷类、挥发油类化合物；此外含有对羟基苯乙醇、环己醇、紫檀碱类等成分。

2. **主要药理作用** 木蝴蝶有抗菌、抗炎、抗氧化、利尿、利胆、降胆固醇、抗癌及降糖等作用。

【按语】木蝴蝶为清肺利咽，疏肝和胃的常用药。《中国药典》2020年版规定木蝴蝶药材含木蝴蝶苷B不得少于2.0%。木蝴蝶配方颗粒国家标准与药材控制指标相同，并根据多批次标准汤剂质量特征制定指标成分含量限度。就质量控制限度而言，配方颗粒标准符合临床汤剂用药实际。

马鞭草配方颗粒

【来源】本品为马鞭草科植物马鞭草 *Verbena officinalis* L. 的干燥地上部分，经除去残根及杂质，洗净，稍润，切段，干燥制成合格的饮片，并将此合格饮片按标准汤剂的主要质量指标，经水提、分离、浓缩、干燥、制粒而成的配方颗粒。

【含量指标】本品每1g含戟叶马鞭草苷（$C_{17}H_{24}O_{11}$）和马鞭草苷（$C_{17}H_{24}O_{10}$）的总量应为30.0mg~99.0mg；含毛蕊花糖苷（$C_{29}H_{36}O_{15}$）和异毛蕊花糖苷（$C_{29}H_{36}O_{15}$）的总量应为17.0mg~60.0mg。

【性能功效】苦，凉。归肝、脾经。活血散瘀，解毒，利水，退黄，截疟。

【临床应用】

1. 痹病——如马鞭草散（《妇人大全良方》）

（1）组成：马鞭草 5g　荆芥穗 5g　北柴胡 3g　乌梅肉 6g　枳壳 3g　白术 5g　羌活 3g　白芍 5g　秦艽 3g　天台乌药 3g　麻黄 2g　木香 3g　当归 5g　炮川乌 1.5g　甘草 2g

（2）临证应用：本方主治血风攻透，肢体疼痛，或觉瘙痒，或觉麻痹，作寒作热，饮食减味。

（3）临证加减：若疼痛以下肢为主，可加用牛膝、独活、萆薢、防己；若疼痛以腰背甚，可加用巴戟天、独活、续断、杜仲、淫羊藿等；若关节肿胀，可加用萆薢、猪苓。

（4）现代应用：本方现常用于治疗关节疼痛。

2. 风湿疼痛——如透骨膏（《瑞竹堂经验方》）

（1）组成：马鞭草 5g　生干地黄 10g　吴茱萸 2g　白面粉 10g　骨碎补 3g　酒龟板 9g　酒鳖甲 9g　蒲黄 5g

（2）临证应用：本方主治一切风湿走注疼痛。

（3）临证加减：若肢体关节疼痛较剧，可酌加川乌、麻黄、芍药、黄芪、炙甘草等；若肌肤麻木，肢体关节酸痛沉重，可酌加薏苡仁、苍术等；若肢体关节走窜疼痛，酌加防风、牛膝、川芎、白芷等。

（4）现代应用：本方现常用于治疗关节疼痛、肌肉酸痛、风湿性关节炎痛、骨质增生等。

3. 经闭癥瘕——如红花当归丸（《宋氏女科》）

（1）组成：马鞭草 5g　刘寄奴 6g　当归 6g　赤芍 6g　酒牛膝 5g　川芎 3g　醋香附 6g　牡丹皮 6g　甘草 2g　红花 3g　白芷 3g　肉桂 1g　紫薇 6g　苏木 3g　炒枳壳 3g

（2）临证应用：本方主治妇人血脏虚竭，经候不调，或断不来，积瘀成块，腰腹刺痛，肢体羸瘦。

（3）临证加减：兼有怕冷，痛经、得温则减，合并寒凝者，加用小茴香、乌药、丹参；若痛经甚者，可用延胡索、川楝子等。

（4）现代应用：本方现常用于治疗血瘀证之月经不调者。

4. 疟疾——如截疟青蒿丸（《丹溪心法》）

（1）组成：马鞭草 5g　青蒿 6g　冬瓜叶 9g　肉桂 1g

（2）临证应用：本方主治疟疾。以寒战，高热，出汗，口渴引饮，便干尿赤者为辨证要点。

（3）临证加减：若烦渴，苔黄，脉弦者，可加石膏、天花粉；热势盛而气津两伤者，可加人参、北沙参；若津伤较甚，口渴引饮者，可酌加生地黄、石斛、麦冬等。

（4）现代应用：本方现常用于治疗疟疾，寒热往来。

5. 湿热膏淋——如铁军汤（《上海中医药杂志》）

（1）组成：马鞭草 5g　滑石 10g　生山栀 6g　玄参 9g　生地黄 10g　生大黄 3g　萹蓄 9g　紫苏叶 5g　生山楂 9g　六神曲 6g　青皮 3g　川牛膝 5g

（2）临证应用：本方主治膏淋。以尿频，尿急，尿痛，尿道口有乳白黏稠液，少腹胀痛，会阴部隐痛，腰酸腿软为辨证要点。

（3）临证加减：急性期去生地黄、六神曲、马鞭草，加琥珀粉、知母、黄柏；高热加生石膏；尿痛加延胡索或没药；尿频不畅加赤小豆；腰部酸痛加狗脊；头晕乏力，腿软，加党参、熟地黄。

（4）现代应用：本方现常用于治疗前列腺炎。

【使用注意】孕妇、婴幼儿及湿热、血热、脾胃虚弱、身体虚弱者禁用。

【用量建议】按配方颗粒国家标准，每1g配方颗粒相当于饮片5g。《中国药典》饮片用量5g~10g。根据临床试点应用经验，建议临床饮片用量5g。

【参考】

1. 主要化学成分　马鞭草含黄酮类、环烯醚萜类、苯乙醇苷类、三萜类、甾醇类、挥发油类等成分。

2. 主要药理作用　马鞭草有抗菌、抗病毒、抗炎、镇咳、抗肿瘤、抗早孕、保护神经、调节免疫活性等作用。

【按语】马鞭草为活血散瘀，解毒的常用药。《中国药典》2020 年版规定马鞭草饮片含齐墩果酸和熊果酸的总量不得少于 0.30%。马鞭草配方颗粒国家标准根据标准汤剂主要质量特征，将含量测定指标调整为戟叶马鞭草苷和马鞭草苷的总量及毛蕊花糖苷和异毛蕊花糖苷的总量。就含量指标控制而言，配方颗粒标准符合临床汤剂用药实际。

半枝莲配方颗粒

【来源】本品为唇形科植物半枝莲 *Scutellaria barbata* D.Don 的干燥全草，经除去杂质，洗净，切段，干燥制成合格的饮片，并将此合格饮片按标准汤剂的主要质量指标，经水提、分离、浓缩、干燥、制粒而成的配方颗粒。

【含量指标】本品每 1g 含总黄酮以野黄芩苷（$C_{21}H_{18}O_{12}$）计，应为 35.0mg~131.0mg，含野黄芩苷（$C_{21}H_{18}O_{12}$）应为 5.5mg~36.0mg。

【性能功效】辛、苦，寒。归肺、肝、肾经。清热解毒，化瘀利尿。

【临床应用】

1. 肺痈——如肺脓疡合剂（《古今名方》）

（1）组成：半枝莲 15g　金银花 6g　鱼腥草 15g　虎杖 9g　黄芩 3g　桔梗 3g

（2）临证应用：本方主治急性肺脓疡（肺痈），以发热，咳嗽，胸痛，咳吐黄黏痰，或黄绿色痰为辨证要点。

（3）临证加减：如高热不退，加生石膏、知母；痰中带血，加白茅根、旱莲草；如热退后，吐大量脓臭痰（排脓期）时，加桃仁、薏苡仁；如经 X 线检查，液面消失，脓腔全部显露时，加黄精、白及。

（4）现代应用：本方现常用于治疗急性肺脓疡、支气管扩张合并感染等疾病。

2. 毒热瘀结——如补血汤（《中医肿瘤学》）

（1）组成：半枝莲 12g　黄芪 6g　太子参 6g　茯苓 2g　猪苓 4g　干地黄 4g　当归 2g　赤芍 2g　白芍 2g　女贞子 4g　地骨皮 3g　干蟾 1g　僵蚕 2g

（2）临证应用：本方主治气血双亏，毒热瘀结证。

（3）临证加减：形体消瘦，腹胀、纳呆食少，可加用白术、山药、神曲、炒麦芽等；腰腹疼痛剧烈，酌加乳香、没药、延胡索、川楝子等；血尿量多，加阿胶、仙鹤草等；短气乏力，太子参改为党参。

（4）现代应用：本方现常用于治疗气血双亏、毒热瘀结型肾癌，或肾盂癌（晚期恶病质者）。

3. 正虚瘀结——如加减八珍汤（《肿瘤良方大全》）

（1）组成：半枝莲 15g　黄芪 9g　党参 9g　怀山药 15g　牡蛎 9g　茯苓 10g　当归 6g　大蓟 9g　小蓟 5g　赤芍 6g　淡海藻 6g　淡昆布 6g　白术 6g　陈皮 3g　地龙 5g　仙鹤草 6g　玄参 9g　甘草 2g

（2）临证应用：本方主治气血两虚，血瘀毒凝。

（3）临证加减：若阴虚甚，酌加生地黄、北沙参、石斛、枸杞；若畏寒肢肿，舌淡白者，酌加附子、肉桂、泽泻等；若积块疼痛者，加五灵脂、延胡索、川楝子等。

（4）现代应用：本方现常用于治疗各类结节、肿瘤病症伴气血亏虚者。

【使用注意】血虚者不宜，孕妇慎服。

【用量建议】按配方颗粒国家标准，每 1g 配方颗粒相当于饮片 4g。《中国药典》饮片用量 15g~30g。根据临床试点应用经验，建议临床饮片用量 15g。

【参考】

1. 主要化学成分　主含黄酮类、二萜及其内酯类、多糖类、挥发性成分及微量元素等，其中黄酮类成分是半枝莲的主要活性成分，包括野黄芩苷、黄芩苷、野黄芩素、汉黄芩素等。

2. 主要药理作用　有抑菌，解痉祛痰，抑制肿瘤及免疫调节等作用。

【按语】半枝莲为清热解毒，化瘀利尿的常用药。《中国药典》2020 年版规定半枝莲饮片含总黄酮以野黄芩苷计不得少于 1.50%，含野黄芩苷不得少于 0.20%。半枝莲配方颗粒国家标准与饮片控制指标相同，并根据多批次标准汤剂质量特征制定指标成分含量限度。就此而言，半枝莲配方颗粒标准符合临床汤剂用药实际。

中药配方颗粒临床应用

筋骨草配方颗粒

【来源】本品为唇形科植物筋骨草 *Ajuga decumbens* Thunb. 的干燥全草，经除去杂质，洗净，切段，干燥制成合格的饮片，并将此合格饮片按标准汤剂的主要质量指标，经水提、分离、浓缩、干燥、制粒而成的配方颗粒。

【含量指标】本品每1g含乙酰哈巴苷（$C_{17}H_{26}O_{11}$）应为13.0mg~48.0mg，含哈巴苷（$C_{15}H_{24}O_{10}$）应为 14.0mg~56.0mg。

【性能功效】苦，寒。归肺经。清热解毒，凉血消肿。

【临床应用】

肺热咳嗽——如筋骨草片《北方常用中草药手册》

（1）组成：筋骨草 15g

（2）临证应用：本方主治咳嗽，咳痰，痰色黄。

（3）临证加减：若咽干口渴，热甚者，加用桑白皮、天花粉、芦根；若咳嗽咳痰不止，加用浙贝母、瓜蒌皮、杏仁、枇杷叶等。

（4）现代应用：本方现常用于治疗急慢性支气管炎，肺脓疡。

【使用注意】孕妇忌服。

【用量建议】按配方颗粒国家标准，每1g配方颗粒相当于饮片4g。《中国药典》饮片用量 15g~30g。根据临床试点应用经验，建议临床饮片用量15g。

【参考】

1. **主要化学成分** 筋骨草主含脱皮甾酮、乙酰哈巴苷、杯苋甾酮、筋骨草甾酮 B 和 C、筋骨草内酯、筋骨草糖、黄酮苷、皂苷及生物碱等成分。

2. **主要药理作用** 筋骨草有镇咳、祛痰、平喘、抗炎、免疫调节、抗菌、抗病毒等作用。

【按语】筋骨草为清热解毒，凉血消肿的常用药。《中国药典》2020 年版规定筋骨草药材含乙酰哈巴苷不得少于 0.40%。筋骨草配方颗粒国家标准根据多批次标准汤剂质量特征在药材控制指标基础上增加哈巴苷。就含量控制指标而言，配方颗粒标准更趋完善，更能有效保障临床疗效的稳定性、可靠性。

锦灯笼配方颗粒

【来源】本品为茄科植物酸浆 *Physalis alkekengi L.var. franchetii* （Mast.）Makino 的干燥宿萼或带果实的宿萼，经去除杂质，晒干制成合格的饮片，并将此合格饮片按标准汤剂的主要质量指标，经水提、分离、浓缩、干燥、制粒而成的配方颗粒。

【含量指标】本品每 1g 含木犀草苷（$C_{21}H_{20}O_{11}$）应为 2.3mg~6.5mg。

【性能功效】苦、寒。归肺经。清热解毒，利咽化痰，利尿通淋。

【临床应用】

咽痛音哑——如青果膏（《北京市中药成方选集》）

（1）组成：锦灯笼 5g　鲜青果 5g　胖大海 2 枚　山豆根 3g　天花粉 10g　麦冬 6g　诃子肉 3g

（2）临证应用：本方主治咽喉肿痛，失音声哑，口燥舌干。

（3）临证加减：声音嘶哑，可加用木蝴蝶；痰多黏稠，加用瓜蒌子、桑白皮、浙贝母、黄芩；咽后壁滤泡增生，加用当归、香附。

（4）现代应用：本方现常用于治疗急慢性咽喉炎。

【使用注意】脾虚泄泻者及孕妇忌用。

【用量建议】按配方颗粒国家标准，每 1g 配方颗粒相当于饮片 4g。《中国药典》饮片用量 5g~9g。根据临床试点应用经验，建议临床饮片用量 5g。

【参考】

1. 主要化学成分　锦灯笼果实含酸浆醇 A、酸浆醇 B 及生物碱、枸橼酸、草酸、维生素 C、酸浆素、木犀草素、商陆素、环木菠萝烯醇、24- 甲基胆固醇、反式阿魏酸等成分。宿萼含 α- 胡萝卜素、叶黄素、酸浆黄质等。

2. 主要药理作用　锦灯笼有抗炎、抗菌、利尿、降血糖、抗癌等作用。

【按语】锦灯笼为清热解毒，利咽化痰的中药，《中国药典》2020年版规定锦灯笼药材含木犀草苷不得少于0.10%。锦灯笼配方颗粒国家标准与药材控制指标相同。研究表明，木犀草苷和酸浆苦味素A的差异对锦灯笼配方颗粒质量影响较大，锦灯笼配方颗粒国家标准在特征图谱项下对二者的相对峰面积进行控制。就质量标准而言，配方颗粒标准更趋完善。

木棉花配方颗粒

【来源】本品为木棉科植物木棉 *Gossampinus malabarica*（DC.）Merr. 的干燥花，经除去杂质，晒干制成合格的饮片，并将此合格饮片按标准汤剂的主要质量指标，经水提、分离、浓缩、干燥、制粒而成的配方颗粒。

【含量指标】本品每1g含芒果苷（$C_{19}H_{18}O_{11}$）应为0.75mg~3.0mg。

【性能功效】甘、淡，凉。归大肠经。清热利湿，解毒。

【临床应用】

1.湿疹——如五花茶颗粒（《中华人民共和国卫生部药品标准》）

（1）组成：木棉花6g　金银花6g　鸡蛋花5g　槐花5g　葛花3g　甘草2g

（2）临证应用：本方主治湿热，下血下痢，湿疹。

（3）临证加减：热甚者，加黄连解毒汤；瘙痒重者，加紫荆皮、地肤子；破后流滋较多，加用土茯苓、鱼腥草等。

（4）现代应用：本方现常用于治疗腹泻、痔疮、血瘀、肝热、红眼、风热、咽喉痛、大肠湿热引起的口舌溃疡。

2.湿热泄痢——如金菊五花茶冲剂（《中华人民共和国卫生部药品标准》）

（1）组成：木棉花6g　金银花6g　葛花3g　野菊花9g　槐花5g　甘草2g

（2）临证应用：本方主治大肠湿热所致的泄泻、痢疾、便血、痔血以及肝热目赤，风热咽痛，口舌溃烂。

（3）临证加减：下痢脓血者，赤多白少，渴欲饮水，加用白头翁汤；

身热下痢，胸脘烦热，舌红苔黄，加用葛根芩连汤；便血色鲜质稠，大便不畅，苔黄腻者，可加用地榆散或槐角丸；目赤肿痛，加用菊花、龙胆草、青葙子等。

（4）现代应用：本方现常用于治疗泄泻、痢疾、便血、痔血、咽痛、口腔溃疡。

3. 胸痹胸痛——如八味三香散（《国家中成药标准汇编》）

（1）组成：木棉花 6g　沉香 1g　诃子 3g　肉豆蔻 3g　木香 3g　广枣 1.5g　石膏 9g　枫香脂 1g

（2）临证应用：本方主治气滞血瘀引起的胸痹，以胸闷，胸痛，心悸等为辨证要点。

（3）临证加减：气虚乏力者，加用黄芪、西洋参；血瘀甚者，酌加丹参、川芎、三七等；胸胁胀痛者，加用芍药、柴胡、枳壳、香附、川芎等。

（4）现代应用：本方现常用于治疗多种心脏疾病。

【使用注意】脾胃虚寒者慎用。

【用量建议】按配方颗粒国家标准，每 1g 配方颗粒相当于饮片 4g。《中国药典》饮片用量 6g~9g。根据临床试点应用经验，建议临床饮片用量 6g。

【参考】

1. 主要化学成分　木棉花含大量的挥发油，另含黄酮类、苯丙素类、甾体类、脂肪酸类、微量元素等。

2. 主要药理作用　木棉花有抗炎、抗菌、抗氧化、降血糖、保肝等作用。

【按语】木棉花为清热利湿，解毒的中药。《中国药典》2020 年版木棉花无含量控制指标。木棉花配方颗粒国家标准根据多批次标准汤剂质量特征，增加【特征图谱】【含量测定】控制项。就质量标准而言，配方颗粒标准更趋完善，保障临床疗效更稳定、可控。

贯叶金丝桃配方颗粒

【来源】本品为藤黄科植物贯叶金丝桃 *Hypericum perforatum* L. 的干燥地上部分，经阴干或低温烘干制成合格的饮片，并将此合格饮片按标准汤剂的主要质量指标，经水提、分离、浓缩、干燥、制粒而成的配方颗粒。

【含量指标】本品每 1g 含金丝桃苷（$C_{21}H_{20}O_{12}$）应为 4.0mg~17.0mg，含芦丁（$C_{27}H_{30}O_{16}$）、槲皮苷（$C_{21}H_{20}O_{11}$）和槲皮素（$C_{15}H_{10}O_7$）的总量应为 6.5mg~22.0mg。

【性能功效】辛，寒。归肝经。疏肝解郁，清热利湿，消肿通乳。

【临床应用】

肝郁脾虚——如舒肝解郁胶囊（《中国药典》）

（1）组成：贯叶金丝桃 2g　刺五加 9g

（2）临证应用：本方主治轻、中度单相抑郁症属肝郁脾虚证者，以情绪低落、兴趣下降迟滞、入睡困难、早醒、多梦、紧张不安、急躁易怒、食少纳呆、胸闷、疲乏无力、多汗、疼痛、舌苔白或腻，脉弦或细为辨证要点。

（3）临证加减：若胸部满闷，胁肋胀痛，可合用柴胡舒肝散；若精神恍惚，多疑易惊，喜怒无常，合用甘麦大枣汤；失眠健忘，心悸胆怯，头晕神疲，可合用归脾汤。

（4）现代应用：本方现常用于治疗抑郁症。

【使用注意】脾胃虚寒者慎用。孕妇、儿童慎用。用量不宜过大。

【用量建议】按配方颗粒国家标准，每 1g 配方颗粒相当于饮片 7g。《中国药典》饮片用量 2g~3g。根据临床试点应用经验，建议临床饮片用量 2g。

【参考】

1. 主要化学成分　贯叶金丝桃主含黄酮、挥发油、香豆素、二蒽酮衍生物、间苯三酚等。

2. 主要药理作用 贯叶金丝桃有抗抑郁、抗病毒、抗癌、抗肿瘤、促进睡眠、抗菌、抗微生物与抗寄生虫、镇痛等作用。

【按语】贯叶金丝桃为疏肝解郁，清热利湿，消肿通乳的中药。《中国药典》2020 年版规定贯叶金丝桃药材含金丝桃苷不得少于 0.10%。贯叶金丝桃配方颗粒国家标准在药材含量控制指标基础上增加了芦丁、槲皮苷、槲皮素。就含量指标控制而言，配方颗粒更加完善，保障临床疗更稳定、可控。

生地黄配方颗粒

【来源】本品为玄参科植物地黄 *Rehmannia glutinosa* Libosch. 的干燥块根，经除去杂质，洗净，闷润，切厚片，干燥制成合格的饮片，并将此合格饮片按标准汤剂的主要质量指标，经水提、分离、浓缩、干燥、制粒而成的配方颗粒。

【含量指标】本品每 1g 含地黄苷 D（$C_{27}H_{42}O_{20}$）应为 1.30 mg~3.20 mg；含梓醇（$C_{15}H_{22}O_{10}$）应为 6.0mg~48.0mg。

【性能功效】甘，寒。归心、肝、肾经。清热凉血，养阴生津。

【临床应用】

1. 热入营血——如清营汤（《温病条辨》）

（1）组成：生地黄 10g　犀角（水牛角代）15g　元参 9g　竹叶心 3g　麦冬 6g　丹参 6g　黄连 2g　金银花 6g　连翘 6g

（2）临证应用：本方主治热入营分证。以身热夜甚，神烦少寐，时有谵语，目常喜开或喜闭，口渴或不渴，斑疹隐隐，脉细数，舌绛而干为辨证要点。

（3）临证加减：若寸脉大、舌干较甚者，去黄连，以免苦燥伤阴；若热陷心包而窍闭神昏者，与安宫牛黄丸或至宝丹合用；若营热动风而见痉厥抽搐者，配用紫雪，或酌加钩藤、地龙；若兼热痰，加竹沥、天竺黄、川贝母等；营热多系由气分传入，如气分热邪犹盛，重用金银花、连翘、黄连，或更加石膏、知母、大青叶、板蓝根、贯众等。

（4）现代应用：本方现常用于治疗乙型脑炎、流行性脑脊髓膜炎、败血症、肠伤寒或其他热性病证属热入营分者。

2. 血热妄行——如四生丸（《妇人大全良方》）

（1）组成：生地黄 10g　生荷叶 3g　生艾叶 3g　生柏叶 6g

（2）临证应用：本方为历代医家治疗血热妄行之常用方，主要用于治疗血热吐衄之症。临床应用以出血鲜红、舌红或绛，脉数为辨证要点。

（3）临证加减：若改作汤剂，可适当加入鲜藕节、鲜茅根、鲜墨旱莲、鲜小蓟等；胃热炽盛，加大黄、黄连、生石膏；肺热者，加金银花、连翘、知母；迫血妄行，加藕节炭、白茅根、大蓟；瘀滞出血，加牡丹皮、茜草、三七、赤芍等。

（4）现代应用：本方现常用于治疗鼻衄、治疗更年期功血、慢性特发性血小板减少性紫癜等病症。

3. 肠燥便秘——如增液汤（《温病条辨》）

（1）组成：生地黄 10g　玄参 9g　麦冬 6g

（2）临证应用：本方主治阳明温病，津亏便秘证。以大便秘结，口渴，舌干红，脉细数或沉而无力为辨证要点。

（3）临证加减：若热结阴亏证者，可加大黄、芒硝。

（4）现代应用：本方现常用于治疗温热病津亏肠燥便秘，以及习惯性便秘、慢性咽喉炎、复发性口腔溃疡、糖尿病、皮肤干燥综合征、肛裂、慢性牙周炎等证属阴津不足者。

【使用注意】脾胃虚滞，腹满便溏者不宜使用。

【用量建议】按配方颗粒国家标准，每 1g 配方颗粒相当于饮片 1.4g。《中国药典》饮片用量 10g~15g。根据临床试点应用经验，建议临床饮片用量 10g。

【参考】

1. **主要化学成分**　地黄主要含有环烯醚萜苷类、氨基酸类、苯乙醇苷类、微量元素、多糖类及紫罗兰酮类等成分，其中环烯醚萜苷类和多糖类是地黄的主要活性物质。

2. **主要药理作用**　地黄有增强体液免疫和细胞免疫功能、降血糖、抗胃溃疡、促进造血、止血、抗菌、抗氧化、抗肿瘤、抗衰老等作用。

【按语】生地黄性寒，为清热凉血之品，具有养阴清热，凉血生津的功效，《中国药典》2020 年版生地黄饮片含梓醇不得少于 0.20%，含地黄苷 D 不得少于 0.10%。生地黄配方颗粒国家标准与饮片指标相同，并根据多批次标准汤剂质量特征制定指标成分含量限度。就含量限度而言，生地黄配方颗粒标准根据标准汤剂而定。但该药多糖含量较高，制成量太大，《中国药典》最低剂量是 10g，临床应用量应合理把控。

玄参配方颗粒

【来源】本品为玄参科植物玄参 *Scrophularia ningpoensis* Hemsl. 的干燥根，经除去残留根茎和杂质，洗净，润透，切薄片，干燥；或微泡，蒸透，稍晾，切薄片，干燥制成合格的饮片，并将此合格饮片按标准汤剂的主要质量指标，经水提、分离、浓缩、干燥、制粒而成的配方颗粒。

【含量指标】本品每 1g 含哈巴苷（$C_{15}H_{24}O_{10}$）和哈巴俄苷（$C_{24}H_{30}O_{11}$）总量应为 3.0mg~12.0mg。

【性能功效】甘、苦、咸，微寒。归肺、胃、肾经。清热凉血，滋阴降火，解毒散结。

【临床应用】

1. 温病发斑——如化斑汤（《温病条辨》）

（1）组成：玄参 9g　石膏 15g　知母 6g　甘草 2g　犀角（水牛角代）3g　白粳米 9g

（2）临证应用：本方用治温病热入心包之证。临床应用以壮热口渴、头痛烦渴、神昏谵妄、肌肤发斑，舌绛苔黄为辨证要点。

（3）临证加减：如见发于颈部以上至头面者，加山羊角、石决明、生地黄、野菊花；腹部至胸胁，加延胡索、川楝子、橘叶、陈皮、全瓜蒌；小腹、臀腿部以下，加牛膝、地丁草、黄柏；夜寐不安甚者，加朱茯苓、夜交藤、珍珠母等。

（4）现代应用：本方现常用于治疗玫瑰糠疹、过敏性紫癜等病症。

2. 痰火瘰疬——如消瘰丸（《医学心悟》）

（1）组成：玄参 9g　煅牡蛎 9g　蒸贝母 3g

（2）临证应用：本方主治瘰疬、痰核、瘿瘤初起之常用方，证属痰火凝结者，症见颈项结块，或如串珠，咽干，舌红，脉弦滑略数。

（3）临证加减：若肿块大而坚硬，宜重用牡蛎，酌加海藻、昆布、夏枯草等；痰火盛者，宜重用贝母，酌加瓜蒌皮、蛤蚧、海浮石等；阴虚甚者，宜重用玄参，酌加生地黄、麦冬等；肝火旺者，酌加牡丹皮、龙胆草、夏枯草等；兼肝郁气滞者，宜加柴胡、香附、郁金、青皮等。

（4）现代应用：本方现常用于治疗单纯性甲状腺肿、甲状腺功能亢进、淋巴结结核、单纯性淋巴结炎，辨证属痰火凝聚者。

【使用注意】不宜与藜芦同用。

【用量建议】按配方颗粒国家标准，每 1g 配方颗粒相当于饮片 1.5g。《中国药典》饮片用量 9g~15g。根据临床试点应用经验，建议临床饮片用量 9g。

【参考】

1. 主要化学成分　玄参含哈巴苷、哈巴酯苷、哈巴俄苷、桃叶珊瑚苷、梓醇、异玄参苷元等环烯醚萜类化合物，还含有苯丙素类、黄酮类、苯甲醇苷类及苯乙醇苷类、多糖类、生物碱、植物甾醇、挥发油、有机酸类等。

2. 主要药理作用　玄参有抑菌、抗炎、抗肿瘤、保护心血管系统、保肝、增强免疫、抗氧化等作用。

【按语】玄参为清热凉血，滋阴降火，解毒散结的常用药。《中国药典》2020 年版规定玄参饮片含哈巴苷和哈巴俄苷的总量不得少于 0.45%。玄参配方颗粒国家标准与饮片控制指标相同，并根据多批次标准汤剂质量特征制定指标成分含量限度。就含量限度而言，玄参配方颗粒标准是根据标准汤剂而定。但该药与生地黄类似，含多糖均较高，制成量太大，临床应用量应适当控制。

赤芍（芍药）/（川赤芍）配方颗粒

【来源】 本品为毛茛科植物芍药 *Paeonia lactiflora* Pall. 或川赤芍 *Paeonia veitchii* Lynch 的干燥根，经除去杂质，分开大小，洗净，润透，切厚片，干燥制成合格的饮片，并将此合格饮片按标准汤剂的主要质量指标，经水提、分离、浓缩、干燥、制粒而成的配方颗粒。

【含量指标】 赤芍（芍药）配方颗粒　本品每 1g 含芍药苷（$C_{23}H_{28}O_{11}$）应 55.0mg~146.0mg。

赤芍（川赤芍）配方颗粒　本品每 1g 含芍药苷（$C_{23}H_{28}O_{11}$）含量应 29.0mg~80.0mg。

【性能功效】 苦，微寒。归肝经。清热凉血，散瘀止痛。生品以清热凉血为主。

【临床应用】

1. 热入营血——如犀角地黄汤（《备急千金要方》）

（1）组成：芍药 6g　犀角（水牛角代）6g　生地黄 5g　牡丹皮 6g

（2）临证应用：本方主治热入血分证。以身热谵语，斑色紫黑，舌绛起刺，脉细数。热伤血络证吐血，衄血，便血，尿血等。以蓄血瘀热证喜忘如狂，漱水不欲咽，大便色黑易解等为辨证要点。

（3）临证加减：若见蓄血，喜忘如狂者，系热燔血分，邪热与瘀血互结，加大黄、黄芩；热甚而神昏者，合紫雪丹或安宫牛黄丸；因郁怒而夹肝火者，加柴胡、黄芩、栀子；心火炽盛者，加栀子、黄连；血热妄行，吐血、鼻出血，加白茅根、侧柏叶、旱莲草；大便出血者，加地榆、槐花；尿血者，加白茅根、小蓟。

（4）现代应用：本方现常用于治疗急性重症肝炎、弥漫型血管内凝血、尿毒症、过敏性紫癜、急性白血病、败血症等属于血分热盛者。

2. 历节风——如赤芍药散（《太平圣惠方》）

（1）组成：赤芍 6g　附子 3g　桂心 1g　川芎 3g　当归 6g　汉防己 3g　萆薢 3g　炒桃仁 2g　海桐皮 6g

（2）临证应用：本方主治历节风，骨节疼痛，四肢微重，行立无力。以关节红肿、剧烈疼痛、不能屈伸为辨证要点。

（3）临证加减：若关节红肿胀痛明显，伴发热者，可合用四妙散加减。若疼痛难忍，可加乳香、没药。

（4）现代应用：本方现常用于治疗痛风性关节炎、风湿性关节炎、类风湿关节炎等。

【使用注意】不宜与藜芦同用。

【用量建议】按配方颗粒国家标准，每 1g 赤芍（芍药）配方颗粒相当于饮片 3.3g，每 1g 赤芍（川赤芍）配方颗粒相当于饮片 3g。《中国药典》饮片用量 6g~12g。根据临床试点应用经验，建议临床饮片用量 6g。

【参考】

1. **主要化学成分**　赤芍含芍药苷、羟基芍药苷、苯甲酰芍药苷、苯甲酰羟基芍药苷、氧化芍药苷等单萜苷类及没食子酸葡萄糖、丹皮酚等多元酚类化合物。

2. **主要药理作用**　赤芍有解热镇痛、镇静、抗血小板聚集、抗血栓形成、抗心肌缺血、改善微循环、保肝护肝、抗胃溃疡、调节免疫、抗氧化、抗肿瘤、抗抑郁等作用。

【按语】赤芍为清热凉血，散瘀止痛的常用药。生赤芍以清热凉血力胜。《中国药典》收载赤芍有 2 个基原，并分别制成了赤芍配方颗粒，含量指标虽有差异，但功效、临床应用是相同的，故放在一起介绍。《中国药典》2020 年版规定赤芍（芍药）、（川赤芍）饮片含芍药苷不得少于 1.5%。赤芍（芍药）、（川赤芍）配方颗粒国家标准与饮片指标成分相同。以不同基原分别制成配方颗粒，配方颗粒国家标准建立的特征图谱可实现不同基原赤芍配方颗粒的定性鉴别，确保临床用药调配准确。

炒赤芍（芍药）配方颗粒

【来源】本品为毛茛科植物芍药 *Paeonia lactiflora* Pall. 的干燥根，经除去杂质，分开大小，洗净，润透，切厚片，干燥，用文火炒至颜色加深，取出晾凉制成合格的饮片，并将此合格饮片按标准汤剂的主要质量指标，经水提、分离、浓缩、干燥、制粒而成的配方颗粒。

【含量指标】本品每 1g 含芍药苷（$C_{23}H_{28}O_{11}$）应为 48.0mg~107.0mg。

【性能功效】苦，微寒。归肝经。炒后药性缓和，具有活血止痛而不寒中的特点。

【临床应用】

1. 热毒蕴结——如复方犀角地黄汤（《张伯臾医案》）

（1）组成：炒赤芍 6g　金银花 6g　紫草 5g　大生地黄 10g　炒牡丹皮 6g　炒知母 6g　木通 3g　生薏苡仁 9g　白蔻仁 3g　鲜荷梗 10g　牛黄解毒片 1 片

（2）临证应用：本方主治热毒蕴结血分，挟湿交阻，以头晕口热，倦怠乏力，苔白中裂，脉弦细为辨证要点。

（3）临证加减：热甚加生石膏、青黛。

（4）现代应用：本方现常用于治疗热盛及毒症。红细胞增多症、过敏性紫癜、急性白血病、重症肝炎等。

2. 跌打损伤——如活血止痛汤（《伤科大成》）

（1）组成：炒赤芍 3g　当归 6g　苏木 3g　积雪草 6g　川芎 2g　红花 2g　乳香 3g　没药 3g　三七 3g　陈皮 3g　紫荆藤 9g　土鳖虫 3g

（2）临证应用：本方活血止痛。主治损伤瘀血，红肿疼痛。跌打损伤早期，局部瘀血肿块，多有青斑，肿胀疼痛，痛如针刺，固定不移，痛处拒按。舌质紫黯，脉细而涩。

（3）临证加减：兼气滞者，加用木香、郁金、香附等；兼气虚者，加用黄芪、党参。

（4）现代应用：本方现常用于治疗颈、肩、肘、腕等上部或腰膝下部等四肢关节损伤、软组织损伤以及骨折初期引起的局部肿痛者。

3. 心血瘀滞——如生脉活血汤（吴震西方）

（1）组成：炒赤芍 6g　太子参 9g　寸麦冬 6g　五味子 2g　全当归 6g　紫丹参 10g　茯苓 10g　柏子仁 3g　生牡蛎 9g　炙甘草 2g

（2）临证应用：本方主治气阴两虚，心血瘀滞之证。以心悸胸闷、气短口干，脉细或结代为辨证要点。

（3）临证加减：胸闷加合欢皮、佛手；心前区痛加川郁金、延胡索、娑罗子（开心果）；失眠加酸枣仁、龙骨、首乌藤；口干、心烦加黄连、生地黄；纳少脘胀加炒白术、炒枳壳；便秘加决明子、枳实；脘痛加白檀香、砂仁；胁痛加柴胡、炒白芍；心动过速加磁石、炒酸枣仁；心动过缓加制附片、桂枝。

（4）现代应用：本方现常用于治疗房性早搏、室性早搏。

【使用注意】不宜与藜芦同用。

【用量建议】按配方颗粒国家标准，每1g配方颗粒相当于饮片3g。《中国药典》饮片用量6g~12g。根据临床试点应用经验，建议临床饮片用量6g。

【参考】

1. 主要化学成分　赤芍经炮制后，芍药苷含量明显降低，尤以清炒品降低最多；丹皮酚的含量也显著降低，尤以清炒品降低最多，麸炒品降低最少。炮制对赤芍中苯甲酸含量影响不大。主要含芍药苷、单萜类化合物，如芍药内酯苷、氧化芍药苷、苯甲酰芍药苷、芍药吉酮、芍药新苷、胡萝卜苷、安息香酸。此外，还含有没食子鞣质、苯甲酸等。

2. 主要药理作用　炒赤芍可使气血充沛、面部红润，可用于治疗因内分泌紊乱所致的黄褐斑、雀斑、暗疮等疾病，还可以改善皮肤粗糙、衰老状况，从而达到美容养颜作用。炒赤芍可以扩张冠状动脉，增加冠脉血流量，从而达到预防冠状动脉粥样硬化的作用。还可降低肺循环阻力和肺动脉压，达到预防呼吸窘迫综合征的作用。

【按语】炒赤芍药性缓和，活血止痛而不寒中。炒赤芍配方颗粒国家标准根据标准汤剂主要质量指标增加了薄层鉴别、【特征图谱】【含量测定】等质量控制项。就质量标准而言，配方颗粒标准更加完善。配方颗粒国家标准建立的特征图谱能实现赤芍（芍药）配方颗粒、炒赤芍（芍药）配方颗粒的定性鉴别，确保临床用药准确调配。

青蒿配方颗粒

【来源】本品为菊科植物黄花蒿 *Artemisia annua* L. 的干燥地上部分，经除去杂质，喷淋清水，稍润，切段，干燥，制成合格的饮片，并将此合格饮片按标准汤剂的主要质量指标，经水提、分离、浓缩、干燥、制粒而成的配方颗粒。

【含量指标】本品每 1g 含绿原酸 ($C_{16}H_{18}O_9$) 应为 1.0mg~3.5mg；含酚酸类以绿原酸 ($C_{16}H_{18}O_9$)、1,3-*O*- 二咖啡酰奎宁酸 ($C_{25}H_{24}O_{12}$)、3,5-*O*- 二咖啡酰奎宁酸（$C_{25}H_{24}O_{12}$）和 4,5-*O*- 二咖啡酰奎宁酸（$C_{25}H_{24}O_{12}$）的总量计，应为 4.5mg~14.0mg；含东莨菪内酯（$C_{10}H_8O_4$）应为 1.5mg~5.1mg。

【性能功效】苦、辛，寒。归肝、胆经。清虚热，除骨蒸，解暑热，截疟，退黄。

【临床应用】

1. 温邪伤阴——如青蒿鳖甲汤（《温病条辨》）

（1）组成：细生地 10g　青蒿 6g　鳖甲 9g　知母 6g　牡丹皮 6g

（2）临证应用：本方主治温病后期，邪伏阴分证。以夜热早凉，热退无汗，舌红苔少，脉细数为辨证要点。

（3）临证加减：若暮热早凉，汗解渴饮者，可去生地黄，加天花粉；兼肺阴虚者，加沙参、麦冬；若小儿夏季热者，加白薇、荷梗。

（4）现代应用：本方现常用于治疗原因不明的发热、各种传染病恢复期低热、慢性肾盂肾炎、肾结核等属阴虚内热，低热不退者。

2. 阴虚发热——如清骨散（《证治准绳》）

（1）组成：青蒿 3g　银柴胡 3g　胡黄连 3g　秦艽 3g　醋鳖甲 3g　地骨皮 3g　知母 3g　甘草 2g

（2）临证应用：本方主治肝肾阴虚，虚火内扰证。临床应用以骨蒸潮热，或低热日久不退，形体消瘦，唇红颧赤，困倦盗汗，或口渴心烦，舌红少苔，脉细数为辨证要点。

（3）临证加减：若血虚，加当归、白芍、生地黄；咳嗽多，加阿胶、麦冬、五味子；如证见阴虚较甚，而潮热不严重，去胡黄连，加生地黄；面光音低，少气懒言，加黄芪、太子参；饮食不香，大便溏薄，去秦艽、胡黄连，加白扁豆、淮山药；外疡流痰证而见潮热、颧红、少气等证，加黄芪、牡蛎。

（4）现代应用：本方现常用于治疗肺结核、肾结核及其他慢性消耗性疾病的发热、低热不退、小儿夏季热、创伤性发热和产后发热等病症。

3. 疟疾寒热——如蒿芩清胆汤（《重订通俗伤寒论》）

（1）组成：青蒿 5g　淡竹茹 5g　仙半夏 3g　赤茯苓 9g　青子芩 3g　生枳壳 3g　广陈皮 3g　碧石散（滑石、甘草、青黛）9g

（2）临证应用：本方主治少阳湿热痰浊证。临床应用以寒热如疟，寒轻热重，口苦隔闷，吐酸苦水，或呕黄涎而黏，甚则干呕呃逆，胸胁胀痛，小便黄少，舌红苔白腻，间现杂色，脉数而右滑左弦为辨证要点。

（3）临证加减：若呕多，加黄连、苏叶清热止呕；湿重，加藿香、薏苡仁、白豆蔻；小便不利，加车前子、泽泻、通草。

（4）现代应用：本方现常用于治疗失眠、外感发热、胆汁反流性胃炎、阑尾炎。

【使用注意】本品苦寒，故脾胃虚弱、肠滑泄泻者忌用。

【用量建议】按配方颗粒国家标准，1g 配方颗粒相当于饮片 5.5g。《中国药典》饮片用量 6g~12g。根据临床试点应用经验，建议临床饮片用量 6g。

【参考】

1. 主要化学成分　青蒿含青蒿素、青蒿酸、青蒿醇、青蒿酸甲酯、挥发油、黄酮类、香豆素类成分及豆甾醇、β- 谷甾醇和棕榈酸等。

2. 主要药理作用　青蒿有抗疟、抗内毒素、抗病毒、解热、镇痛、抗炎、抗肿瘤等多种药理作用。

【按语】青蒿为清虚热，除骨蒸，解暑热，截疟，退黄的常用药。《中国药典》2020 年版无含量控制指标。青蒿配方颗粒国家标准根据标准汤剂主要质量指标增加了【特征图谱】【含量测定】等质量控制项。就质量标准而言，配方颗粒标准更加完善，更能保障临床疗效的稳定性、可控性。

地骨皮（枸杞）配方颗粒

【来源】本品为茄科植物枸杞 *Lycium chinense* Mill. 的干燥根皮，经除去杂质及残余木心，洗净，晒干或低温干燥制成合格的饮片，并将此合格饮片按标准汤剂的主要质量指标，经水提、分离、浓缩、干燥、制粒而成的配方颗粒。

【含量指标】本品每1g含地骨皮乙素（$C_{28}H_{42}N_4O_6$）应为20.0mg~73.0mg，含地骨皮甲素（$C_{28}H_{42}N_4O_6$）应为5.0mg~20.0mg。

【性能功效】甘，寒。归肺、肝、肾经。凉血除蒸，清肺降火。

【临床应用】

内热消渴——如加减地骨皮散（《医学纲目》）

（1）组成：地骨皮 9g　知母 6g　柴胡 3g　炙甘草 2g　半夏 3g　赤茯苓 9g　白芍 6g　黄芪 9g　石膏 9g　黄芩 3g　桔梗 3g

（2）临证应用：本方主治上消。症见烦渴引起，消谷善饥、小便频数量多、尿色混黄、身体渐瘦、舌红苔少、脉滑数。

（3）临证加减：若烦渴引饮较甚者，可加生地黄、乌梅、天花粉、石斛。

（4）现代应用：本方现常用于治疗糖尿病肺胃燥热型。

【使用注意】脾虚便溏及表邪未解者慎用。

【用量建议】按配方颗粒国家标准，每1g配方颗粒相当于饮片7g。《中国药典》饮片用量9g~15g。根据临床试点应用经验，建议临床饮片用量9g。

【参考】

1. **主要化学成分**　地骨皮主含生物碱类，主要有甜菜碱、地骨皮甲素、地骨皮乙素等；尚含有机酸类、蒽醌类、环肽类等成分。

2. **主要药理作用**　地骨皮有抗病原微生物、解热、镇痛、降血压、降血糖、降血脂、调节免疫、兴奋子宫等作用。

【按语】地骨皮为凉血除蒸，清肺降火的常用中药。《中国药典》2020

中药配方颗粒临床应用

年版地骨皮饮片无含量控制指标。地骨皮配方颗粒国家标准根据多批次标准汤剂质量特征，建立了地骨皮乙素、地骨皮甲素含量控制指标，并制定指标成分含量限度。地骨皮配方颗粒国家标准【特征图谱】对 6 个色谱峰进行了确认，符合中药多成分、多效能的特征。地骨皮配方颗粒质量标准较其饮片更加完善。

肿节风配方颗粒

【来源】本品为金粟兰科植物草珊瑚 *Sarcandra glabra*（Thunb.）Nakai 的干燥全草，经除去杂质，洗净，润透，切段，干燥制成合格的饮片，并将此合格饮片按标准汤剂的主要质量指标，经水提、分离、浓缩、干燥、制粒而成的配方颗粒。

【含量指标】本品每 1g 含异嗪皮啶（$C_{11}H_{10}O_5$）应为 1.5mg~3.8mg，含迷迭香酸（$C_{18}H_{16}O_8$）应为 1.8mg~8.0mg。

【性能功效】苦、辛，平。归心、肝经。清热凉血，活血消斑，祛风通络。

【临床应用】

1.胰腺癌——如冬凌草肿节风方（《肿瘤方剂大辞典》）

（1）组成：肿节风 9g　冬凌草 20g　白花蛇舌草 15g　白英 15g　茵陈 6g　茯苓 9g　白术 6g　甘草 2g

（2）临证应用：本方主治胰腺癌。以腹痛、黄疸、消瘦、腹胀食少、乏力等为辨证要点。

（3）临证加减：如烦躁，失眠多梦，腹部胀痛，可加用柴胡舒肝散；若口干、口苦、食少腹胀、腹泻等，可加炒栀子、泽泻、陈皮、竹茹；若胸闷、腹胀痛、腹部包块，瘀血重者，酌加金铃子散、失笑散；神疲乏力，形体消瘦，面色无华，酌加十全大补丸。

（4）现代应用：本方现常用于治疗胰腺癌。

2.肝癌肿痛——如鳖甲猪苓饮（《百病良方》）

（1）组成：肿节风 9g　鳖甲 9g　猪苓 6g　莪术 6g　败酱草 6g　龙

葵 15g　山豆根 3g

（2）临证应用：本方主治原发性肝癌。以肝区疼痛，食少腹胀，恶心呕吐，消瘦，发热等为辨证要点。

（3）临证加减：若重症肺炎者宜加桑白皮、芦梗、虎杖，鱼腥草；预防感冒则加防风、荆芥等。

（4）现代应用：本方现常用于治疗原发性肝癌。

3. 乳腺肿块——如独活生地黄汤（《肿瘤方剂大辞典》）

（1）组成：肿节风 9g　独活 3g　生地黄 10g　熟地黄 9g　当归 6g　山茱萸 6g　续断 9g　杜仲 6g　怀牛膝 5g　蜀羊泉 15g　山慈菇 3g　白花蛇舌草 15g　桃仁 5g　制香附 6g　延胡索 3g

（2）临证应用：本方主治乳腺癌早中期。以乳房肿块，疼痛，乳头溢液等为辨证要点。

（3）临证加减：血瘀重者加三棱、莪术；痛入骨髓者加蜈蚣、僵蚕、土茯苓；阴虚内热消瘦者加炙鳖甲、地骨皮；骨软无力者加鹿角片、巴戟天、黄精；偏阴虚者加天冬、玉竹、天花粉；偏寒者加桂枝、细辛；偏热者加夏枯草、蒲公英。

（4）现代应用：本方现常用于治疗乳腺癌早中期。

4. 胃脘包块——如干姜茯苓汤（《百病良方》）

（1）组成：肿节风 9g　干姜 3g　茯苓 10g　陈皮 3g　法半夏 3g　制南星 3g　黄药子 5g　海藻 6g　夏枯草 9g　吴茱萸 2g　广木香 3g

（2）临证应用：本方主治痰湿凝结型胃癌。以胃脘疼痛，食少腹胀，呃逆呕吐，涌泛清水痰涎，胃脘包块痞硬为辨证要点。

（3）临证加减：如疼痛明显难忍，可加延胡索、川楝子；如胸胁胃脘胀痛，呃逆嗳气，心烦口苦，可合用柴胡疏肝散加减。

（4）现代应用：本方现常用于治疗痰湿凝结型胃癌。

【使用注意】一般情况下，需要煎煮后内服。

【用量建议】按配方颗粒国家标准，每 1g 配方颗粒相当于饮片 7.5g。《中国药典》饮片用量 9g~30g。根据临床试点应用经验，建议临床饮片用量 9g。

【参考】

1. **主要化学成分**　肿节风主含倍半萜类、黄酮类、香豆素类、有机酸类等。

2. **主要药理作用**　肿节风有抗肿瘤、抗菌消炎、抗胃溃疡、平喘祛痰、加强血小板收缩功能等作用。

【按语】肿节风为清热凉血，活血消斑，祛风通络的中药。《中国药典》2020 年版规定肿节风饮片含异嗪皮啶不得少于 0.020%，含迷迭香酸不得少于 0.020%。肿节风配方颗粒国家标准与饮片控制指标成分相同，配方颗粒按规格折算后异嗪皮啶含量下限与饮片相当，迷迭香酸含量下限高于饮片。就含量指标限度而言，肿节风配方颗粒标准更趋完善，保障临床疗效更稳定、可控。

胡黄连配方颗粒

【来源】本品为玄参科植物胡黄连 *Picrorhiza scrophulariiflora* Pennell 的干燥根茎，经除去杂质，洗净，润透，切薄片干燥制成合格的饮片，并将此合格饮片按标准汤剂的主要质量指标，经水提、分离、浓缩、干燥、制粒而成的配方颗粒。

【含量指标】本品每 1g 含胡黄连苷 I（$C_{24}H_{28}O_{11}$）与胡黄连苷 Ⅱ（$C_{23}H_{28}O_{13}$）的总量应为 125mg~255mg；含草夹竹桃苷（$C_{15}H_{20}O_8$）应为 7.5mg~21.0mg。

【性能功效】苦，寒。归肝、胃、大肠经。退虚热，除疳热，清湿热。

【临床应用】

1. **阴虚火旺——如柴胡清骨散（《血证论》）**

（1）组成：胡黄连 3g　柴胡 3g　青蒿 6g　秦艽 3g　白芍 6g　牡丹皮 6g　地骨皮 9g　鳖甲 9g　知母 6g　黄芩 3g　甘草 2g

（2）临证应用：本方主治肝经阴虚火旺，烦渴淋闭，骨蒸汗出者。

（3）临证加减：血虚者，可加当归、熟地黄、生地黄；咳嗽者，可加桔梗、五味子、阿胶（烊化）、麦冬。

（4）现代应用：本方现常用于治疗凡属阴虚内热之肺结核、肾结核及其他慢性消耗性疾病的发热、低热不退、小儿夏季热、创伤性发热和产后发热等病症。

2. 小儿疳热——如肥儿丸（《万病回春》）

（1）组成：胡黄连 3g　人参 3g　白术 6g　茯苓 9g　姜黄连 2g　使君子 9g　炒神曲 6g　炒麦芽 10g　山楂肉 9g　炙甘草 2g　芦荟 2g

（2）临证应用：本方主治小儿疳积发热，腹胀消瘦、低热不退。

（3）临证加减：腹胀明显者，加枳实、木香；大便秘结者，加火麻仁、郁李仁；烦躁不安，揉眉挖鼻者，加栀子、莲子心；多饮善饥者，加石斛、天花粉；恶心呕吐者，加竹茹、姜半夏；胁下痞块者，加丹参、郁金；腹有虫积者，加苦楝皮、花椒、乌梅、榧子。

（4）现代应用：本方现常用于治疗小儿消化不良、虫积腹痛、面黄肌瘦、食少腹胀、泄泻等症状。

3. 痨热——如大胡连丸（《医学入门》）

（1）组成：胡黄连 3g　银柴胡 3g　黄芩 3g　当归 6g　白芍 6g　茯苓 10g　陈皮 3g　熟地黄 9g　山药 10g　知母 6g　人参 3g　白术 6g　川芎 3g　桔梗 3g　甘草 2g　地骨皮 8g　半夏 3g　秦艽 3g　黄芪 9g　黄柏 3g　五味子 2g　牛黄 0.15g　犀角（水牛角代 10g）2g

（2）临证应用：本方主治传尸痨热。症见寒热，盗汗，面红咳嗽，咯痰，咯血，疲乏，消瘦，饮食减少，泄利，遗精，白浊，或经闭等。

（3）临证加减：若传尸劳病痿羸，两颊常赤，喘急咳嗽，四肢无力，梦与鬼交，可加磁石、牡蛎、石决明、朱砂。

（4）现代应用：本方现常用于治疗肺结核。

4. 寒热心悸——如胡黄连汤（《圣济总录》）

（1）组成：胡黄连 3g　柴胡 3g　醋鳖甲 5g　炙甘草 2g　炒白蒺藜 5g　黄芪 5g　炮附子 3g　威灵仙 6g

（2）临证应用：本方主治虚劳，寒热心悸，骨节酸疼。

（3）临证加减：气短乏力、懒言声低者，加人参、白术；面色不华，唇甲淡白，头晕眼花者，加当归、阿胶；口干舌燥、五心烦热、盗汗，加知母、黄柏等。

（4）现代应用：本方现常用于治疗慢性消耗性疾病。

【使用注意】脾胃虚寒者慎用。

【用量建议】按配方颗粒国家标准，每 1g 配方颗粒相当于饮片 2.5g。《中国药典》饮片用量 3g~10g。根据临床试点应用经验，建议临床饮片用量 3g。

【参考】

1. **主要化学成分**　胡黄连主含环烯醚萜类、苯乙醇糖苷类、酚苷类、葫芦素类，以及少量的甘露醇、胡黄连醇、胡黄连甾醇、香荚兰乙酮及酚酸等。

2. **主要药理作用**　胡黄连有抗氧化、抗肿瘤、调节血糖和血脂、保护肾和脑的缺血再灌注损伤、抗哮喘、抑制胃溃疡、保肝利胆等作用。

【按语】胡黄连为退虚热，除疳热，清湿热的常用药。《中国药典》2020 年版规定胡黄连饮片含胡黄连苷Ⅰ与胡黄连苷Ⅱ的总量不得少于 9.0%。胡黄连配方颗粒国家标准在饮片含量控制指标基础上增加了草夹竹桃苷。就含量指标而言，配方颗粒标准更趋完善，更能保障临床疗效的稳定性、可靠性。

荷叶配方颗粒

【来源】本品为睡莲科植物莲 *Nelumbo nucifera* Gaertn. 的干燥叶，经喷水，稍润，切丝，干燥制成合格的饮片，并将此合格饮片按标准汤剂的主要质量指标，经水提、分离、浓缩、干燥、制粒而成的配方颗粒。

【含量指标】本品每 1g 含荷叶碱（$C_{19}H_{21}NO_2$）应为 0.70mg~5.00mg。

【性能功效】苦，平。归肝、脾、胃经。清暑化湿，升发清阳，凉血止血。

【临床应用】

1. **暑热烦渴——如清暑饮（《温热经解》）**

（1）组成：荷叶边 3g　青蒿露 10ml　六一散 9g　西瓜翠衣 9g　绿豆皮 5g　银花露 10ml　丝瓜皮 6g　淡竹叶 5g　扁豆衣 5g

（2）临证应用：本方主治夏令外感风热，身无热而脉数者。

（3）临证加减：若夏令中暑，外感风热，头昏身痛，口渴无汗者，可加香薷、荆芥、芦竹根。

（4）现代应用：本方现常用于治疗小儿夏季热等病症。

2. 暑湿泄泻——如和中化浊汤（《医醇剩义》）

（1）组成：荷叶 3g　茅术 3g　厚朴 3g　枳壳 3g　青皮 3g　砂仁 3g　乌药 3g　木香 2g　茯苓 6g　车前 6g　楂炭 9g　神曲 6g　煨姜 3g

（2）临证应用：本方主治暑月贪凉受寒，过食生冷，肠胃受伤所致之泄泻。

（3）临证加减：若暑月贪凉受寒，暑湿伤胃致之泄泻，可加白豆蔻、广藿香、佩兰等。

（4）现代应用：本方现常用于治疗肠易激综合征、慢性肠炎等病症。

3. 恶露不下——如荷叶散（《太平圣惠方》）

（1）组成：干荷叶 3g　鬼箭羽 4g　炒蒲黄 5g　刘寄奴 6g　麸炒桃仁 3g

（2）临证应用：本方主治产后恶露不下，瘀血流注，少腹或大腿肿起，腹中疼痛，心神烦闷证。

（3）临证加减：体质较虚弱者加人参、生黄芪；成脓阶段去桃仁、刘寄奴以免造成流注多发，加皂角刺等；如有表证，加荆芥穗、防风。

（4）现代应用：本方现常用于治疗子宫内膜炎、胎膜残留、子宫肌炎、盆腔感染等引起的恶露不尽。

【使用注意】脾胃虚寒和经期不宜使用荷叶。

【用量建议】按配方颗粒国家标准，每1g配方颗粒相当于饮片5g。《中国药典》饮片用量 3g~10g。根据临床试点应用经验，建议临床饮片用量3g。

【参考】

1. 主要化学成分　荷叶主含多种生物碱、黄酮类、挥发油、有机酸、萜类等成分，尚含有多糖、叶绿素和原花青素等。其中生物碱和黄酮是荷叶的主要活性成分。

2. 主要药理作用　荷叶有降脂减肥、抗氧化、抑菌、抗肿瘤、降糖、心血管保护、肝脏保护、神经系统保护等作用。

【按语】荷叶生品为暑热烦渴，暑湿泄泻的常用药，《中国药典》2020年版规定荷叶饮片含荷叶碱不得少于 0.070%。荷叶配方颗粒国家标准同样以荷叶碱为含量检测指标，并根据多批次标准汤剂检测数据为依据制定指标成分含量限度，符合传统方药汤剂的物质基础。

木芙蓉叶配方颗粒

【来源】本品为锦葵科植物木芙蓉 *Hibiscus mutabilis* L. 的干燥叶，经除去杂质，喷淋清水，稍润，切丝或切碎，干燥制成合格的饮片，并将此合格饮片按标准汤剂的主要质量指标，经水提、分离、浓缩、干燥、制粒而成的配方颗粒。

【含量指标】本品每 1g 含芦丁（$C_{27}H_{30}O_{16}$）应为 1.0mg~4.0mg，含椴树苷（$C_{30}H_{26}O_{13}$）应为 0.70mg~3.0mg。

【性能功效】辛，平；归肺、肝经。凉血，解毒，消肿，止痛。

【临床应用】

1. 痈疽疔疖——如芙蓉散（《普济良方》）

（1）组成：秋芙蓉叶 10g

（2）临证应用：本方主治痈疽疔疖初起者即消，已成者易溃，已穿者易敛。主治一切痈疽疔疖。

（3）临证加减：若痈疽发背，肿痛如锥刺，可加黄荆子；初起者可加赤芍、牡丹皮、金银花、蒲公英；易溃者，可加白芷、冬瓜仁、黄芪。

（4）现代应用：本方现常用于治疗局部化脓性疾病等病症。

2. 目赤肿痛——如一绿散（《证治准绳》）

（1）组成：芙蓉叶 10g　生地黄 10g

（2）临证应用：本方主治打伤眼胞，赤肿疼痛。

（3）临证加减：若眼胞红肿疼痛较甚者，可加青皮、金银花、菊花、决明子。

（4）现代应用：本方现常用于治疗眼睑脓肿、睑边疖之未溃期，或眼睑外伤，瘀血肿胀，重坠难睁等病症。

3. 跌打损伤——如定痛膏（《证治准绳·疡医》）

（1）组成：芙蓉叶 10g　紫金皮 6g　独活 3g　制天南星 3g　白芷 3g

（2）临证应用：本方主治跌打损伤及疮疡初期焮肿疼痛。

（3）临证加减：若跌打损伤，骨肉凌痛，有紫黑色，未破皮肉者，加草乌、肉桂、高良姜；若紫黑色已退，除高良姜、肉桂、草乌，却以姜汁、茶清调，温贴之；若折骨出臼者，加赤葛根皮、宝塔草。

（4）现代应用：本方现常用于治疗骨折伤痛等病症。

【使用注意】痈疽不红不肿者忌用。

【用量建议】按配方颗粒国家标准，每 1g 配方颗粒相当于饮片 5g。《中国药典》饮片用量 10g~30g。根据临床试点应用经验，建议临床饮片用量 10g。

【参考】

1. **主要化学成分**　木芙蓉叶主含黄酮类、甾体类、有机酸类、生物碱类、蒽醌和挥发油及微量元素等成分。

2. **主要药理作用**　木芙蓉叶有抗菌、抗炎镇痛、肝保护、抗乙肝病毒、治疗糖尿病、保护大鼠肾缺血再灌注损伤等作用。

【按语】木芙蓉叶为凉血，解毒，消肿，止痛的中药。《中国药典》2020 年版规定木芙蓉叶药材含无水芦丁不得少于 0.070%。木芙蓉叶配方颗粒国家标准根据多批次标准汤剂质量特征，在药材含量控制指标基础上增加了椴树苷。就质量控制指标而言，木芙蓉叶配方颗粒标准较其饮片更加完善。

第六章

泻下药

本类药物具有引起腹泻或滑利大肠，使大便排除的作用。主要适用于大便不通，肠胃积滞，或实热内盛，或冷积便秘，或水饮停蓄等里实证。根据药物的作用，可分为攻下药、润下药、逐下药三类。

攻下药：适用于实热大便秘结，或饮食停滞等里实证。

润下药：适用于老年人或产后津枯肠燥便秘。

逐下药：适用于水肿，胸腹积水，痰饮结聚，喘满等实证。本类药物不仅药性猛烈，而且有毒性。

炮制对泻下药的影响：本类药物性多苦寒，泻下力较强，易伤正气，酒炙以缓其苦寒之性；以免损阴伤正。润下药多属种子或种仁类，不易煎出，同时含大量脂肪油脂，溶化性也较差，经炒制后易于煎出。同时，可降低毒性，缓其峻泻，使其泻而不伤正。

大黄（掌叶大黄）/（唐古特大黄）/（药用大黄）配方颗粒

【来源】本品为蓼科植物掌叶大黄 *Rheum palmatum* L.、唐古特大黄 *Rheum tanguticum* Maxim. ex Balf. 或药用大黄 *Rheum officinale* Baill. 的干燥根和根茎，经除去杂质，洗净，润透，切厚片或块，晾干制成合格的饮片，并将此合格饮片按标准汤剂的主要质量指标，经水提、分离、浓缩、干燥、制粒而成的配方颗粒。

【含量指标】大黄（掌叶大黄）配方颗粒　本品每 1g 含总蒽醌以芦荟大黄素（$C_{15}H_{10}O_5$）、大黄酸（$C_{15}H_8O_6$）、大黄素（$C_{15}H_{10}O_5$）、大黄酚（$C_{15}H_{10}O_4$）和大黄素甲醚（$C_{16}H_{12}O_5$）的总量计，应为 10.5mg~32.0mg；

含游离蒽醌以芦荟大黄素（$C_{15}H_{10}O_5$）、大黄酸（$C_{15}H_8O_6$）、大黄素（$C_{15}H_{10}O_5$）、大黄酚（$C_{15}H_{10}O_4$）和大黄素甲醚（$C_{16}H_{12}O_5$）的总量计，应为2.3mg~7.0mg。

大黄（唐古特大黄）配方颗粒　本品每1g含总蒽醌以芦荟大黄素（$C_{15}H_{10}O_5$）、大黄酸（$C_{15}H_8O_6$）、大黄素（$C_{15}H_{10}O_5$）、大黄酚（$C_{15}H_{10}O_4$）和大黄素甲醚（$C_{16}H_{12}O_5$）的总量计，应为18.0mg~48.0mg；含游离蒽醌以芦荟大黄素（$C_{15}H_{10}O_5$）、大黄酸（$C_{15}H_8O_6$）、大黄素（$C_{15}H_{10}O_5$）、大黄酚（$C_{15}H_{10}O_4$）和大黄素甲醚（$C_{16}H_{12}O_5$）的总量计，应为4.5mg~15.0mg。

大黄（药用大黄）配方颗粒　本品每1g颗粒中含总蒽醌以芦荟大黄素（$C_{15}H_{10}O_5$）、大黄酸（$C_{15}H_8O_6$）、大黄素（$C_{15}H_{10}O_5$）、大黄酚（$C_{15}H_{10}O_4$）和大黄素甲醚（$C_{16}H_{12}O_5$）的总量计，应为10.0mg~25.0mg；含游离蒽醌以芦荟大黄素（$C_{15}H_{10}O_5$）、大黄酸（$C_{15}H_8O_6$）、大黄素（$C_{15}H_{10}O_5$）、大黄酚（$C_{15}H_{10}O_4$）和大黄素甲醚（$C_{16}H_{12}O_5$）的总量计，应为2.5mg~7.0mg。

【性能功效】苦，寒。归脾、胃、大肠、肝、心包经。泻下攻积，清热泻火，凉血解毒，逐瘀通经，利湿退黄。

【临床应用】

1. 实热积滞便秘——如大承气汤（《伤寒论》）

（1）组成：大黄3g　厚朴3g　枳实3g　芒硝6g

（2）临证应用：本方为治疗阳明腑实证的基础方，又是寒下法的代表方。临床应用以痞满燥实四证俱全，及舌红苔黄，脉沉实为辨证要点。

（3）临证加减：原方厚朴用量倍于大黄，后世医家亦有用大黄重于厚朴者。一般可根据病机中痞满气滞与燥屎坚结之多寡，调整厚朴、枳实与大黄、芒硝的用量。兼气虚者加人参补气，以防泻下气脱；阴伤较重者加玄参、麦冬、生地黄等，以滋阴润燥。

（4）现代应用：本方现常用于治疗急性单纯性肠梗阻、粘连性肠梗阻、蛔虫性肠梗阻、急性胆囊炎、急性胰腺炎、幽门梗阻，以及某些热性病过程中出现高热、神昏谵语、惊厥、发狂而见大便不通、苔黄脉实者。

2. 里实热结而气血不足——如黄龙汤（《伤寒六书》）

（1）组成：大黄3g　芒硝6g　枳实3g　厚朴3g　当归6g　人参

3g 甘草 2g

（2）临证应用：本方为攻补兼施的代表方，用于阳明腑实，气血不足证。临床应用以自利清水，色纯清，或大便秘结，脘腹胀满，舌苔焦黄或焦黑，脉虚为辨证要点。

（3）临证加减：若气血虚者，去芒硝，加大人参、当归的用量。

（4）现代应用：本方现常用于治疗伤寒、副伤寒、流行性脑脊髓膜炎、乙型脑炎、老年性肠梗阻等属于阳明腑实兼气血不足者。

3. 热结津伤——如增液承气汤（《温病条辨》）

（1）组成：大黄 3g　生地黄 10g　麦冬 6g　芒硝 5g　玄参 9g

（2）临证应用：本方适用于热结阴亏便秘证。以燥屎不行，下之不通，口干唇燥，苔黄，脉细数为证治要点。

（3）临证加减：若偏于阴亏者，应重用玄参、麦冬、生地黄；偏于积滞者，则重用大黄、芒硝。

（4）现代应用：本方现常用于治疗急性传染病高热、便秘、津液耗伤较重，以及痔疮日久，大便燥结不通，属热结阴亏者。

4. 脾阳不足，冷积便秘——如温脾汤（《备急千金要方》）

（1）组成：大黄 3g　附子 3g　芒硝 6g　干姜 3g　人参 3g　甘草 2g　当归 6g

（2）临证应用：本方为治疗脾阳不足，寒积中阻的常用方。临床应用以腹痛，便秘，手足不温，苔白，脉沉弦为辨证要点。

（3）临证加减：若腹中胀痛者，加厚朴、木香；腹中冷痛，加肉桂、吴茱萸。

（4）现代应用：本方现常用于治疗急性单纯性肠梗阻或不全梗阻等属中阳虚寒，冷积内阻者。

5. 痈肿疔疮——如金黄散（《外科正宗》）

（1）组成：大黄 3g　天花粉 5g　黄柏 3g　姜黄 3g　白芷 3g　天南星 1g　陈皮 1g　苍术 1g　厚朴 1g　甘草 1g

（2）临证应用：本方主要用于治疗阳证疮疡，临床应用以局部红肿热痛为辨证要点。

（3）临证加减：若疮肿红赤、肿痛发热、未成脓者，或夏月火令时节，均用茶水同蜜调敷；若微热微肿、疮肿已成欲化脓者，用葱汤同蜜调敷；若漫肿无头、皮色不变、湿痰流毒、附骨痈疽、鹤膝风等，用葱酒调敷；若风热所致、皮肤灼热、色红光亮、游走不定，用蜜水调敷；如天泡火丹、赤游风、黄水漆疮、恶血攻注等，用板蓝根叶捣汁或加蜜调敷；若汤泼火烧、皮肤破烂，用麻油调敷。

（4）现代应用：本方现常用于治疗痈肿疔病、疔疮、静脉炎、骨性关节炎、关节扭伤、丹毒、关节腔积液、急性乳腺炎、急性化脓性淋巴结炎、淋巴管炎、急性蜂窝织炎、急性脓肿、肛周脓肿、丹毒，又可用于治疗血栓闭塞性脉管炎皮肤溃疡、足癣感染、外伤感染等病症。

6. 肠痈腹痛——如大黄牡丹汤（《金匮要略》）

（1）组成：大黄 3g　桃仁 5g　牡丹皮 3g　冬瓜仁 9g　芒硝 6g

（2）临证应用：本方泻热破结，散结消肿。主治肠痈初起，湿热瘀滞证。临床应用以右下腹肿痞，疼痛拒按，按之痛如淋，小便自调，时时发热，自汗恶寒，或右足屈而不伸，苔黄腻，脉滑数为辨证要点

（3）临证加减：若热毒较重者，加蒲公英、金银花、紫花地丁、败酱草；血瘀较重者，加赤芍、乳香、没药。

（4）现代应用：本方现常用于急性单纯性阑尾炎、肠梗阻、急性胆道感染、胆道蛔虫、胰腺炎、急性盆腔炎、输卵管结扎后感染等属湿热瘀滞者。

【使用注意】孕妇及月经期、哺乳期妇女慎用。本品苦寒，易伤胃气，脾胃虚弱者亦应慎用。

【用量建议】按配方颗粒国家标准，大黄（药用大黄）和大黄（唐古特大黄）每 1g 配方颗粒均相当于饮片 4g；大黄（掌叶大黄）每 1g 配方颗粒相当于饮片 3g。《中国药典》饮片用量 3g~15g。根据临床试点应用经验，建议临床饮片用量 3g。

【参考】

1. **主要化学成分**　大黄主含蒽醌、蒽酮、鞣质、苯丁酮、色原酮以及其他类，如糖类、有机酸类、挥发性成分及微量元素等。唐古特大黄和

药用大黄中鞣质类和结合蒽醌类成分显著高于掌叶大黄；掌叶大黄中的游离蒽醌类成分含量显著高于其他大黄。

2. 主要药理作用　大黄有抗感染、抗病毒、利胆、健胃、止血、保肝、降压、降低血清胆固醇等作用。

【按语】生大黄苦寒沉降，气味重浊，走而不守，直达下焦，泻下作用峻烈，长于攻积导滞。《中国药典》收载 3 个基原生大黄分别做成了配方颗粒，虽含量指标有差异，但临床应用是相同的，故放在一起介绍。大黄主要药效成分为蒽醌类成分，《中国药典》2020 年版规定大黄饮片含总蒽醌不得少于 1.5%，游离蒽醌不得少于 0.35%，配方颗粒国家标准亦采用总蒽醌、游离蒽醌作为含量控制指标。配方颗粒国家标准建立的薄层色谱结合特征图谱分析能够实现不同基原、不同炮制品的定性分析，保证临床用药的准确性。

酒大黄（掌叶大黄）/（唐古特大黄）/（药用大黄）配方颗粒

【来源】本品为蓼科植物掌叶大黄 *Rheum palmatum* L.、唐古特大黄 *Rheum tanguticum* Maxim. ex Balf. 或药用大黄 *Rheum officinale* Baill. 的干燥根和根茎，经除去杂质，洗净，润透，切厚片，用黄酒喷淋拌匀（每 10kg 大黄，用黄酒 1kg），稍闷，用文火炒至色泽加深时取出，放凉制成合格饮片，并将此合格饮片按标准汤剂的主要质量指标，经水提、分离、浓缩、干燥、制粒而成的配方颗粒。

【含量指标】酒大黄（掌叶大黄）配方颗粒　本品每 1g 含总蒽醌以芦荟大黄素（$C_{15}H_{10}O_5$）、大黄酸（$C_{15}H_8O_6$）、大黄素（$C_{15}H_{10}O_5$）、大黄酚（$C_{15}H_{10}O_4$）和大黄素甲醚（$C_{16}H_{12}O_5$）的总量计，应为 9.0mg~25.0mg；含游离蒽醌以芦荟大黄素（$C_{15}H_{10}O_5$）、大黄酸（$C_{15}H_8O_6$）、大黄素（$C_{15}H_{10}O_5$）、大黄酚（$C_{15}H_{10}O_4$）和大黄素甲醚（$C_{16}H_{12}O_5$）的总量计，应为 3.0mg~10.0mg。

酒大黄（唐古特大黄）配方颗粒　本品每 1g 含总蒽醌以芦荟大黄素（$C_{15}H_{10}O_5$）、大黄酸（$C_{15}H_8O_6$）、大黄素（$C_{15}H_{10}O_5$）、大黄酚（$C_{15}H_{10}O_4$）

和大黄素甲醚（$C_{16}H_{12}O_5$）的总量计，应为 21.0mg~46.0mg；含游离蒽醌以芦荟大黄素（$C_{15}H_{10}O_5$）、大黄酸（$C_{15}H_8O_6$）、大黄素（$C_{15}H_{10}O_5$）、大黄酚（$C_{15}H_{10}O_4$）和大黄素甲醚（$C_{16}H_{12}O_5$）的总量计，应为 5.0mg~17.0mg。

酒大黄（药用大黄）配方颗粒　本品每 1g 含总蒽醌以芦荟大黄素（$C_{15}H_{10}O_5$）、大黄酸（$C_{15}H_8O_6$）、大黄素（$C_{15}H_{10}O_5$）、大黄酚（$C_{15}H_{10}O_4$）和大黄素甲醚（$C_{16}H_{12}O_5$）的总量计，应为 10.0mg~26.0mg；含游离蒽醌以芦荟大黄素（$C_{15}H_{10}O_5$）、大黄酸（$C_{15}H_8O_6$）、大黄素（$C_{15}H_{10}O_5$）、大黄酚（$C_{15}H_{10}O_4$）和大黄素甲醚（$C_{16}H_{12}O_5$）的总量计，应为 2.0mg~8.0mg。

【性能功效】苦，寒。归脾、胃、大肠、肝、心包经。酒炙后其力稍缓，并借酒之升提之性，引药上行，以清上焦湿热为主。

【临床应用】

1. 上焦热证——如三黄栀子豉汤（《张氏医通》）

（1）组成：酒大黄 3g　酒黄连 2g　酒黄芩 3g　栀子 6g　豆豉 4g

（2）临证应用：本方具有散郁泄热之功，主治热病时疫，头痛壮热。

（3）临证加减：加石膏则清泻里热的功能更强，若头痛壮热较甚者，还可加赤芍、牡丹皮。

（4）现代应用：本方现常用于治疗败血症，以及感染性炎症，心中烦闷不安者。

2. 蓄血发狂——如抵当汤（《伤寒论》）

（1）组成：酒大黄 3g　水蛭 1g　虻虫 1g　桃仁 5g

（2）临证应用：本方祛瘀之力为活血剂之冠，主治下焦蓄血，少腹硬满疼痛。临床以体质壮实，舌质黯，脉沉涩为证治要点。

（3）临证加减：体虚者，去酒大黄，加生地黄。

（4）现代应用：本方现常用于治疗中风后遗症、脑梗死、精神分裂症、闭经、癥闭等辨证属瘀热互结者。

3. 血热吐衄——如泻心汤（《金匮要略》）

（1）组成：大黄 3g　黄连 3g　黄芩 3g

（2）临证应用：本方为火热旺盛，迫血妄行，而致吐血、衄血之良方。临床应用以高热面赤、目赤烦躁、神昏发狂、吐血衄血、口舌生疮、湿热黄疸、疔疮肿毒、下痢脓血、舌苔黄腻为辨证要点。亦治湿热交阻之证，热重于湿或湿热并重者。

（3）临证加减：若吐血酌加侧柏叶、生地黄、牡丹皮；便血酌加地榆、赤芍，或合赤小豆当归散；尿血可加白茅根、小蓟；湿热黄疸，加栀子、茵陈；目赤加栀子、菊花、龙胆草；口舌生疮加生地黄、川木通、甘草、竹叶；疮疡酌加金银花、紫花地丁、蒲公英、连翘、甘草等。

（4）现代应用：本方现常用于治疗上消化道出血等病症。

【使用注意】孕妇及月经期、哺乳期妇女慎用，脾胃虚弱者慎用。

【用量建议】按配方颗粒国家标准，酒大黄（掌叶大黄）每 1g 配方颗粒相当于饮片 3.2g；酒大黄（唐古特大黄）每 1g 配方颗粒相当于饮片 3.3g；酒大黄（药用大黄）每 1g 配方颗粒相当于饮片 4g。《中国药典》饮片用量 3g~15g。根据临床试点应用经验，建议临床饮片用量 3g。

【参考】

1. **主要化学成分**　大黄酒炒后，游离型蒽醌含量有所升高，结合型蒽醌含量有所降低，总黄酮含量下降。

2. **主要药理作用**　酒大黄泻下作用弱于生大黄，凉血止血作用稍弱，解热抗炎能力接近生大黄。

【按语】大黄酒炙后使其苦寒泻下作用稍缓，并借助酒升提之性，引药上行，善清上焦血分热毒，用于目赤咽肿、齿龈肿痛。《中国药典》收载大黄有 3 个基原，酒大黄也分别做成了配方颗粒，虽含量指标有差异，但临床应用是相同的，故放在一起介绍。《中国药典》2020 年版规定酒大黄饮片含总蒽醌不得少于 1.5%，游离蒽醌不得少于 0.50%，配方颗粒国家标准亦采用总蒽醌、游离蒽醌作为含量控制指标。配方颗粒国家标准根据多批次标准汤剂质量特征对不同基原酒大黄制定含量限度标准，配方颗粒标准更科学合理。

熟大黄（掌叶大黄）/（唐古特大黄）/（药用大黄）配方颗粒

【来源】本品为蓼科植物掌叶大黄 *Rheum palmatum* L.、唐古特大黄

Rheum tanguticum Maxim. ex Balf. 或药用大黄 *Rheum officinale* Baill. 的干燥根和根茎，经除去杂质，洗净，润透，切块，用黄酒拌匀（每10kg大黄，用黄酒3kg），隔水炖或蒸至大黄内外均呈黑色时，取出干燥制成合格饮片，并将此合格饮片按标准汤剂的主要质量指标，经水提、分离、浓缩、干燥、制粒而成的配方颗粒。

【含量指标】熟大黄（掌叶大黄）配方颗粒　本品每1g含总蒽醌以芦荟大黄素（$C_{15}H_{10}O_5$）、大黄酸（$C_{15}H_8O_6$）、大黄素（$C_{15}H_{10}O_5$）、大黄酚（$C_{15}H_{10}O_4$）和大黄素甲醚（$C_{16}H_{12}O_5$）的总量计，应为7.0mg~23.0mg；含游离蒽醌以芦荟大黄素（$C_{15}H_{10}O_5$）、大黄酸（$C_{15}H_8O_6$）、大黄素（$C_{15}H_{10}O_5$）、大黄酚（$C_{15}H_{10}O_4$）和大黄素甲醚（$C_{16}H_{12}O_5$）的总量计，应为2.3mg~6.5mg。

熟大黄（唐古特大黄）配方颗粒　本品每1g含总蒽醌以芦荟大黄素（$C_{15}H_{10}O_5$）、大黄酸（$C_{15}H_8O_6$）、大黄素（$C_{15}H_{10}O_5$）、大黄酚（$C_{15}H_{10}O_4$）和大黄素甲醚（$C_{16}H_{12}O_5$）的总量计，应为15.0mg~38.0mg；含游离蒽醌以芦荟大黄素（$C_{15}H_{10}O_5$）、大黄酸（$C_{15}H_8O_6$）、大黄素（$C_{15}H_{10}O_5$）、大黄酚（$C_{15}H_{10}O_4$）和大黄素甲醚（$C_{16}H_{12}O_5$）的总量计，应为4.5mg~16.0mg。

熟大黄（药用大黄）配方颗粒　本品每1g含总蒽醌以芦荟大黄素（$C_{15}H_{10}O_5$）、大黄酸（$C_{15}H_8O_6$）、大黄素（$C_{15}H_{10}O_5$）、大黄酚（$C_{15}H_{10}O_4$）和大黄素甲醚（$C_{16}H_{12}O_5$）的总量计，应为4.0mg~12.0mg；含游离蒽醌以芦荟大黄素（$C_{15}H_{10}O_5$）、大黄酸（$C_{15}H_8O_6$）、大黄素（$C_{15}H_{10}O_5$）、大黄酚（$C_{15}H_{10}O_4$）和大黄素甲醚（$C_{16}H_{12}O_5$）的总量计，应为1.0mg~4.0mg。

【性能功效】苦，寒。归脾、胃、大肠、肝、心包经。熟大黄作用缓和，能避免腹痛之弊，以活血祛瘀为主。

【临床应用】

1. 跌打仆坠——如正骨紫金丹（《医宗金鉴》）

（1）组成：熟大黄3g　丁香1g　木香3g　瓜儿血竭1g　儿茶1g　红花3g　当归头6g　莲子肉6g　白茯苓10g　白芍6g　牡丹皮6g　甘草2g

（2）临证应用：本方具有行气活血，消肿止痛之功，主治跌打损伤，并一切疼痛，瘀血凝聚。

（3）临证加减：若欲增强接骨续筋可加续断、自然铜、杜仲；痛甚者可加乳香、没药。

（4）现代应用：本方现常用于治疗跌打损伤、骨折脱臼、关节痹痛等伤科疾患。

2. 血瘀经闭——如大黄䗪虫丸（《金匮要略》）

（1）组成：熟大黄 3g　土鳖虫 3g　水蛭 1g　虻虫 1g　蛴螬 2g　干漆 2g　桃仁 5g　黄芩 3g　杏仁 5g　生地黄 10g　白芍 6g　甘草 2g

（2）临证应用：本方主治瘀血内停所致的癥瘕、闭经证。临床应用以形体羸瘦，腹满不能饮食，肌肤甲错，两目黯黑，或潮热，妇人经闭不行，舌质紫黯，或边有瘀斑，脉象迟涩为辨证要点。

（3）临证加减：若见气机郁滞重者可加用枳实、柴胡等；若血虚明显者可加用当归等。

（4）现代应用：本方现常用于治疗良性肿瘤、妇女瘀血经闭、腹部手术后之粘连性疼痛、肝脾肿大、肝硬化、子宫肌瘤、结核性腹膜炎、食管静脉曲张等而见本方证者。

3. 眼生翳障——如大黄当归散（《张氏医通》）

（1）组成：熟大黄 3g　酒黄芩 3g　红花 3g　苏木屑 3g　当归 6g　酒炒栀子 6g　木贼 3g

（2）临证应用：本方具有清血热，散结滞之功，主治眼雍肿，瘀血凝滞，攻目见翳，瞳仁灌血。临床以眼前呈红色或黯红色，视觉随即模糊或失明，检查眼底出血，兼见口苦、舌绛、脉数为辨证要点。

（3）临证加减：血虚加甘草、枸杞、熟地黄；肝热甚者加牡丹皮、生地黄。

（4）现代应用：本方现常用于治疗挫伤性眼内出血等病症。

4. 湿热内盛——如止痛如神汤（《外科启玄》）

（1）组成：熟大黄 3g　秦艽 3g　桃仁 3g　皂角子 3g　炒苍术 2g　防风 2g　酒黄柏 2g　当归尾 1g　泽泻 1g　槟榔 1g

（2）临证应用：本方以肛门灼痛，肿胀下坠，烦热口渴，大便秘结，小便黄赤，舌红苔黄，脉弦为辨证要点，是治疗肛肠病肿痛下坠的特效良方。

（3）临证加减：如肿有脓，加白葵花、青皮、木香；大便秘甚者，将熟大黄替换成生大黄、并加火麻仁、枳实；如肿甚者，加防己、猪苓、黄芩；如痛甚者，加羌活、郁李仁；如痒甚者，加黄芪、羌活、甘草、麻黄、藁本；如血下多者，加地榆、槐花、荆芥穗、白芷；如小便涩数不通者，加赤茯苓、车前子、灯心草、萹蓄。

（4）现代应用：本方现常加减应用于各种痛证，如带状疱疹、带状疱疹后遗神经痛、肋间神经痛、生殖器疱疹伴腰骶神经病变等。

【使用注意】脾胃虚弱者慎用；孕妇及月经期、哺乳期妇女慎用。

【用量建议】按配方颗粒国家标准，熟大黄（药用大黄）每1g配方颗粒相当于饮片3g；熟大黄（掌叶大黄）每1g配方颗粒相当于饮片2.6g；熟大黄（唐古特大黄）每1g配方颗粒相当于饮片2.5g。《中国药典》2020年版饮片用量3g~15g。根据临床试点应用经验，建议临床饮片用量3g。

【参考】

1. **主要化学成分** 大黄经蒸、炖后番泻苷和结合型蒽醌类成分含量减少，其中结合型大黄酸显著减少，番泻苷仅余微量；大黄鞣质类成分含量炮制成熟大黄后明显降低。

2. **主要药理作用** 熟大黄可消除生大黄引起腹痛、恶心、呕吐等胃肠道反应，泻下效力比生品降低95%，活血化瘀作用强于生大黄；消炎作用虽较生大黄减弱，但在治疗成人和儿童化脓性扁桃体炎时，熟大黄有较好的解热和消炎作用。

【按语】熟大黄泻下力缓，能减轻大黄引起腹痛的副作用，并增强活血祛瘀作用，《中国药典》收载大黄有3个基原，熟大黄亦分别做成了配方颗粒，虽含量指标有差异，但临床应用是相同的，故放在一起介绍。《中国药典》2020年版规定熟大黄饮片含总蒽醌不得少于1.5%，游离蒽醌不得少于0.50%，配方颗粒国家标准亦用总蒽醌、游离蒽醌作为其控制指标。大黄酒蒸、酒炖后结合蒽醌和游离蒽醌显著减少，熟大黄配方颗粒含量限度明显低于大黄配方颗粒、酒大黄配方颗粒，配方颗粒国家标准根据多批次标准汤剂质量特征分别对不同基原熟大黄制定了含量标准，符合炮制品应用规律。

火麻仁配方颗粒

【来源】本品为桑科植物大麻 *Cannabis sativa* L. 的干燥成熟果实，经除去杂质及果皮制成合格饮片，并将此合格饮片按标准汤剂的主要质量指标，经水提、分离、浓缩、干燥、制粒而成的配方颗粒。

【含量指标】本品每 1g 含总脂肪油应为 70.0mg~180.0mg，含胡芦巴碱（$C_7H_7NO_2$）应为 0.80mg~2.50mg。

【性能功效】甘，平。归脾、胃、大肠经。润肠通便。生火麻仁与炒火麻仁功用一致，但临床以炒用为主。

【临床应用】

1. 肠燥便秘——麻子仁丸（《伤寒论》）

（1）组成：火麻仁 10g　芍药 6g　炙枳实 3g　大黄 3g　炙厚朴 3g　杏仁 5g

（2）临证应用：本方是润肠通便的常用方，以大便干结难下，时间较久，病势较缓为辨证要点。

（3）临证加减：痔疮便秘者，可加桃仁、当归；痔疮出血属胃肠燥热者，可酌加槐花、地榆；燥热伤津较甚者，可加生地黄、玄参、石斛。

（4）现代应用：本方现常用于治疗惯性便秘、老人与产后便秘、痔疮便秘等属肠胃燥热者。

2. 风水脚气——如火麻仁丸（《普济方》）

（1）组成：火麻仁 9g　川大黄 3g　诃黎勒皮 3g　人参 3g　陈皮 3g

（2）临证应用：主治积年心腹气、肺气、脚气、冷热气、疝癖气，不能饮食，纵食不消，脏腑不调，大肠秘涩。

（3）临证加减：气虚便秘加党参、白术、升麻；气滞便秘加木香、槟榔。

（4）现代应用：本方现常用于治疗各种便秘。

【使用注意】肠滑者及孕妇忌用。

【用量建议】按配方颗粒国家标准，每 1g 配方颗粒相当于饮片 3.5g。《中国药典》饮片用量 10g~15g。根据临床试点应用经验，建议临床饮片用量 10g。

【参考】

1.主要化学成分 火麻仁主要含脂肪油，油中主要有饱和脂肪酸、油酸、亚油酸及亚麻酸等，还含胡芦巴碱、异亮氨酸甜菜碱、大麻酰胺等。

2.主要药理作用 火麻仁有润滑肠道的作用，在肠中遇碱性肠液后产生脂肪酸，刺激肠壁，使蠕动增强，从而达到通便作用。火麻仁还能降低血压以及阻止血脂上升的作用。

【按语】火麻仁为润肠通便的常用药。《中国药典》2020 年版无含量控制指标。火麻仁配方颗粒国家标准根据标准汤剂主要质量指标增加了总脂肪油、胡芦巴碱含量质量控制项。就含量指标控制而言，火麻仁配方颗粒标准较火麻仁饮片质量标准更加完善。

炒火麻仁配方颗粒

【来源】本品为桑科植物大麻 *Cannabis sativa* L. 的干燥成熟果实，经除去杂质及果皮后，用文火加热，炒至微黄色，有香气逸出时，取出，晾凉制成合格饮片，并将此合格饮片按标准汤剂的主要质量指标，经水提、分离、浓缩、干燥、制粒而成的配方颗粒。

【含量指标】本品每 1g 含总脂肪油应为 110.0mg~330.0mg，含胡芦巴碱（$C_7H_7NO_2$）应为 0.60mg~2.50mg。

【性能功效】甘，平。归脾、胃、大肠经。润肠通便。炒后可提高煎出效果，并且气香，能增强润肠燥，滋阴血的作用。

【临床应用】

1.实热便秘——润肠丸（《沈氏尊生书》）

（1）组成：火麻仁 10g　当归 6g　生地黄 10g　桃仁 5g　枳壳 3g

（2）临证应用：本方养血润肠通便，主治血燥便秘。临床以大便燥结难下余无所苦，舌瘦苔少为其辨证要点。产妇便秘尤宜。

（3）临证加减：加玄参、麦冬以滋液润肠，加强通便功能；如腹胀，加厚朴；血虚，加桑椹。

（4）现代应用：本方现常用于治疗习惯性便秘，不思饮食。

2. 产后便秘——养正通幽汤（《傅青主女科》）

（1）组成：火麻仁 9g　川芎 3g　炙甘草 2g　桃仁 5g　肉苁蓉 6g　陈皮 2g

（2）临证应用：治产后大便秘结，类伤寒三阴证。

（3）临证加减：若汗多便实，加黄芪、麦冬；腹满溢便实，加麦冬、枳壳、人参；汗出谵语便实，气血虚竭，精神失守，加茯神、远志、黄芪、白芷、柏子仁、人参、白术。

（4）现代应用：本方现常用于治疗产后便秘。

【使用注意】肠滑者及孕妇忌用。

【用量建议】按配方颗粒国家标准，每 1g 配方颗粒相当于饮片 3.2g。《中国药典》饮片用量 10g~15g。根据临床试点应用经验，建议临床饮片用量 10g。

【参考】

1. 主要化学成分　火麻仁经炒制后不饱和脂肪酸等有效成分有所升高。

2. 主要药理作用　火麻仁炒后能增强滋脾阴、润肠燥的作用。

【按语】火麻仁生品、炒品功用基本一致。饮片炒后可提高煎出效果，并且气香，能增强滋脾阴、润肠燥的功能。《中国药典》2020 年版无含量控制指标。炒火麻仁配方颗粒国家标准根据标准汤剂主要质量指标，增加了总脂肪油、胡芦巴碱含量质量控制项，炒后有利于脂肪油溶出，炒火麻仁配方颗粒总脂肪油含量控制限度高于火麻仁配方颗粒，符合炮制实际。

牵牛子（裂叶牵牛）配方颗粒

【来源】本品为旋花科植物裂叶牵牛 *Pharbitis nil*（L.）Choisy 的干燥成熟的种子，经除去杂质后，捣碎制成合格饮片，并将此合格饮片按标准汤剂的主要质量指标，经水提、分离、浓缩、干燥、制粒而成的配方颗粒。

【含量指标】本品每 1g 含新绿原酸（$C_{16}H_{18}O_9$）、隐绿原酸（$C_{16}H_{18}O_9$）、绿原酸（$C_{16}H_{18}O_9$）、咖啡酸（$C_9H_8O_4$）总量应为 18.0mg~55.0mg。

【性能功效】苦、寒；有毒。归肺、肾、大肠经。泻水通便，消痰涤饮，杀虫攻积。生品药力较猛，泻下力强，长于逐水消肿，杀虫攻积。

【临床应用】

1. 水肿臌胀——如舟车丸（《景岳全书》）

（1）组成：牵牛子 3g　煨甘遂 0.5g　醋芫花 0.6g　醋大戟 1.5g　大黄 3g　青皮 3g　陈皮 3g　木香 3g　槟榔 3g　轻粉 0.1g

（2）临证应用：本方是治疗水热内壅，气机阻滞之阳水证的常用方。临床以水肿水胀，口渴腹胀，大小便秘，舌苔白滑腻，脉沉数有力为辨证要点。

（3）临证加减：如伴见口渴较重、发热等里实热证，可加石膏等；大便秘结较重，可加重大黄用量或加入厚朴、芒硝等。

（4）现代应用：本方现常用于治疗急、慢性肾炎、腹膜炎、肝硬化或血吸虫病晚期腹水。

2. 寒湿水疝——禹功散（《儒门事亲》）

（1）组成：牵牛子 3g　炒茴香 3g

（2）临证应用：本方用于寒湿水疝，临床应用以阴囊肿胀，大小便不利为辨证要点。

（3）临证加减：阴寒内盛者，可加桂枝、花椒、吴茱萸；气滞有寒者，合天台乌药散同用；肾阳不足者，合用肾气丸或真武汤；气滞水停者，合用柴胡疏肝散或胃苓汤。

（4）现代应用：本方现常用于治疗乙型肝炎、肝硬化腹水、鞘膜积液等病症。

3. 水湿肿满——如导水丸（《儒门事亲》）

（1）组成：牵牛子 3g　大黄 3g　黄芩 3g　滑石 10g

（2）临证应用：本方攻下逐水，主治水湿肿满，湿热腰痛，痰湿流注身痛，无名肿毒，关节肿痛，疝气，大小便闭者。

（3）临证加减：温热腰痛，水湿肿满日久者，加甘遂；痰湿走注，遍身疼痛者，加白芥子；肿毒疼痛者，加芒硝；关节肿痛，大便秘结者，加郁李仁；腰腿沉重者，加樟柳根；疝气疼痛者，加小茴香、吴茱萸、乌药。

（4）现代应用：本方现常用于治疗关节肿痛，疝气，大小便不畅等病症。

4. 虫积腹痛——如万应丸（《医学正传》）

（1）组成：牵牛子 3g　槟榔 3g　大黄 3g　皂角 1g　苦楝根皮 3g

（2）临证应用：本方驱虫攻积，主治虫积内阻，腹痛拒按。临床应用以虫积腹痛、大便秘结为辨证要点。

（3）临证加减：若见体虚乏力，加党参、白术；食欲不振，加山楂、神曲；虫积腹病较甚，加香附、高良姜、花椒、乌梅、使君子。

（4）现代应用：本方现常用于治疗蛔虫性肠梗阻；也用于囊虫病等病症。

【使用注意】孕妇禁用。不宜与巴豆、巴豆霜同用。

【用量建议】按配方颗粒国家标准，每 1g 配方颗粒相当于饮片 8g。《中国药典》饮片用量 3g~6g。根据临床试点应用经验，建议临床饮片用量 3g。

【参考】

1. **主要化学成分**　牵牛子含牵牛子苷、牵牛子酸甲、没食子酸及生物碱麦角醇、裸麦角碱、喷尼棒麦角碱、异喷尼棒麦角碱、野麦碱。

2. **主要药理作用**　牵牛子有泻下利尿、抑菌、刺激子宫、驱虫、抗肿瘤作用等。

【按语】生牵牛子长于逐水消肿，杀虫。且有毒，常用于水肿胀满，二便不通，虫积腹痛。《中国药典》2020年版无含量控制指标。牵牛子配方颗粒国家标准根据标准汤剂主要质量指标，增加了新绿原酸、隐绿原酸、绿原酸、咖啡酸总量含量控制项。就含量指标控制而言，牵牛子配方颗粒标准较牵牛子饮片的质量控制更加完善。

炒牵牛子（裂叶牵牛）配方颗粒

【来源】本品为旋花科植物裂叶牵牛 *Pharbitis nil*（L.）Choisy 的干燥成熟种子，经除去杂质后，用文火加热炒至稍鼓起有爆裂声，颜色加深，并有香气逸出时，取出，晾凉，捣碎制成合格饮片，并将此合格饮片按标准汤剂的主要质量指标，经水提、分离、浓缩、干燥、制粒而成的配方颗粒。

【含量指标】本品每 1g 含新绿原酸（$C_{16}H_{18}O_9$）、隐绿原酸（$C_{16}H_{18}O_9$）、绿原酸（$C_{16}H_{18}O_9$）、咖啡酸（$C_9H_8O_4$）总量应为 15.0~45.0mg。

【性能功效】苦、寒；有毒。归肺、肾、大肠经。炒后可降低毒性，药性缓和，免伤正气，消积之中略有健脾作用，以涤痰饮，消积滞见长。

【临床应用】

1. 痰饮咳喘——如牵牛子汤方（《圣济总录》）

（1）组成：炒牵牛子 3g　炒甜葶苈 3g　焙陈橘皮 3g　炙甘草 2g　苦杏仁 5g

（2）临证应用：治咳嗽。肺气不顺。面目浮肿。

（3）临证加减：若肺气壅塞咳嗽较甚者，可加瓜蒌子、浙贝母、桔梗；若咳嗽，面目浮肿者，可加麻黄、薏苡仁、桑白皮。

（4）现代应用：本方现常用于治疗咳嗽较重，肺气上逆，面目浮肿等症。

2. 热壅胃肠——如一捻金（《中国药典》）

（1）组成：炒牵牛子 3g　大黄 3g　槟榔 3g　人参 3g　朱砂 0.1g

（2）临证应用：本方消食导滞，祛痰通便。用于脾胃不和、痰食阻滞所致的积滞，症见停食停乳、腹胀便秘、痰盛喘咳。

（3）临证加减：若脾胃不和，饮食积滞，加枳实、木香、建曲、半夏等；若脾虚纳差，加党参、白术、甘草。

（4）现代应用：本方现常用于治疗新生儿便秘、呕吐、不食等病症，成人有上述症状亦可应用。

【使用注意】孕妇禁用。不宜与巴豆、巴豆霜同用。

【用量建议】按配方颗粒国家标准，每1g配方颗粒相当于饮片6.5g。《中国药典》饮片用量3g~6g。根据临床试点应用经验，建议临床饮片用量3g。

【参考】

1. **主要化学成分**　牵牛子炒制后醇浸出物含量降低，水浸出物含量升高。

2. **主要药理作用**　过量的牵牛子对肾脏有刺激性，可引起血尿或语言障碍。炮制后牵牛子的泻下作用明显减弱，毒性降低。

【按语】炒牵牛子毒性降低，药性缓和，免伤正气，以涤痰饮、消积滞见长。且炒后气香，消积之中略有健脾作用。《中国药典》2020年版无含量控制指标。炒牵牛子配方颗粒国家标准根据标准汤剂主要质量特征，以新绿原酸、隐绿原酸、绿原酸、咖啡酸总量质量控制项。就质量标准而言，炒牵牛子配方颗粒与牵牛子配方颗粒标准制成量、含量限度有一定差异，实现了二者的区别，保障临床用药调配的准确性。

第七章

祛风湿药

本类药物具有祛风湿，活络，止痛的作用，适用于风湿痹痛，筋脉拘急，麻木不仁，半身不遂，腰膝酸痛，下肢痿弱等症。

炮制对祛风湿药的影响：本类药物多采用酒炙。酒辛甘大热，能通行血脉，故经酒炙后能增强药物活血，通络，止痛的作用，从而增强祛风除湿的效果。

独活配方颗粒

【来源】本品为伞形科植物重齿毛当归 *Angelica pubescens* Maxim. f.*biserrata* Shan et Yuan 的干燥根，经除去杂质，洗净，润透，切薄片，晒干或低温干燥制成合格饮片，并将此合格饮片按标准汤剂的主要质量指标，经水提、分离、浓缩、干燥、制粒而成的配方颗粒。

【含量指标】本品每 1g 含蛇床子素（$C_{15}H_{16}O_3$）应为 0.6mg~1.8mg，含二氢欧山芹醇当归酸酯（$C_{19}H_{20}O_5$）应为 0.15mg~0.66mg。

【性能功效】辛、苦，微温。归肾、膀胱经。祛风除湿，通痹止痛。

【临床应用】

1.风寒湿痹——如独活寄生汤（《备急千金要方》）

（1）组成：独活 3g　桑寄生 6g　杜仲 6g　牛膝 5g　细辛 1g　秦艽 3g　茯苓 10g　肉桂心 1g　防风 5g　川芎 3g　人参 3g　甘草 2g　当归 6g　芍药 6g　干地黄 6g

（2）临证应用：本方为治痹证日久，肝肾不足，气血两虚的常用方，以腰膝疼痛，舌淡苔白，脉细弱为辨证要点。

（3）临证加减：对痹证疼痛较剧，酌加制川乌、制草乌、金钱白花蛇；寒邪偏盛，酌加附子、干姜；湿邪偏多，去地黄，酌加防己、薏苡仁、苍术；肢体麻木，加天麻、白附子；关节肿痛，加防己、车前子；病程日久，加丹参。

（4）现代应用：本方常用于治疗慢性关节炎、腰肌劳损、骨质增生、风湿性坐骨神经痛等属肝肾两虚，气血不足者。

2. 少阴伏风头痛——如独活细辛汤（《症因脉治》）

（1）组成：独活 3g　细辛 1g　川芎 3g　秦艽 3g　生地黄 10g　羌活 3g　防风 5g　甘草 2g

（2）临证应用：本方具有祛风散寒，温经止痛之功，主治外伤风寒，邪入少阴，以头痛，痛引颊部，脉浮紧为辨证要点。

（3）临证加减：有风者，加荆芥、蝉蜕、薄荷；有寒者，加麻黄、桂枝；有暑者，加黄芩、石膏；有湿者，加苍术、白芷；有燥者，加石膏、竹叶；火旺者，加知母、黄柏。

（4）现代应用：本方现常用于治疗关节疼痛以及头痛、身痛等症。

3. 月经不行——如独活通经汤（《中医妇科治疗学》）

（1）组成：独活 3g　桑寄生 9g　秦艽 3g　川芎 3g　香附 6g　姜黄 3g　焦艾 3g　防风 5g

（2）临证应用：本方具有祛风散寒行滞之功，主风寒搏击，月经数月不行，主要以面青，四肢作痛，关节不利，少腹冷痛，恶风怕冷，腰酸背寒，或有头痛，或胸闷泛恶，舌淡口和，苔白而润，脉浮紧为辨证要点。

（3）临证加减：若月经数月不行，可加桃仁、红花、炒王不留行；若月经疼痛，可加蒲黄、醋五灵脂、小茴香；若关节冷痛，可加麻黄、细辛、松节；若腰酸背寒，可加续断、骨碎补、鸡血藤等。

（4）现代应用：本方现常用于治疗月经不调，痛经，关节疼痛，腰膝酸软疼痛。

【**使用注意**】阴虚及血燥者慎用。

【**用量建议**】按配方颗粒国家标准，每 1g 配方颗粒相当于饮片 1.7g。《中国药典》饮片用量 3g~10g。根据临床试点应用经验，建议临床饮片用

量 3g。

【参考】

1. 主要化学成分 独活含香豆素类成分：蛇床子素、东莨菪素、异欧前胡素等；挥发油：佛手柑内酯、二氢欧山芹醇当归酸酯、二氢欧山芹醇、二氢欧山芹醇乙酸酯、当归醇等；还含有甾醇类等。

2. 主要药理作用 独活有抗炎、镇痛、抗心律失常、抑制血小板聚集等作用。

【按语】独活为祛风除湿，通痹止痛的常用药，《中国药典》2020 年版规定独活饮片含蛇床子素不得少于 0.50%，含二氢欧山芹醇当归酸酯不得少于 0.080%。独活配方颗粒国家标准含量指标成分与饮片一致，根据多批次标准汤剂质量特征制定指标成分含量限度。就含量指标限度而言，配方颗粒符合临床用药实际，应该与饮片汤剂疗效相当。

威灵仙（东北铁线莲）配方颗粒

【来源】本品为毛茛科植物东北铁线莲 *Clematis manshurica* Rupr. 的干燥根和根茎，经除去杂质，洗净，润透，切段，干燥制成合格饮片，并将此合格饮片按标准汤剂的主要质量指标，经水提、分离、浓缩、干燥、制粒而成的配方颗粒。

【含量指标】本品每 1g 含灵仙新苷（$C_{82}H_{134}O_{43}$）应为 18.0mg~55.0mg，含齐墩果酸（$C_{30}H_{48}O_3$）应为 5.5mg~20.0mg。

【性能功效】辛、咸，温。归膀胱经。祛风湿，通经络。

【临床应用】

1. 肾亏湿痹——如杜仲威灵仙散（《千家妙方》）

（1）组成：威灵仙 6g　杜仲 6g

（2）临证应用：本方补肾强骨，除湿止痛。主治肾气亏损，腰肌劳损，腰痛。症见劳动后腰痛加剧。

（3）临证加减：若肾气亏损，可加枸杞、熟地黄、韭菜子；若寒湿腰痛，可加防己、独活、桑寄生等。

（4）现代应用：本方现常用于治疗腰肌劳损等症。

2. 风湿脚气——如抱龙丸（《三因极——病证方论》）

（1）组成：威灵仙6g　炒赤小豆6g　五灵脂5g　白胶香15g　炒补骨脂6g　狗脊6g　木鳖子1g　海桐皮6g　炒地龙5g　制草乌1.5g

（2）临证应用：主治肝肾脏虚，风寒湿邪流注腿膝，行步艰难，渐成风湿脚气，足心如火，上气喘急，小腹不仁，全不进食。

（3）临证加减：若行步艰难，可加千年健、苍术、黄柏；若风寒湿邪流注腿膝，可加麻黄、白芥子、熟地黄；若风湿脚气，足心如火，可加知母、黄柏。

（4）现代应用：本方现常用于治疗风湿疼痛，类风湿诸节疼痛。

3. 四肢肿痛——如除湿蠲痛汤（《济阳纲目》）

（1）组成：威灵仙6g　羌活3g　苍术3g　当归6g　川芎3g　白芷3g　防己5g　黄柏3g　天南星3g　红花3g　桂枝3g

（2）临证应用：主治湿热流注经络，四肢百节流布走痛，红肿或死血。

（3）临证加减：若四肢百节疼痛甚者，可加麻黄、干姜、白豆蔻、薏苡仁。

（4）现代应用：本方现常用于治疗类风湿疼痛。

4. 寒湿阻络——如风灵汤《经验方》

（1）组成：威灵仙6g　海风藤6g　天仙藤5g　吊子风3g　羌活3g　独活3g　防风5g　路路通5g

（2）临证应用：本方祛风通络，散寒利湿。主治肢体关节酸痛，痛处游走不定，天气变化加剧，或伴有恶寒发热之表证。舌苔白腻，脉多浮数。

（3）临证加减：上肢痛者加沙柳草；下肢痛者加椿根；颈部痛者加葛根；背部痛者加石楠藤；恶寒发热者加麻黄。

（4）现代应用：本方现常用于治疗风寒湿肢体关节酸痛，痛处游走不定。

【使用注意】本品辛散走窜，多服易伤正气，体弱及气虚者慎用。忌茶及面汤。

【用量建议】按配方颗粒国家标准，每 1g 配方颗粒相当于饮片 4.5g。《中国药典》饮片用量 6g~10g。根据临床试点应用经验，建议临床饮片用量 6g。

【参考】

1. 主要化学成分　威灵仙主含原白头翁素、白头翁素、白头翁内酯、三萜类化合物、甾醇、糖类、皂苷、生物碱类、黄酮类、酚类、内酯、氨基酸及有机酸等。

2. 主要药理作用　威灵仙对平滑肌有增强节律或松弛作用，具有镇痛、利胆、引产、抗微生物、抗利尿、降血压等作用。

【按语】威灵仙生品长于祛除风湿，通络止痛。《中国药典》2020 年版规定威灵仙饮片含齐墩果酸不得少于 0.30%。威灵仙配方颗粒国家标准在饮片含量控制指标基础上增加了灵仙新苷。威灵仙配方颗粒国家标准在薄层鉴别、【特征图谱】项下均使用专属性较强的威灵仙（东北铁线莲）对照药材作为参照物，确保基原的准确性。临床疗效也应该更稳定、可控。

制川乌配方颗粒

【来源】本品为毛茛科植物乌头 *Aconitum carmichaelii* Debx. 的干燥母根，经大小个分开，用水浸泡至内无干心，取出，加水煮沸 4~6 小时（或蒸 6~8 小时）至取大个及实心者切开内无白心，口尝微有麻舌感时，取出，晾至六成干，切片，干燥制成合格的饮片，并将此合格饮片按标准汤剂的主要质量指标，经水提、分离、浓缩、干燥、制粒而成的配方颗粒。

【含量指标】本品每 1g 含苯甲酰新乌头原碱（$C_{31}H_{43}NO_{10}$）、苯甲酰乌头原碱（$C_{32}H_{45}NO_{10}$）和苯甲酰次乌头原碱（$C_{31}H_{43}NO_9$）的总量应为 1.0mg~3.0mg。

【性能功效】辛、苦，热；有毒。归心、肝、肾、脾经。生品有大毒，内服宜慎，一般炮制后用。制川乌毒性降低，可供内服。

【临床应用】

1. 风寒湿痹——如乌头汤（《金匮要略》）

（1）组成：制川乌 1.5g　麻黄 2g　白芍 6g　黄芪 6g　炙甘草 2g

（2）临证应用：本方主治寒湿痹阻关节证。以骨节冷痛，屈伸不利，舌苔白润，脉沉弦或沉紧为辨证要点。或治脚气疼痛，不可屈伸因伤于寒湿者。

（3）临证加减：病在上肢者加桑枝、秦艽；病在下肢者，加桑寄生、牛膝；若寒甚痛剧者，加草乌、桂枝；病久夹有瘀血者，加乳香、没药、红花、全蝎、蜈蚣；兼气血两亏者，加人参、当归；寒阻痰凝，兼有麻木者，酌加半夏、桂枝、天南星、防风；病久肝肾两虚，关节畸形，酌加当归、牛膝、枸杞子、熟地黄等。

（4）现代应用：本方现常用于治疗风湿性关节炎、类风湿性关节炎、肩关节周围炎、三叉神经痛、腰椎骨质增生等属寒湿痹阻者。

2. 心腹冷痛——如乌头赤石脂丸（《金匮要略》）

（1）组成：制川乌 1.5g　蜀椒 3g　炮附子 3g　干姜 3g　赤石脂 9g

（2）临证应用：本方主治心痛彻背，背痛彻心，寒凝心脉，手足不温。

（3）临证加减：若心阳素虚，外寒乘虚而入，阴寒凝滞，心脉瘀阻，阳虚欲脱，加桂枝、红参。

（4）现代应用：本方现常用于治疗阴寒腹痛和胃脘疼痛；亦可治疗十二指肠溃疡之心背痛。也可用于心绞痛，阴寒下利，腹臗疼痛者。

3. 寒疝腹痛——如乌头桂枝汤（《金匮要略》）

（1）组成：制川乌 1.5g　桂枝 3g　芍药 3g　炙甘草 2g　生姜 3g　大枣 6g

（2）临证应用：本方既是辨治太阳中风证与脏腑寒结证相兼的重要代表方，又是辨治诸多杂病如胃病、肝病、肾病、皮肤病、关节病等的重要基础方。主治寒疝腹中痛，逆冷，手足不仁，若身疼痛，灸刺诸药不能治；贼风入腹，攻刺五脏，拘急不得转侧，呼叫发作，有时使人阴缩。

（3）临证加减：若夹热，可与附子泻心汤合方用之；若夹气郁，可与四逆散合方用之；若夹瘀，可与当归四逆汤合方用之。

（4）现代应用：本方现常用于治疗普通感冒、流行性感冒、肠胃型感冒、支气管炎、慢性肠胃炎、胃及十二指肠溃疡、慢性胆囊炎、肠胃痉挛、慢性非特异性溃疡性结肠炎、慢性盆腔炎、慢性附件炎、风湿性关节炎、类风湿性关节炎、强直性脊柱炎等临床表现符合表里俱寒证者。

【使用注意】孕妇慎用；不宜与半夏、瓜蒌、瓜蒌子、瓜蒌皮、天花粉、川贝母、浙贝母、平贝母、伊贝母、湖北贝母、白蔹、白及同用。

【用量建议】按配方颗粒国家标准，本品每1g配方颗粒相当于饮片2.7g。《中国药典》饮片用量1.5g~3g。根据临床试点应用经验，建议临床饮片用量1.5g。

【参考】

1. 主要化学成分　川乌中主含乌头碱、中乌头碱、次乌头碱、杰斯乌头碱、异翠雀碱等双酯型二萜类生物碱，是川乌中的主要毒性成分。经水解可成为毒性较小的苯甲酰乌头胺、苯甲酰中乌头胺、苯甲酰次乌头碱等单酯型生物碱。进一步水解，则可变成毒性更小的乌头胺、中乌头胺、次乌头胺等醇胺型生物碱。

2. 主要药理作用　川乌具有镇痛、抗炎作用，炮制后由于双酯型乌头碱类成分的水解破坏而使其毒性降低。

【按语】制川乌毒性降低，可供内服。《中国药典》2020年版规定制川乌饮片含苯甲酰乌头原碱、苯甲酰次乌头原碱及苯甲酰新乌头原碱的总量应为0.070%~0.15%。制川乌配方颗粒国家标准与饮片化学成分控制指标相同，配方颗粒按规格折算后含量下限低于饮片标准，是由于上述含量控制指标成分的水溶性较差，在煎煮过程损失较大。配方颗粒含量限度是根据多批次标准汤剂质量特征制定，就含量指标限度而言，制川乌配方颗粒标准符合临床汤剂用药实际，应用时特别注意安全、有效。

青风藤（青藤）配方颗粒

【来源】本品为防己科植物青藤 *Sinomenium acutum*（Thunb.）Rehd.

et Wils. 的干燥藤茎，经除去杂质，略泡，润透，切厚片，干燥制成合格饮片，并将此合格饮片按标准汤剂的主要质量指标，经水提、分离、浓缩、干燥、制粒而成的配方颗粒。

【含量指标】本品每 1g 含青藤碱（$C_{19}H_{23}NO_4$）应为 40.0mg~94.0mg，含木兰花碱（$C_{20}H_{24}NO_4$）应为 24.0mg~49.0mg。

【性能功效】苦、辛，平。归肝、脾经。祛风湿，通经络，利小便。

【临床应用】

1. 风湿痹痛——如清热除痹汤（《刘奉五妇科经验》）

（1）组成：青风藤 6g　忍冬藤 9g　威灵仙 6g　海风藤 6g　络石藤 6g　防己 5g　桑枝 9g　地枫皮 6g

（2）临证应用：本方清热除湿，散风活络而不伤正。主治产后身疼，关节红肿灼痛。

（3）临证加减：若产后身疼，关节红肿灼痛较甚者，可加黄芪、当归、茵陈、萆薢。

（4）现代应用：本方现常用于治疗急性痛风，坐骨神经痛等。

2. 湿壅经络——茜草通脉汤（翁丽恭方）

（1）组成：青风藤 6g　茜草 6g　丹参 10g　土鳖虫 3g　王不留行 5g　木瓜 6g　薏苡仁 9g　川牛膝 5g　茯苓 10g　黄柏 3g

（2）临证应用：本方通络利湿，活血化瘀。主治湿壅经络，瘀毒内阻，血脉不利。

（3）临证加减：若湿壅经络较甚者，可加忍冬藤、全蝎、地龙；若瘀毒内阻较甚者，可加黄连、当归、桃仁等。

（4）现代应用：本方现常用于治疗风湿疼痛，血管阻塞等。

3. 结毒风痛——风藤散（《外科启玄》）

（1）组成：青风藤 6g　人参 3g　当归 6g　赤芍 6g　皂角刺 3g　木瓜 6g　木通 3g　甘草 2g　白芷 3g　生地黄 10g　皂子 10g　天花粉 10g　金银花 6g　白鲜皮 5g　薏苡仁 9g

（2）临证应用：治疗结毒风痛，症见红肿疼痛，痛有定处，不能步履。

（3）临证加减：若红肿疼痛较甚者，可加石膏、苍术、黄柏；若痛不可忍者，可加乳香、没药、茵陈、萆薢等。

（4）现代应用：本方现常用于治疗血尿酸增高而致的手足关节红肿疼痛，痛有定处，痛不可忍。

4. 寒侵筋骨——如荣筋活络洗药方（《慈禧光绪医方选议》）

（1）组成：青风藤 6g　宣木瓜 6g　油松节 9g　赤芍 6g　透骨草 9g　乳香 3g　红花 3g　全当归 4g　天仙藤 5g

（2）临证应用：本方功效荣筋活络。主治筋骨病。

（3）临证加减：若筋骨疼痛较甚者，可加没药、骨碎补、蜈蚣等。

（4）现代应用：本方现常用于治疗骨结核导致的筋骨疼痛病。

【使用注意】脾胃虚寒者慎用，孕妇、过敏体质人群、支气管哮喘者禁用。

【用量建议】按配方颗粒国家标准，每 1g 配方颗粒相当于饮片 5.6g。《中国药典》饮片用量 6g~12g。根据临床试点应用经验，建议临床饮片用量 6g。

【参考】

1. **主要化学成分**　青风藤主含青风藤碱、青藤碱、异青藤碱、土藤碱等成分。

2. **主要药理作用**　青风藤有抗炎、镇痛、镇静、镇咳、抗心肌缺血、保护再灌注损伤、降压等作用，尚有一定的降温和催吐作用。

【按语】青风藤为祛风湿，通经络的常用药。《中国药典》2020 年版规定青风藤饮片含青藤碱不得少于 0.50%。青风藤配方颗粒国家标准在饮片含量控制指标的基础上增加木兰花碱。就含量控制指标而言，青风藤配方颗粒标准优于其饮片标准，疗效应该更稳定、可靠。

两头尖配方颗粒

【来源】本品为毛茛科植物多被银莲花 *Anemone raddeana* Regel 的干燥根茎，经洗净，干燥制成合格饮片，并将此合格饮片按标准汤剂的主要质量指标，经水提、分离、浓缩、干燥、制粒而成的配方颗粒。

【含量指标】本品每1g含竹节香附素A（$C_{47}H_{76}O_{16}$）应为2.0mg~6.5mg。

【性能功效】辛，热；有毒。归脾经。祛风湿，消痈肿。

【临床应用】

1. 大证顽毒——如黑虎丹（《普济方》）

（1）组成：两头尖1g 制苍术3g 煨川乌1.5g 煨草乌1.5g 细辛1g 防风5g 荆芥5g 麻黄2g 金钗石斛6g 天麻3g 川芎3g 白芷3g 甘草2g 何首乌3g 当归6g

（2）临证应用：主治大证顽毒，并无恶肉，而脓水频流，经久不愈；亦常用于疔疮初起。

（3）临证加减：若大证顽毒，脓水频流较甚者，可加金银花、黄芪、黄柏等；若疔疮初起，脓肿未溃者，可去川乌、草乌，加蒲公英、紫花地丁、赤白芍、牡丹皮等。

（4）现代应用：现主要用于治疗疔疮疖肿、血栓闭塞性脉管炎、下肢慢性溃疡等外科病症已溃未溃者，以及损伤性血肿、结块、关节积液等骨伤科病症的辅助治疗。

2. 风疾——如金枣丹（《丹溪心法附余》）

（1）组成：两头尖1g 制川乌1.5g 防风5g 香白芷3g 独活3g 荆芥5g 蔓荆子5g 白术3g 羌活3g 细辛1g 全蝎3g 威灵仙6g 天麻3g 僵蚕5g 木香3g 雄黄0.05g 制苍术3g 川芎3g 乳香3g 何首乌3g 没药3g 制草乌1.5g 藁本3g 当归6g

（2）临证应用：主治一切风疾。外伤破烂，寒伤流注。

（3）临证加减：若痛无定处，可加蝉蜕、蜈蚣、秦艽等。若寒伤流注的疼痛，可加麻黄、炒白芥子、熟地黄等。

（4）现代应用：本方现常用于治疗风湿、类风湿的浑身疼痛及深部脓肿的疼痛。

3. 癥瘕积聚——如培土化瘕汤（《辨证录》）

（1）组成：两头尖1g 白术3g 柴胡3g 茯苓9g 山药12g 神曲6g 山楂3g 枳壳2g 厚朴3g 鳖甲5g 白薇3g 生何首乌3g 白芍

6g　白芥子 3g

（2）临证应用：主治食积气结，痰饮停聚而成癥瘕。

（3）临证加减：邪气不除者，加白花蛇舌草、龙葵、白英等；疼痛者，加郁金、延胡索、三棱、莪术。

（4）现代应用：本方现常用于治疗肝癌。

【使用注意】本品有毒，内服用量不宜过大；孕妇禁用。

【用量建议】按配方颗粒国家标准，每 1g 配方颗粒相当于饮片 4g。《中国药典》饮片用量 1g~3g。根据临床试点应用经验，建议临床饮片用量 1g。

【参考】

1. **主要化学成分**　两头尖主含齐墩果酸、毛茛苷和白头翁素、竹节香附素 A 等成分。

2. **主要药理作用**　两头尖有抗肿瘤、抗癌、抗炎、抗惊厥、镇痛、抑菌等作用。

【按语】两头尖为祛风湿，消痈肿的药物，应用历史不长。《中国药典》2020 年版规定两头尖药材含竹节香附素 A 不得少于 0.20%。两头尖配方颗粒国家标准含量控制指标成分与药材一致。两头尖配方颗粒国家标准在【鉴别】项下增加两头尖对照药材参照物，鉴别专属性更强。就质量标准而言，配方颗粒标准更加完善，临床疗效也应该更稳定、可控。

路路通配方颗粒

【来源】本品为金缕梅科植物枫香树 *Liquidambar formosana* Hance 的干燥成熟果序，经除去杂质，干燥制成合格饮片，并将此合格饮片按标准汤剂的主要质量指标，经水提、分离、浓缩、干燥、制粒而成的配方颗粒。

【含量指标】本品每 1g 含没食子酸（$C_7H_6O_5$）应为 6.0mg~13.0mg。

【性能功效】苦，平。归肝、肾经。祛风活络，利水，通经。

【临床应用】

1. 筋骨疼痛——如活血舒筋汤（《中医伤科学讲义》）

（1）组成：路路通5g　续断9g　当归尾6g　赤芍6g　片姜黄3g　伸筋草3g　油松节9g　海桐皮6g　积雪草15g　羌活3g　防风5g　甘草2g

（2）临证应用：本方主治伤筋与筋错、筋挛，关节行动不舒，肿痛。

（3）临证加减：病在上肢，加用川芎、桂枝；下肢，加用牛膝、木香；痛甚，加乳香、没药。

（4）现代应用：本方现常用于治疗骨折、脱位、软组织损伤中期。

2. 血脉瘀阻——如温经通络汤（《赵炳南临床经验集》）

（1）组成：路路通5g　鸡血藤9g　海风藤6g　丝瓜络5g　无患子3g　鬼箭羽4g　桂枝3g　蕲艾叶3g　全当归6g　赤芍6g

（2）临证应用：本方主治经络被热毒堵塞，而导致的蚯蚓腿（静脉曲张）、脱疽、患肢暗红微肿灼热，或关节肿痛等症。

（3）临证加减：病在下肢者，加牛膝；合并溃疡或坏疽者，加虎杖、黄柏。

（4）现代应用：本方现常用于治疗血栓闭塞性脉管炎初期，雷诺病初期，静脉曲张，象皮腿，关节痛。

3. 血虚血滞——如滋乳汤（《医学衷中参西录》）

（1）组成：路路通5g　生黄芪9g　当归6g　知母6g　玄参9g　炒穿山甲（水蛭代）5g　炒王不留行5g

（2）临证应用：本方主治产后气血两虚，经络瘀阻，乳汁甚少者。

（3）临证加减：面色无华，神疲纳少，气血两虚者，去知母、玄参，加党参、陈皮；寡欢多虑，两乳胀满作痛，肝气郁结者，加柴胡、青皮，桔梗。此外，尚可加冬葵子、漏芦、通草、丝瓜络、猪蹄等下乳之品，增强本方疗效。

（4）现代应用：本方现常用于治疗产后缺乳症。

【使用注意】孕妇忌用。

【用量建议】按配方颗粒国家标准，每1g配方颗粒相当于饮片16.7g，

《中国药典》饮片用量 5g~10g。根据临床试点应用经验，建议临床饮片用量 5g。

【参考】

1. **主要化学成分**　路路通含 28- 去甲齐墩果酮酸、苏合香素、环氧苏合香素、异环氧苏合香素、氧化丁香烯、白桦脂酮酸、24- 乙基胆甾 -5- 烯醇等。

2. **主要药理作用**　路路通具有抑制蛋清性关节炎肿胀、抗肝细胞毒活性等作用。

【按语】《中国药典》2020 年版路路通药材规定含路路通酸不得少于 0.15%。**路路通配方颗粒国家标准根据多批次标准汤剂质量特征将含量指标更换为没食子酸，是由于路路通酸几乎不溶于水。路路通配方颗粒国家标准【特征图谱】对 5 个色谱峰进行了确认，符合中药多成分、多指标的特征，与传统汤剂的物质基础是吻合的，疗效也应该更稳定、可控。**

秦艽（粗茎秦艽）配方颗粒

【来源】本品为龙胆科植物粗茎秦艽 *Gentiana crassicaulis* Duthie ex Burk. 的干燥根，经除去杂质，洗净，润透，切厚片，干燥制成合格饮片，并将此合格饮片按标准汤剂的主要质量指标，经水提、分离、浓缩、干燥、制粒而成的配方颗粒。

【含量指标】本品每 1g 含龙胆苦苷（$C_{16}H_{20}O_9$）和马钱苷酸（$C_{16}H_{24}O_{10}$）的总量应为 90.0mg~180.0mg。

【性能功效】辛、苦，平。归胃、肝、胆经。祛风湿，清湿热，止痹痛，退虚热。

【临床应用】

1. **风湿痹痛——如秦艽天麻汤（《医学心悟》）**

（1）组成：秦艽 3g　天麻 3g　羌活 3g　陈皮 3g　当归 6g　川芎 3g　炙甘草 2g　桑枝 9g　生姜 3g

（2）临证应用：本方养正而不助邪，攻邪而不伤正，共奏扶正祛邪、通痹止痛之功。主治风湿热痹证，关节红肿疼痛，风寒湿痹，肢节疼痛拘挛。

（3）临证加减：挟寒者加制附片、桂枝；气虚者加党参、炙黄芪；症状随天气变化者，加雷公藤；有外伤史者，酌加红花。

（4）现代应用：本方现常用于治疗肩周炎等病症。

2. 中风不遂——如秦艽升麻汤（《卫生宝鉴》）

（1）组成：秦艽 3g　升麻 3g　干葛 10g　炙甘草 2g　芍药 6g　人参 3g　防风 5g　桂枝 3g

（2）临证应用：本方疏风散寒，益气扶正。主治中风，风寒客手足阳明经，口眼歪斜，恶风恶寒，四肢拘急。

（3）临证加减：气短而促者，宜加黄芪、当归、苍术；伤脾气者，加白豆蔻、黄芪、苍术；烦躁，感寒壮热者，宜加羌活、川芎、荆芥。

（4）现代应用：本方现常用于治疗周围性面瘫、面瘫后遗症、中风偏瘫等病症。

3. 风邪初中——如大秦艽汤（《素问病机气宜保命集》）

（1）组成：秦艽 3g　独活 3g　羌活 3g　防风 5g　白芷 3g　细辛 1g　白术 6g　茯苓 10g　甘草 2g　生地黄 10g　熟地黄 9g　白芍 6g　当归 6g　川芎 3g　黄芩 3g　石膏 15g

（2）临证应用：本方主要用于治疗风邪初中经络，或风寒入络，风湿痹痛。临床应用以风邪初中，口眼歪斜、肢体不利，具有烦热口苦、苔黄等热象为辨证要点。

（3）临证加减：若无热证，去黄芩、石膏；主要表现为口眼歪斜者，加全蝎、僵蚕；筋脉拘挛为主者，加木瓜、威灵仙。

（4）现代应用：本方现常用于治疗痛风、风湿性关节炎、脑血管意外轻症、面神经麻痹、肩周炎等病症。

4. 血虚中风——如秦艽汤（《校注妇人良方》）

（1）组成：秦艽 3g　甘草 2g　川芎 3g　当归 6g　白芍 6g　细辛 1g　川羌活 3g　防风 5g　黄芩 3g　石膏 15g　吴白芷 3g　白术 6g　生地黄 10g　熟地黄 9g　白茯苓 10g　川独活 3g

（2）临证应用：本方用于风邪初中经络之证。中风多正气亏虚，而后风邪乘虚入中，气血痹阻，络道不通，而致口眼歪斜。

（3）临证加减：如遇天阴，加生姜；如心下痞，加枳实、厚朴。

（4）现代应用：本方现常用于治疗面神经麻痹，口眼歪斜，语言不清。

5. 骨蒸潮热——如秦艽鳖甲散（《卫生宝鉴》）

（1）组成：柴胡 3g　鳖甲 9g　地骨皮 9g　秦艽 3g　当归 6g　知母 6g

（2）临证应用：本方为外感风邪，失治传里，变生内热，耗损阴血所致之骨蒸潮热而设，临床应用以骨蒸潮热，肌肉消瘦，盗汗，咳嗽，舌红少苔，脉细数为证治要点。

（3）临证加减：若阴亏较甚者，可加生地黄、麦冬；汗多者，加黄芪、浮小麦；咳嗽较甚者，酌加川贝母、瓜蒌等。

（4）现代应用：本方现常用于治疗肺结核、妇女绝经期综合征等病症。

【使用注意】血盛者不宜服，秦艽不可过用。

【用量建议】按配方颗粒国家标准，每 1g 配方颗粒相当于饮片 1.8g。《中国药典》饮片用量 3g~10g。根据临床试点应用经验，建议临床饮片用量 3g。

【参考】

1. **主要化学成分**　秦艽主含环烯醚萜类成分：龙胆苦苷、獐牙菜苦苷、秦艽苷、当药苷、马钱苷酸等；生物碱类成分：龙胆碱（秦艽碱甲）、龙胆次碱（秦艽碱乙）等；有机酸类成分：栎瘿酸；还含糖类及挥发油等。

2. **主要药理作用**　秦艽有抗炎、镇痛、免疫调节、降压和保肝等作用。

【按语】秦艽为祛风湿，清湿热，止痹痛的常用药。《中国药典》2020年版规定秦艽饮片含龙胆苦苷和马钱苷酸的总量不得少于 2.5%。秦艽配方颗粒国家标准含量控制指标与饮片的化学成分一致，配方颗粒按规格折算后含量下限高于饮片标准。就含量控制指标限度而言，秦艽配方颗粒较其饮片更完善，疗效应该更稳定，可控。

防己配方颗粒

【来源】本品为防己科植物粉防己 *Stephania tetrandra* S.Moore 的干燥根，经除去杂质，稍浸，洗净，润透，切厚片，干燥制成合格饮片，并将此合格饮片按标准汤剂的主要质量指标，经水提、分离、浓缩、干燥、制粒而成的配方颗粒。

【含量指标】本品每 1g 含粉防己碱（$C_{38}H_{42}N_2O_6$）和防己诺林碱（$C_{37}H_{40}N_2O_6$）的总量应为 20.0mg~58.0mg。

【性能功效】苦，寒。归膀胱、肺经。祛风止痛，利水消肿。

【临床应用】

1. 湿热痹证——如宣痹汤（《温病条辨》）

（1）组成：防己 5g　苦杏仁 5g　滑石 10g　连翘 6g　山栀 6g　薏苡仁 9g　半夏（醋炒）3g　晚蚕沙 9g　赤小豆皮 9g

（2）临证应用：本方主要用于治疗湿热痹证。临床应用以骨节疼痛、局部红肿，或有发热、小便短赤、舌苔黄腻为辨证要点。

（3）临证加减：如疼痛较甚，可加用桑枝、虎杖、徐长卿、海桐皮；湿热下注、脚膝酸痛，合二妙散同用。

（4）现代应用：本方现常用于治疗痛风关节炎、强直性脊柱炎、湿热下注的脚膝肿痛等病症。

2. 风水或风湿证——如防己黄芪汤（《金匮要略》）

（1）组成：防己 5g　黄芪 9g　甘草（炒）2g　白术 6g

（2）临证应用：本方为治风水、风湿属表虚证的代表方，以汗出恶风，小便不利，苔白脉浮为辨证要点。

（3）临证加减：若兼喘者，加麻黄、杏仁；腹痛肝脾不和者，加芍药、香附；冲气上逆者，加桂枝、姜半夏；水湿偏盛，腰膝肿者，加茯苓、泽泻。

（4）现代应用：本方现常用于治疗慢性肾小球肾炎、心源性水肿、风湿性关节炎等属表虚湿盛者。

3. 一身悉肿——如防己茯苓汤（《金匮要略》）

（1）组成：防己 5g　黄芪 9g　桂枝 3g　茯苓 10g　甘草 2g

（2）临证应用：本方是治疗脾虚之皮水证的常用方，主要以四肢水肿而沉重、手足不温、体倦、四肢肌肉微微跳动，甚则面目水肿、舌淡、苔白滑、脉沉为辨证要点。

（3）临证加减：对于风湿热痹患者，可将防己茯苓汤合四妙散，加狗脊；对于营养不良性水肿，应与四妙勇安汤合用；对于尿毒症患者，应与真武汤加减治疗；对于妇女突发性肥胖患者，可加红花、泽泻、陈皮、马鞭草。

（4）现代应用：本方现常用于治疗慢性肾炎、肾病综合征、肝硬化腹水、黏液性水肿、贫血性水肿、心力衰竭性水肿、营养不良性水肿、特发性水肿，以及妊娠高血压综合征等属脾虚水泛类疾病。

4. 湿热腹胀水肿——如己椒苈黄丸（《金匮要略》）

（1）组成：防己 5g　椒目 3g　葶苈子 3g　大黄 3g

（2）临证应用：本方用于水饮内停，郁而化热，积聚肠间之证。临床应用以腹胀肠鸣、口舌干燥、舌苔黄腻、脉弦滑为证治要点。

（3）临证加减：若见咳喘者，加麻黄、杏仁；痰涎壅盛者，加紫苏子、莱菔子；脘腹胀满较甚者，加厚朴、槟榔；水肿者，加茯苓、泽泻、大腹皮；气虚者，加黄芪、白术；阳虚肢冷者，加附子、干姜。

（4）现代应用：本方现常用于治疗肝硬化腹水、痰饮型胃肠神经症等病症。还用于风心病所致咯血以及肺性脑病昏迷等。亦有报道用本方治疗慢性心力衰竭热瘀水结证。

5. 湿热脚气——如防己饮（《顾松园医镜》）

（1）组成：汉防己 3g　黄柏 3g　金银花 6g　川萆薢 9g　木瓜 6g　白茯苓 9g　泽泻 3g　木通 3g　石斛 6g　薏苡仁 9g

（2）临证应用：本方为清热除湿利水之剂，脚气皆由湿热。脚气、湿热在足，通宜以此方为主，随兼症而扩充，以加减之则善。

（3）临证加减：如红肿者，可加槟榔等；喘呕者，可加麦冬、枇杷叶；头痛者，可加菊花、川芎、蔓荆子等。

（4）现代应用：本方现常用于治疗足癣等病症。

【使用注意】本品苦寒较甚，不宜大量使用，以免损伤胃气。胃纳不佳及阴虚体弱者慎服。

【用量建议】按配方颗粒国家标准，每1g配方颗粒相当于饮片4.5g。《中国药典》饮片用量5g~10g。根据临床试点应用经验，建议临床饮片用量5g。

【参考】

1. 主要化学成分　防己含生物碱类成分：粉防己碱、防己诺林碱、轮环藤酚碱、氧防己碱、防己斯任碱等。

2. 主要药理作用　防己具有抗炎、免疫抑制、抗心肌缺血、抗心律失常及降血压等作用。

【按语】防己为祛风止痛，利水消肿的常用药。《中国药典》2020年版规定防己饮片含粉防己碱和防己诺林碱的总量不得少于1.4%。防己配方颗粒国家标准含量控制指标与饮片化学成分一致。防己配方颗粒国家标准在饮片薄层鉴别项下增加防己对照药材为参照物，其基原应该更加准确。临床疗效也应该更稳定、可控。

桑枝配方颗粒

【来源】本品为桑科植物桑 *Morus alba* L. 的干燥嫩枝，未切片者，经洗净，润透，切厚片，干燥制成合格饮片，并将此合格饮片按标准汤剂的主要质量指标，经水提、分离、浓缩、干燥、制粒而成的配方颗粒。

【含量指标】本品每1g含桑皮苷A（$C_{26}H_{32}O_{14}$）应为6.0mg~25.0mg。

【性能功效】微苦，平。归肝经。祛风湿，利关节。

【临床应用】

风湿痹病——如桑枝虎杖汤（《中医方剂临床手册》）

（1）组成：桑枝9g　虎杖根9g　金雀根15g　臭梧桐5g　红枣6g

（2）临证应用：本方主要用于治疗风湿痹痛和劳损疼痛。临床应用以感受风湿或气候转换时显现疼痛，以及劳累后肌肉关节疼痛为辨证要点。

（3）临证加减：如见偏寒者，加桂枝、细辛；偏热者，加知母、石膏；体虚者，加黄芪、防风。

（4）现代应用：本方现常用于治疗风湿关节痛、劳损性肌肉或关节痛、风湿性关节炎、骨关节炎、肩臂痛、腰腿痛等病症。有报道对酒精性心脏病有效。

【使用注意】寒饮束肺者忌用。

【用量建议】按配方颗粒国家标准，每1g配方颗粒相当于饮片10g。《中国药典》用量9g~15g。根据临床试点应用经验，建议临床饮片用量9g。

【参考】

1. **主要化学成分**　桑枝含黄酮类成分：桑酮、桑素、桑色素、桑色烯素、环桑素、环桑色烯素、槲皮素、山柰酚等；还含生物碱、多糖及香豆素等。

2. **主要药理作用**　桑枝有抗炎、降血糖、降血脂和增强免疫等多种药理作用。

【按语】桑枝生用以祛血中风热为主，《中国药典》2020年版饮片无含量控制指标。桑枝配方颗粒国家标准根据标准汤剂主要质量指标增加了桑皮苷A含量质量控制项。就含量指标控制而言，桑枝配方颗粒标准较其饮片更完善，质量更可控，疗效也应该更稳定。

络石藤配方颗粒

【来源】本品为夹竹桃科植物络石 *Trachelospermum jasminoides*(Lindl.) Lem. 的干燥带叶藤茎，经除去杂质，洗净，稍润，切段，干燥制成合格饮片，并将此合格饮片按标准汤剂的主要质量指标，经水提、分离、浓缩、干燥、制粒而成的配方颗粒。

【含量指标】本品每1g含络石苷（$C_{27}H_{34}O_{12}$）应为4.0mg~20.0mg；含络石苷元（$C_{21}H_{24}O_7$）应为4.8mg~18.0mg。

【性能功效】苦，微寒。归心、肝、肾经。祛风通络，凉血消肿。

【临床应用】

1. 咽喉肿痛——如络石散（《太平圣惠方》）

（1）组成：络石藤 6g　木通 3g　升麻 3g　射干 3g　犀角屑 10g（水牛角替代）　玄参 9g　栀子仁 6g　桔梗 3g　赤芍 6g　芒硝 6g

（2）临证应用：主治咽喉肿痛，热毒气在于胸心，及一切风热。

（3）临证加减：若咽喉肿痛较甚者，可加牛蒡子、麦冬；若脾虚便溏者，可减少芒硝用量。

（4）现代应用：本方现常用于治疗咽喉疼痛，咽喉红肿等病症。

2. 风湿痹痛——如麻附三藤汤（经验方）

（1）组成：络石藤 6g　麻黄 2g　制附子 3g　白术 6g　鸡血藤 9g　海风藤 6g　全蝎 3g　蜈蚣 3g　地龙 5g　露蜂房 3g

（2）临证应用：主治类风湿性关节炎。

（3）临证加减：如肘、肩等上肢关节痛甚者，加羌活、姜黄、桑枝；下肢关节痛甚者，加牛膝、木瓜、独活；腰脊关节酸痛者，加杜仲、狗脊、淫羊藿、巴戟天；关节变形，疼痛甚者，选加白芥子、乌梢蛇、天南星、三七粉（冲服）、制川乌头（先煎）；关节僵硬，活动不利者，可加川牛膝、土鳖虫；迁延不愈形体消瘦者，可加枸杞子、山茱萸、女贞子、墨旱莲。

（4）现代应用：本方现常用于治疗类风湿性关节炎。

【使用注意】 阳虚畏寒以及便溏的人群慎用。

【用量建议】 按配方颗粒国家标准，每 1g 配方颗粒相当于饮片 5.5g。《中国药典》用量 6g~12g。根据临床试点应用经验，建议临床饮片用量 6g。

【参考】

1. 主要化学成分 络石藤主要含黄酮类成分：牛蒡子苷、络石苷等；还含二苯丁酸内酯类木脂素、三萜及紫罗兰酮衍生物等。

2. 主要药理作用 络石藤有消肿、抗痛风，抑制金黄色葡萄球菌、福氏痢疾杆菌及伤寒杆菌，扩张血管、降血压等作用。

【按语】 络石藤为祛风通络，凉血消肿的常用药。《中国药典》2020 年版规定络石藤饮片含络石苷不得少于 0.40%。络石藤配方颗粒国家标准在饮片含量控制指标基础上增加了络石苷元，就含量控制指标而言，络石藤配方颗粒标准较其饮片更完善，质量更可控，疗效更可靠。

烫狗脊配方颗粒

【来源】本品为蚌壳蕨科植物金毛狗脊 *Cibotium barometz* (L.) J. Sm. 的干燥根茎，未切片者，洗净，润透，切厚片，干燥制成生狗脊片，取洁净河砂用武火加热至滑利状态时，投入生狗脊片，砂烫至鼓起，放凉后除去残存绒毛制成合格的饮片，并将此合格饮片按标准汤剂的主要质量指标，经水提、分离、浓缩、干燥、制粒而成的配方颗粒。

【含量指标】本品每 1g 含原儿茶酸（$C_7H_6O_4$）应为 0.5mg~3.0mg。

【性能功效】苦、甘，温。归肝、肾经。砂烫后质地酥脆，利于粉碎和煎出，以补肝肾，强筋骨为主。

【临床应用】

1. 风湿痹痛——如狗脊散（《太平圣惠方》）

（1）组成：烫狗脊 3g 炮附子 3g 薯蓣 9g 熟干地黄 9g 炮天雄 3g 王孙 3g 肉桂 1g 山茱萸 6g 秦艽 3g 白蔹 5g

（2）临证应用：本方祛风湿，通经络，健筋骨。主治风湿痹痛，四肢不仁，肌肉瞤动，举体无力。

（3）临证加减：若风湿痹痛较甚者，可加当归、川芎、羌活；四肢不仁者，可加木瓜、鸡血藤、丹参；肌肉瞤动者，可加僵蚕、蝉蜕；举体无力者，可加黄芪、升麻、当归等。

（4）现代应用：本方现常用于治疗风湿疼痛等病症。

2. 腰痛脚软——如狗脊饮（《易简方便医书》）

（1）组成：烫金毛狗脊 3g 川牛膝 5g 海风藤 6g 木瓜 6g 桑树叶 5g 油松节 9g 续断 9g 杜仲 6g 秦艽 3g 桂枝 3g 熟地黄 9g 当归身 6g

（2）临证应用：本方主治气血俱亏，手足麻木，感受风湿，不能行动。

（3）临证加减：若气血俱亏，手足麻木者，可加黄芪、鸡血藤、防己；若感受风湿，行动不便，可加羌活、独活、刺五加、千年健等。

（4）现代应用：本方现常用于治疗腰肌劳损。

3. 腰部损伤——如补肾壮阳汤（《中医伤科学》）

（1）组成：烫狗脊3g　熟地黄9g　生麻黄2g　白芥子3g　炮姜3g　杜仲6g　肉桂1g　菟丝子6g　牛膝5g　川续断9g　丝瓜络5g

（2）临证应用：本方温通经络，补益肝肾。主治腰部损伤的中后期。

（3）临证加减：腹胀者，加木香、川楝子；血虚便秘者，加当归、火麻仁；阳虚怕冷者，加附子、巴戟天；血瘀者，加桃仁、红花。

（4）现代应用：本方现常用于治疗腰肌劳损。

【使用注意】肾虚有热，小便不利或短涩黄赤者慎服。

【用量建议】按配方颗粒国家标准，每1g配方颗粒相当于饮片3.5g。《中国药典》饮片用量6g~12g。根据临床试点应用经验，建议临床饮片用量6g。

【参考】

1. 主要化学成分　狗脊含挥发油：十六烷酸、十八碳二烯酸等；蕨素类成分：金粉蕨素、金粉蕨素-2'-O-葡萄糖苷、金粉蕨素-2'-O-阿洛糖苷、欧蕨伊鲁苷等；有机酸类成分：原儿茶酸等；还含大量淀粉及绵马酚等。

2. 主要药理作用　狗脊有抗炎、镇痛、活血等作用。

【按语】狗脊砂炒后以补肝肾、强筋骨为主，《中国药典》2020年版规定烫狗脊饮片含原儿茶酸不得少于0.020%。烫狗脊配方颗粒国家标准沿用饮片含量控制指标成分，配方颗粒按规格折算后原儿茶酸含量下限略低于饮片标准，是由于原儿茶酸在沸水中易分解，在煎煮时损失较大。配方颗粒含量限度根据多批次标准汤剂质量特征制定，符合临床用药实际。烫狗脊配方颗粒国家标准【特征图谱】通过5-羟甲基糠醛的相对峰面积对狗脊的炒制程度进行控制，亦可通过相对峰面积的差异实现生品与炮制品的区别，避免调配误差。

五加皮配方颗粒

【来源】本品为五加科植物细柱五加 *Acanthopanax gracilistylus* W.W.Smith 的干燥根皮，经除去杂质，洗净，润透，切厚片，干燥制成合格的饮片，并将此合格饮片按标准汤剂的主要质量指标，经水提、分离、浓缩、干燥、制粒而成的配方颗粒。

【含量指标】本品每 1g 含绿原酸（$C_{16}H_{18}O_9$）、3,5-*O*- 二咖啡酰奎宁酸（$C_{25}H_{24}O_{12}$）和 4,5-*O*- 二咖啡酰奎宁酸（$C_{25}H_{24}O_{12}$）的总量应为 5.0mg~16.2mg。

【性能功效】辛、苦，温。归肝、肾经。祛风除湿，补益肝肾，强筋壮骨，利水消肿。

【临床应用】

1. 风湿痹症——如五加皮酒（《本草纲目》）

（1）组成：五加皮 5g　当归 6g　牛膝 5g

（2）临证应用：本方散风除湿，强筋壮骨。主治风湿麻痹，四肢拘挛，腰腿软而无力，或膝痛不可屈伸。

（3）临证加减：若风湿麻痹，四肢拘挛，或膝痛不可屈伸，可加赤芍、白芍、木瓜、吴茱萸、威灵仙、鸡血藤等。

（4）现代应用：本方现常用于治疗风湿性关节炎，膝痛屈伸不利。

2. 水肿——如五皮散（《太平惠民和剂局方》）

（1）组成：五加皮 5g　生姜皮 3g　地骨皮 9g　大腹皮 5g　茯苓皮 10g

（2）临证应用：本方主治脾气停滞，风湿客搏，脾经受湿，气不流行，头面虚浮，四肢肿满，心腹膨胀，上气促急，腹胁如鼓，绕脐胀闷，有妨饮食，举动喘乏。

（3）临证加减：偏寒者，可加附子、干姜等；偏热者，可加滑石、木通等；妊娠水肿，可加白术等。

（4）现代应用：本方现常用于治疗肾炎水肿、心源性水肿、妊娠水肿等属脾湿壅盛者。

【**使用注意**】阴虚火旺者慎服。

【**用量建议**】按配方颗粒国家标准，每 1g 配方颗粒相当于饮片 5.6g。《中国药典》饮片用量 5g~10g。根据临床试点应用经验，建议临床饮片用量 5g。

【**参考**】

1. 主要化学成分 五加皮主含苯丙素类成分：紫丁香苷，刺五加苷 B1，无梗五加苷 A~D、K2、K3；萜类成分：16-羟基 -(-)- 贝壳松 -19- 酸、左旋对映贝壳松烯酸；还含多糖、脂肪酸及挥发油等。

2. 主要药理作用 五加皮有抗炎、镇痛、镇静作用，能提高血清抗体的浓度、促进单核巨噬细胞的吞噬功能，有抗应激作用，能促进核酸的合成、降低血糖，有性激素样作用，并能抗肿瘤、抗诱变、抗溃疡，且有一定的抗排异作用。

【**按语**】**五加皮为祛风除湿，补益肝肾，强筋壮骨，利水消肿的中药。《中国药典》2020 年版五加皮饮片无含量控制指标。五加皮配方颗粒国家标准根据标准汤剂的主要质量特征增加了绿原酸、3,5-*O*- 二咖啡酰奎宁酸、4,5-*O*- 二咖啡酰奎宁酸总量含量指标。同时五加皮配方颗粒国家标准【特征图谱】对 7 个色谱峰进行了确认，符合中药多成分、多效能的特征。就质量控制指标而言，配方颗粒国家标准较其饮片更加完善。临床疗效也应该更稳定、可控。**

桑寄生配方颗粒

【**来源**】本品为桑寄生科植物桑寄生 *Taxillus chinensis*（DC.）Danser 的干燥带叶茎枝，经除去杂质，略洗，润透，切厚片或短段，干燥制成合格饮片，并将此合格饮片按标准汤剂的主要质量指标，经水提、分离、浓缩、干燥、制粒而成的配方颗粒。

【**含量指标**】本品每 1g 含槲皮苷（$C_{21}H_{20}O_{11}$）应为 3.0mg~15.0mg。

【**性能功效**】苦、甘，平。归肝、肾经。祛风湿，补肝肾，强筋骨，安胎元。

【临床应用】

胎动不安——如寿胎丸（《医学衷中参西录》）

（1）组成：桑寄生 6g　菟丝子 6g　续断 6g　阿胶 3g

（2）临证应用：本方固肾安胎，主治孕妇胎元不固，症见胎动不安，腰酸腹坠，下血见红，或屡有滑胎以及胎萎不长，胎音微弱，舌淡苔白，脉沉弱。

（3）临证加减：如气虚者加党参、黄芪；血虚者加当归、熟地黄；偏热者加黄芩、苎麻根；气滞者加紫苏梗、砂仁；血瘀者加三七粉、炒蒲黄等。

（4）现代应用：本方现常用于治疗先兆流产、习惯性流产、月经不调等病症以及继发性闭经、孕妇腰椎间盘突出症、恶露不绝（药物流产后出血不止）、崩漏等病症。

【用量建议】 按配方颗粒国家标准，每1g配方颗粒相当于饮片6g。《中国药典》用量 9g~15g。根据临床试点应用经验，建议临床饮片用量 9g。

【参考】

1. 主要化学成分　桑寄生主含广寄生苷、槲皮素、金丝桃苷、槲皮苷等黄酮类成分；苯甲酰、苯二烯、芳姜黄烯、桉树脑等挥发油类成分。

2. 主要药理作用　桑寄生有镇痛、抗炎、降血脂及抗肿瘤等作用。

【按语】 桑寄生为祛风湿，补肝肾的常用药。《中国药典》2020 年版桑寄生无含量控制指标。桑寄生配方颗粒国家标准根据标准汤剂主要质量指标增加了特征图谱、槲皮苷含量质量控制项。桑寄生配方颗粒国家标准在薄层鉴别项以槲皮苷和桑寄生对照药材作为参照物，基原鉴别更加准确。就质量标准而言，桑寄生配方颗粒标准较其饮片更加完善。临床疗效也应该更稳定、可靠。

鹿衔草（鹿蹄草）配方颗粒

【来源】 本品为鹿蹄草科植物鹿蹄草 *Pyrola calliantha* H.Andres 的干燥全草，经除去杂质，切段制成合格饮片，并将此合格饮片按标准汤剂的主要质量指标，经水提、分离、浓缩、干燥、制粒而成的配方颗粒。

【含量指标】本品每1g含金丝桃苷（$C_{21}H_{20}O_{12}$）应为1.0mg~5.0mg，含水晶兰苷（$C_{16}H_{22}O_{11}$）应为4.0mg~12.0mg。

【性能功效】甘、苦，温。归肝、肾经。祛风湿，强筋骨，止血，止咳。

【临床应用】

1. 骨刺足痛——如骨质增生丸（《外伤科学》）

（1）组成：熟地黄9g　鸡血藤9g　骨碎补3g　肉苁蓉6g　鹿衔草3g　淫羊藿3g　莱菔子2g

（2）临证应用：本方具有养血，舒筋，壮骨之功效。主治肥大性脊椎炎，颈椎病，关节间游离体，骨刺，足跟痛，以及筋骨受伤后未能很好修复，而致经常性酸痛者。

（3）临证加减：上肢痛甚加桂枝；下肢痛甚加牛膝、黄柏、防己、木瓜。

（4）现代应用：本方现常用于治疗颈椎病或者骨刺，且可以治疗疼痛或者筋骨受伤之后未能很好修复。

2. 湿热内蕴——如五草汤（连楣山方）

（1）组成：鹿衔草9g　益母草9g　鱼腥草15g　白花蛇舌草6g　车前子9g　苍术3g　麻黄2g

（2）临证应用：本方清热解毒，宣肺健脾利水。主治湿热内蕴，水湿不化。

（3）临证加减：如血尿重，加大蓟、小蓟、生地黄炭、白茅根、三七粉；蛋白尿重，重用益母草，加僵蚕；肝阳上亢，减麻黄，加钩藤、豨莶草、菊花、天麻、生牡蛎。

（4）现代应用：本方现常用于治疗急性肾炎，小便涩痛等。

3. 酒伤呕吐——如解醒丸（《医林纂要》）

（1）组成：鹿衔草2g　葛花10g　砂仁3g　泽泻6g　米炒白术6g　人参3g　茯苓6g　黄连2g　陈皮2g

（2）临证应用：主治酒积受伤，及因酒伤呕吐泄泻者。

（3）临证加减：酒积重者，加山楂、麦芽、六神曲。

（4）现代应用：本方常用于饮酒过量致醉。

4. 眩晕——止眩安神颗粒（《国家中成药标准汇编》）

（1）组成：鹿衔草 9g　淫羊藿 6g　黄芪 9g　当归 6g　川芎 3g 葛根 10g　炒白术 6g　酸枣仁 10g　半夏（制）3g　泽泻 6g　干姜 3g　甘草 2g

（2）临证应用：主治肝肾不足，气血亏损所致的眩晕，耳鸣，失眠，心悸。

（3）临证加减：肝肾虚甚者，加地黄、山茱萸、山药等。

（4）现代应用：本方现常用于改善心烦意乱或是失眠多梦，健忘症，可提高睡眠质量，缓解焦虑或者是抑郁。

【使用注意】孕妇慎服。

【用量建议】按配方颗粒国家标准，每1g配方颗粒相当于饮片5g。《中国药典》用量 9g~15g。根据临床试点应用经验，建议临床饮片用量 9g。

【参考】

1. 主要化学成分　鹿衔草主要含有甲基氢醌，称为鹿蹄草素。此外含熊果苷、梅笠草素、熊果酸、蔗糖转化酶及少量苦杏仁酶。嫩叶含鞣质、挥发油和苦味质。

2. 主要药理作用　鹿衔草有强心、扩张冠脉、降压、抗感染及改善冠心病症状、抗癌、抗衰老等作用。

【按语】鹿衔草为祛风湿，强筋骨的中药。《中国药典》2020 年版规定鹿衔草饮片含水晶兰苷不得少于 0.10%。鹿衔草配方颗粒国家标准在饮片含量控制指标的基础上增加金丝桃苷。就含量控制指标而言，配方颗粒标准更加完善。临床疗效也应该更稳定、可控。

中药配方颗粒临床应用

第八章
化湿药

凡气味芳香，性偏温燥，以化湿运脾为主要功效的药物，称为化湿药。

化湿药辛香温燥，能舒畅气机，宣化湿浊，醒脾和胃，适用于脾被湿困，运化失职而致的脘腹痞满，呕吐泛酸，食少体倦，口甘多涎，食少，便溏，舌苔白腻等。此外，湿痰壅滞、暑湿、湿温之湿热阻中等症，亦可选用。

炮制对化湿药的影响：本类药多芳香而化湿，以生用为主，但有的药物过于辛香温燥，易耗气伤阴，常采用麸炒，可缓其辛温苦燥之性，避免耗气伤阴之弊。至于姜炙则在于消除"戟人咽喉"的副作用。

广藿香配方颗粒

【来源】本品为唇形科植物广藿香 *Pogostemon cablin*（Blanco）Benth. 的干燥地上部分，经除去残根和杂质，先抖下叶，筛净另放；茎洗净，润透，切段，晒干，再与叶混匀制成合格饮片，并将此合格饮片按标准汤剂的主要质量指标，经水提、分离、浓缩、干燥、制粒而成的配方颗粒。

【含量指标】本品每 1g 含广藿香酮（$C_{12}H_{16}O_4$）应为 0.7mg~3.0mg，含挥发油应为 0.22%~0.64%（ml/g）。

【性能功效】辛，微温。归脾、胃、肺经。芳香化浊，和中止呕，发表解暑。

【临床应用】

1. 湿浊中阻——如不换金正气散（《太平惠民和剂局方》）

（1）组成：藿香 3g　姜厚朴 6g　甘草 2g　制半夏 4g　制苍术 2g　陈皮 3g

（2）临证应用：本方具有和脾胃、止吐泻、温中、下痰饮之功，主四时伤寒，瘴疫时气，头痛壮热，腰背拘急；山岚瘴气，寒热往来，霍乱吐泻，赤白下利；五膈气噎，咳嗽痰涎，行步喘乏。

（3）临证加减：若疮陷不发，多加肉桂、当归。

（4）现代应用：本方现常用于治疗慢性浅表性胃炎、溃疡性结肠炎、感染性腹泻及化疗相关性腹泻、肠易激综合征、口臭等病症。

2. 寒湿中阻呕吐——如藿香半夏散（《太平惠民和剂局方》）

（1）组成：藿香叶 3g　丁香皮 3g　半夏（汤浸洗 7 遍，微炒黄色）3g

（2）临证应用：本方具有洗肺和胃，祛痰，治咳嗽，建中，通畅三焦，增进饮食之功效。主治胃虚中寒，停痰留饮，哕逆呕吐，胸满噎痞，短气倦怠，不入饮食。

（3）临证加减：若里寒重者，可加附子、肉桂、吴茱萸等。

（4）现代应用：本方现常用于治疗恶心、呕吐、腹泻等症。

3. 暑湿表证——如藿香正气散（《太平惠民和剂局方》）

（1）组成：藿香 3g　大腹皮 3g　白芷 3g　紫苏 3g　茯苓 3g　半夏曲 3g　白术 6g　陈皮 3g　姜厚朴 6g　苦桔梗 3g　炙甘草 2g

（2）临证应用：本方为解表和中，芳香化湿的常用方，以恶寒发热，呕吐泄泻，舌苔白厚而腻为辨证要点。

（3）临证加减：湿邪为主，加神曲、白豆蔻、茵陈、杏仁；舌苔黄而伏热较重者，加杏仁、佩兰、滑石；舌苔白滑，脉缓、湿伤脾阳者，加草果仁、山楂肉、神曲。

（4）现代应用：本方现常用于治疗夏秋季节性感冒、胃肠性感冒、急性胃肠炎属湿滞脾胃，外感风寒者。

4. 湿温初起——如藿朴夏苓汤（《医原》）

（1）组成：藿香 3g　半夏 3g　赤苓 9g　杏仁 5g　生薏苡仁 9g　豆

蔻 3g　通草 3g　猪苓 6g　淡豆豉 6g　泽泻 5g　厚朴 3g

（2）临证应用：本方是清热祛湿法的代表方剂之一。临床常用于湿温初起，温重于热之证，以湿温初起、胸闷口腻、肢体倦怠、舌苔白滑为辨证要点。

（3）临证加减：如见表证明显，恶寒发热，加苍术、白芷；兼有身痛，加羌活、防风；兼有暑邪，加佩兰。

（4）现代应用：本方现常用于治疗腹泻、消化不良合并慢性胃炎、手足口病等病症。

【使用注意】阴虚血燥者不宜用。

【用量建议】按配方颗粒国家标准，每 1g 配方颗粒相当于饮片 7g。《中国药典》饮片用量 3g~10g。根据临床试点应用经验，建议临床饮片用量 3g。

【参考】

1. **主要化学成分**　广藿香含广藿香醇、广藿香酮、百秋李醇、苯甲醇、丁香油酚、桂皮醛等挥发油及生物碱、黄酮类化学成分。

2. **主要药理作用**　广藿香水提物有促进胃液分泌、增强消化、促进排便、保护胃黏膜、解除胃肠痉挛、止泻、抗真菌、增强免疫，挥发油有抗炎、镇痛、解热、止咳、祛痰、平喘等作用。

【按语】广藿香是芳香化浊，和中止呕，发表解暑的常用药。《中国药典》2020 年版规定广藿香药材含百秋李醇不得少于 0.10%。广藿香配方颗粒国家标准根据多批次标准汤剂质量指标未使用百秋李醇含量控制指标，因百秋李醇在水中难溶解，故以挥发油、广藿香酮含量为控制指标。就含量控制指标而言，广藿香配方颗粒较广藿香药材含量指标更符合汤剂应用实际。

佩兰配方颗粒

【来源】本品为菊科植物佩兰 *Eupatorium fortunei* Turcz. 的干燥地上部分，经除去杂质，洗净，稍润，切断，干燥制成合格的饮片，并将此合格饮片按标准汤剂的主要质量指标，经水提、分离、浓缩、干燥、制粒而成的配方颗粒。

【含量指标】本品每1g含香豆素（$C_9H_6O_2$）应为1.0~4.0mg。

【性能功效】辛，平。归脾、胃、肺经。芳香化湿，醒脾开胃，发表解暑。

【临床应用】

1. 湿阻中焦——如芳香化湿汤（《朱仁康临床经验集》）

（1）组成：佩兰3g　藿香3g　苍术3g　陈皮3g　茯苓9g　泽泻6g　白鲜皮5g　地肤子9g

（2）临证应用：本方主治湿疹等具有脾胃虚诸证，如胃纳不馨、消化不良、大便溏薄等。

（3）临证加减：若湿邪较重者，湿大于热，可加桂枝、厚朴。

（4）现代应用：本方现常用于治疗亚急性湿疹，钱币形湿疹，慢性湿疹等病症。

2. 湿热病后期——如五叶芦根汤（《薛生白湿热病篇》）

（1）组成：佩兰叶3g　藿香叶3g　薄荷叶3g　鲜荷叶15g　枇杷叶5g　芦根10g　冬瓜仁10g

（2）临证应用：本方主治湿热病后期气阴两伤，适合余邪未解，蒙扰三焦，湿阻脾胃，蒙蔽清阳之证，临床表现为高热虽退，低热持续不解，精神疲倦，乏力纳差，口燥咽干，痰黏难咳，大便黏滞不爽，舌苔腻，脉细或数。

（3）临证加减：若寒湿偏盛加半夏、生姜、羌活、藁本、苍术等；气虚畏风者加白术、防风、黄芪等；失眠者加炒酸枣仁、黄连、肉桂等。

（4）现代应用：本方现常用于治疗上呼吸道感染等病症。

3. 脾瘅——如兰草汤（《黄帝内经》）

（1）组成：佩兰3g

（2）临证应用：本方主治脾瘅。内热口甘，中满。

（3）临证加减：若遗有"口不知滋味"难去，可加泽兰、茯神、桂枝、菖蒲等。

（4）现代应用：本方现常用于治疗2型糖尿病前期等病症。

4. 暑湿腹泻——如清暑化湿汤（《王渭川临床经验选》）

（1）组成：青蒿 6g　半夏 3g　淡豆豉 6g　佩兰 3g　茵陈 6g　生地黄 10g　陈皮 3g　黄连 2g　苍术 3g　木香 3g　藿香 3g　荷叶 3g

（2）临证应用：本方主治暑湿腹泻，误服苦寒，以致吐泻不止，懊𢙐闷乱，精疲肢厥，脉沉细而迟，舌尖红绛，苔白腻如积粉。

（3）临证加减：若暑湿腹泻较甚者，可加茯苓、泽泻、白豆蔻、薏苡仁；若心中懊𢙐闷乱者，可加炒栀子、紫苏梗。

（4）现代应用：本方现常用于治疗急性胃肠炎等病症。

【使用注意】本品味辛性散，易伤阴耗气，故阴虚、气虚者不宜使用。

【用量建议】按配方颗粒国家标准，每 1g 配方颗粒相当于饮片 4g。《中国药典》饮片用量 3g~10g。根据临床试点应用经验，建议临床饮片用量 3g。

【参考】

1. 主要化学成分　佩兰含挥发油，其主要成分为聚伞花素、乙酸橙花醇酯、百里香酚甲醚、叶含香豆素、邻香豆酸、麝香草氢醌等；尚含有三萜类化合物等。

2. 主要药理作用　佩兰有抗菌作用，其挥发油及油中所含的对 - 伞花烃、乙酸橙花酯能抑制流感病毒，伞花烃还有祛痰作用。

【按语】佩兰为芳香化湿，醒脾开胃，发表解暑常用药。《中国药典》2020 年版规定佩兰饮片含挥发油不得少于 0.25%（ml/g）。佩兰配方颗粒根据标准汤剂多批次质量特征以香豆素为含量控制指标，并根据多批次标准汤剂的检测结果制定其含量限度，符合传统汤剂的物质基础。

苍术（北苍术）配方颗粒

【来源】本品为菊科植物北苍术 *Atractylodes chinensis*（DC.）Koidz. 的干燥根茎，经除去杂质，洗净，润透，切厚片，干燥制成合格饮片，并将此合格饮片按标准汤剂的主要质量指标，经水提、分离、浓缩、干燥、制粒而成的配方颗粒。

【含量指标】本品每 1g 含苍术素（$C_{13}H_{10}O$）应为 0.038mg~0.098mg。

【性能功效】辛、苦，温。归脾、胃、肝经。燥湿健脾，祛风散寒，明目。生品温燥而辛烈，燥湿，祛风，散寒力强。

【临床应用】

1. 风湿痹痛——如薏苡仁汤（《类证治裁》）

（1）组成：苍术 3g　薏苡仁 9g　当归 6g　川芎 3g　生姜 3g　桂枝 3g　羌活 3g　独活 3g　防风 5g　制草乌 1.5g　制川乌 1.5g　麻黄 2g

（2）临证应用：本方主要用于治疗湿痹关节疼痛。临床应用以湿痹疼痛、痛有定处、重着麻木、舌苔白腻为辨证要点。

（3）临证加减：可加用防己、萆薢，以加强祛湿利痹之功。

（4）现代应用：本方现常用于治疗风湿性关节炎、类风湿性关节炎、纤维肌痛症、痛风关节炎、慢性滑膜炎、腰椎间盘突出症、银屑病关节炎等病症。

2. 湿热下注——如苍术汤（《兰室秘藏》）

（1）组成：苍术 3g　防风 5g　黄柏 3g　柴胡 3g

（2）临证应用：本方具有清湿热，祛风湿功效。主治湿热腰腿疼痛。临床应用以湿热腰腿疼痛为辨证要点。

（3）临证加减：若寒食气客，身体沉重，肿痛，面色萎黄，加麻黄、薏苡仁、鸡血藤。

（4）现代应用：本方现常用于治疗湿热腰腿疼痛与风湿性关节炎属湿热痹者。

3. 时行感冒——如神术散（《太平惠民和剂局方》）

（1）组成：苍术 3g　藁本 3g　白芷 3g　细辛 1g　羌活 3g　川芎 3g　甘草 2g

（2）临证应用：本方发汗解表，化浊辟秽。主治外感风寒湿邪，头痛项强，发热憎寒，身体疼痛，以及伤风鼻塞声重，咳嗽头昏，舌淡红，苔白腻，脉濡。临床以头痛身痛、发热憎寒为辨证要点。

（3）临证加减：感冒无汗，加麻黄、桂枝；咳嗽，加前胡、杏仁、牛蒡子；项强，加葛根；鼻塞流涕，加苍耳子、辛夷花；遍身疼痛加独活、秦艽；寒湿头痛，加荆芥、防风；寒湿重，加吴茱萸、厚朴；郁久化热，加薄荷、菊花。

（4）现代应用：本方现常用于治疗上呼吸道感染等病症。

4. 湿温发热——如白虎加苍术汤（《类证活人书》）

（1）组成：苍术 3g　知母 6g　炙甘草 2g　石膏 15g　粳米 9g

（2）临证应用：本方清热祛湿。主治湿温病，身热胸痞，多汗，舌红苔白腻。

（3）临证加减：咽喉肿痛扁桃体发炎化脓的加鱼腥草、金荞麦、浙贝母、蒲公英、重楼等；壮热加金银花、连翘，又常佐以白豆蔻、藿香化湿，以防清热太过碍脾伤胃。

（4）现代应用：本方现常用于治疗中暑，以及关节炎的红肿热痛等。

5. 脚膝疼痛——如二妙散（《丹溪心法》）

（1）组成：苍术 3g　黄柏 3g

（2）临证应用：本方清热燥湿。主治湿热下注，筋骨疼痛，两足痿软无力，或足膝红肿热痛，或湿热带下；或下部湿疮，湿疹，小便短黄，舌苔黄腻。临床应用以下肢痿弱无力、足膝红肿热痛或下部湿痒、小便短黄、苔黄腻、脉濡数为辨证要点。

（3）临证加减：湿热脚气加木瓜、槟榔、薏苡仁。湿热痿证加鹿衔草、五加皮、豨莶草。下部湿疮加龙胆草、薏苡仁、赤小豆。黄带黏稠加赤茯苓、椿根皮、萆薢。坐骨神经痛加牛膝、木瓜、萆薢、秦艽、威灵仙、乳香、滑石。

（4）现代应用：本方现常用于治疗痛风性关节炎、非淋菌性尿道炎、湿疹、小儿脓疱疮、红斑性肢痛等病症。

【使用注意】 阴虚内热、气虚多汗者忌用。

【用量建议】 按配方颗粒国家标准，每 1g 配方颗粒相当于饮片 2.7g。《中国药典》饮片用量 3g~9g。根据临床试点应用经验，建议临床饮片用量 3g。

【参考】

1. 主要化学成分 苍术主含苍术醇、苍术酮、茅苍术醇等挥发油。

2. 主要药理作用 苍术水提物有促进胃肠运动、促进胃排空、抗心律失常、降压等作用；挥发油有抗菌、抗病毒、抗炎、降血糖、镇静等作用；北苍术醇提物有抗溃疡、保肝、促进胆汁分泌、镇痛等作用。

【按语】生苍术辛温而燥烈，燥湿，祛风，散寒力强。《中国药典》2020 年版规定苍术饮片含苍术素不得少于 0.30%。苍术配方颗粒国家标准含量控制指标成分与饮片一致，并根据多批次标准汤剂质量特征制定指标成分含量限度。就含量控制指标限度而言，配方颗粒标准符合临床实际。

麸炒苍术（北苍术）配方颗粒

【来源】本品为菊科植物北苍术 *Atractylodes chinensis*（DC.）Koidz. 的干燥根茎，经净制，切厚片，先将炒制容器加热至撒入麸皮即刻烟起，均匀撒入麦麸，随即投入苍术片，迅速翻动，炒至表面呈深黄色时，取出，筛去麸皮，放凉制成合格的饮片，并将此合格饮片按标准汤剂的主要质量指标，经水提、分离、浓缩、干燥、制粒而成的配方颗粒。

【含量指标】本品每 1g 含绿原酸（$C_{16}H_{18}O_9$）应为 0.086mg~0.650mg。

【性能功效】辛、苦，温。归脾、胃、肝经。麸炒后缓和燥性，气变芳香，增强健脾燥湿的作用。

【临床应用】

1. 湿滞脾胃——如平胃散（《简要济众方》）

（1）组成：麸炒苍术 3g 姜厚朴 3g 陈皮 3g 炙甘草 2g

（2）临证应用：本方为治疗湿滞脾胃的基础方。临床应用以脘腹胀满，舌苔厚腻为辨证要点。

（3）临证加减：证属湿热者，宜加黄连、黄芩；属寒湿者，宜加干姜、草豆蔻；湿盛泄泻者，宜加茯苓、泽泻。

（4）现代应用：本方现常用于治疗慢性胃炎、消化道功能紊乱、胃及十二指肠溃疡等属湿滞脾胃者。

2. 胸膈胀满——如宽中健脾丸（《医学入门》）

（1）组成：麸炒苍术3g　人参3g　黄芪9g　白术6g　茯苓6g　五加皮5g　吴茱萸制黄连2g　白芍6g　泽泻6g　炒陈皮3g　半夏3g　香附6g　薏苡仁9g　山楂9g　草豆蔻3g　苏子3g　萝卜子5g　沉香1g　大瓜蒌9g

（2）临证应用：本方健脾和胃，顺气宽中。主治单腹胀，脾虚肿满，膈中闭塞，胃口作痛。

（3）临证加减：若单纯腹胀较甚者，则加吴茱萸、大腹皮。

（4）现代应用：本方现常用于治疗积食、脾胃虚弱等症以及慢性细菌性痢疾，慢性溃疡性结肠炎，胃下垂，慢性萎缩性胃炎等。

3. 痰饮停滞——如神术汤（《阴证略例》）

（1）组成：麸炒苍术3g　防风5g　炒甘草2g

（2）临证应用：本方祛风，化湿。主治内伤饮冷，外感寒邪，无汗者。

（3）临证加减：催奶，调六一散；太阳证，发热恶寒，脉浮而紧者，加羌活；太阳证，脉浮紧中带弦数者，加柴胡；太阳证，脉浮紧中带洪者，加黄芩；妇人服者，加当归；太阳寒水证，加桂枝、羌活；阳明燥金证，加白芷、升麻；少阳相火证，加黄芩、地黄（生）；太阴湿土证，加白术、藁本；少阴君火证，加细辛、独活；厥阴风木证，加川芎。

（4）现代应用：本方现常用于治疗风湿热痛，暑湿而致肠炎，腹泻腹痛等。

4. 呕吐清水——如二术二陈汤（《张氏医通》）

（1）组成：麸炒苍术3g　土炒白术6g　姜半夏3g　陈皮3g　茯苓10g　炙甘草2g

（2）临证应用：本方健中燥湿。主治脾失健运，痰湿不化，呕吐清水，头痛，脉弦细。

（3）临证加减：虚寒，加人参、煨干姜；痰饮，加天南星、白附子；宿食，加神曲、砂仁。

（4）现代应用：本方现常用于治疗恶心呕吐等。

【使用注意】阴虚内热及气虚多汗者忌用。

【用量建议】按配方颗粒国家标准，每1g配方颗粒相当于饮片2g。《中国药典》饮片用量 3g~9g。根据临床试点应用经验，建议临床饮片用量 3g。

【参考】

1. 主要化学成分 苍术炮制后，苍术酮、苍术素、茅术醇及 β- 桉油醇含量均有减少。

2. 主要药理作用 麸炒苍术挥发油能显著降低小鼠血清谷草转氨酶（AST）和谷丙转氨酶（ALT）水平，其保肝作用强于生品。生苍术乙酸乙酯提取物具有很好的抗氧化活性，麸炒之后，其抗氧化活性降低。

【按语】苍术麸炒后辛味减弱，燥性缓和，气变芳香，增强了健脾和胃的作用。《中国药典》2020 年版规定麸炒苍术饮片含苍术素不得少于 0.20%。麸炒苍术配方颗粒国家标准根据多批次标准汤剂质量特征以绿原酸为含量控制指标。配方颗粒国家标准建立的特征图谱可实现苍术（北苍术）配方颗粒、麸炒苍术（北苍术）配方颗粒的区别，保障临床用药准确性。

厚朴（厚朴）配方颗粒

【来源】本品为木兰科植物厚朴 *Magnolia officinalis* Rehd.et Wils. 的干燥干皮，经刮去粗皮，洗净，润透，切丝，干燥制成合格饮片，并将此合格饮片按标准汤剂的主要质量指标，经水提取、分离、浓缩、干燥、制粒而成的配方颗粒。

【含量指标】本品每 1g 含厚朴酚（$C_{18}H_{18}O_2$）与和厚朴酚（$C_{18}H_{18}O_2$）的总量应为 7.0mg~25.0mg。

【性能功效】苦、辛，温。归脾、胃、肺、大肠经。燥湿消痰，下气除满。生用药力较为峻烈，其味辛辣，对咽喉有刺激性，故一般不生用。

【临床应用】

咳逆气喘——如厚朴麻黄汤（《金匮要略》）

（1）组成：厚朴 3g　麻黄 2g　石膏 15g　五味子 2g　杏仁 5g　半夏 3g　干姜 3g　细辛 1g　小麦 9g

（2）临证应用：本方主治饮邪迫肺，肺失宣降，喘、咳、胸满、呼吸不利、喉中痰鸣，脉浮。

（3）临证加减：肺寒喘咳，干姜剂量宜加重，石膏剂量宜减轻。

（4）现代应用：本方现常用于治疗急性支气管炎、支气管哮喘等病症。

【使用注意】气虚津亏者及孕妇慎用。

【用量建议】按配方颗粒国家标准，每1g配方颗粒相当于饮片8g。《中国药典》饮片用量3g~10g。根据临床试点应用经验，建议临床饮片用量3g。

【参考】

1. 主要化学成分　厚朴含 β- 桉醇、β- 桉叶醇等挥发油，以及厚朴酚、和厚朴酚、四氢厚朴酚等酚类化合物。

2. 主要药理作用　厚朴水煎剂能促进胃蠕动、促进胃排空、抗溃疡、止泻、保肝、抗菌、抗肿瘤、延缓衰老等，乙醇提取物能镇痛、抗炎，厚朴酚有镇静、抗焦虑等作用。

【按语】厚朴生品辛辣峻烈，对咽喉有一定刺激性，故生品内服较少。但也有地区通过久煎消除其刺激性。《中国药典》2020年版厚朴饮片，含厚朴酚与和厚朴酚的总量不得少于 1.6%。厚朴配方颗粒国家标准规定每 1g 含厚朴酚与和厚朴酚的总量为 7.0mg~25.0mg。由于厚朴酚与和厚朴酚在水中溶解度较小，转移率较低，其配方颗粒含量低于饮片，但是以标准汤剂为成分质量特征而制定的指标性成分含量，其标准符合汤剂的实际。

姜厚朴（厚朴）配方颗粒

【来源】本品为木兰科植物厚朴 *Magnolia officinalis* Rehd.et Wils. 的干燥干皮，经刮去粗皮，洗净，润透，切丝，干燥后，加姜汁拌匀，用文火炒至姜汁被吸尽，取出，晾干制成合格饮片，并将此合格饮片按标准汤剂的主要质量指标，经水提取、分离、浓缩、干燥、制粒而成的配方颗粒。

【含量指标】本品每1g含厚朴酚（$C_{18}H_{18}O_2$）与和厚朴酚（$C_{18}H_{18}O_2$）

的总量应为 7.0mg~27.0mg。

【性能功效】苦、辛，温。归脾、胃、肺、大肠经。姜汁炙厚朴后可消除其对咽喉的刺激性，并能增强温中和胃的功能。

【临床应用】

1. 湿阻中焦——如半苓汤（《温病条辨》）

（1）组成：制厚朴 3g　半夏 3g　茯苓 10g　通草 3g　黄连 2g

（2）临证应用：本方有化胃和湿之功效，用于寒湿阻滞中焦所致痞满、纳差、呕逆等

（3）临证加减：脾虚者去黄连加白蔻；呕恶加藿香、紫苏梗；纳差加山楂、鸡内金、炒谷芽或麦芽。

（4）现代应用：本方现常用于治疗胃手术后苔白腻，伴有呕恶，腹胀纳呆、便秘或腹泻等术后反应。

2. 积滞便秘——如厚朴三物汤（《金匮要略》）

（1）组成：制厚朴 3g　大黄 3g　枳实 3g

（2）临证应用：本方行气除满，去积通便。治实热内积，气滞不行，腹部胀满疼痛，大便不通。舌红苔黄，脉弦实。

（3）临证加减：若食滞，加山楂、麦芽、莱菔子；腹胀甚，加大腹皮、莱菔子；血瘀，加桃仁、赤芍、丹参；蛔虫梗阻肠道，加槟榔、苦楝根皮、川椒。

（4）现代应用：本方现常用于治疗术后腹胀、癃闭。

3. 腹满，腹痛——如厚朴七物汤（《金匮要略》）

（1）组成：制厚朴 3g　甘草 2g　大黄 3g　大枣 6g　枳实 3g　桂枝 3g　生姜 3g

（2）临证应用：本方为表里双解剂。具有解肌散寒，和胃泻肠之功效。主治太阳中风证与阳明热证相兼，症见腹满，腹痛，大便硬或不大便，饮食尚可，发热，恶风寒，汗出，脉浮数；主治阳明肠胃寒证，症见腹满，腹痛，且以胀为主，大便不畅，舌淡，脉沉。

（3）临证加减：呕者，加半夏；下利，去大黄；寒多者，重用生姜。风寒感冒，咳嗽痰多，加杏仁、半夏、陈皮；里热烦渴、咳喘气急，加石

膏、杏仁。

（4）现代应用：本方现常用于治疗老年人习惯性便秘，痔疮，慢性结肠炎，慢性肠胃炎或溃疡，肠痉挛，胃痉挛，幽门水肿以及肠胃型感冒等。

4.梅核气——如半夏厚朴汤（《金匮要略》）

（1）组成：制厚朴 3g　半夏 3g　茯苓 10g　生姜 3g　苏叶 5g

（2）临证应用：本方为治疗梅核气的代表方，以咽中如有物阻，咯吐不出，吞咽不下，苔白腻，脉弦滑为辨证要点。

（3）临证加减：若气郁较甚者，可酌加香附、郁金；胁肋疼痛者，酌加川楝子、延胡索；咽痛者，酌加玄参、桔梗。

（4）现代应用：本方现常用于治疗胃神经官能症、慢性咽炎、慢性支气管炎、食道痉挛等属气滞痰阻者。

5.瘟疫温疟——如达原饮（《温疫论》）

（1）组成：制厚朴 3g　槟榔 3g　草果仁 3g　知母 6g　芍药 3g
黄芩 3g　甘草 2g

（2）临证应用：本方开达膜原，辟秽化浊。主治瘟疫或疟疾，邪伏膜原，憎寒壮热，或 1 日 3 次，或 1 日 1 次，发无定时，胸闷呕恶，头痛烦躁，脉弦数，舌苔垢腻。

（3）临证加减：胁痛耳聋，寒热往来，呕而口苦，加柴胡；腰背项痛，加羌活；目痛、眼眶痛，鼻干不眠，加葛根。

（4）现代应用：本方现常用于治疗伤寒、副伤寒、沙门菌感染，某些肠道病毒感染性疾病，以及一些有邪阻膜原证的感染性疾病。

6.心下痞满——如枳实消痞丸（《兰室秘藏》）

（1）组成：炙厚朴 3g　干姜 3g　炙甘草 2g　麦蘖面 6g　白茯苓 6g
白术 6g　半夏曲 3g　人参 3g　枳实 3g　黄连 2g

（2）临证应用：本方为治疗脾虚气滞，寒热互结之心下痞满证之常用方。临床应用以心下痞满，食少倦怠，苔腻微黄为辨证要点。

（3）临证加减：脾虚甚者，重用人参、白术；偏寒者，减黄连，加重干姜用量，可再加高良姜、肉桂等；胀满重者，可加陈皮、木香。

（4）现代应用：本方现常用于治疗慢性胃炎、胃肠神经官能症、消化不良等属于脾虚气滞、寒热互结者。

7. 脾胃寒湿气滞——如厚朴温中汤《内外伤辨惑论》

（1）组成：姜厚朴 3g　橘皮 3g　炙甘草 2g　草豆蔻 3g　茯苓 10g　木香 3g　干姜 3g

（2）临证应用：本方为治疗脾胃寒湿气滞的常用方。临床应用以脘腹胀痛，舌苔白腻为辨证要点。本方重点在于温中，对于客寒犯胃致脘痛呕吐者，亦可用之。

（3）临证加减：痛甚者，可加肉桂、高良姜以温中散寒。兼身重肢肿者，可加大腹皮以下气利水。

（4）现代应用：本方现常用于治疗慢性肠炎、慢性胃炎、胃溃疡、妇女白带等属寒湿气滞者。

【使用注意】气虚津亏者及孕妇慎用。

【用量建议】按配方颗粒国家标准，每 1g 配方颗粒相当于饮片 8g。《中国药典》饮片用量 3g~10g。根据临床试点应用经验，建议临床饮片用量 3g。

【参考】

1. 主要化学成分　对厚朴生品、清炒品、姜炙品、姜煮品、姜浸品中厚朴酚进行含量测定，发现炮制后含量增加，清炒品含量最高，三种姜制品中以姜炙品含量最高。炮制品中挥发油、水和醇浸出物中厚朴酚、和厚朴酚及金属元素测定的结果表明，姜厚朴均有增加。

2. 主要药理作用　厚朴生品、姜炙品均有抗溃疡作用，且姜炙厚朴作用较优，表明厚朴姜炙后和胃作用较生品强；有研究表明，厚朴生品和姜厚朴均表现出抗炎镇痛作用和促进胃肠运动的作用，二者比较无显著性差异，但厚朴经姜制后其药效作用有增强的趋势。

【按语】厚朴姜炙后可消除对咽喉的刺激性，并增强宽中和胃的功效。《中国药典》2020 年版规定姜厚朴饮片含厚朴酚与和厚朴酚的总量不得少于 1.6%。姜厚朴配方颗粒国家标准含量控制指标成分与其饮片一致。配方颗粒国家标准建立液质联用的鉴别方法，能够实现厚朴（厚朴）配方颗粒与姜厚朴（厚朴）配方颗粒的区别，保证临床用药的准确性。

砂仁（阳春砂）配方颗粒

【来源】本品为姜科植物阳春砂 *Amomum villosum* Lour. 的干燥成熟果实，经除去杂质制成合格的饮片，并将此合格饮片按标准汤剂的主要质量指标，经水提、分离、浓缩、干燥、制粒而成的配方颗粒。

【含量指标】本品每 1g 含挥发油应为 0.9%~2.5%（ml/g），含香草酸（$C_8H_8O_4$）应为 0.60mg~2.4mg，含表儿茶素（$C_{15}H_{14}O_6$）应为 0.80mg~2.9mg，含乙酸龙脑酯（$C_{12}H_{20}O_2$）应为 3.8mg~11.0mg。

【性能功效】辛，温。归脾、胃、肾经。化湿开胃，温脾止泻，理气安胎。

【临床应用】

1. 脾胃气滞——如香砂枳术丸（《景岳全书》）

（1）组成：砂仁 3g　木香 3g　枳实 3g　炒白术 6g

（2）临证应用：本方健脾开胃，行气消痞。用于脾虚气滞，脘腹痞闷，食欲不振，大便溏软。

（3）临证加减：慢性胃炎，可加醋香附、炒神曲、炒枳壳、炒山楂等；消化不良，可加焦三仙、鸡内金等；胃下垂，可加党参、黄芪等。

（4）现代应用：本方现常用于治疗老年性肠功能紊乱、慢性浅表性胃炎及萎缩性胃炎等病症。

2. 胎动不安——如泰山磐石散（《古今医统大全》）

（1）组成：砂仁 2g　人参 3g　当归 3g　白芍 3g　熟地黄 3g　续断 3g　黄芩 3g　黄芪 6g　白术 6g　糯米 6g　炙甘草 2g　川芎 2g

（2）临证应用：本方为治妇女妊娠胎动不安之名方。主治气血虚弱胎元不固证。症见妇人妊娠胎动不安，面色淡白，倦怠无力，不思饮食，舌淡，脉浮滑无力(或沉弱)，或屡有堕胎史者。

（3）临证加减：若妇人妊娠胎动不安，不思饮食，妊娠呕吐较甚者，可加米炒杜仲、竹茹、生姜等。

（4）现代应用：本方现常用于治疗先兆流产或习惯性流产属于气血虚

弱，胎元不固者。

【使用注意】阴虚有热者忌用。

【用量建议】按配方颗粒国家标准，每1g配方颗粒相当于饮片4.5g。《中国药典》饮片用量3g~6g。根据临床试点应用经验，建议临床饮片用量3g。

【参考】

1. **主要化学成分**　砂仁主含挥发油，其主要成分为龙脑、樟脑、乙酸龙脑酯、芳樟醇、橙花叔醇、α-胡椒烯等；以及黄酮苷类，K、Ca、Mn、Zn、Mg等常量矿物元素及微量元素等。

2. **主要药理作用**　砂仁具有抑菌、镇痛、消炎、止泻及增强胃肠运动、抗溃疡等作用。

【按语】砂仁为化湿开胃，温脾止泻，理气安胎的常用药。《中国药典》2020年版规定砂仁药材含乙酸龙脑酯不得少于0.90%、含挥发油不得少于3.0%(ml/g)。**砂仁配方颗粒国家标准根据多批次标准汤剂质量特征在饮片含量控制指标基础上增加了香草酸、表儿茶素指标。配方颗粒按规格折算后乙酸龙脑酯、挥发油含量下限低于饮片标准，是由于二者均为挥发性成分，在煎煮中损失及水中溶解性较差造成。就含量控制指标而言，配方颗粒标准符合临床汤剂应用实际。砂仁配方颗粒国家标准在薄层鉴别、【特征图谱】项下均使用砂仁（阳春砂）对照药材作为参照物，实现了配方颗粒基原的有效控制。**

第九章

利水渗湿药

本类药物具有通利水道，渗泄水湿的作用。适用于水湿停滞在体内的病证，如小便不利、水肿、淋病、痰饮、湿温、黄疸、湿疮等。

炮制对利水渗湿药的影响：本类药物多用盐炙，因盐性味咸寒，能引药下行，增强滋阴降火之功，可增强其利水除湿的作用。至于炒制则在于缓和药性。

麸炒薏苡仁配方颗粒

【来源】本品为禾本科植物薏米 *Coix lacryma-jobi* L. var. *mayuen*（Roman.）Stapf 的干燥成熟种仁，经除去杂质，先用中火加热，至撒入麦麸即刻烟起，投入净薏苡仁，炒至薏苡仁表面微黄色，略鼓起时，取出，筛去麦麸，晾凉制成合格的饮片，并将此合格饮片按标准汤剂的主要质量指标，经水提、分离、浓缩、干燥、制粒而成的配方颗粒。

【性能功效】甘、淡，凉。归脾、胃、肺经。利水渗湿，健脾止泻，除痹，排脓，解毒散结。麸炒后寒凉之性偏于平和，长于健脾止泻。

【含量指标】本品每 1g 含甘油三油酸酯（$C_{57}H_{104}O_6$）应为 0.6mg~5.0mg。

【临床应用】

1. 湿痹拘挛——如四妙丸（《成方便读》）

（1）组成：薏苡仁 3g　黄柏 3g　苍术 3g　牛膝 3g

（2）临证应用：本方清热利湿。主治湿热下注所致的痹病，症见足膝红肿，筋骨疼痛。

（3）临证加减：下焦湿热之两脚麻木、痿软无力者，减薏苡仁。

（4）现代应用：本方现常用于治疗湿疹、丹毒、湿热痹、慢性渗出性关节炎、小儿急性肾炎。

2. 肠痈腹痛——清肠饮（《辨证录》）

（1）组成：薏苡仁 9g　金银花 6g　当归 6g　地榆 9g　麦冬 6g　玄参 9g　生甘草 2g　黄芩 3g

（2）临证应用：本方清热解毒，消肿散结，治疗肠痈，腹中痛甚，手不能按，右足屈而不伸。

（3）临证加减：热毒甚，酌加蒲公英、红藤、败酱草、赤芍等；呕吐不食者，加黄连、姜半夏；小便不利者，加车前子；下利者，加炮姜、茯苓、白术等。

（4）现代应用：本方现常用于治疗阑尾炎、肠炎等病症。

3. 肠痈脓成——薏苡附子败酱散（《金匮要略》）

（1）组成：薏苡仁 9g　附子 3g　败酱草 9g

（2）临证应用：本方主治肠痈内已成脓，身无热，肌肤甲错，腹皮急，如肿状，按之软，脉数。

（3）临证加减：气滞重者加木香、川楝子，若腹中肿块明显加桃仁、牡丹皮；脾虚气弱加党参、茯苓；局部时有灼痛重用败酱草，并适加黄芩。

（4）现代应用：本方现常用于治疗慢性前列腺炎、慢性盆腔炎、慢性肛窦炎、溃疡性结肠炎、湿疹等病症。

【使用注意】本品性质滑利，孕妇慎用。

【用量建议】按配方颗粒国家标准，每 1g 配方颗粒相当于饮片 5g。《中国药典》饮片用量 9g~30g。根据临床试点应用经验，建议临床饮片用量 9g。

【参考】

1. 主要化学成分　薏苡仁主要含有脂肪酸及其酯类、薏苡多糖、甾醇类、三萜类、生物碱类、氨基酸和维生素等成分。

2. 主要药理作用　薏苡仁有抗肿瘤、提高免疫力、降血糖、降血钙、降血压、抗炎、镇痛、抗病毒、抗血栓形成、解热、镇静等作用。

【按语】薏苡仁为利水渗湿，健脾止泻的常用药。麸炒后寒凉之性偏于平和。《中国药典》2020 年版麸炒薏苡仁饮片含甘油三油酸酯，不得少于 0.40%。麸炒薏苡仁配方颗粒国家标准与饮片指标成分相同，根据多批次标准汤剂质量特征制定含量限度，同时利用【特征图谱】技术指认 7 个特征峰，就质量标准而言，麸炒薏苡仁配方颗粒标准较其饮片更加完善。

猪苓配方颗粒

【来源】本品为多孔菌科真菌猪苓 *Polyporus umbellatus*（Pers.）Fries 的干燥菌核，经除去杂质，浸泡，洗净，润透，切厚片，干燥制成合格的饮片，并将此合格饮片按标准汤剂的主要质量指标，经水提、分离、浓缩、干燥、制粒而成的配方颗粒。

【含量指标】本品每 1g 含猪苓酮 A（$C_{28}H_{46}O_6$）与猪苓酮 B（$C_{28}H_{44}O_6$）总量应为 0.7mg~2.6mg。

【性能功效】甘、淡，平。归肾、膀胱经。利水渗湿。

【临床应用】

1. 水热互结——如猪苓汤（《伤寒论》）

（1）组成：猪苓 6g　茯苓 10g　泽泻 6g　阿胶 3g　滑石 10g

（2）临证应用：本方主治水热互结证，小便不利。发热，口渴欲饮，或心烦不寐，或兼有咳嗽，呕恶，下利，舌红苔白或微黄，脉细数；又治血淋，小便涩痛，点滴难出，小腹满痛者。

（3）临证加减：若治热淋者，可加瞿麦、萹蓄、车前子；血淋，可加白茅根、大蓟、小蓟。

（4）现代应用：本方现常用于治疗泌尿系感染、肾炎、膀胱炎、产后尿潴留等属水热互结兼阴虚者。

2. 腹痛泄泻——如胃苓汤（《丹溪心法》）

（1）组成：猪苓 6g　苍术 3g　陈皮 3g　厚朴 3g　茯苓 10g　泽泻 6g　肉桂 1g　白术 6g　甘草 2g

（2）临证应用：本方主治寒湿内阻，腹痛泄泻，小便不利，舌苔白，脉濡。

（3）临证加减：若中寒较甚的水泻，加干姜；水肿阳虚较甚，加附子；兼表闭，加麻黄、细辛；心肌肥厚（心肌炎）偏寒之证，加枳实、生姜、白芍、柴胡，脉缓再加人参。

（4）现代应用：本方现常用于治疗脂肪肝伴高脂血症、原发性肾病综合征水肿期、带状疱疹、婴幼儿秋季腹泻、痤疮、手部慢性湿疹等病症。

3. 湿热带下——如止带方（《世补斋·不谢方》）

（1）组成：猪苓 6g　车前子 9g　茵陈 6g　黄柏 3g　焦栀子 6g　赤芍 6g　牡丹皮 6g　牛膝 5g　泽泻 6g

（2）临证应用：本方主治湿热带下。症见带下量多，色黄或呈脓性，气味臭秽，外阴瘙痒或阴中灼热；伴全身困重乏力，胸闷纳呆，小腹作痛，口苦口腻；小便黄少，大便黏滞难解；舌质红，舌苔黄腻，脉滑数。

（3）临证加减：若湿浊偏甚者，酌加苍术、藿香。

（4）现代应用：本方现常用于阴道炎、宫颈炎、盆腔炎，带下属湿热者。

4. 热淋涩痛——如十味导赤汤（《医宗金鉴》）

（1）组成：猪苓 6g　生地黄 10g　山栀子 6g　木通 3g　瞿麦 9g　滑石 10g　淡竹叶 6g　茵陈蒿 6g　黄芩 3g　生甘草 2g

（2）临证应用：本方主治热淋，小便不通，淋沥涩痛。

（3）临证加减：若便秘，加大黄；伴见咽痛者，加金银花；伴见乏力等气虚者，加太子参、黄芪。

（4）现代应用：本方现常用于治疗尿道综合征或尿路感染。

【使用注意】有湿症而肾虚者忌。无水湿者禁用，以免伤阴。

【用量建议】按配方颗粒国家标准，每 1g 配方颗粒相当于饮片 17g。《中国药典》饮片用量 6g~12g。根据临床试点应用经验，建议临床饮片用量 6g。

【参考】

1. **主要化学成分**　猪苓含有甾体类：如麦角甾醇、猪苓酮 A、猪苓酮 B、猪苓酮 C 等，多糖，氨基酸，维生素，无机元素等。

2. 主要药理作用　猪苓有利尿、免疫调节、抗肿瘤、保肝、抗辐射、抗诱变、抗衰老等作用。

【按语】猪苓为利水渗湿的常用药。《中国药典》2020 年版猪苓饮片含麦角甾醇不得少于 0.050%。猪苓配方颗粒国家标准根据多批次标准汤剂质量特征，由于麦角甾醇几乎不溶于水，故以猪苓酮 A 和猪苓酮 B 总量为含量指标。并用【特征图谱】技术对 6 个色谱峰进行了确认，符合中药多成分、多效能的质量标准，符合传统汤剂的物质基础。

泽泻（泽泻）配方颗粒

【来源】本品为泽泻科植物泽泻 *Alisma plantago-aquatica* Linn. 的干燥块茎，经除去杂质，稍浸，润透，切厚片，干燥制成合格的饮片，并将此合格饮片按标准汤剂的主要质量指标，经水提、分离、浓缩、干燥、制粒而成的配方颗粒。

【含量指标】本品每 1g 含 23- 乙酰泽泻醇 B（$C_{32}H_{50}O_5$）应为 0.21mg~3.40mg。

【性能功效】甘、淡，寒。归肾、膀胱经。利水渗湿，泄热，化浊降脂。生用利水透湿为主。

【临床应用】

1. 水湿内停——如五苓散（《伤寒论》）

（1）组成：泽泻 6g　猪苓 6g　白术 6g　茯苓 10g　桂枝 3g

（2）临证应用：本方主治蓄水证，小便不利，头痛微热，烦渴欲饮，甚则水入即吐，舌苔白，脉浮；痰饮，脐下动悸，吐涎沫而头眩，或短气而咳者；水湿内停证，水肿，泄泻，小便不利，以及霍乱吐泻等。

（3）临证加减：若肿兼有表证，可与越婢汤合用；水湿壅盛，可与五皮饮合用；泄泻偏于热者，去桂枝，加车前子、木通。

（4）现代应用：本方现常用于治疗急慢性肾炎水肿、心源性水肿、肝硬化腹水、脑积水、急性肠炎、尿潴留等属阳不化气、水湿内停者。

2. 痰饮眩晕——如泽泻汤（《金匮要略》）

（1）组成：泽泻 6g　白术 6g

（2）临证应用：本方主治饮停心下，头目眩晕，胸中痞满，咳逆水肿。

（3）临证加减：若伴呕吐者，加半夏、陈皮；兼气虚者，加黄芪。

（4）现代应用：本方现常用于治疗梅尼埃病、颈性眩晕、高血压病、椎 - 基底动脉供血不足、高脂血症等病症。

【使用注意】肾虚精滑无湿热者禁服。

【用量建议】按配方颗粒国家标准，每 1g 配方颗粒相当于饮片 4g。《中国药典》饮片用量 6g~10g。根据临床试点应用经验，建议临床饮片用量 6g。

【参考】

1. 主要化学成分　泽泻主含萜类：如 23- 乙酰泽泻醇 B、泽泻醇 A、泽泻醇 B 等，脂肪烃及其衍生物，苯丙素类，黄酮类，甾体类，有机酸，多糖，挥发油等化学成分。

2. 主要药理作用　泽泻有利尿、抗肾结石形成、降血糖、扩血管、抗肝损伤、降血脂、抗动脉粥样硬化、抗血小板凝聚、抗炎、抗癌等多种药理作用。

【按语】泽泻为利水渗湿，泄热，化浊降脂的常用药，生品长于利水泄热。《中国药典》2020 年版规定泽泻饮片含 23- 乙酰泽泻醇 B 和 23- 乙酰泽泻醇 C 的总量不得少于 0.10%。泽泻配方颗粒国家标准含量控制指标成分只以 23- 乙酰泽泻醇 B 为含量控制项，由于本品种研究较早，执行的《中国药典》2015 年版药材标准指标成分。也增加了【特征图谱】，只确认了 1 个色谱峰。

盐泽泻（东方泽泻）配方颗粒

【来源】本品为泽泻科植物东方泽泻 *Alisma orientale*（Sam.）Juzep. 的干燥块茎，经除去杂质，稍浸，润透，切厚片，干燥，用盐水拌匀，闷润，待盐水被吸尽后，用文火炒干，取出，晾凉制成合格的饮片，并将此合格饮片按标准汤剂的主要质量指标，经水提、分离、浓缩、干燥、制粒而成的配方颗粒。

【含量指标】本品每 1g 含尿苷（$C_9H_{12}N_2O_6$）、腺嘌呤（$C_5H_5N_5$）和鸟苷（$C_{10}H_{13}N_5O_5$）的总量应为 0.90mg~2.4mg，含 23- 乙酰泽泻醇 B（$C_{32}H_{50}O_5$）和 23- 乙酰泽泻醇 C（$C_{32}H_{48}O_6$）的总量应为 0.36mg~1.30mg。

【性能功效】甘、淡，寒；归肾、膀胱经。盐炙后引药下行，并能增强泄热作用，利尿而不伤阴。

【临床应用】

1. 小便淋涩——如四苓散（《丹溪心法》）

（1）组成：盐泽泻 6g　白术 5g　茯苓 5g　猪苓 5g

（2）临证应用：本方主治脾虚湿胜，水泻，小便不利；小儿阴囊肿痛。

（3）临证加减：有湿，加苍术；有火，加木通、黄芩。

（4）现代应用：本方现常用于治疗肝硬化腹泻、特发性水肿、慢性盆腔炎等病症。

2. 视物模糊——如明目地黄丸（《全国中药成药处方集》）

（1）组成：盐泽泻 6g　熟地黄 9g　茯苓 10g　酒牡丹皮 6g　炒怀山药 15g　酒山茱萸 6g　炒白芍 6g　白菊花 5g　当归 6g　枸杞子 6g　炒白蒺藜 6g　石决明 6g

（2）临证应用：本方主治肝肾阴虚，目涩畏光，视物模糊，迎风流泪。

（3）临证加减：若白睛隐隐色红，可加用地骨皮、白薇；黑睛生翳，可加用密蒙花、蝉蜕。

（4）现代应用：本方现常用于治疗视神经萎缩、角膜炎、单纯性青光眼、视网膜病变、白内障、干眼症属肝肾阴虚者。

3. 水肿胀满——如补肾养血汤（《肝硬化腹水证治》）

（1）组成：盐泽泻 6g　盐枸杞 6g　制巴戟 3g　制续断 9g　当归 6g　酒白芍 6g　炒枳壳 3g　木瓜 6g　萆薢 9g　川厚朴 3g　汉防己 5g　云茯苓 10g　北黄芪 9g　竹茹 5g

（2）临证应用：本方主肝硬化腹水恢复期。

（3）临证加减：若兼脾肾阳虚，可合用济生圣气丸；若兼肝肾阴虚，合用一贯煎。

（4）现代应用：本方现常用于治疗卵巢早衰、绝经后骨质疏松症、习惯性关节脱位等病症。

【使用注意】肾虚精滑无湿热者禁服。

【用量建议】按配方颗粒国家标准，每1g配方颗粒相当于饮片3.3g。《中国药典》饮片用量6g~10g。根据临床试点应用经验，建议临床饮片用量6g。

【参考】

1. **主要化学成分**　盐泽泻在炮制过程中，三萜类主成分23-乙酰泽泻醇B出现两条转变途径：一条是氧环开裂并重排生成24-乙酰泽泻醇A，进一步脱乙酰基转化成泽泻醇A；另一条是先脱乙酰基生成泽泻醇B，继而氧环开裂转化成泽泻醇A。而其极性成分的极性大小为：泽泻醇A>24-乙酰泽泻醇A>泽泻醇B>23-乙酰泽泻醇B，这也符合极性大的成分水煎煮提取率高的相似相溶原理。

2. **主要药理作用**　盐泽泻抗炎作用强于生品，并对小鼠急性肝损伤治疗作用最佳。

【按语】泽泻盐炙后引药下行，并能增强泻热作用，利尿而不伤阴。《中国药典》2020年版规定盐泽泻饮片含23-乙酰泽泻醇B和23-乙酰泽泻醇C的总量不得少于0.10%。盐泽泻配方颗粒国家标准在饮片含量控制指标基础上增加尿苷、腺嘌呤、鸟苷总量指标。就含量控制指标而言，配方颗粒标准更趋完善。同时采用特征图谱等实现泽泻（泽泻）配方颗粒与盐泽泻（东方泽泻）配方颗粒的专属定性鉴别，保证临床用药调配的准确性。

赤小豆（赤小豆）/（赤豆）配方颗粒

【来源】赤小豆（赤小豆）配方颗粒为豆科植物赤小豆 *Vigna*

umbellata Ohwi et Ohashi 的干燥成熟种子，赤小豆（赤豆）配方颗粒为豆科植物赤豆 *Vigna angularis* Ohwi et Ohashi 的干燥成熟种子，经除去杂质，筛去灰屑制成合格的饮片，并将此合格饮片按标准汤剂的主要质量指标，经水提、分离、浓缩、干燥、制粒而成的配方颗粒。

【含量指标】赤小豆（赤小豆）配方颗粒　本品每 1g 含儿茶素 -7-*O*-*β*-D- 吡喃葡萄糖苷（$C_{21}H_{24}O_{11}$）应为 3.7mg~7.9mg。

赤小豆（赤豆）配方颗粒　本品每 1g 含儿茶素 -7-*O*-*β*-D- 吡喃葡萄糖苷（$C_{21}H_{24}O_{11}$）应为 2.8mg~7.3mg。

【性能功效】甘、酸，平。归心、小肠经。利水消肿，解毒排脓。

【临床应用】

1. 水肿胀满——如疏凿饮子（《重订严氏济生方》）

（1）组成：炒赤小豆 9g　泽泻 6g　商陆 3g　羌活 3g　大腹皮 5g　椒目 2g　木通 3g　秦艽 3g　槟榔 3g　茯苓皮 15g

（2）临证应用：本方主治水湿壅盛之阳水。遍身水肿，胸满腹胀，喘呼气急，烦躁口渴，二便不利，脉沉实。

（3）临证加减：小便不利，水肿胀满，加猪苓；热淋涩痛，加赤芍、牡丹皮；痰饮眩晕加白术；高脂血症加何首乌、黄精、山楂、金樱子、决明子。

（4）现代应用：本方现常用于治疗恶性腹腔积液、痛风性关节炎、原发性肾病综合征、急性肾炎水肿、血管神经性水肿等病症。

2. 发黄初起——如麻黄连翘赤小豆汤（《伤寒论》）

（1）组成：赤小豆 9g　麻黄 2g　连翘 6g　杏仁 5g　大枣 6g　桑白皮 6g　生姜 3g　炙甘草 2g

（2）临证应用：本方主治湿热黄疸兼表证，发热恶寒，无汗身痒，身目发黄，黄色鲜明，舌苔黄腻，脉浮数或濡数。

（3）临证加减：若夹寒比较重，可与理中丸合方用之；若夹湿热，可与茵陈蒿汤合方用之；若夹郁热比较重，可与栀子豉汤合方用之。

（4）现代应用：本方现常用于治疗病毒性肝炎、肝实质弥漫性损伤、急性胆囊炎、急性肾盂肾炎、急性肾小球肾炎、慢性肾炎、肾病综合征、过敏性皮炎、神经性皮炎、结膜炎、过敏性鼻炎。

3. 痰涎壅滞——如瓜蒂散（《伤寒论》）

（1）组成：赤小豆 3g　瓜蒂 3g

（2）临证应用：本方主治痰涎、宿食壅滞胸脘证，胸中痞硬，烦懊不安，欲吐不出，气上冲咽喉不得息，寸脉微浮，按之紧者。

（3）临证加减：痰湿重，加白矾；痰涎壅塞，酌加石菖蒲、半夏、郁金；风痰热盛，加防风、藜芦。

（4）现代应用：本方现常用于治疗暴饮暴食之胃扩张、误食毒物、精神分裂症、精神抑郁症等属痰湿壅滞胸脘者。

4. 肠痈脓肿——如赤小豆当归散（《金匮要略》）

（1）组成：赤小豆 9g　当归 3g

（2）临证应用：本方清热利湿，和营解毒。主治肠中痈脓，肌表热不甚，微烦，欲卧，汗出，目眦黑，能进食，脉数者；亦治大便下血，先血后便等症。

（3）临证加减：湿热积于肠中，日久成毒，损伤肠络，血溢肠中而致便血，加薏苡仁、金银花、大黄炭、藕节炭、侧柏炭；赤白带下，加薏苡仁、冬瓜仁、金银花、败酱草、贯众。

（4）现代应用：本方现常用于治疗疮疡、痈肿，尤对痔疮和直肠肛周脓肿、脓成者为宜；也适用于白塞综合征之会阴损伤等属于湿热下注者。

【使用注意】尿多者忌用。

【用量建议】按配方颗粒国家标准，赤小豆（赤小豆）和赤小豆（赤豆）每 1g 配方颗粒均相当于饮片 6.5g。《中国药典》饮片用量 9g~30g。根据临床试点应用经验，建议临床饮片用量 9g。

【参考】

1. 主要化学成分　赤小豆含有糖类、三萜皂苷类，还含 3- 呋喃甲醇 -β-D- 吡喃葡萄糖苷、赤豆皂苷 I ～ VI、原矢车菊素 B3、D- 儿茶精、D-表儿茶精、烟酸、核黄素等成分。

2. 主要药理作用　赤小豆具有抑制胰蛋白酶、增强细胞免疫、避孕等作用，对金黄色葡萄球菌、痢疾杆菌、伤寒杆菌等有一定抑制作用。

中药配方颗粒临床应用

【按语】赤小豆为利水消肿，解毒排脓的常用药。《中国药典》2020 年版收载赤小豆有 2 个基原，并分别做成了配方颗粒，含量指标限度虽有差异，但疗效、临床应用是相同的，故放在一起介绍。赤小豆《中国药典》无含量控制指标。其配方颗粒国家标准根据标准汤剂主要质量指标增加了【特征图谱】【含量测定】质量控制项。以不同基原入药，符合一个基原一个配方颗粒的要求，并采用特征图谱技术实现了赤小豆（赤小豆）/（赤豆）配方颗粒的区别，确保临床用药调配的准确性。

黑豆配方颗粒

【来源】本品为豆科植物大豆 *Glycine max* (L.) Merr. 的干燥成熟种子，经除去杂质制成合格的饮片，并将此合格饮片按标准汤剂的主要质量指标，经水提、分离、浓缩、干燥、制粒而成的配方颗粒。

【含量指标】本品每 1g 含大豆苷（$C_{21}H_{20}O_9$）、黄豆黄苷（$C_{22}H_{22}O_{10}$）和染料木苷（$C_{21}H_{20}O_{10}$）的总量应为 2.5mg~6.5mg。

【性能功效】甘，平。归脾、肾经。益精明目，养血祛风，利水，解毒。

【临床应用】

1. 目赤肿痛——如冰池散（《御药院方》）

（1）组成：黑豆 9g　芒硝 6g　樟脑 0.3g　青黛 1g

（2）临证应用：本方清热解毒消肿。主治眼目赤。以眼目红赤肿痛，白睛红丝密布，口干而渴，头痛而重，面红，小便黄赤，舌深红，脉洪大而数为辨证要点。

（3）临证加减：若眼目红赤肿痛甚者，可加金银花、菊花、青葙子。

（4）现代应用：本方现常用于治疗结膜炎而致的眼目红赤肿痛。

2. 肾虚消渴——如救活丸（《普济方》）

（1）组成：黑豆 9g　天花粉 9g

（2）临证应用：本方主治肾虚消渴难治者。

（3）临证加减：若肾虚消渴，口大渴大饮者，可加生地黄、北沙参、酒黄连、乌梅等。

（4）现代应用：本方现常用于治疗糖尿病而致的大渴大饮者。

3. 湿毒潴留——如三豆饮子（《伤寒总病论》）

（1）组成：黑豆9g　赤小豆9g　绿豆9g　甘草2g

（2）临证应用：本方用治湿毒潴留之证。临床应用以暑天痘疮、浮肿等为辨证要点。

（3）临证加减：若需疏风解表，可加桑叶、薄荷；若清热解毒，加金银花、连翘；若泻火解毒，加黄芩、栀子、生石膏；若破滞去癖，加枳实、焦山楂；若清咽利膈，加牛蒡子、桔梗；若宣肺止咳，加杏仁、贝母、枳壳；若宣透痘疹，加蝉蜕等；若祛风止痒，加僵蚕、蝉蜕、刺蒺藜；若清热消肿，加玄参、夏枯草；若清心除烦，加竹茹、灯心草、栀子；若养阴润燥，加麦冬、沙参、枸杞子、五味子；若养肝润燥，加乌梅、冰糖；若补益脾肺，加山药、莲子、薏苡仁；若补脾养阴，加太子参、乌梅、山药。

（4）现代应用：本方现常用于治疗肾病综合征、过敏性皮炎、面部黄褐斑、喘症等病症。

4. 药食中毒——如甘草黑豆汤（《本草纲目》）

（1）组成：黑豆9g　甘草2g

（2）临证应用：本方解百药毒，兼治筋疝。以药物中毒、茎中挈痛，挺胀不堪为辨证要点。

（3）临证加减：若肠胃积热，大便秘结不通，加大黄；若小儿胎热，加灯心草、淡竹叶。

（4）现代应用：本方现常用于治疗药毒、尿淋、血气不足、皮肤病等。

【使用注意】本品生用、煎煮偏寒，炒食性温，过食不易消化。

【用量建议】按配方颗粒国家标准，每1g配方颗粒相当于饮片5.8g。《中国药典》饮片用量9g~30g。根据临床试点应用经验，建议临床饮片用量9g。

【参考】

1. 主要化学成分 黑豆主含类黄酮、异黄酮等多酚类物质，如花色苷和大豆异黄酮等成分。

2. 主要药理作用 黑豆有雌激素样作用，还有解痉、降血脂、清除自由基、延缓衰老、抗氧化等药理活性。

【按语】黑豆为益精明目，养血祛风，利水，解毒的中药，现代应用较少。《中国药典》2020 年版黑豆饮片无含量控制指标。黑豆配方颗粒国家标准根据多批次标准汤剂质量特征，建立薄层鉴别、【特征图谱】【含量测定】等质量控制项。在【含量测定】项新建了大豆苷、黄豆黄苷和染料木苷的总量控制指标。并使用【特征图谱】技术对 5 个色谱峰进行了确认，符合中药多成分、多指标的含量控制。配方颗粒标准较其饮片更加完善。其临床疗效应该更稳定、可靠。

车前子（车前）配方颗粒

【来源】本品为车前科植物车前 *Plantago asiatica* L. 的干燥成熟种子，经除去杂质制成合格的饮片，并将此合格饮片按标准汤剂的主要质量指标，经水提、分离、浓缩、干燥、制粒而成的配方颗粒。

【含量指标】本品每 1g 含京尼平苷酸（$C_{16}H_{22}O_{10}$）应为 12.5mg~36.0mg，含毛蕊花糖苷（$C_{29}H_{36}O_{15}$）应为 1.5mg~9.0mg。

【性能功效】甘，寒。归肝、肾、肺、小肠经。清热利尿通淋，渗湿止泻，明目，祛痰。生品以利水通淋，清肝明目为主，但不易煎出药性。

【临床应用】

1. 虚火淋浊——如清心莲子饮（《太平惠民和剂局方》）

（1）组成：车前子 9g　黄芩 3g　麦冬 6g　地骨皮 9g　炙甘草 2g　石莲子肉 6g　白茯苓 10g　蜜黄芪 9g　人参 3g

（2）临证应用：本方主治虚火淋浊证，小便淋沥，浑浊，尿时刺痛，遇劳即发，或有遗精，五心烦热，四肢倦怠，口苦咽干，或口舌生疮，或白浊带下，舌红，苔黄，脉数。

（3）临证加减：发热，加柴胡、薄荷。

（4）现代应用：本方现常用于治疗小儿功能性遗尿、慢性肾盂肾炎、肾小球肾炎、隐匿性肾小球肾炎、IgA 肾病、尿道综合征等病症。

2. 水湿内停——如济生肾气丸（《济生方》）

（1）组成：车前子 9g　炮附子 3g　白茯苓 10g　泽泻 6g　山茱萸 6g　山药 15g　牡丹皮 6g　肉桂 1g　川牛膝 5g　熟地黄 9g

（2）临证应用：本方临床常用于肾阳不足，水湿内停之证，以腰膝酸软、浮肿，小便不利，畏寒肢冷为辨证要点。

（3）临证加减：水肿腹水，腹胀喘满者，加大腹皮、厚朴；肾不纳气，加五味子、沉香。

（4）现代应用：本方现常用于治疗前列腺增生症、慢性肾小球肾炎、糖尿病神经源性膀胱等病症。

【使用注意】肾虚滑精者及孕妇慎用。

【用量建议】按配方颗粒国家标准，每 1g 配方颗粒相当于饮片 5g。《中国药典》饮片用量 9g~15g。根据临床试点应用经验，建议临床饮片用量 9g。

【参考】

1. 主要化学成分　车前子主含黏液质，苯乙醇苷类：如车前草苷 A~F、毛蕊花糖苷、大车前苷等，环烯醚萜类：如京尼平苷酸、桃叶珊瑚苷等，黄酮类，生物碱类及多糖类等成分。

2. 主要药理作用　车前子有利尿、免疫调节、抗氧化、降血脂、降血糖、抗炎、抗病毒、抗衰老、抗痛风、雌激素样作用、保护肾脏等作用。

【按语】车前子为清热利尿通淋，渗湿止泻，明目的常用药。《中国药典》2020 年版规定车前子饮片含京尼平苷酸不得少于 0.50%，毛蕊花糖苷不得少于 0.40%。配方颗粒国家标准含量控制指标与饮片成分相同，并根据标准汤剂质量特征制定含量限度。就含量控制指标限度而言，配方颗粒符合临床汤剂用药实际。车前子配方颗粒特征图谱规定车前子苷色谱峰检出与否，可用于鉴别车前与平车前两个基原，保证临床应用的准确性。

盐车前子（车前）配方颗粒

【来源】本品为车前科植物车前 *Plantago asiatica* L. 的干燥成熟种子，经除去杂质，用文火炒至起爆裂声时，喷洒盐水，炒干，取出，晾凉制成合格的饮片，并将此合格饮片按标准汤剂的主要质量指标，经水提、分离、浓缩、干燥、制粒而成的配方颗粒。

【含量指标】本品每 1g 含京尼平苷酸（$C_{16}H_{22}O_{10}$）应为 11.0mg~35.0mg，含毛蕊花糖苷（$C_{29}H_{36}O_{15}$）应为 1.3mg~8.0mg。

【性能功效】甘，寒。归肝、肾、肺、小肠经。车前子盐炙后增强补肝肾，明目，利水作用。

【临床应用】

目生翳障——如四顺清凉饮子（《审视瑶函》）

（1）组成：车前子 3g　当归身 3g　酒龙胆草 3g　黄芩 3g　蜜桑白皮 3g　生地黄 3g　赤芍 3g　枳壳 3g　炙甘草 1g　熟大黄 2g　防风 2g　川芎 2g　炒川黄连 2g　木贼草 2g　羌活 2g　柴胡 2g

（2）临证应用：本方主治凝脂翳症。生于风轮上，初起如星，色白，中有凹陷，如针刺伤，后渐渐长大，变为黄色。可兼有发热口渴，便秘溲赤。舌红苔黄腻，脉数。

（3）临证加减：治挟热作痛，面赤壮热，四肢烦，手足俱热，加青皮、栀子。

（4）现代应用：本方现常用于治疗细菌性角膜炎、化脓性角膜溃疡。

【使用注意】肾虚滑精者及孕妇慎用。

【用量建议】按配方颗粒国家标准，每 1g 配方颗粒相当于饮片 5g。《中国药典》饮片用量 9g~15g。根据临床试点应用经验，建议临床饮片用量 9g。

【参考】

1. 主要化学成分　盐炙后车前子多糖、柠檬酸、京尼平苷酸、毛蕊花糖苷等含量较生品有所降低。

2. 主要药理作用　车前子炒品、酒品和盐品对腹泻具有一定抑制作用，而生品有加重腹泻的趋势。

【按语】盐车前子泻热利尿而不伤阴，益肝明目，并引药下行，增强在肾经的作用。《中国药典》2020 年版规定盐车前子饮片含京尼平苷酸不得少于 0.40%，毛蕊花糖苷不得少于 0.30%。盐车前子配方颗粒国家标准含量控制指标与饮片成分相同。盐车前子（车前）配方颗粒与车前子（车前）配方颗粒仅在含量限度上有微小差异，这也是以标准汤剂为依据，应该不会影响临床疗效。

车前草（车前）配方颗粒

【来源】本品为车前科植物车前 *Plantago asiatica* L. 的干燥全草，经除去杂质，洗净，切段，干燥制成合格的饮片，并将此合格饮片按标准汤剂的主要质量指标，经水提、分离、浓缩、干燥、制粒而成的配方颗粒。

【含量指标】本品每 1g 含大车前苷（$C_{29}H_{36}O_{16}$）应为 1.8mg~10.5mg。

【性能功效】甘，寒。归肝、肾、肺、小肠经。清热利尿通淋，祛痰，凉血，解毒。

【临床应用】

1. 热淋涩痛——如榆白皮饮（《圣济总录》）

（1）组成：车前草 9g　榆白皮 9g　滑石 10g　黄芩 3g　木通 3g　瞿麦 9g　石韦 6g　冬葵子 3g

（2）临证应用：本方主治肾脏实热，腰胯强急，面色焦黑，小便赤涩，心胸满闷，两胁胀满。

（3）临证加减：若出血不止，可加用仙鹤草、琥珀粉；若腹胀，大便秘结，可加生大黄。

（4）现代应用：本方现常用于治疗急慢性尿路感染、尿道综合征、泌尿道结核等。

2. 疟疾日久——如车前草汤（《圣济总录》）

（1）组成：车前草 9g　常山 5g　升麻 3g　白粳米 9g　炒淡豆豉 6g　甘草 2g

（2）临证应用：本方主治久疟日多，憎寒壮热不止，渴饮水。

（3）临证加减：热多寒少，便秘尿赤，可加石膏、知母、青蒿等；若津伤较甚，口渴引饮，酌加生地黄、麦冬、石斛、玉竹等。

（4）现代应用：本方现常用于治疗疟疾、类疟疾等疾病。

【使用注意】肾虚滑精者及孕妇慎用。

【用量建议】按配方颗粒国家标准，每 1g 配方颗粒相当于饮片 4.5g。《中国药典》饮片用量 9g~30g。根据临床试点应用经验，建议临床饮片用量 9g。

【参考】

1. **主要化学成分**　车前草含黄酮类：如木犀草素、大车前苷、车前苷等，多糖类，环烯醚萜，三萜类，甾体，挥发油，生物碱，有机酸等成分。

2. **主要药理作用**　车前草有利尿、镇咳、平喘、祛痰、抑菌、抗胃溃疡、降血脂等作用。

【按语】车前草为清热利尿通淋的常用药。《中国药典》2020 年版规定车前草饮片含大车前苷不得少于 0.10%。车前草配方颗粒国家标准含量控制指标与饮片成分相同。车前草配方颗粒国家标准【鉴别】【特征图谱】项下均使用车前草（车前）对照药材作为参照物，保证基原的准确性。就质量标准而言，车前草配方颗粒标准较饮片更趋完善。

瞿麦（瞿麦）/（石竹）配方颗粒

【来源】瞿麦（瞿麦）配方颗粒为石竹科植物瞿麦 *Dianthus superbus* L. 的干燥地上部分，瞿麦（石竹）配方颗粒为石竹科植物石竹 *Dianthus chinensis* L. 的干燥地上部分，经除去杂质，洗净，稍润，切段，干燥制成合格的饮片，并将此合格饮片按标准汤剂的主要质量指标，经水提、分离、浓缩、干燥、制粒而成的配方颗粒。

【含量指标】瞿麦（瞿麦）配方颗粒　本品每 1g 含总黄酮以芦丁（$C_{27}H_{30}O_{16}$）计，应为 8.0mg~19.0mg；含皂草苷（$C_{27}H_{30}O_{15}$）应为 1.0mg~5.0mg。

瞿麦（石竹）配方颗粒　本品每 1g 含总黄酮以芦丁（$C_{27}H_{30}O_{16}$）计，

应为 5.0mg~18.0mg。

【性能功效】苦，寒。归心、小肠经。利尿通淋，活血通经。

【临床应用】

1. 湿热淋证——如八正散（《太平惠民和剂局方》）

（1）组成：瞿麦 9g　车前子 9g　萹蓄 9g　滑石 9g　山栀子仁 6g　炙甘草 2g　木通 3g　大黄 3g

（2）临证应用：本方主治湿热淋证。尿频尿急，溺时涩痛，淋沥不畅，甚则癃闭不通，小腹胀急，口燥咽干，舌苔黄腻，脉滑数。

（3）临证加减：兼血淋者，加小蓟、白茅根；兼石淋者，加金钱草、海金沙、郁金；兼淋浊者，加萆薢、石菖蒲；兼口舌生疮者，加竹叶、元参；兼目赤者，加龙胆草、柴胡；兼大便湿热者，加槐花、银花；兼发热者，加银花、菊花；兼腰膝酸软，神疲乏力，舌淡脉细者，去大黄、栀子，加山药、茯苓、菟丝子。

（4）现代应用：本方现常用于治疗膀胱炎、尿道炎、急性前列腺炎、泌尿系结石、肾盂肾炎等属湿热患者。

2. 淋沥涩痛——如瞿麦汤（《证治准绳》）

（1）组成：瞿麦 9g　木通 3g　滑石 10g　竹叶 6g　黄芩 3g　白茅根 9g　冬瓜子 5g　冬葵子 3g

（2）临证应用：本方主治心经蕴热，小便淋沥刺痛。症见尿频尿急，溺时涩痛，淋沥不畅，小便浑赤，甚或癃闭不通，小腹急满，心中烦躁，口燥咽干，舌苔黄腻，脉滑数。

（3）临证加减：若寒凝伤阳，可加木香、虎杖；血淋者，可加大蓟、小蓟、石韦；石淋涩痛者，可加金钱草、海金沙、琥珀；膏淋小便混浊者，可加萆薢、石菖蒲；热毒炽盛，发热寒战者，可加蒲公英、金银花；腰痛者，可加牛膝；湿热带下者，可加苍术、黄柏、薏苡仁。

（4）现代应用：本方现常用于治疗泌尿系统疾病，如泌尿系感染、结石、小便不利、尿血闭经。

3. 小便不通——如栝楼瞿麦丸（《金匮要略》）

（1）组成：瞿麦 9g　栝楼根 10g　茯苓 10g　薯蓣 10g　炮附子 3g

（2）临证应用：本方主治上燥下寒，阳虚水停证，症见咽燥、口渴，小便不利，或伴下肢水肿，体倦乏力，腰腹怕冷，舌淡胖有齿痕，脉沉无力等。

（3）临证加减：加水蛭，健脾渗湿、化瘀扶正。

（4）现代应用：本方现常用于治疗糖尿病、神经源性膀胱患者泌尿系感染、尿道综合征、肾病综合征、前列腺炎等病症。

【使用注意】孕妇慎用。

【用量建议】按配方颗粒国家标准，瞿麦（瞿麦）和瞿麦（石竹）每1g 配方颗粒均相当于饮片 5g。《中国药典》饮片用量 9g~15g。根据临床试点应用经验，建议临床饮片用量 9g。

【参考】

1. **主要化学成分** 瞿麦主要含有皂苷类、环肽类、黄酮类、酚酸类、蒽醌类、酰胺类、香豆素类及挥发油等类型。

2. **主要药理作用** 瞿麦有抗菌、肾保护、抗早孕、抗肿瘤、免疫抑制、神经保护及成骨细胞增殖等作用。

【按语】瞿麦为利尿通淋，活血通经的常用药。《中国药典》2020 年版收载瞿麦有 2 个基原，并分别做成了配方颗粒，含量指标虽有差异，但临床应用是相同的，故放在一起介绍。《中国药典》瞿麦饮片未建立含量检测指标。瞿麦配方颗粒国家标准根据多批次标准汤剂质量特征，增加【特征图谱】【含量测定】等质量控制项，就质量标准而言，配方颗粒国家标准更加完善。瞿麦（瞿麦）、瞿麦（石竹）配方颗粒国家标准在【鉴别】【特征图谱】项下均使用相应基原对照药材作为参照物，实现了配方颗粒不同基原有效控制。

萹蓄配方颗粒

【来源】本品为蓼科植物萹蓄 *Polygonum aviculare* L. 的干燥地上部分，经除去杂质，洗净，切段，干燥制成合格的饮片，并将此合格饮片按标准汤剂的主要质量指标，经水提、分离、浓缩、干燥、制粒而成的配方颗粒。

【含量指标】本品每 1g 含杨梅苷（$C_{21}H_{20}O_{12}$）应为 1.7mg~5.0mg。

【性能功效】苦，微寒。归膀胱经。利尿通淋，杀虫，止痒。

【临床应用】

1. 湿热下注——如分清五淋丸（《中国药典》）

（1）组成：萹蓄 9g　盐车前子 9g　木通 3g　黄芩 2g　猪苓 6g　大黄 3g　茯苓 10g　黄柏 3g　知母 6g　栀子 6g　滑石 10g　瞿麦 9g　泽泻 6g　甘草 2g

（2）临证应用：本方主治湿热下注所致的淋证，症见小便黄赤、尿频尿急、尿道灼热涩痛。

（3）临证加减：若兼虚寒腹痛者，可加肉桂、盐小茴香；久病气虚者，可加黄芪、白术。

（4）现代应用：本方现常用于治疗因湿热下注，蕴于膀胱所致的石淋、热淋以及膏淋等病。

2. 小便涩痛——如清肝导滞汤（《外科正宗》）

（1）组成：萹蓄 9g　瞿麦 9g　滑石 10g　甘草 2g

（2）临证应用：本方主治肝经湿热，玉茎肿痛，小便涩痛。

（3）临证加减：玉茎肿痛甚，酌加龙胆草、栀子、车前子、青葙子等；若便秘，加大黄。

（4）现代应用：本方现常用于治疗肝胆湿热所致的胁痛、口苦等症状，尿道炎、包皮龟头炎、前列腺炎等病证属肝经湿热证者。

【使用注意】脾胃虚寒者慎用。

【用量建议】按配方颗粒国家标准，每 1g 配方颗粒相当于饮片 6g。《中国药典》饮片用量 9g~15g。根据临床试点应用经验，建议临床饮片用量 9g。

【参考】

1. 主要化学成分　萹蓄主含黄酮类：如杨梅苷、槲皮素、萹蓄苷等，酚酸类，挥发油类，萜类，苯丙素类，多糖，氨基酸及甾醇成分。

2. 主要药理作用　萹蓄有利尿、驱虫、降压、降血糖、止血、抗菌、抗炎、抗氧化、抗衰老等多种药理作用。

【按语】萹蓄为利尿通淋的常用药。《中国药典》2020 年版规定萹蓄饮片含杨梅苷不得少于 0.030%。萹蓄配方颗粒国家标准含量控制指标与饮片成分相同，并根据多批次标准汤剂质量特征制定指标成分含量限度。就含量控制指标限度而言，萹蓄配方颗粒标准较其饮片更符合临床汤剂的用药实际。

地肤子配方颗粒

【来源】本品为藜科植物地肤 *Kochia scoparia*（L.）Schrad. 的干燥成熟果实，经除去杂质制成合格的饮片，并将此合格饮片按标准汤剂的主要质量指标，经水提、分离、浓缩、干燥、制粒而成的配方颗粒。

【含量指标】本品每 1g 含地肤子皂苷 Ic（$C_{41}H_{64}O_{13}$）应为 12.0mg~30.0mg。

【性能功效】辛、苦，寒，归肾、膀胱经。清热利湿，祛风止痒。

【临床应用】

1. 小便涩痛——如地肤子汤（《济生方》）

（1）组成：地肤子 6g　知母 3g　黄芩 3g　猪苓 6g　瞿麦 3g　通草 3g　枳实 3g　冬葵子 3g　海藻 3g

（2）临证应用：本方清热利湿，通小便，主治湿热结于下焦，见小便不利，淋沥作痛，尿色黄赤或混浊，甚则尿中夹血。

（3）临证加减：大小便皆闭者，加大黄；妇人房劳，肾中有热，大便难不利，腹满痛，脉沉细者，加猪肾。

（4）现代应用：本方现常用于治疗诸淋，尿路感染，尿淋，石淋等各种淋证。

2. 皮肤瘙痒——如六味止痒汤（《治验百病良方》）

（1）组成：地肤子 9g　蛇床子 3g　苦参 4.5g　黄柏 3g　花椒 3g　甘草 2g

（2）临证应用：本方清热利湿，祛风止痒。主治全身皮肤瘙痒症。

（3）临证加减：偏湿热者，加生薏苡仁。

（4）现代应用：本方现常用于治疗皮肤瘙痒症、湿疹、荨麻疹等瘙痒性皮肤病。

3. 癃闭——如宣阳汤（《医学衷中参西录》）

（1）组成：地肤子 9g　党参 6g　威灵仙 6g　麦冬 6g

（2）临证应用：本方益气宣利。主治阳分虚损，气弱不能宣通，小便不利，症见气虚癃闭，伴见气短形怯，小便短涩，舌质淡，脉细弱。

（3）临证加减：若阳分虚弱，可用红参替代党参；小便滴沥涩痛者，加大地肤子用量，或加车前仁、金钱草。

（4）现代应用：本方现常用于治疗顽固性心衰水肿、肾病综合征。

4. 荨麻疹——如加味玉屏风散（《千家妙方》）

（1）组成：地肤子 9g　生黄芪 9g　生白术 6g　防风 5g　生地黄 10g　玉竹 6g　豨莶草 9g　连翘壳 6g　银花 6g　大枣 6g

（2）临证应用：本方益卫固表，养血祛风，主治荨麻疹，属血虚生风，表卫不固者。症见皮肤反复出现风团块，瘙痒，迁延日久。

（3）临证加减：瘙痒剧烈，加磁石、钩藤等；手足心热，加白薇、青蒿等；心烦失眠，加酸枣仁、柏子仁等。

（4）现代应用：本方现常用于治疗荨麻疹。

5. 风疹瘙痒——如荆防化疹汤（《中医皮肤病学简编》）

（1）组成：地肤子 9g　荆芥 5g　防风 5g　白芷 3g　白鲜皮 5g　炒牛蒡子 6g　苦参 4.5g　蝉蜕 3g　茯苓 10g　甘草 2g

（2）临证应用：本方疏风散寒，燥湿止痒。主治荨麻疹，症见皮肤风团、色白，遇寒加重，舌淡红，苔薄白。

（3）临证加减：年老体弱，加党参、黄芪、白术；病久瘙痒剧烈者，加乌梢蛇、蜈蚣等。

（4）现代应用：本方现常用于治疗荨麻疹。

【使用注意】内无湿热，小便过多者禁服。

【用量建议】按配方颗粒国家标准，每 1g 配方颗粒相当于饮片 7.5g。《中国药典》饮片用量 9g~15g。根据临床试点应用经验，建议临床饮片用量 9g。

【参考】

1. 主要化学成分 地肤子主含三萜皂苷：如地肤子皂苷Ic、地肤子皂苷Ⅱc、地肤子皂苷Ⅰ等，黄酮，脂肪油，氨基酸，糖类，酚类等成分。

2. 主要药理作用 地肤子有降血糖、抗炎、抗过敏、抗瘙痒、抗病原微生物、抗氧化、抗衰老等作用。

【按语】地肤子为清热利湿，祛风止痒的常用药。《中国药典》2020年版地肤子药材含地肤子皂苷Ic不得少于1.8%。地肤子配方颗粒国家标准与药材成分检测指标相同，并根多批次标准汤剂检测数据制定指标成分含量限度，就标准限度而言，配方颗粒标准符合传统汤剂的物质基础。

石韦（有柄石韦）配方颗粒

【来源】本品为水龙骨科植物有柄石韦 *Pyrrosia petiolosa*（Christ）Ching 的干燥叶，经除去杂质，洗净，切段，干燥，筛去细屑制成合格的饮片，并将此合格饮片按标准汤剂的主要质量指标，经水提、分离、浓缩、干燥、制粒而成的配方颗粒。

【含量指标】本品每1g含绿原酸（$C_{16}H_{18}O_9$）应为13.0mg~30.0mg，含新绿原酸（$C_{16}H_{18}O_9$）、绿原酸（$C_{16}H_{18}O_9$）和隐绿原酸（$C_{16}H_8O_9$）的总量应为25.0mg~60.0mg。

【性能功效】甘、苦，微寒。归肺、膀胱经。利尿通淋，清肺止咳，凉血止血。

【临床应用】

石淋——如石韦散（《太平圣惠方》）

（1）组成：石韦6g　冬葵子3g　车前子9g　瞿麦3g　滑石10g

（2）临证应用：本方主治肾气不足，膀胱有热，水道不通，淋沥不宣，出少起数，脐腹急痛，蓄作有时，劳倦即发，或尿如豆汁，或便出砂石，或冷淋如膏，或热淋便血，舌淡苔薄白，脉数。

（3）临证加减：本方临床使用时若加入长于治结石的金钱草、鸡内金、芒硝之类，则疗效更佳；发热加黄芩、栀子、鱼腥草、蒲公英、金银花、连翘；热淋加萹蓄、生甘草、车前草；石淋加金钱草、海金沙、生鸡内金；尿血加白茅根、旱莲草、琥珀、大蓟、小蓟。

（4）现代应用：本方现常用于治疗肾结石、输尿管结石、尿道综合征、尿路感染、急性膀胱炎等病症。

【使用注意】本品药性苦寒，脾胃虚寒者慎用。

【用量建议】按配方颗粒国家标准，每 1g 配方颗粒相当于饮片 4.5g。《中国药典》饮片用量 6g~12g。根据临床试点应用经验，建议临床饮片用量 6g。

【参考】

1. 主要化学成分　石韦含黄酮类：如槲皮素、柚皮素、木犀草素等，酚酸类：如绿原酸、咖啡酸、香草酸等，三萜类，挥发油类及多糖等成分。

2. 主要药理作用　石韦有利尿、镇咳、祛痰、抗炎、抗病毒、增强免疫、升高白细胞、降血糖、抗氧化等作用。

【按语】石韦为利尿通淋常用药。《中国药典》2020 年版规定石韦饮片含绿原酸不得少于 0.20%。石韦配方颗粒国家标准在饮片含量控制指标基础上增加了新绿原酸、绿原酸、隐绿原酸总量指标，配方颗粒按规格折算后绿原酸含量下限高于饮片标准。就含量控制指标而言，配方颗粒标准更趋完善，临床疗效也会更稳定、可控。

冬葵果配方颗粒

【来源】本品为锦葵科植物冬葵 *Malva verticillata* L. 的干燥成熟果实，经除去杂质制成合格的饮片，并将此合格饮片按标准汤剂的主要质量指标，经水提、分离、浓缩、干燥、制粒而成的配方颗粒。

【含量指标】本品每 1g 含总酚酸以咖啡酸（$C_9H_8O_4$）计，应为 15.0mg~45.0mg；含咖啡酸（$C_9H_8O_4$）应为 0.30mg~0.70mg。

【性能功效】甘、涩，凉。归大肠、小肠、膀胱经。清热利尿，消肿。

【临床应用】

小便淋漓——如沉香散（《金匮翼》）

（1）组成：冬葵子 3g　沉香 1g　陈皮 3g　当归 6g　白芍 6g　炙甘草 2g　石韦 6g　滑石粉 10g　炒王不留行 5g

（2）临证应用：本方主治气淋，小便涩滞，淋漓不宣，少腹胀满。

（3）临证加减：少腹胀满，上及于胁者，加川楝子、小茴香、广郁金；兼有瘀滞者，加红花、丹参、益母草。

（4）现代应用：本方现常用于治疗尿路感染的小便不畅，淋漓涩滞。

【使用注意】脾虚便溏者忌用，孕妇慎用。

【用量建议】按配方颗粒国家标准，每 1g 配方颗粒相当于饮片 5.5g。《中国药典》饮片用量 3g~9g。根据临床试点应用经验，建议临床饮片用量 3g。

【参考】

1. **主要化学成分**　冬葵果主含中性多糖如冬葵多糖 MVS-Ⅰ、MVS-Ⅱ；酸性多糖如冬葵多糖 MVS-Ⅲ A、冬葵多糖 MVS-Ⅳ 和肽多糖如冬葵多糖 MVS-Ⅴ 等。此外，还含脂肪油、鞣质、酚类、萜类、黄酮类和蛋白质等成分。

2. **主要药理作用**　冬葵果有利尿、抗氧化、抑菌、免疫调节、抗尿路感染及增强网状内皮系统的吞噬活性。

【按语】冬葵果为清热利尿，消肿的常用药。《中国药典》2020 年版冬葵果药材含总酚酸以咖啡酸计，不得少于 0.15%。冬葵果配方颗粒国家标准根据标准汤剂的主要质量特征，增加咖啡酸含量控制指标，配方颗粒按规格折算后总酚酸含量下限高于饮片标准。就质量控制指标而言，配方颗粒国家标准更趋完善。冬葵果配方颗粒国家标准在【鉴别】项下使用冬葵果对照药材作为参照物，实现配方颗粒的专属性鉴别。

灯心草配方颗粒

【来源】本品为灯心草科植物灯心草 *Juncus effusus* L. 的干燥茎髓，经除去杂质，剪段制成合格的饮片，并将此合格饮片按标准汤剂的主要质量指标，经水提、分离、浓缩、干燥、制粒而成的配方颗粒。

【含量指标】本品每 1g 含厄弗酚（$C_{17}H_{16}O_2$）和去氢厄弗酚（$C_{17}H_{14}O_2$）的总量应为 2.5mg~8.0mg。

【性能功效】甘、淡，微寒。归心、肺、小肠经。清心火，利小便。

【临床应用】

1. 里虚盗汗——如益阴汤（《类证治裁》）

（1）组成：灯心草 1g　生地黄 10g　山萸肉 6g　山药 15g　茯苓 10g　牡丹皮 6g　泽泻 6g　麦冬 6g　五味子 2g　白芍 6g　地骨皮 9g　莲子 6g

（2）临证应用：本方主治里虚，盗汗有热。以头晕耳鸣，五心烦热，舌红少苔，脉细数为辨证要点。

（3）临证加减：气虚，加人参。

（4）现代应用：本方现常用于治疗阴虚劳损所致咳嗽吐血，潮热盗汗，夜梦遗精等症。

2. 心脾蕴热——如清热泻脾散（《医宗金鉴》）

（1）组成：灯心草 1g　栀子 6g　生地黄 10g　黄芩 3g　茯苓 10g　煅石膏 15g　黄连 2g

（2）临证应用：本方主治小儿鹅口，以满口生白屑，舌红苔白腻，脉细数为辨证要点。

（3）临证加减：如见胃纳不香，加薏苡仁、莱菔子、麦芽等；大便秘结，加大黄。

（4）现代应用：本方现常用于治疗鹅口疮、口腔溃疡、手足口病等病症。

3. 尿少涩痛——如安营散（《医略六书》）

（1）组成：灯心草 1g　生地黄 10g　通草 3g　人参 3g　紫菀 5g　当归 6g　车前子 9g　麦冬 6g

（2）临证应用：本方主治子淋涩痛，脉微数者。

（3）临证加减：若血淋者，宜加小蓟、白茅根；石淋，可加金钱草、海金沙、石韦等；膏淋，宜加萆薢、石菖蒲。

（4）现代应用：本方现常用于治疗尿路感染、膀胱炎、尿道炎等病症。

【使用注意】下焦虚寒，小便失禁者禁服。

【用量建议】按配方颗粒国家标准，每1g配方颗粒相当于饮片10g。《中国药典》饮片用量1g~3g。根据临床试点应用经验，建议临床饮片用量1g。

【参考】

1. **主要化学成分**　灯心草主要含菲类成分，如厄弗酚、去氢厄弗酚、灯心草二酚、去氢灯心草二酚、去氢灯心草醛、去氢-6-甲基灯心草二酚等；还含三萜类、黄酮类、酚类及有机酸等。

2. **主要药理作用**　灯心草具有镇静、催眠、抗焦虑、抗抑郁、抗肿瘤、抗氧化、抗炎、抑菌等作用。

【按语】《中国药典》2020年版灯心草饮片无含量控制指标。灯心草配方颗粒国家标准根据多批次标准汤剂质量特征在饮片标准基础上增加【鉴别】【特征图谱】【含量测定】等质量控制项。配方颗粒国家标准在【鉴别】【特征图谱】项下均以对照药材参照物，建立薄层鉴别、特征图谱方法，实现配方颗粒的定性鉴别。【含量测定】项新建厄弗酚和去氢厄弗酚总量控制指标，灯心草配方颗粒国家标准【特征图谱】对5个色谱峰进行了确认，符合中药多成分、多效能的特征，实现药效成分定量控制。就质量控制项目而言，灯心草配方颗粒国家标准较饮片更加完善。

茵陈［滨蒿（绵茵陈）］配方颗粒

【来源】本品为菊科植物滨蒿 Artemisia scoparia Waldst. et Kit. 的干燥地上部分，经除去残根和杂质，搓碎或切碎，筛去灰屑制成合格的饮片，并将此合格饮片按标准汤剂的主要质量指标，经水提、分离、浓缩、干燥、制粒而成的配方颗粒。

【含量指标】本品每1g含绿原酸（$C_{16}H_{18}O_9$）应为8.5mg~23.0mg。

【性能功效】苦、辛，微寒。归脾、胃、肝、胆经。清利湿热，利胆退黄。

【临床应用】

1. 湿热黄疸——如茵陈蒿汤（《伤寒论》）

（1）组成：茵陈 6g　栀子 6g　大黄 3g

（2）临证应用：本方清热利湿退黄。主治黄疸阳黄，症见一身面目俱黄，黄色鲜明，发热，无汗或但头汗出，口渴欲饮，恶心呕吐，腹微满，小便短赤，大便不爽或秘结，舌红苔黄腻，脉沉数或滑数有力。

（3）临证加减：若湿重于热者，可加茯苓、泽泻、猪苓；热重于湿者，可加黄柏、龙胆草；胁痛明显者，可加柴胡、川楝子。

（4）现代应用：本方现常用于治疗急性黄疸型传染性肝炎、胆囊炎、胆石症、钩端螺旋体病等所引起的黄疸，证属湿热内蕴者。

2. 黄疸湿重于热——如茵陈五苓散（《金匮要略》）

（1）组成：茵陈蒿 6g　茯苓 10g　泽泻 6g　猪苓 6g　肉桂 1g　炒白术 6g

（2）临证应用：本方主治湿热黄疸，湿重于热，身目俱黄，小便不利，头重身困，胸脘痞满，口淡不渴，或便溏腹胀，舌苔厚腻或淡黄，脉濡、稍数或缓。

（3）临证加减：如见寒热往来、头痛口苦者，加柴胡、黄芩、龙胆草；胁痛、脘腹胀满者，加郁金、枳实、川楝子、延胡索；恶心呕吐、食少纳呆者，加竹茹、半夏、焦山楂、焦六神曲；倦怠乏力较明显者，加黄芪、生薏苡仁。

（4）现代应用：本方现常用于治疗新生儿黄疸、急性甲型肝炎、痛风关节炎等病症。

3. 寒湿郁滞——如茵陈四逆汤（《伤寒微旨论》）

（1）组成：茵陈 6g　炙甘草 2g　干姜 3g　炮附子 3g

（2）临证应用：本方主治黄疸之脾肾阳虚，寒湿发黄证。症见身目发黄，黄色晦暗，皮肤冷，背恶寒，手足不温，身体沉重，神倦食少，口不渴或渴喜热饮，大便稀溏，舌淡苔白，脉紧细或沉细无力。

（3）临证加减：发热、黄疸明显者，加山栀子、金银花、蒲公英；胁痛明显者，加苍术、白术、川楝子、厚朴；恶心呕吐者，加姜汁炒竹茹、姜半夏；气虚体弱者，加炙黄芪、太子参；纳差加鸡内金、焦山楂；肝脾肿大，肝区不适者，加鳖甲、桃仁、赤芍。

（4）现代应用：本方现常用于治疗病毒性肝炎、胆囊炎、胆石症、钩端螺旋体病等引起的黄疸，证属脾肾阳虚者。

4.湿温时疫——如甘露消毒丹（《医效秘传》）

（1）组成：茵陈 6g 射干 3g 飞滑石 10g 黄芩 3g 石菖蒲 3g 川贝母 3g 木通 3g 藿香 3g 连翘 4g 白豆蔻 3g 薄荷 3g

（2）临证应用：本方主治湿温时疫或湿温时疫之湿热并重证，邪在气分。临床应用以发热困倦，胸闷腹胀，肢酸，咽肿，颐肿口渴，身黄，小便短赤，淋浊，吐泻，舌苔淡白或腻或干黄者，脉濡数或滑数为辨证要点。

（3）临证加减：若黄疸明显者，宜加栀子、大黄；咽颐肿甚，可加山豆根、板蓝根等。

（4）现代应用：本方现常用于治疗慢性乙型肝炎、高胆红素血症、急性化脓性扁桃体炎、传染性单核细胞增多症、慢性湿疹等病症。

5.黄疸阴黄——如茵陈术附汤（《医学心悟》）

（1）组成：茵陈 6g 白术 6g 附子 3g 干姜 3g 炙甘草 2g 肉桂 1g

（2）临证应用：本方温阳利湿。主治阴黄，寒湿阻滞证。症见身目俱黄，其色晦暗，黄如烟熏，身冷，小便自利，口淡不渴，神倦食少，脉沉迟无力。

（3）临证加减：若利湿退黄降酶，加金钱草、垂盆草、虎杖；若健脾利湿，可加茯苓、猪苓、白茅根、车前草。

（4）现代应用：本方现常用于治疗急慢性病毒性肝炎属寒湿阴黄者。

【使用注意】蓄血发黄者及血虚萎黄者慎用。

【用量建议】按配方颗粒国家标准，每 1g 配方颗粒相当于饮片 4.5g。《中国药典》饮片用量 6g~15g。根据临床试点应用经验，建议临床饮片用量 6g。

【参考】

1.主要化学成分 茵陈主含挥发油及香豆素，尚含黄酮、有机酸、呋喃类等成分。

2. 主要药理作用 茵陈有显著利胆作用，并有解热、保肝、镇痛、抗炎、抗肿瘤和降压、降脂、抑菌、抗病毒等作用。

【按语】茵陈为清利湿热，利胆退黄首选药。《中国药典》2020 年版茵陈药材含绿原酸不得少于 0.50%。茵陈配方颗粒国家标准含量控制指标成分与药典一致。配方颗粒国家标准在【鉴别】【特征图谱】项均采用茵陈【滨蒿（绵茵陈）】对照药材作为参照物，能够实现茵陈【滨蒿（绵茵陈）】配方颗粒准确定性。就质量标准而言，配方颗粒标准更趋完善。

金钱草 / 广金钱草配方颗粒

【来源】金钱草配方颗粒为报春花科植物过路黄 *Lysimachia christinae* Hance 的干燥全草，广金钱草配方颗粒为豆科植物广金钱草 *Desmodium styracifolium*（Osb.）Merr. 的干燥地上部分，经除去杂质，切段，干燥制成合格的饮片，并将此合格饮片按标准汤剂的主要质量指标，经水提、分离、浓缩、干燥、制粒而成的配方颗粒。

【含量指标】金钱草配方颗粒 本品每 1g 含槲皮素（$C_{15}H_{10}O_7$）和山奈酚（$C_{15}H_{10}O_6$）的总量应为 1.4mg~4.5mg。

广金钱草配方颗粒 本品每 1g 含夏佛塔苷（$C_{26}H_{28}O_{14}$）应为 8.0mg~20.0mg。

【性能功效】金钱草 甘、咸，微寒。归肝、胆、肾、膀胱经。利湿退黄，利尿通淋，解毒消肿。

广金钱草 甘、淡，凉。归肝、肾、膀胱经。利湿退黄，利尿通淋。

【临床应用】

1. 胆胀胁痛——如利胆排石片（《中国药典》）

（1）组成：金钱草 15g 茵陈 6g 黄芩 3g 木香 3g 郁金 3g 大黄 3g 槟榔 3g 麸炒枳实 3g 芒硝 6g 姜厚朴 3g

（2）临证应用：本方主治湿热蕴毒、腑气不通所致的胁痛、胆胀，症见胁肋胀痛、发热、目黄、身黄、尿黄、大便不通等。亦可治疗胆囊炎、胆石症见上述证候者。

（3）临证加减：可酌加鸡内金、威灵仙等助化石之功。若胁痛甚者，加川楝子、延胡索；若恶心、呕吐者，可加竹茹、姜半夏。

（4）现代应用：本方现常用于治疗胆囊炎和胆石症等病症。

2. 石淋尿痛——如排石汤（岳美中方）

（1）组成：金钱草 15g　柴胡 3g　黄芩 3g　郁金 3g　枳壳 3g　姜黄 3g　青皮 3g　大黄（后下）3g　白芍 6g　山楂 9g　川楝子 5g

（2）临证应用：本方主治石淋，症见尿中夹砂石，排尿涩痛，或排尿时突然中断，尿道窘迫疼痛，少腹拘急，往往突发，一侧腰腹绞痛难忍，甚则牵及外阴，尿中带血；舌红，苔薄黄，脉弦或带数。

（3）临证加减：腹痛重，加延胡索；呕吐，加竹茹、半夏；高烧感染，加金银花、蒲公英、连翘；湿热黄疸重，加茵陈、栀子、龙胆草。

（4）现代应用：本方现常用于治疗肝胆管结石，总胆管结石，胆囊结石，胆道术后残余结石，胆道泥沙样结石等。

3. 石淋便结——如四金瞿麦汤（《临证治验》）

（1）组成：金钱草 15g　海金沙 6g　萆薢 9g　蚕沙 3g　郁金 3g　枳实 3g　车前子 9g　生地黄 10g　瞿麦 9g　滑石 10g　鸡内金 3g　熟大黄 3g

（2）临证应用：本方主治输尿管结石。症见下腹酸痛，反复发作，痛则难忍汗出，大便干结不下，纳少，口干，苔薄黄而干，脉弦细。

（3）临证加减：尿中带血者，可加用白茅根、小蓟、藕节炭等；疼痛甚者，可加用木香、川楝子、延胡索等。

（4）现代应用：本方现常用于治疗输尿管结石。

4. 小便涩痛——如益肾排石汤（《岳美中方》）

（1）组成：金钱草 15g　车前子 9g　瞿麦 9g　杜仲 6g　海金沙 6g　川牛膝 5g　王不留行 5g　泽泻 6g　当归尾 6g　肉苁蓉 6g　冬葵子 10g　滑石 10g　石韦 6g　甘草梢 2g

（2）临证应用：本方主治湿热蕴蓄下焦，兼有肾虚者。症见突发腰腹部绞痛，少腹拘急，小便艰涩，尿道刺痛或尿线中断。

（3）临证加减：兼畏寒肢冷之肾阳虚者加制附子、巴戟天；口苦、咽干、便结之阴虚者加生地黄；气短乏力，腰腹坠胀之中气虚者加党参、黄芪；血尿较重者加仙鹤草、小蓟；热毒较重症见尿赤热短涩，口舌生疮，口苦咽干，舌苔黄腻，脉弦滑数者加黄芩。

（4）现代应用：本方现常用于治疗输尿管结石、肾结石。

【使用注意】阳虚者及无水湿者慎用；孕妇禁用；脾虚泄泻者忌用。

【用量建议】按配方颗粒国家标准，每 1g 金钱草配方颗粒相当于饮片 4g，每 1g 广金钱草配方颗粒相当于饮片 7g。《中国药典》金钱草饮片用量 15g~60g，广金钱草饮片用量 15g~30g。根据临床试点应用经验，建议金钱草和广金钱草临床饮片用量 15g。

【参考】

1. **主要化学成分**　金钱草主含酚酸类、黄酮类、氨基酸、鞣质、挥发油、胆碱、钾盐等。尚含多糖及多种微量元素。广金钱草主含黄酮类、生物碱、酚类、多糖、挥发油类等。

2. **主要药理作用**　金钱草有促进胆汁分泌、利胆排石、利尿排石、镇痛、抑菌、抗炎、抑制血小板聚集、免疫抑制等作用。广金钱草具有利胆利尿、抗结石、抗炎、抗氧化、保护心脑系统等药理作用。

【按语】金钱草和广金钱草均为利湿退黄，利尿通淋的常用药。各地作金钱草药用的植物品种较多，《中国药典》2020 年版收载金钱草和广金钱草 2 个品种，由于金钱草、广金钱草性味功用与临床应用基本一致，故放一起进行介绍。

广金钱草为广东、广西等地区所习用。《中国药典》2020 年版规定金钱草饮片含槲皮素和山柰酚的总量不得少于 0.10%。《中国药典》2020 年版规定广金钱草饮片含夏佛塔苷不得少于 0.13%。两者品种不同，化学成分亦有差别，并根据 15 批以上标准汤剂检测数据制定指标成分含量限度，符合传统汤剂的物质基础。

虎杖配方颗粒

【来源】本品为蓼科植物虎杖 *Polygonum cuspidatum* Sieb.et Zucc. 的干燥根茎和根，经除去杂质，洗净，润透，切厚片，干燥制成合格的饮片，并将此合格饮片按标准汤剂的主要质量指标，经水提、分离、浓缩、干燥、制粒而成的配方颗粒。

【含量指标】本品每 1g 含虎杖苷（$C_{20}H_{22}O_8$）应为 21.0mg~61.0mg，含大黄素（$C_{15}H_{10}O_5$）应为 9.0mg~24.0mg。

【性能功效】微苦，微寒。归肝、胆、肺经。利湿退黄，清热解毒，散瘀止痛，止咳化痰。

【临床应用】

1. 胁痛——如虎杖二金汤（《千家妙方》）

（1）组成：虎杖 6g　郁金 3g　金铃子 5g

（2）临证应用：本方清肝利胆。主治胁痛，可伴有发热、恶心、呕吐，舌红，苔黄，脉弦数。

（3）临证加减：若呕吐者，加法半夏、生姜；黄疸者，加茵陈、柴胡；疼痛甚者，可加用川楝子、延胡索。

（4）现代应用：本方现常用于治疗急性胆囊炎。

2. 关节肿痛——如虎杖散（《太平圣惠方》）

（1）组成：虎杖 9g　桂心 1g　当归 6g　赤芍 6g　炮天雄 3g　桃仁 5g　川芎 3g　炒枳实 3g　羌活 3g　防风 5g　秦艽 3g　木香 3g

（2）临证应用：本方主治白虎风，即痛风。血脉结滞，骨髓疼痛，发作无时。

（3）临证加减：若关节红肿胀痛明显者，合用四妙散；疼痛甚者，可加乳香、没药。

（4）现代应用：本方现常用于治疗痛风性关节炎、类风湿性关节炎等。

【使用注意】孕妇慎用。

【用量建议】按配方颗粒国家标准，每 1g 配方颗粒相当于饮片 4.5g。《中国药典》饮片用量 9g~15g。根据临床试点应用经验，建议临床饮片用量 9g。

【参考】

1. **主要化学成分** 虎杖主含二苯乙烯苷类：如白藜芦醇、虎杖苷等，蒽醌及蒽醌苷：如大黄素、大黄酚、大黄酸等，黄酮类，鞣质，酚及酚酸类、苯丙素类等成分。

2. **主要药理作用** 虎杖有抗炎、抗氧化、抗病毒、抑菌、抗癌、降血脂、降血糖、免疫调节、抑制子宫平滑肌等作用。

【按语】虎杖为利湿退黄，清热解毒的常用药。《中国药典》2020 年版规定虎杖药材含大黄素不得少于 0.60%，含虎杖苷不得少于 0.15%。虎杖配方颗粒国家标准含量控制指标与药材成分相同，根据多批次标准汤剂质量指标制定指标成分含量限度，并利用【特征图谱】确认 5 个特征峰。就质量控制而言，虎杖配方颗粒标准较其饮片更加完善。

垂盆草配方颗粒

【来源】本品为景天科植物垂盆草 *Sedum sarmentosum* Bunge 的干燥全草，经除去杂质，切段制成合格的饮片，并将此合格饮片按标准汤剂的主要质量指标，经水提、分离、浓缩、干燥、制粒而成的配方颗粒。

【含量指标】本品每 1g 含槲皮素（$C_{15}H_{10}O_7$）、山奈酚（$C_{15}H_{10}O_6$）和异鼠李素（$C_{16}H_{12}O_7$）的总量应为 2.0mg~6.5mg。

【性能功效】甘、淡，凉。归肝、胆、小肠经。利湿退黄，清热解毒。

【临床应用】

1. **湿热黄疸——如垂阴茶颗粒（《国家中成药标准汇编》）**

（1）组成：垂盆草 15g　阴行草 6g　矮地茶 15g

（2）临证应用：本方主治急性黄疸型肝炎、中毒性肝炎等。症见目黄、身黄、小便黄，发热，口渴或渴不欲饮，口苦，胸脘痞满，食欲减退，腹胀，舌苔黄腻，脉弦数或濡数。

（3）临证加减：湿重于热者，可合用甘露消毒丹、茵陈蒿汤；热重于湿者，可合用茵陈蒿汤；兼胁肋疼痛者，可合用柴胡、郁金、川楝子、延胡索。

（4）现代应用：本方现常用于治疗急性黄疸型肝炎、中毒性肝炎。

2. 湿热毒蕴——如乙肝解毒扶正方（《中国中医药报》）

（1）组成：垂盆草 15g　柴胡 3g　人参 3g　丹参 10g　蒲公英10g　野菊花 9g　麦芽 10g

（2）临证应用：本方主治病毒性急慢性乙肝及乙肝病毒携带者，证属于肝郁脾虚，气血双损，湿热毒蕴。

（3）临证加减：若湿邪偏重，可加苍术、薏苡仁；热邪偏重，可加黄柏、栀子；毒邪重，可加板蓝根、贯众；瘀血明显，可加桃仁、郁金；胁肋胀痛，可加香附、郁金；心下痞满，可加黄连、法半夏；口苦纳差，可加龙胆草、白豆蔻；大便灼热不爽，可加黄柏、枳壳；小便黄赤，可加茵陈、金钱草；全身疲乏，腰腿酸软，可加炙黄芪、当归、枸杞、女贞子。

（4）现代应用：本方现常用于治疗急慢性乙肝及乙肝病毒携带者。

3. 肺癌——如白英垂盆草汤（《肿瘤方剂大辞典》）

（1）组成：垂盆草 15g　白英 9g

（2）临证应用：本方主治肺癌。症见咳嗽、咳痰，或痰稠量多，或痰中带血，或痰少而黏，或气短懒言，纳呆消瘦，腹胀便溏，或胸胁背痛，胸闷气紧，或胸痛有定处，口唇紫暗。

（3）临证加减：如肺脾两虚者，合用参苓白术散或六君子汤；若气滞血瘀，合用血府逐瘀汤；痰湿蕴肺者，合用瓜蒌薤白半夏汤、二陈汤；气阴两虚者，合用沙参麦门冬汤。

（4）现代应用：本方现常用于治疗肺癌。

4. 肠癌——如白花蛇舌草垂盆草汤（《肿瘤的辨证施治》）

（1）组成：垂盆草 15g　白花蛇舌草 3g　土茯苓 15g　菝葜 10g

（2）临证应用：本方主治结肠癌、直肠癌。

（3）临证加减：湿热毒蕴证，合用茵陈蒿汤、茵陈五苓散；气滞血瘀证，合用血府逐瘀汤、少腹逐瘀汤；脾虚湿盛证，合用参苓白术散；脾肾阳虚证，合用四神丸、附子理中丸；肝肾阴虚证，可合用六味地黄丸等。

（4）现代应用：本方现常用于治疗结肠癌、直肠癌。

【使用注意】脾胃虚寒者慎服。

【用量建议】按配方颗粒国家标准，每1g配方颗粒相当于饮片4g。《中国药典》饮片用量 15g~30g。根据临床试点应用经验，建议临床饮片用量15g。

【参考】

1. 主要化学成分　垂盆草主要含黄酮类成分：如槲皮素、山柰素、异鼠李素、苜蓿素、苜蓿苷、木犀草素、木犀草素 -7- 葡萄糖苷、甘草素、甘草苷、异甘草素、异甘草苷等。还含三萜、甾醇、生物碱、挥发油、氰苷、多糖等。

2. 主要药理作用　垂盆草有保肝、抗肿瘤、抗纤维化、抗氧化、抑制脂质积累、免疫调节、抗炎、抗菌、雌激素样作用等。

【按语】垂盆草为利湿退黄，清热解毒的常用药。《中国药典》2020 年版规定垂盆草饮片含槲皮素、山柰酚和异鼠李素的总量不得少于 0.10%。垂盆草配方颗粒国家标准含量控制指标与饮片成分相同，并根据多批次标准汤剂质量特征制定指标成分含量限度。就含量控制指标限度而言，配方颗粒标准符合临床汤剂用药实际。

第十章

温里药

本类药物性多辛热，具有温中散寒，回阳救逆的作用。适用于因寒引起的胃腹冷痛、呕吐、泄泻，以及大汗、大吐、大下后四肢发凉，脉微欲绝等症。

炮制对温里药的影响：本类药物辛热而燥，且部分有毒，炮制可以降低中药的毒性，保证临床用药安全、有效。如甘草水炙，可降低药物辛燥之性，避免耗伤津液。

附片（黑顺片）配方颗粒

【来源】本品为毛茛科植物乌头 *Aconitum carmichaelii* Debx. 的子根，除去母根、须根以及泥沙，按大小分别洗净，浸入食用胆巴的水溶液中数日，连同浸液煮至透心，取出，水漂，纵切成厚约 0.5cm 的片，再用水浸漂，用调色液使附片染成浓茶色，取出，蒸至出现油面、光泽后，烘至半干，再晒干或继续烘干制成合格的饮片，并将此合格饮片按标准汤剂的主要质量指标，经水提、分离、浓缩、干燥、制粒而成的配方颗粒。

【含量指标】本品每 1g 含苯甲酰新乌头原碱（$C_{31}H_{43}NO_{10}$）、苯甲酰乌头原碱 ($C_{32}H_{45}NO_{10}$) 和苯甲酰次乌头原碱（$C_{31}H_{43}NO_9$）的总量应为 0.4mg~1.5mg。

【性能功效】辛、甘；大热；有毒。归心、肾、脾经。生品有毒，多外用，经炮制后，降低毒性，便于内服。

【临床应用】

1. 肢厥无脉——如回阳救急汤（《伤寒论六书》）

（1）组成：附子 3g　干姜 3g　肉桂 1g　人参 3g　炒白术 6g　茯苓 10g　陈皮 3g　炙甘草 2g　五味子 2g　制半夏 3g

（2）临证应用：本方主治寒邪直中三阴，真阳衰微所致之证。除一般里寒症状外，以厥、利、脉微、神疲欲寐为辨证要点。

（3）临证加减：呕吐涎沫、或少腹痛，加盐炒吴茱萸；无脉者，加猪胆汁；泄泻不止，加升麻、黄芪；呕吐不止，加姜汁。

（4）现代应用：本方现常用于治疗急性胃肠炎、食物中毒等吐泻剧烈所致的虚脱，血压下降者。

2. 中风瘫痪——如大活络丹（《兰台轨范》）

（1）组成：黑附子 3g、白花蛇 2g、乌梢蛇 6g、麻黄 2g、细辛 1g、全蝎 3g 等 52 味药组成，主要以中成药形式应用为主。

（2）临证应用：本方主治风湿痹痛，跌仆伤痛，中风后四肢痿痹，步履困难，舌淡苔白，脉弦细，以风湿、瘀血阻滞经络，痹痛、痿弱、日久不愈为辨证要点。

（3）临证加减：若加强祛风除湿、通利经络的作用，可减草乌、首乌、炙甘草、羌活、熟地黄、赤芍、南星、白蔻。加赤芍、川芎、朱砂、甘草、白僵蚕、草豆蔻、川羌活、天竺黄、龟甲、何首乌、白芷、白豆蔻、熟地黄。

（4）现代应用：本方现常用于治疗风寒湿关节痛、类风湿性关节炎、强直性脊柱炎、骨关节炎、肩臂痛、腰腿痛、伤筋骨折的中后期及中风后遗症等病症。

3. 泄泻无度——如断下丸（《普济方》）

（1）组成：黑附子 3g　枯白矾 0.6g　细辛 1g　诃子皮 3g　炒干姜 3g　龙骨 15g　煅赤石脂 9g　石榴皮 3g　煅牡蛎 9g

（2）临证应用：本方主治泄泻无度，以泄泻稀薄、小腹寒冷、滑脱不禁、下肢不温、舌淡苔白、脉沉迟为辨证要点。

（3）临证加减：本方重在温涩，临证可加人参、白术、焦山楂等，以增健脾补中之力。

（4）现代应用：本方现常用于治疗慢性结肠炎、慢性肠炎等病症。

【使用注意】本品辛热燥烈，易伤阴助热，凡热证、阴虚阳亢、真热假寒者忌用；孕妇慎用；不宜与半夏、瓜蒌、瓜蒌子、瓜蒌皮、天花粉、川贝母、浙贝母、平贝母、伊贝母、湖北贝母、白薇、白及同用。

【用量建议】按配方颗粒国家标准，每1g配方颗粒相当于饮片10g。《中国药典》饮片用量3g~15g。根据临床试点应用经验，建议临床饮片用量3g。

【参考】

1. **主要化学成分**　附子主含二萜双酯类生物碱、乌头碱、次乌头碱、新乌头碱、塔拉弟胺、川乌碱甲、川乌碱乙。尚有毒性较弱的阿替新、氨基酚、去甲乌药碱等成分。

2. **主要药理作用**　附子有强心、扩张血管、镇痛、抗炎、抗溃疡、抗肿瘤、增强免疫、抗缺氧等多种药理作用。

【按语】附子加工成黑顺片后毒性降低，可直接入汤剂，先煎至无麻舌感。《中国药典》2020年版附片（黑顺片）饮片含苯甲酰新乌头原碱、苯甲酰乌头原碱和苯甲酰次乌头原碱的总量，不得少于0.010%。附片（黑顺片）配方颗粒国家标准与饮片化学成分控制指标成分相同，并根据多批次标准汤剂质量特征制定指标成分含量限度。就含量指标限度而言，配方颗粒标准符合临床汤剂实际。国标建立的特征图谱能够实现淡附片、附片（黑顺片）配方颗粒的定性鉴别，保证临床用药调配的准确性，但在临症用药时，仍应注意安全、有效。

淡附片配方颗粒

【来源】本品为毛茛科植物乌头 *Aconitum carmichaelii* Debx. 的子根，选择个大、均匀的泥附子，洗净，浸入胆巴的水溶液中过夜，再加食盐，继续浸泡，每日取出晒晾，并逐渐延长晒晾时间，直至附子表面出现大量结晶盐粒（盐霜）、体质变硬为止，用清水浸漂，每日换水2~3次，至盐分漂尽，与甘草、黑豆加水共煮透心，至切开后口尝无麻舌感时，取出，除去甘草、黑豆，切薄片，晒干制成合格的饮片，并将此合格饮片按标准汤剂的主要质量指标，经水提、分离、浓缩、干燥、制粒而成的配方颗粒。

【含量指标】本品每1g含苯甲酰新乌头原碱（$C_{31}H_{43}NO_{10}$）、苯甲酰乌头原碱（$C_{32}H_{45}NO_{10}$）和苯甲酰次乌头原碱（$C_{31}H_{41}NO_9$）的总量应为0.3mg~1.4mg。

【性能功效】辛、甘，大热；有毒。归心、肾、脾经。淡附片以回阳救逆，散寒止痛为主。

【临床应用】

1. 四肢厥逆——如四逆汤（《伤寒论》）

（1）组成：淡附片 3g 炙甘草 2g 干姜 3g

（2）临证应用：本方为回阳救逆的代表方。临床应用以四肢厥逆，恶寒蜷卧，神衰欲寐，面色苍白，脉沉微细为辨证要点。

（3）临证加减：寒气盛者，重用附子、干姜；体虚脉弱者，加红参或党参、黄芪；脾气不足者，加焦白术、炒山药；腰痛者，加桑寄生、杜仲；下肢浮肿、小便少者，加茯苓皮、泽泻。

（4）现代应用：本方现常用于治疗心肌梗死、心力衰竭、急慢性胃肠炎吐泻过多，或某些急证见大汗出而休克属阳衰阴盛者；本方加味可用于顽固性风湿性关节炎。

2. 肢冷身痛——如附子汤（《伤寒论》）

（1）组成：淡附片 3g 茯苓 10g 人参 3g 白术 6g 芍药 6g

（2）临证应用：本方主治寒湿内侵，身体骨节疼痛，恶寒肢冷，苔白滑，脉沉细无力。

（3）临证加减：若寒湿较甚，加桂枝、制川乌、制草乌；痹痛日久、血行留滞，加乳香、没药；痰湿入络，加天南星、白附子。

（4）现代应用：本方现常用于治疗膝骨关节炎、慢性心力衰竭等病症。

3.伤寒夹阴——如参附再造汤（《重订通俗伤寒论》）

（1）组成：淡附片 3g　高丽参 3g　桂枝 3g　羌活 3g　酒洗绵芪皮 9g　北细辛 1g　炙甘草 2g　防风 5g

（2）临证应用：本方为专治伤寒夹阴之良剂。主治伤寒夹阴、阳虚不能作汗，尺脉迟弱者。

（3）临证加减：若脾阳亦虚者，加椒目、干姜；心神不安，加丹参等。

（4）现代应用：本方现常用于治疗膝骨关节炎、慢性心力衰竭等病症。

4.水肿——如麻附五皮饮（《重订通俗伤寒论》）

（1）组成：淡附片 3g　麻黄 2g　浙苓皮 15g　大腹皮 5g　细辛 1g　新会皮 3g　五加皮 5g　生姜皮 2g

（2）临证应用：本方为治一身尽肿，化气发汗之良方。主治三焦同病，一身悉肿，上气喘满，舌淡苔白。

（3）临证加减：若脾虚不运湿，可加厚朴、苍术、泽泻。

（4）现代应用：本方现常用于治疗特发性水肿、肝硬化难治性腹水、急性肾炎水肿、肾病综合征等病症。

【使用注意】本品辛热燥烈，易伤阴助热，凡热证、阴虚阳亢、真热假寒者忌用；孕妇慎用；不宜与半夏、瓜蒌、瓜蒌子、瓜蒌皮、天花粉、川贝母、浙贝母、平贝母、伊贝母、湖北贝母、白薇、白及同用。

【用量建议】按配方颗粒国家标准，每 1g 配方颗粒相当于饮片 8.3g。《中国药典》饮片用量 3g~15g。根据临床试点应用经验，建议临床饮片用量 3g。

【参考】

1.主要化学成分　附子主含二萜双酯类生物碱：乌头碱、次乌头碱、新乌头碱、塔拉弟胺、川乌碱甲、川乌碱乙。尚有毒性较弱的阿替新、氨基酚、去甲乌药碱等成分。

2.主要药理作用　附子有强心、扩张血管、镇痛、抗炎、抗溃疡、抗肿瘤、增强免疫、抗缺氧等多种药理作用。

【按语】淡附片以回阳救逆，散寒止痛为主。《中国药典》2020 年版淡附片饮片含苯甲酰新乌头原碱、苯甲酰乌头原碱和苯甲酰次乌头原碱的总量，不得少于 0.010%。淡附片配方颗粒国家标准与饮片化学成分控制指标相同，配方颗粒按规格折算后含量下限低于饮片标准，是由于 3 者在煎煮中水溶性较差造成，配方颗粒含量限度是根据多批次标准汤剂质量特征制定，就含量指标限度而言，配方颗粒标准符合临床汤剂用药实际。但在临症用药时，仍应注意安全、有效。

干姜配方颗粒

【来源】本品为姜科植物姜 *Zingiber officinale* Rosc. 的干燥根茎，经除去杂质，略泡，洗净，润透，切厚片或块，干燥制成合格饮片，并将此合格饮片按标准汤剂的主要质量指标，经水提、分离、浓缩、干燥、制粒而成的配方颗粒。

【含量指标】本品每 1g 含 6- 姜辣素（$C_{17}H_{26}O_4$）应为 5.0mg~13.0mg。

【性能功效】辛，热。归脾、胃、肾、心、肺经。温中散寒，回阳通脉，温肺化饮。

【临床应用】

1. 脾胃虚寒——如理中丸（《伤寒论》）

（1）组成：干姜 3g　人参 3g　炙甘草 2g　白术 6g

（2）临证应用：本方为温补脾胃，治疗中焦虚寒的要方。以自利不渴，呕吐腹痛，舌淡苔白，脉沉细为辨证要点。

（3）临证加减：若痛甚，加元胡、高良姜；腹胀，加莱菔子、枳实、槟榔、木香、厚朴、佛手；嗳气恶心呕吐，加竹茹、半夏、旋覆花、代赭石；寒甚，加高良姜、肉桂；脾虚湿重，加茯苓、草豆蔻、大枣、佩兰；食欲不振，加砂仁、木香、神曲、谷麦芽、山楂。

（4）现代应用：本方现常用于治疗急慢性胃肠炎、胃及十二指肠溃疡、胃痉挛、胃下垂、胃扩张、慢性结肠炎等属脾胃虚寒者。

2. 寒疝腹痛——如大建中汤（《金匮要略》）

（1）组成：干姜 3g　蜀椒 3g　人参 3g　饴糖 30g

（2）临证应用：本方用于中阳衰弱，阴寒内盛之脘腹剧痛证，临床应用以心胸中大寒痛，呕不能食，腹中寒，手足厥冷，舌质淡，苔白滑，脉沉伏而迟为辨证要点。

（3）临证加减：若咳嗽者，加款冬花；咳血者，加阿胶；便精遗泄者，加金樱子、锁阳；怔忡者，加茯神。

（4）现代应用：本方现常用于治疗小儿功能性便秘、胃溃疡，成人阳痿等病症。

3. 寒饮内停——如苓甘五味姜辛汤（《金匮要略》）

（1）组成：干姜 3g　茯苓 10g　甘草 2g　细辛 1g　五味子 2g

（2）临证应用：本方为治寒痰的常用方，以咳嗽痰稀色白，舌苔白滑为辨证要点。

（3）临证加减：若痰多欲呕者，加半夏、竹茹；冲气上逆者，加桂枝、大腹皮；咳甚，颜面虚浮者，加杏仁、桔梗、桑白皮。

（4）现代应用：本方现常用于治疗慢性支气管炎、肺气肿等属寒饮者。

【使用注意】血热妄行、阴虚内热者忌用。孕妇慎用。

【用量建议】按配方颗粒国家标准，每 1g 配方颗粒相当于饮片 6g。《中国药典》饮片用量 3g~10g。根据临床试点应用经验，建议临床饮片用量 3g。

【参考】

1. **主要化学成分**　干姜含挥发油：6-姜辣素、α-姜烯；另含脂肪、淀粉、多种氨基酸等。

2. **主要药理作用**　干姜有止呕、调节胃肠运动、抗消化性溃疡、利胆、抗炎、镇痛、镇静、解热、短暂升高血压等作用。

【按语】干姜辛热，以温中散寒，回阳救逆通脉为主。《中国药典》2020 年版规定干姜饮片含挥发油不得少于 0.8%(ml/g)、6-姜辣素不得少于 0.60%。干姜配方颗粒国家标准根据多批次标准汤剂质量特征，在饮片含量控制指标基础上减少了挥发油指标。因挥发油在水中溶解度较低，姜辣素稳定性也较差，贮藏保管时应多注意，尽管取消了挥发油的含量测定，就标准汤剂中的含量控制指标而言，配方颗粒符合临床用汤剂的实际。

肉桂配方颗粒

【来源】本品为樟科植物肉桂 *Cinnamomum cassia* Presl 的干燥树皮，经除去杂质及粗皮制成合格饮片，并将此合格饮片按标准汤剂的主要质量指标，经水提、分离、浓缩、干燥、制粒而成的配方颗粒。

【含量指标】本品每 1g 含桂皮醛（C_9H_8O）应为 16.0mg~40.0mg，含挥发油应为 1.5%~5.2%（ml/g）。

【性能功效】辛、甘，大热。归肾、脾、心、肝经。补火助阳，引火归元，散寒止痛，温通经脉。

【临床应用】

1. 肾阳不足——如右归丸（《景岳全书》）

（1）组成：肉桂 1g　熟地黄 9g　炒山药 15g　煨山茱萸 2g　炒枸杞子 6g　制菟丝子 6g　鹿角胶（炒珠）3g　姜杜仲 6g　当归 6g　制附子 3g

（2）临证应用：本方温补肾阳，填精益髓。主治肾阳不足，命门火衰证，症见年老或久病气衰神疲，畏寒肢冷，腰膝软弱，阳痿遗精，或阳衰无子，或饮食减少，大便不实，或小便自遗，舌淡苔白，脉沉而迟。

（3）临证加减：若阳虚痰盛者，宜去菟丝子、鹿角胶、肉桂，加仙灵脾、紫石英、焦三仙、泽泻、干姜；平素易感冒者，加黄芪、白术、防风；口泛清水，胃脘痞满者，加炮姜、川椒、枳实、槟榔；口干不欲饮，烦热，舌稍暗红，苔中根部黄腻者，宜加茵陈、车前子、厚朴；脾肾阳虚，精气两亏型者，宜去杜仲，加黄芪、党参、仙灵脾、白术、巴戟天；浮肿者，加茯苓、泽泻。饮食不香者，加焦三仙；腹胀明显者，加枳壳、陈皮；腰酸痛者，加狗脊、鸡血藤、续断。

（4）现代应用：本方现常用于治疗更年期综合征、多囊卵巢综合征、阴茎勃起功能障碍、阿尔茨海默病、骨质疏松等妇科、男科、老年科疾病，以及再生障碍性贫血、慢性支气管炎、冠心病等病症属肾阳不足者。

2. 脾肾阳虚——如桂附理中丸（《饲鹤亭集方》）

（1）组成：肉桂 1g　附片 3g　人参 3g　炒白术 6g　炮姜 3g　炙甘草 2g

（2）临证应用：本方补肾助阳，温中健脾。主治肾阳衰弱，脾胃虚寒，脘腹冷痛，呕吐泄泻，四肢厥冷。

（3）临证加减：偏肾阳虚者加补骨脂、覆盆子等温肾壮阳纳气；偏肾阴虚者加五味子滋肾敛肺纳气。

（4）现代应用：本方现常用于治疗腹泻、特发性水肿以及消化不良等病症。

3. 阴疽——如阳和汤（《太平惠民和剂局方》）

（1）组成：肉桂 1g　熟地黄 9g　麻黄 2g　鹿角胶 3g　炒白芥子 3g　生甘草 2g　姜炭 2g

（2）临证应用：本方为治外科阴证之痈疽疮疡的著名方剂，以患部不红、不热、漫肿、酸痛、舌淡、脉细为辨证要点。

（3）临证加减：若兼气虚不足者，加党参、黄芪等；若阴寒重者，加附片；肉桂亦可改桂枝。

（4）现代应用：本方现常用于治疗骨结核、腹膜结核、慢性骨髓炎、骨膜炎、慢性淋巴结炎、类风湿性关节炎、血栓闭塞性脉管炎、肌肉深部脓肿等属血虚寒凝者。

4. 虚劳咳喘——如十全大补汤（《太平惠民和剂局方》）

（1）组成：肉桂 1g　当归 6g　川芎 3g　白芍 6g　熟地黄 9g　人参 3g　白术 6g　茯苓 10g　炙甘草 2g　黄芪 9g

（2）临证应用：本方主要用于治疗气血两亏，诸虚不足之证。方用八珍汤双补气血，合以肉桂、黄芪温煦气血。临床应用以气血不足、面色苍白、脚膝无力、四肢不温为辨证要点。

（3）临证加减：如见纳差，可去熟地黄，或加焦山楂、焦六曲、砂仁、豆蔻；胸闷，加陈皮、木香、瓜蒌；肢冷形寒，加重肉桂剂量等。

（4）现代应用：本方现常用于治疗恶性肿瘤放化疗后毒副反应、贫血、虚劳、疮疡不敛、骨折术后肢体肿胀、雷诺综合征，又用于治疗尿失禁、产后身痛、低血压、月经失调等。

【使用注意】若咽干口燥，舌红少苔，属肾阴不足，虚火上炎者，不宜应用。有出血倾向者及孕妇慎用；不宜与赤石脂同用。

【用量建议】按配方颗粒国家标准，每1g配方颗粒相当于饮片5.5g。《中国药典》饮片用量 1g~5g。根据临床试点应用经验，建议临床饮片用量1g。

【参考】

1. 主要化学成分 肉桂主含挥发油、肉桂醇、肉桂酸、香豆素、鞣质等。

2. 主要药理作用 肉桂有增强冠脉及脑血流量、促进血液循环、扩张血管、镇静、镇痛、解热、抗惊厥、增强消化功能、缓解胃肠痉挛性疼痛、排出消化道积气等作用。

【按语】肉桂为补火助阳，引火归元，散寒止痛的常用药。《中国药典》2020年版规定肉桂药材含挥发油不得少于 1.2%（ml/g）、含桂皮醛不得少于 1.5%。肉桂配方颗粒国家标准含量控制指标成分与药材一致，但收集挥发油后，再采用了包埋技术后加入而制粒，虽然两个成分含量均低于饮片（因挥发油、桂皮醛在水煎液中溶出率较低），但其配方颗粒是根据多批次标准汤剂质量特征而制定指标成分含量限度，符合汤剂的用药实际。

吴茱萸（吴茱萸）配方颗粒

【来源】本品为芸香科植物吴茱萸 *Euodia rutaecarpa*（Juss.）Benth. 的干燥近成熟果实，经除去杂质制成合格饮片，并将此合格饮片按标准汤剂的主要质量指标，经水提、分离、浓缩、干燥、制粒而成的配方颗粒。

【含量指标】本品每 1g 含柠檬苦素（$C_{26}H_{30}O_8$）应为 4.5mg~12.0mg，含吴茱萸碱（$C_{19}H_{17}N_3O$）和吴茱萸次碱（$C_{18}H_{13}N_3O$）的总量应为 1.45mg~3.80mg。

【性能功效】辛、苦，热；有小毒。归肝、脾、胃、肾经。散寒止痛，降逆止呕，助阳止泻。生用有小毒，多外用，以散寒定痛为主。

【临床应用】

口疮牙痛——如吴茱萸膏（《串雅内编》）

（1）组成：吴茱萸 2g

（2）临证应用：本方主治口疮，兼治厥逆之证。

（3）临证加减：若湿疹瘙痒可加海螵蛸、硫黄等。

（4）现代应用：本方现常用于治疗口腔溃疡以及牙周疾病。

【使用注意】本品辛热燥烈，易耗气动火，故不宜多用、久服。阴虚有热者忌用。孕妇慎用。

【用量建议】按配方颗粒国家标准，每 1g 配方颗粒相当于饮片 3.3g。《中国药典》饮片用量 2g~5g。根据临床试点应用经验，建议临床饮片用量 2g。

【参考】

1. 主要化学成分　吴茱萸含挥发油，油中主要为吴茱萸烯、罗勒烯、月桂烯、吴茱萸内酯、吴茱萸内酯醇等。还含吴茱萸酸、吴茱萸碱、吴茱萸次碱、异吴茱萸碱、吴茱萸啶酮、吴茱萸精、吴茱萸苦素等。

2. 主要药理作用　吴茱萸有抗胃溃疡，解痉镇痛，降压，抑制血小板聚集，抑制血小板血栓及纤维蛋白血栓形成，兴奋子宫，保护心肌缺血等作用。

【按语】吴茱萸生品散寒定痛力较强，辛臭味较大。《中国药典》规定吴茱萸饮片含吴茱萸碱和吴茱萸次碱的总量不得少于 0.15%，柠檬苦素不得少于 0.20%。吴茱萸配方颗粒国家标准化学成分指标与饮片一致。但含量高低是有所差异的，这与指标性成分的水溶性密切相关，以标准汤剂为依据，应该不会影响其临床疗效。

制吴茱萸（吴茱萸）配方颗粒

【来源】本品为芸香科植物吴茱萸 *Euodia rutaecarpa*（Juss.）Benth. 的干燥近成熟果实，经除去杂质后，与甘草煎液同煮至汤被吸尽（每100kg 吴茱萸，用甘草 6kg），炒至微干，取出，干燥制成合格饮片，并将此合格饮片按标准汤剂的主要质量指标，经水提、分离、浓缩、干燥、制粒而成的配方颗粒。

【含量指标】本品每 1g 含柠檬苦素（$C_{26}H_{30}O_8$）应为 3.6mg~5.8mg，含吴茱萸碱（$C_{19}H_{17}N_3O$）、吴茱萸次碱（$C_{18}H_{13}N_3O$）的总量应为 1.2mg~2.9mg。

【性能功效】辛、苦，热；有小毒。归肝、脾、胃、肾经。制后降低毒性，缓和燥性。

【临床应用】

1. 厥阴头痛——如吴茱萸汤（《伤寒论》）

（1）组成：吴茱萸 2g　人参 3g　生姜 3g　大枣 6g

（2）临证应用：本方为治肝胃虚寒，浊阴上逆的常用方。临床应用以食后欲吐，或巅顶头痛，干呕吐涎沫，畏寒肢凉，舌淡苔白滑，脉弦细而迟为辨证要点。

（3）临证加减：胃气不降，呕吐较甚，加半夏、白豆蔻；寒凝气滞，胃脘疼痛较重者，加高良姜、香附；吐酸甚者，加煅瓦楞子、海螵蛸；气血失和，头痛甚者，可加川芎、当归；少阴吐利，手足逆冷者，加附子、干姜。

（4）现代应用：本方现常用于治疗慢性胃炎、神经性头痛、三叉神经性头痛、血管痉挛性头痛、梅尼埃病、眩晕症、神经性呕吐、脑中风顽固性呕吐、妊娠呕吐、化疗引起的呕吐、慢性胆囊炎、胃轻瘫、高血压等证属肝胃虚寒者。

2. 痛经——如温经汤（《金匮要略》）

（1）组成：吴茱萸 2g　当归 6g　川芎 3g　芍药 6g　人参 3g　桂枝 3g　阿胶 3g　生姜 3g　牡丹皮 6g　甘草 2g　半夏 3g　麦冬 6g

（2）临证应用：本方为妇科调经的常用方，主要用于冲任虚寒而有瘀滞的月经不调、痛经、崩漏、不孕等。临床应用以月经不调，小腹冷痛，经血夹有瘀块，时有烦热，舌质暗红，脉细涩为辨证要点。

（3）临证加减：若小腹冷痛甚者，去牡丹皮、麦冬，加艾叶、小茴香，或桂枝易为肉桂；寒凝而气滞者，加香附、乌药；漏下不止而血色暗淡者，去牡丹皮，加炮姜、艾叶；气虚甚者，加黄芪、白术；傍晚发热甚者，加银柴胡、地骨皮。

（4）现代应用：本方现常用于治疗功能性子宫出血、慢性盆腔炎、痛经、不孕症等属冲任虚寒，瘀血阻滞者。

3. 呕吐吞酸——如左金丸（《丹溪心法》）

（1）组成：吴茱萸 2g　黄连 2g

（2）临证应用：本方为治疗肝火犯胃证常用方。临证以呕吐吞酸，胁痛口苦，舌红苔黄，脉弦数为辨证要点。

（3）临证加减：若吞酸重者，加乌贼骨、瓦楞子；胁痛甚者，可与四逆散、金铃子散合用。

（4）现代应用：本方现常用于治疗食管炎、胃炎、消化性溃疡等病属肝火犯胃者。

4. 肝胃不和——如戊己丸（《太平惠民和剂局方》）

（1）组成：吴茱萸 2g　黄连 2g　白芍 6g

（2）临证应用：本方疏肝理脾，清热和胃。主治肝脾不和证，胃痛吞酸，腹痛泄泻。

（3）临证加减：肝胃不和明显者，酌加柴胡、香附、枳壳；脾胃气虚明显者，酌加黄芪、山药、莲子；胃阴不足者，酌加沙参、玉竹、石斛；脾胃虚寒者，去左金丸，加黄芪、桂枝、干姜。

（4）现代应用：本方现常用于慢性胃炎、胃及十二指肠溃疡、胃神经官能症、中晚期胃癌、慢性胰腺炎、慢性胆囊炎、胆囊切除术后综合征等病。

【**使用注意**】本品辛热燥烈，易耗气动火，故不宜多用、久服。阴虚有热者忌用。孕妇慎用。

【**用量建议**】按配方颗粒国家标准，每 1g 配方颗粒相当于饮片 3g。《中国药典》饮片用量 2g~5g。根据临床试点应用经验，建议临床饮片用量 2g。

【**参考**】

1. 主要化学成分　吴茱萸经炮制后，总生物碱含量均明显降低，挥发油含量降低，尤其是盐制品最低，吴茱萸碱含量最低为甘草制品，最高为醋制品，吴茱萸次碱含量最高为盐制品，最低为醋制品。

2. 主要药理作用　吴茱萸炮制后增强了其镇痛、抗炎作用。

【按语】吴茱萸炮制后毒性降低，并缓和其燥性。《中国药典》2020 年版规定制吴茱萸饮片含吴茱萸碱和吴茱萸次碱的总量不得少于 0.15%，柠檬苦素不得少于 0.20%。制吴茱萸（吴茱萸）配方颗粒国家标准含量控制指标成分与饮片一致。制吴茱萸（吴茱萸）配方颗粒国家标准建立的特征图谱以甘草特有成分甘草酸铵用于区别于吴茱萸（吴茱萸）配方颗粒。保证生吴茱萸与制吴茱萸的专属性鉴别，防止临床用药调配时的差错。

高良姜配方颗粒

【来源】本品为姜科植物高良姜 *Alpinia officinarum* Hance 的干燥根茎，经除去杂质，洗净，润透，切薄片，晒干制成合格的饮片，并将此合格饮片按标准汤剂的主要质量指标，经水提、分离、浓缩、干燥、制粒而成的配方颗粒。

【含量指标】本品每 1g 含高良姜素（$C_{15}H_{10}O_5$）应为 3.5mg~7.5mg，含挥发油应为 0.1%~0.3%（ml/g）。

【性能功效】辛，热。归脾、胃经。温胃止呕，散寒止痛。

【临床应用】

1. 脘腹冷痛——如二姜丸（《太平惠民和剂局方》）

（1）组成：高良姜 3g　炙干姜 3g

（2）临证应用：本方主治寒客中焦证。脘痛拘急，得温痛减，形寒肢冷，口不渴，或肢体关节痹痛，舌淡苔白，脉迟。

（3）临证加减：若寒凝气滞较重，加陈皮、青皮；若兼痰饮内停，加半夏、陈皮；若脏寒便血，加乌梅。

（4）现代应用：本方现常用于治疗急慢性胃肠炎、胃肠道痉挛、风湿性关节炎等属寒盛者。

2. 气滞胃痛——如良附丸（《良方集腋》）

（1）组成：高良姜 3g　香附子 3g

（2）临证应用：本方主治气滞寒凝证，胃脘疼痛，胸闷胁痛，畏寒喜热，以及妇女痛经等。

（3）临证加减：若寒凝甚者，可重用高良姜，或酌加干姜、吴茱萸等；气滞偏重者，可重用香附，或酌加木香、砂仁等；痛经者，可酌加当归、川芎。

（4）现代应用：本方现常用于治疗慢性胃炎、胃及十二指肠溃疡等属气滞寒凝者。

3. 心腹胀痛——如高良姜汤（《备急千金要方》）

（1）组成：高良姜 3g　厚朴 3g　当归 6g　桂枝 3g

（2）临证应用：本方温中祛寒，理气止痛。主治寒凝气滞，心腹胀痛，两胁支满，烦闷不可忍，恶心嗳气，不思饮食，舌苔白滑或薄白，脉象沉弦。

（3）临证加减：若挟食滞，加神曲、鸡内金；寒甚者，加肉桂，去桂枝。

（4）现代应用：本方现常用于治疗慢性胃炎、溃疡病、肋间神经痛、冠心病心绞痛等病症。

【使用注意】阴虚有热者禁服。

【用量建议】按配方颗粒国家标准，每 1g 配方颗粒相当于饮片 5.5g。《中国药典》饮片用量 3g~6g。根据临床试点应用经验，建议临床饮片用量 3g。

【参考】

1. 主要化学成分　高良姜主含高良姜素、槲皮素、山奈酚、异鼠李素、槲皮素 -5- 甲醚和挥发油类等成分。

2. 主要药理作用　高良姜有镇痛、抗炎、抑制血栓形成、抗菌等作用。

【按语】《中国药典》2020 年版规定高良姜饮片含高良姜素不得少于0.70%。高良姜配方颗粒国家标准根据多批次标准汤剂质量特征，在饮片高良姜素基础上增加了挥发油质量控制标准，配方颗粒按规格折算后高良姜素含量下限低于饮片标准，是由于高良姜素水溶性较差，在煎煮时损失较大造成。但高良姜配方颗粒国家标准【特征图谱】对 5 个色谱峰进行了确认，符合中药多成分、多指标的质量控制特征。就含量控制指标而言，配方颗粒更加完善。临床疗效也应该更稳定。

荜茇配方颗粒

【来源】本品为胡椒科植物荜茇 *Piper longum* L. 的干燥近成熟或成熟果穗，经除去杂质制成合格饮片，并将此合格饮片按标准汤剂的主要质量指标，经水提、分离、浓缩、干燥、制粒而成的配方颗粒。

【含量指标】本品每 1g 含胡椒碱（$C_{17}H_{19}NO_3$）应为 7.0mg~17.0mg

【性能功效】辛，热。归胃、大肠经。温中散寒，下气止痛。

【临床应用】

1. 腑脏积冷——如荜茇丸（《太平圣惠方》）

（1）组成：荜茇 1g　胡椒 0.6g　槟榔 3g　白茯苓 10g　炮干姜 3g　人参 3g　肉桂 1g　煨诃黎勒 3g　陈皮 3g

（2）临证应用：本方逐积冷气，暖脾肾脏。主治脾胃气虚弱，腑脏积冷，或时呕吐，不能饮食，心腹胀满，面色萎黄。

（3）临证加减：若食不消化，不能食者，加白术、炒神曲；若大便涩者，加大黄。

（4）现代应用：本方现常用于治疗胃痛、呕吐等症。

2. 牙齿疼痛——如荜茇散（《医宗金鉴》）

（1）组成：荜茇 1g　良姜 3g　细辛 1g

（2）临证应用：主治两颧骨打伤，青肿坚硬疼痛，牙车紧急，嚼物艰难，鼻孔出血，两唇㖞翻。

（3）临证加减：若虚热太重，牙龈、鼻孔出血，可加地骨皮、白茅根、茜草。

（4）现代应用：本方现常用于治疗牙龈发炎，牙痛等症。

【使用注意】阴虚火旺，有口干、舌燥、津液少等上火症状的人，内有实热郁火的人禁用。

【用量建议】按配方颗粒国家标准，每 1g 配方颗粒相当于饮片 5.8g。《中国药典》饮片用量 1g~3g。根据临床试点应用经验，建议临床饮片用量 1g。

【参考】

1.主要化学成分　荜茇含胡椒碱、荜茇宁、胡椒酰胺、荜茇酰胺、槲皮素等。

2.主要药理作用　荜茇有调节胃肠运动、抗溃疡、降血脂、抗动脉粥样硬化等药理作用。

【按语】荜茇为温中散寒，下气止痛的中药。《中国药典》2020 年版规定荜茇饮片含胡椒碱不得少于 2.5%。荜茇配方颗粒国家标准含量控制指标成分与饮片一致，并根据多批次标准汤剂质量特征制定指标成分含量限度。就含量控制限度而言，配方颗粒符合汤剂的用药实际，应该与饮片具有相当疗效。

第十一章

理气药

本类药物具有调理气分，疏畅气机，治疗气分疾病的作用。适用于气滞的疾病，如脾胃气滞，腹部胀闷，嗳气吐酸，恶心呕吐，便秘或腹泻；肝气郁滞，胁肋胀痛，胸闷，月经不调；肺气壅滞，咳嗽气喘等。

炮制对理气药的影响：本类药物辛燥者居多，易耗气伤阴，多用麦麸炒缓和辛燥之性，免耗气伤阴之弊；盐炙后能润燥，引药入下焦，以治寒疝气滞疼痛等症，醋制则能引药入肝，增强疏肝理气止痛的作用。

陈皮配方颗粒

【来源】本品为芸香科植物橘 *Citrus reticulata* Blanco 及其栽培变种的干燥成熟果皮，经除去杂质，喷淋水，润透，切丝，干燥制成合格饮片，并将此合格饮片按标准汤剂的主要质量指标，经水提、分离、浓缩、干燥、制粒而成的配方颗粒。

【含量指标】本品每 1g 含橙皮苷（$C_{28}H_{34}O_{15}$）应为 6.5mg~14.5mg。

【性能功效】苦、辛，温。归肺、脾经。理气健脾，燥湿化痰。

【临床应用】

1. 脾虚气滞——如异功散（《小儿药证直诀》）

（1）组成：陈皮 3g　人参 3g　茯苓 6g　白术 6g　炙甘草 2g

（2）临证应用：脾胃气虚兼气滞证。本方益气健脾，行气化滞。主治脾胃虚弱，症见食欲不振，胸脘痞闷，大便溏薄，消化不良或呕吐泄泻，舌淡苔白腻，脉虚。

（3）临证加减：加黄芪则增强其治疗泄泻、呕吐之功效；加半夏则适用于脾胃虚弱、气逆痰滞者；脾胃不和、不进饮食、上燥下寒、服热药不得者，可加砂仁。

（4）现代应用：本方现常用于治疗小儿脾胃虚弱引起的消化不良、泄泻、纳呆以及慢性胃炎、上消化道出血、带下、呕吐、脱发等。

2. 呕吐，呃逆——如橘皮竹茹汤（《金匮要略》）

（1）组成：橘皮 3g　竹茹 5g　大枣 6g　生姜 3g　甘草 2g　人参 3g

（2）临证应用：本方为治疗胃虚有热呕逆之常用方。临床应用以呃逆或呕吐，舌红嫩，脉虚数为辨证要点。

（3）临证加减：若胃热呕逆兼气阴两伤者，可加麦冬、茯苓、半夏、枇杷叶；兼胃阴不足者，可加麦冬、石斛；胃热呃逆，气不虚者，可去人参、甘草、大枣，加柿蒂。

（4）现代应用：本方现常用于治疗妊娠呕吐、幽门不完全性梗阻、膈肌痉挛及术后呃逆不止等属胃虚有热者。

3. 胸痹——如橘皮枳实生姜汤（《金匮要略》）

（1）组成：橘皮 3g　枳实 3g　生姜 3g

（2）临证应用：本方理气宽胸。主治胸痹，胸中气塞，呼吸短促，心下硬满，呕吐哕逆。症见胸闷胸痛，呈窒塞感，心悸短气，或咳唾痰浊，呕恶痰涎，腹胀纳差，舌胖而大，苔白腻或厚浊，脉沉滑或濡缓。

（3）临证加减：若伴有呕逆，酌加半夏、旋覆花；停饮胸满，加茯苓、泽泻、猪苓；气滞胸满，加木香、砂仁、枳壳。

（4）现代应用：本方现常用于治疗各种慢性呼吸系统疾病。

【**使用注意**】孕妇忌用。患有湿疹或过敏性鼻炎者谨慎使用，以免加重过敏反应。

【**用量建议**】按配方颗粒国家标准，每1g配方颗粒相当于饮片2g。《中国药典》饮片用量 3g~10g。根据临床试点应用经验，建议临床饮片用量3g。

【**参考**】

1. 主要化学成分　陈皮主要含挥发油，油中主要成分为柠檬烯、枸橼酸等。尚含橙皮苷、新橙皮苷、陈皮素、肌醇、对羟福林、维生素B、维生素 C 等。

2. 主要药理作用　陈皮有抑制胃肠平滑肌、抑制子宫平滑肌、扩张支气管、平喘、镇咳、祛痰、强心、升高血压、抗血小板聚集、抗氧化、抑菌等作用。

【按语】陈皮为理气健脾，燥湿化痰的首选药。《中国药典》2020 年版规定陈皮饮片含橙皮苷不得少于 2.5%。陈皮配方颗粒国家标准含量控制指标成分与其饮片相同，并根据多批次标准汤剂质量特征制定指标成分含量限度，符合临床汤剂应用实际，陈皮配方颗粒与其饮片应该具有相当疗效。

橘红配方颗粒

【来源】本品为芸香科植物橘 *Citrus reticulata* Blanco 及其栽培变种的干燥外层果皮，经除去杂质，切碎制成合格饮片，并将此合格饮片按标准汤剂的主要质量指标，经水提、分离、浓缩、干燥、制粒而成的配方颗粒。

【含量指标】本品每 1g 含橙皮苷（$C_{28}H_{34}O_{15}$）应为 7.0mg~18.0mg。

【性能功效】辛、苦，温。归肺、脾经。理气宽中，燥湿化痰。

【临床应用】

1. 咳嗽痰多——如导痰汤（《重订严氏济生方》）

（1）组成：橘红 3g　制半夏 3g　炮天南星 3g　麸炒枳实 3g　赤茯苓 3g　炙甘草 2g

（2）临证应用：本方燥湿祛痰，行气开郁。主治一切痰厥，头目眩晕，或痰饮壅盛，胸膈痞塞，胁肋胀满，头痛吐逆，喘急痰嗽，涕唾稠黏，坐卧不安，不思饮食，苔腻，脉滑。

（3）临证加减：加石菖蒲、竹茹、人参，涤痰开窍、益气扶正之功优，适宜于中风痰迷心窍证。

（4）现代应用：本方现常用于治疗脑卒中、卒中后抑郁症、心绞痛、慢性胃炎等病症。也用于治疗颈椎病、椎基底动脉供血不足、非酒精性脂肪肝、高脂血症、慢性精神分裂症、肥胖型糖耐量异常、不孕症、复发性多软骨炎、帕金森病等属痰浊壅盛证者。

2. 胃不和则卧不安——如橘红石斛汤（《会约医镜》）

（1）组成：橘红 3g　甘草 2g　石斛 6g　茯苓 5g　炒神曲 3g　山楂 3g　半夏 3g

（2）临证应用：本方理气化痰，消食和胃。主治胃不和则卧不安。

（3）临证加减：如胃热口渴，加石膏、天花粉。

（4）现代应用：本方现常用于治疗失眠等症。

3. 咳嗽痰多——如二陈汤（《太平惠民和剂局方》）

（1）组成：橘红 3g　制半夏 3g　白茯苓 9g　炙甘草 2g

（2）临证应用：本方为燥湿化痰的代表方。主治湿痰证，症见咳嗽痰多，色白易咯，恶心呕吐，胸膈痞闷，肢体困重，或头眩心悸，舌苔白滑或腻，脉滑。

（3）临证加减：治湿痰，可加苍术、厚朴；治热痰，可加胆南星、瓜蒌；治寒痰，可加干姜、细辛；治风痰眩晕，可加天麻、僵蚕；治食痰，可加莱菔子、麦芽；治郁痰，可加香附、青皮、郁金；治痰流经络之瘰疬、痰核，可加海藻、昆布、牡蛎。

（4）现代应用：本方现常用于治疗慢性支气管炎、肺气肿、慢性胃炎、妊娠呕吐、神经性呕吐等属湿痰者。

4. 食积伤酒——如百效丸（《医方类聚》）

（1）组成：橘红 3g　大黄 3g　黑牵牛 3g　青皮 3g

（2）临证应用：本方主治远年近日一切积聚及酒食所伤。

（3）临证加减：若积聚腹胀较甚者，可加枳实、炒白术；若酒食所伤干呕，不思饮食，可加葛花、砂仁、竹茹等。

（4）现代应用：本方现常用于治疗酗酒导致的呕吐，腹胀，便秘，不思饮食。

【**使用注意**】孕妇慎用。

【**用量建议**】按配方颗粒国家标准，每 1g 配方颗粒相当于饮片 2.3g。《中国药典》饮片用量 3g~10g。根据临床试点应用经验，建议临床饮片用

量 3g。

【参考】

1. 主要化学成分 橘红主含黄酮类化合物，如柚皮苷、野漆树苷、新橙皮苷等。多糖类物质，如 D-木糖、D-葡萄糖、D-半乳糖、L-阿拉伯糖等。挥发性物质，如 β-月桂烯、柠檬烯、芳樟醇等。

2. 主要药理作用 橘红有抗氧化、治疗老年痴呆、降低氧化损伤、抗炎等作用。

【按语】橘红为理气宽中，燥湿化痰的常用药。《中国药典》2020 年版规定橘红药材含橙皮苷不得少于 1.7%。橘红配方颗粒国家标准含量控制指标成分与其药材一致，并根据多批次标准汤剂质量特征制定橙皮苷含量限度。就含量控制指标限度而言，配方颗粒标准符合临床汤剂实际。

化橘红（柚）配方颗粒

【来源】本品为芸香科植物柚 *Citrus grandis*（L.）Osbeck 的未成熟或近成熟的干燥外层果皮，经除去杂质，洗净，闷润，切丝或块，晒干制成合格饮片，并将此合格饮片按标准汤剂的主要质量指标，经水提、分离、浓缩、干燥、制粒而成的配方颗粒。

【含量指标】本品每 1g 含柚皮苷（$C_{27}H_{32}O_{14}$）应为 0.09g~0.26g。

【性能功效】辛、苦，温。归肺、脾经。理气宽中，燥湿化痰。

【临床应用】

咳嗽痰多——如橘红丸（《北京市中药成方选集》）

（1）组成：化橘红 3g　浙贝母 5g　茯苓 10g　麦冬 6g　杏仁 5g　生石膏 15g　瓜蒌皮 6g　陈皮 3g　生地黄 10g　桔梗 3g　紫菀 5g　法半夏 3g　炒紫苏子 3g　甘草 2g　款冬花 5g

（2）临证应用：本方清肺祛湿，止嗽化痰。主治肺胃湿热，咳嗽痰盛，胸中结满，饮食无味。

（3）临证加减：痰湿重者，加制南星、石菖蒲；气虚甚者，加白术、党参；语謇者，加石菖蒲、郁金、远志。

（4）现代应用：本方现常用于治疗急性气管炎、肺炎属痰热阻肺者。

【使用注意】孕妇慎用。

【用量建议】按配方颗粒国家标准，每1g配方颗粒相当于饮片2.6g。《中国药典》饮片用量3g~6g。根据临床试点应用经验，建议临床饮片用量3g。

【参考】

1. **主要化学成分** 化橘红主含黄酮类、挥发油类化学成分；化橘红储存时间越长，总黄酮含量越低。

2. **主要药理作用** 化橘红有祛痰、止咳、抗炎、抗真菌、抗病毒、抑制血小板聚集、防治冠心病、抗动脉粥样硬化、降低血清胆固醇等作用。其总黄酮及化橘红多糖有化痰、止咳作用，对慢性支气管炎、慢性阻塞性肺气肿有良好的疗效。

【按语】化橘红为理气宽中，燥湿化痰的常用药。《中国药典》2020年版规定化橘红药材含柚皮苷不得少于3.5%。化橘红（柚）配方颗粒国家标准含量控制指标成分与药材检测成分相同，并根据多批次标准汤剂质量特征制定柚皮苷含量限度。化橘红（柚）配方颗粒国家标准鉴别、【特征图谱】项下均使用化橘红（柚）对照药材作为参照物，保证使用基原的准确性。就质量标准而言，配方颗粒标准更加完善。

青皮（个青皮）/（四花青皮）配方颗粒

【来源】本品为芸香科植物橘 *Citrus reticulata* Blanco 及其栽培变种的干燥幼果（个青皮）或干燥未成熟果实的果皮（四花青皮），经除去杂质，洗净，闷润，切厚片或丝，晒干制成合格饮片，并将此合格饮片按标准汤剂的主要质量指标，经水提、分离、浓缩、干燥、制粒而成的配方颗粒。

【含量指标】青皮（个青皮）配方颗粒 本品每1g含橙皮苷（$C_{28}H_{34}O_{15}$）应为17.0mg~32.0mg，含辛弗林（$C_9H_{13}NO_2$）应为17.0mg~38.0mg。

青皮（四花青皮）配方颗粒 本品每1g含橙皮苷（$C_{28}H_{34}O_{15}$）应为18.0mg~35.0mg，含辛弗林（$C_9H_{13}NO_2$）应为10.0mg~28.0mg。

【性能功效】苦、辛，温。归肝、胆、胃经。疏肝破气，消积化滞。生品性烈，辛散力强，以破气消积力胜。

【临床应用】

1. 饮食停滞——如青皮丸（《杂病源流犀烛》）

（1）组成：青皮 3g　山楂 3g　神曲 3g　麦芽 3g　草果 3g

（2）临证应用：由食生冷，或食物过多而致食必饱闷，噫败嗳气之食痛。

（3）临证加减：若恣食生冷，腹痛腹泻较甚，可加砂仁、生姜、茯苓；若食必饱闷，噫败嗳气甚，可加厚朴、大腹皮、枳壳等。

（4）现代应用：本方现常用于治疗过食生冷，导致的腹泻、腹胀，呃逆频作。

2. 乳痈初起——如青皮散（《疡科选粹》）

（1）组成：青皮 3g　炒穿山甲 3g（水蛭代）　白芷 3g　甘草 2g　贝母 3g

（2）临证应用：本方主治乳痈初起。

（3）临证加减：乳痈甚者，加蒲公英、鱼腥草。

（4）现代应用：本方现常用于治疗急性乳腺炎。

【使用注意】本品性烈破气，气虚者慎用。

【用量建议】按配方颗粒国家标准，青皮（个青皮）和青皮（四花青皮）每 1g 配方颗粒均相当于饮片 3.5g。《中国药典》饮片用量 3g~10g。根据临床试点应用经验，建议临床饮片用量 3g。

【参考】

　1. 主要化学成分　青皮主要含有川陈皮素、橙皮苷、新橙皮苷、橙皮素、二氢川陈皮素、辛弗林等。

　2. 主要药理作用　青皮有促进消化液分泌、解痉、利胆、抗休克等作用。

【按语】青皮生用性烈，辛散破气力强，疏肝之中兼有发散作用，以破气消积为主。根据不同成熟程度、采收时间分为个青皮、四花青皮。并分别做成了配方颗粒，含量限度虽有差异，但临床应用是相同的，故放在一起介绍。《中国药典》2020 年版规定青皮饮片含橙皮苷不得少于 4.0%。

青皮（四花青皮）、青皮（个青皮）配方颗粒国家标准根据多批次标准汤剂制定质量标准，在橙皮苷基础上增加了辛弗林含量控制项。就化学成分含量指标控制而言，青皮配方颗粒标准高于青皮饮片，疗效应该更稳定可控，更符合临床汤剂用药实际。

醋青皮（个青皮）/（四花青皮）配方颗粒

【来源】本品为芸香科植物橘 *Citrus reticulata* Blanco 及其栽培变种的干燥幼果（个青皮）或干燥未成熟果实的果皮（四花青皮），经除去杂质，洗净，闷润，切厚片或丝，晒干，用醋拌匀，闷透，用文火炒至微黄色，取出，晾凉制成合格饮片，并将此合格饮片按标准汤剂的主要质量指标，经水提、分离、浓缩、干燥、制粒而成的配方颗粒。

【含量指标】醋青皮（个青皮）配方颗粒　本品每 1g 含橙皮苷（$C_{28}H_{34}O_{15}$）应为 15.0mg~30.0mg，含辛弗林（$C_9H_{13}NO_2$）应为 15.0mg~37.0mg。

醋青皮（四花青皮）配方颗粒　本品每 1g 含橙皮苷（$C_{28}H_{34}O_{15}$）应为 19.0mg~36.0mg，含辛弗林（$C_9H_{13}NO_2$）应为 10.0mg~25.0mg。

【性能功效】苦、辛，温。归肝、胆、胃经。炒后药性稍缓，以消积化滞为主。

【临床应用】

1. 胁肋胀痛——如青阳汤（《医醇剩义》）

（1）组成：醋青皮 3g　醋柴胡 3g　蒺藜 6g　乌药 3g　炮姜 2g 广陈皮 3g　酒延胡索 2g　木香 2g　郁金 3g　花椒子 3g

（2）临证应用：本方疏肝化浊。主治肝胀，肝寒气滞，胁下满而痛引小腹。

（3）临证加减：气机壅滞者，可加用玫瑰花、檀香、沉香。

（4）现代应用：本方现常用于治疗肝胀、胁下满所导致的腹部疼痛。

2. 疝气疼痛——如二陈双核饮（《玉案》）

（1）组成：醋青皮 3g　陈皮 3g　炒橘核 3g　炒荔枝核 5g　甘草 2g　乳香 3g　白茯苓 3g　半夏 3g　没药 3g　大茴香 3g

（2）临证应用：主治疝气，遇劳碌、风寒即发，外肾肿大坠痛。

（3）临证加减：若疝气、畏寒，少腹坠痛，气虚下陷明显者，可加黄芪、升麻、柴胡等。

（4）现代应用：本方现常用于治疗疝气嵌顿、肠梗阻。

3. 肝郁气滞——如疏肝解郁汤（《中医妇科治疗学》）

（1）组成：青皮 3g　香附 6g　柴胡 3g　郁金 3g　丹参 10g　川芎 3g　红泽兰 6g　延胡索 3g　金铃炭 5g

（2）临证应用：主治肝郁气滞的经行不畅，色淡红，量少，间有血块，胸胁均胀，有时嗳气，舌苔黄，脉弦。

（3）临证加减：若胁肋痛甚者，酌加当归、乌药等；肝郁化火者，可酌加栀子、黄芩等。

（4）现代应用：本方现常用于治疗乳腺脓肿，以及乳腺增生结节和血管神经性头痛等。

【使用注意】本品性烈破气，气虚者慎用。

【用量建议】按配方颗粒国家标准，醋青皮（个青皮）和醋青皮（四花青皮）每 1g 配方颗粒均相当于饮片 3.5g。《中国药典》饮片用量 3g~10g。根据临床试点应用经验，建议临床饮片用量 3g。

【参考】

1. 主要化学成分　青皮经炮制后挥发油含量降低。

2. 主要药理作用　醋制后，镇痛作用增强且持久。

【按语】醋青皮能引药入肝，增强疏肝止痛、消积化滞的作用。还根据青皮不同成熟度、采收时间，分别制定醋青皮（个青皮、四花青皮）配方颗粒标准，《中国药典》2020 年版醋青皮饮片含橙皮苷不得少于 3.0%。醋青皮（四花青皮）、醋青皮（个青皮）配方颗粒国家标准根据标准汤剂主要质量指标特征，在橙皮苷基础上增加了辛弗林含量控制项。就化学成分含量控制而言，醋青皮配方颗粒标准高于其饮片，临床疗效更稳定、可控。临床用药更准确。

枳实（酸橙）配方颗粒

【来源】本品为芸香科植物酸橙 *Citrus aurantium* L. 及其栽培变种的干燥幼果，经除去杂质，洗净，润透，切薄片，干燥制成合格饮片，并将此合格饮片按标准汤剂的主要质量指标，经水提、分离、浓缩、干燥、制粒而成的配方颗粒。

【含量指标】本品每 1g 含辛弗林（$C_9H_{13}NO_2$）为 5.5mg~17.5mg。

【性能功效】苦、辛、酸，微寒，归脾、胃经。破气消积，化痰散痞。生品较峻烈，长于破气化痰。

【临床应用】

1. 胸痹——如枳实薤白桂枝汤（《金匮要略》）

（1）组成：枳实 3g　厚朴 3g　薤白 5g　桂枝 3g　瓜蒌 9g

（2）临证应用：本方既是辨治气郁痰阻胸痹证的重要代表方，又是辨治诸多杂病如心病、肺病、胸胁病、脾胃病等的重要基础方。主治气郁痰阻胸痹证。心中痞，胸满，胸痛，胁下逆抢心，或胸痛引背，或气喘，或喉中有痰，舌质紫暗或有瘀点，脉沉或涩。

（3）临证加减：若夹痰热，可与小陷胸汤合方用之；若夹寒痰，可与赤丸合方用之；若夹湿热气虚，可与半夏泻心汤合方用之。

（4）现代应用：本方现常用于治疗冠心病心绞痛、肺源性心脏病、风湿性心脏病、心律不齐、肋间神经痛、神经性头痛、支气管炎、支气管哮病、慢性阻塞性肺疾病等临床表现符合气郁痰阻胸痹证者。

2. 痰阻中风——如涤痰汤（《重订严氏济生方》）

（1）组成：枳实 3g　姜制南星 3g　制半夏 3g　茯苓 6g　橘红 3g　石菖蒲 3g　人参 3g　竹茹 2g　甘草 2g

（2）临证应用：本方豁痰清热，利气补虚。主治中风，痰迷心窍，舌强不能言。

（3）临证加减：若抽搐者，加全蝎、僵蚕；若喉间痰鸣者，加射干、桔梗；若舌强不能语者，加远志；若心悸者，加丹参、牡蛎；若大便溏泻者，加白术、泽泻。

（4）现代应用：本方现常用于治疗急性脑血管病、病毒性心肌炎、癫痫等属于痰迷心窍证者。

3. 寒饮内停——如半夏补心汤（《备急千金要方》）

（1）组成：枳实 3g　半夏 3g　宿姜 10g　茯苓 6g　桂心 6g　陈皮 3g　白术 6g　防风 4g　远志 3g

（2）临证应用：本方温胃健脾，理气化饮。主治心虚寒，心中胀满悲忧，或梦山丘平泽。

（3）临证加减：若脾胃虚弱、消化不良，可以适量增加白术、茯苓的用量。

（4）现代应用：本方现常用于治疗急慢性胃肠炎，慢性结肠炎，慢性肝炎，早期肝硬化等属中气虚弱，寒热错杂者。

4. 水饮内停——如枳术汤（《金匮要略》）

（1）组成：枳实 3g　白术 6g

（2）临证应用：本方主治气滞水停证。心下坚，大如盘，边如旋盘，舌苔白滑，脉弦滑。

（3）临证加减：若胃下垂，气滞作痛，可加柴胡、佛手、郁金等；若脾虚腹胀，加香附、扁豆、佛手等；若心阳虚水肿，可加麻黄、细辛、大腹皮、干姜等；若术后便秘腹胀，可加槟榔、厚朴、牵牛子、桃仁等。

（4）现代应用：本方现常用于治疗胃下垂、慢性胃炎、心源性水肿、术后便秘腹胀、消化不良、胃肠功能紊乱、慢性肝炎、子宫下垂、胃癌等。

【使用注意】孕妇慎用。

【用量建议】按配方颗粒国家标准，每 1g 配方颗粒相当于饮片 3.3g。《中国药典》饮片用量 3g~10g。根据临床试点应用经验，建议临床饮片用量 3g。

【参考】

1. 主要化学成分　枳实主含挥发油、橙皮苷、新橙皮苷、柚皮苷、N-

甲基酪胺、辛弗林、去甲基肾上腺素、色胺诺林等。

2.主要药理作用　枳实有调节胃肠运动、抗溃疡、利胆、调节子宫功能、升高血压、强心等作用，亦可以增加冠状动脉、脑、肾血流量。

【按语】生枳实性较峻烈，以破气化痰为主，但破气作用强烈，有损伤正气之虑。《中国药典》2020年版规定枳实饮片含辛弗林不得少于0.30%。枳实（酸橙）配方颗粒国家标准含量控制成分与枳实饮片一致。枳实（酸橙）配方颗粒国家标准薄层鉴别、【特征图谱】项下均使用枳实（酸橙）对照药材作为参照物，保证使用基原的准确性。就质量标准而言，配方颗粒标准优于饮片。

麸炒枳实（酸橙）配方颗粒

【来源】本品为芸香科植物酸橙 *Citrus aurantium* L. 及其栽种变种的干燥幼果，经除去杂质、洗净、润透，切薄片，先将炒制容器加热，至撒入麸皮即刻烟起，随即投入净枳实片（每100kg枳实片，用麸皮10~15kg），迅速翻动，炒至色变深时，取出，筛去麸皮，放凉制成合格饮片，并将此合格饮片按标准汤剂的主要质量指标，经水提、分离、浓缩、干燥、制粒而成的配方颗粒。

【含量指标】本品每1g含辛弗林（$C_9H_{13}NO_2$）5.0mg~15.5mg。

【性能功效】苦、辛、酸，微寒，归脾、胃经。炒后可缓和烈性，长于消积化痞。

【临床应用】

1.胃脘痞满——如枳术丸（《脾胃论》）

（1）组成：麸炒枳实 3g　白术 6g

（2）临证应用：本方主治脾虚气滞，饮食停积。症见胸脘痞满，不思饮食，舌淡苔白，脉弱。

（3）临证加减：若脾虚体弱者，加党参、茯苓；食积较重者，加山楂、神曲、麦芽。

（4）现代应用：本方现常用于治疗消化不良，对老年体弱和小儿消化不良尤为适宜。还可用治急慢性胃炎、胃及十二指肠溃疡、胃下垂等属脾虚气滞而食欲不振者。

2. 大便秘结——如小承气汤（《伤寒论》）

（1）组成：麸炒枳实 3g　酒大黄 3g　姜厚朴 3g

（2）临证应用：本方清下热结。主治阳明腑实证。症见谵语，便秘，潮热，胸腹痞满，舌苔老黄，脉滑而疾；或痢疾初起，腹中胀痛，里急后重等。

（3）临证加减：若气虚加党参，白术；血虚加首乌、当归；肝胃不和加柴胡、白芍、甘草；脾胃湿热加藿香、豆蔻仁；脾虚气滞加党参、白术、砂仁；胃气上逆，加生姜、半夏。

（4）现代应用：本方现常用于治疗低热，支气管哮喘，神经衰弱，血管神经性头痛，梅尼埃综合征，盗汗，直肠脱垂，荨麻疹，小儿中毒性肠麻痹，以及五官科疾病暴哑、口臭症等。

3. 湿热食积——如枳实导滞丸（《内外伤辨惑论》）

（1）组成：麸炒枳实 3g　大黄 3g　炒神曲 6g　茯苓 9g　黄芩 3g　黄连 2g　白术 6g　泽泻 6g

（2）临证应用：主治湿热积滞，胸脘痞闷；或下痢腹痛，后重；或大便秘结，小便黄赤，舌红苔腻，脉沉实者。

（3）临证加减：若脘腹胀满较重、里急后重者，加木香、槟榔；食积较重，加山楂、莱菔子；大便秘结，加槟榔、炒莱菔子；便血，加地榆、侧柏炭。

（4）现代应用：本方现常用于治疗消化不良、慢性便秘、慢性胃炎、慢性肠炎等属于湿热食积者。

【使用注意】孕妇慎用。

【用量建议】按配方颗粒国家标准，每 1g 配方颗粒相当于饮片 3.3g。《中国药典》饮片用量 3g~10g。根据临床试点应用经验，建议临床饮片用量 3g。

【参考】

1. 主要化学成分　枳实麸炒后，挥发油、辛弗林、橙皮苷等成分含

量均降低。

2. **主要药理作用**　枳实麸炒后，挥发油减少，可减弱枳实对肠道平滑肌的刺激。

【按语】枳实麸炒后可缓和其峻烈之性，以免损伤正气，以散结消痞力胜。《中国药典》2020 年版规定麸炒枳实饮片含辛弗林不得少于 0.30%。麸炒枳实（酸橙）配方颗粒国家标准含量控制指标成分与饮片一致。麸炒枳实（酸橙）配方颗粒采用相似度分析，实现专属性鉴别，可实现枳实（酸橙）配方颗粒与麸炒枳实（酸橙）配方颗粒的区别，保障临床用药准确。

枳壳配方颗粒

【来源】本品为芸香科植物酸橙 *Citrus aurantium* L. 及其栽培变种的干燥未成熟果实，经除去杂质，洗净，润透，切薄片，干燥后筛去碎落的瓤核制成合格饮片，并将此合格饮片按标准汤剂的主要质量指标，经水提、分离、浓缩、干燥、制粒而成的配方颗粒。

【含量指标】本品每 1g 含新橙皮苷（$C_{28}H_{34}O_{15}$）应为 49.0mg~101.0mg，柚皮苷（$C_{27}H_{32}O_{14}$）应为 66.0mg~148.0mg。

【性能功效】苦、辛、酸，微寒。归脾、胃经。理气宽中，行滞消胀。生品有一定燥性，以理气消胀为主。

【临床应用】

1. **脘腹胀痛——如枳朴香砂汤（《症因脉治》）**

（1）组成：枳壳 3g　厚朴 3g　香附 6g　砂仁 3g

（2）临证应用：本方主治气结腹痛，心腹胀者。

（3）临证加减：若气结腹痛较甚者，可加佛手、高良姜、大腹皮；若心腹胀较甚者，可加丹参、葛根、木香等。

（4）现代应用：本方现常用于功能性腹痛、胃肠痉挛等。

2. **瘀血疼痛——如膈下逐瘀汤（《医林改错》）**

（1）组成：枳壳 3g　五灵脂 4.5g　当归 6g　川芎 3g　桃仁 5g　牡丹

皮 6g　赤芍 6g　乌药 6g　延胡索 3g　甘草 2g　香附 5g　红花 3g

（2）临证应用：本方是治疗膈下瘀阻气滞之证的常用方，主要以膈下形成痞块、痛处不移、卧则腹坠、久泻不止为辨证要点。

（3）临证加减：气虚加生黄芪，党参；血虚加鸡血藤，炒白芍；带下量多加车前子，泽泻；腹痛加王不留行，皂角刺；瘀血明显加莪术、鳖甲。

（4）现代应用：本方现常用于治疗急性胰腺炎、消化不良、痛经、子宫内膜异位症、慢性盆腔炎等病症，还可治疗肝炎、肝脾肿大、慢性糜烂性胃炎、结肠炎、附睾瘀积症、胃痛、腹泻、呃逆等病症。

3. 胁肋胀痛——如柴梗半夏汤（《医学入门》）

（1）组成：枳壳 3g　柴胡 3g　瓜蒌仁 3g　半夏 3g　黄芩 3g　桔梗 3g　青皮 3g　杏仁 3g　甘草 2g

（2）临证应用：本方和解少阳，理气化痰。主治邪热挟痰攻注，发热咳嗽，胸满，两胁锉痛。

（3）临证加减：若口燥渴，去半夏；痰在胁下，加白芥子或竹沥、姜汁。

（4）现代应用：本方现常用于感冒，慢性支气管炎。

【使用注意】孕妇慎用。

【用量建议】按配方颗粒国家标准，每 1g 配方颗粒相当于饮片 3.5g。《中国药典》饮片用量 3g~10g。根据临床试点应用经验，建议临床饮片用量 3g。

【参考】

1. 主要化学成分　枳壳含挥发油，其中主要成分为 d- 柠檬烯、枸橼醛、d- 芳樟醇和邻氨基苯甲酸甲酯等；并含黄酮类成分，主要为酸橙素、苦橙苷、橙皮苷、新橙皮苷、柚苷（异橙苷）、苦橙丁等；还含辛弗林和 N- 甲基酪胺等。

2. 主要药理作用　生枳壳所含挥发油对肠道有一定刺激性，能加强小鼠肠推进作用。

【按语】生枳壳辛燥，作用较强，偏于行气宽中消胀。《中国药典》

2020 年版规定枳壳饮片含柚皮苷不得少于 4.0%，新橙皮苷不得少于 3.0%。枳壳配方颗粒国家标准控制指标成分与饮片一致，并根据多批次标准汤剂质量特征制定指标成分含量限度。就指标成分含量限度而言，配方颗粒标准符合临床汤剂应用实际。

麸炒枳壳配方颗粒

【来源】本品为芸香科植物酸橙 *Citrus aurantium* L. 及其栽培变种的干燥未成熟果实，经除去杂质，洗净，润透，切薄片，干燥后筛去碎落的瓤核，再将炒制容器加热，至撒入麸皮即刻烟起，随即投入净枳壳片，迅速翻动，炒至色变深时，取出，筛去麸皮，放凉制成合格饮片，并将此合格饮片按标准汤剂的主要质量指标，经水提、分离、浓缩、干燥、制粒而成的配方颗粒。

【含量指标】本品每 1g 含柚皮苷（$C_{27}H_{32}O_{14}$）应为 72.0mg~128.0mg，含新橙皮苷（$C_{28}H_{34}O_{15}$）应为 46.0mg~99.0mg。

【性能功效】苦、辛、酸，微寒。归脾、胃经。麸炒可缓和峻烈之性，长于理气消食。

【临床应用】

胸中痞满——如橘皮枳壳汤（《御药院方》）

（1）组成：麸炒枳壳 3g　半夏 3g　陈皮 3g　人参 3g

（2）临证应用：本方行气散结，降逆止呕，益气安神。主治胸膈气痞，气短噎闷，不得升降。

（3）临证加减：若脾虚较重，可加茯苓；若伴随纳呆食少，则加炒麦芽、莱菔子、鸡内金；若气滞较重，加木香、佛手。

（4）现代应用：本方现常用于治疗功能性消化不良、慢性浅表性胃炎和萎缩性胃炎等。

【使用注意】孕妇慎用。

【用量建议】按配方颗粒国家标准，每 1g 配方颗粒相当于饮片 3g。《中国药典》饮片用量 3g~10g。根据临床试点应用经验，建议临床饮片用量 3g。

【参考】

1. 主要化学成分　枳壳经麸炒后，其挥发油含量降低，挥发油比重、折光率、颜色及成分组成也发生了变化。

2. 主要药理作用　麸炒能去掉部分挥发油，减少枳壳对肠道平滑肌的刺激。

【按语】枳壳麸炒后可缓和其峻烈之性，偏于理气健脾消食。《中国药典》2020 年版规定麸炒枳壳饮片含柚皮苷不得少于 4.0%，新橙皮苷不得少于 3.0%。麸炒枳壳配方颗粒国家标准控制指标成分与饮片一致。就质量标准而言，枳壳配方颗粒与麸炒枳壳配方颗粒在制成量和含量限度有一定差异，实现二者的区别，保障临床调配准确性。

木香配方颗粒

【来源】本品为菊科植物木香 *Aucklandia lappa* Decne. 的干燥根，经除去杂质，洗净，闷透，切厚片，干燥制成合格饮片，并将此合格饮片按标准汤剂的主要质量指标，经水提、分离、浓缩、干燥、制粒而成的配方颗粒。

【含量指标】本品每 1g 含木香烃内酯（$C_{15}H_{20}O_2$）和去氢木香内酯（$C_{15}H_{18}O_2$）的总量应为 1.2mg~4.5mg。

【性能功效】辛、苦，温。归脾、胃、大肠、三焦、胆经。行气止痛，健脾消食。

【临床应用】

1. 脾胃气滞——如香砂六君子汤（《古今名医方论》）

（1）组成：木香 2g　人参 3g　白术 6g　茯苓 6g　炙甘草 2g　陈皮 3g　半夏 3g　砂仁 2g　生姜 3g

（2）临证应用：本方扶脾治本，理气止痛，兼化痰湿，和胃散寒，标本兼顾。主治久泻久痢，脾肾虚寒证。泻痢无度，滑脱不禁，甚至脱肛坠下，脐腹疼痛，喜温喜按，倦怠食少，舌淡苔白，脉迟细。

（3）临证加减：脾肾虚寒、手足不温者，加附子；脱肛坠下者，加升麻、黄芪。

（4）现代应用：本方现常用于治疗慢性肠炎、慢性结肠炎、肠结核、慢性痢疾、痢疾综合征等日久不愈属脾肾虚寒者。

2. 饮食积滞——如木香槟榔丸（《儒门事亲》）

（1）组成：木香 3g　槟榔 3g　麸炒枳壳 3g　青皮 3g　陈皮 3g　莪术 6g　黄连 2g　黄柏 3g　大黄 1.5g　香附子 6g　牵牛子 3g

（2）临证应用：本方主治积滞内停。本方所治之证，多由于饮食不节，积滞内停，气机壅阻，郁而化热而成。临床以脘腹痞满胀痛、大便秘结，以及赤白痢疾、里急后重为主证。

（3）临证加减：湿热痢疾者，减陈皮、莪术、牵牛子；清热治痢者，加白头翁、白芍。

（4）现代应用：本方现常用于治疗糖尿病胃轻瘫、脑出血急性期、结肠直肠狭窄等病症。

3. 脾虚食停——如健脾丸（《证治准绳》）

（1）组成：木香 3g　炒白术 6g　黄连 2g　甘草 2g　白茯苓 10g　人参 3g　神曲 6g　陈皮 3g　砂仁 3g　炒麦芽 10g　山楂 9g　山药 15g　肉豆蔻 3g

（2）临证应用：本方为治脾虚食停、生湿化热的常用方。以食少难消，脘腹痞闷，大便溏薄，苔腻微黄，脉虚弱为辨证要点。

（3）临证加减：湿甚者，加车前子、泽泻；兼寒者，去黄连，加干姜。

（4）现代应用：本方现常用于治疗慢性胃炎、慢性肠炎、肠功能紊乱，消化不良等属脾虚食停者。

4. 久泻久痢——如真人养脏汤（《太平惠民和剂局方》）

（1）组成：木香 3g　人参 3g　当归 6g　炒白术 6g　煨肉豆蔻 3g　白芍 6g　诃子 3g　肉桂 1g　炙甘草 2g　蜜炙罂粟壳 3g

（2）临证应用：本方为治脾肾虚寒之久泻久痢。以泻痢滑脱不禁、腹痛、食少神疲、舌淡苔白、脉迟细为证治要点。

（3）临证加减：脾肾虚寒、手足不温者，加附子；脱肛坠下者，加升麻、黄芪。

（4）现代应用：本方现常用于治疗慢性肠炎、慢性结肠炎、肠结核、慢性痢疾、痢疾综合征等日久不愈属脾肾虚寒者。

【使用注意】本品辛温香燥，故阴虚、津亏、火旺者慎用。

【用量建议】按配方颗粒国家标准，每 1g 配方颗粒相当于饮片 1.3g。《中国药典》饮片用量 3g~6g。根据临床试点应用经验，建议临床饮片用量 3g。

【参考】

1. **主要化学成分**　木香主要含有萜类、蒽醌类、黄酮苷、木脂素苷、氨基酸及胆胺等成分。

2. **主要药理作用**　木香有止泻、保护胃黏膜、抗溃疡、利胆、抗肿瘤、抗炎、抗菌等作用。

【按语】木香行气作用强，多用于脘腹胀痛。《中国药典》2020 年版规定木香饮片含木香烃内酯和去氢木香内酯的总量不得少于 1.5%。木香配方颗粒国家标准含量控制指标成分与其饮片一致，并根据多批次标准汤剂质量特征制定指标成分含量限度，木香配方颗粒与其饮片疗效应该是相当的，符合临床汤剂应用实际。

川楝子配方颗粒

【来源】本品为楝科植物川楝 *Melia toosendan* Sieb.et Zucc. 的干燥成熟果实，经除去杂质制成合格的饮片，并将此合格饮片按标准汤剂的主要质量指标，经水提、分离、浓缩、干燥、制粒而成的配方颗粒。

【含量指标】本品每 1g 含川楝素（$C_{30}H_{38}O_{11}$）应为 0.50mg~1.80mg。

【性能功效】苦，寒；有小毒。归肝、小肠、膀胱经。疏肝泄热，行气止痛，杀虫。生品苦寒有毒，以杀虫疗癣为主，但亦能止痛。

【临床应用】

1. 虫积腹痛——如驱蛔定痛汤（《陕西中医》）

（1）组成：川楝子 5g　使君子 9g　乌梅 6g　川椒 3g　雷丸 5g　槟榔 3g　白芍 6g　枳壳 3g　青皮 3g　延胡索 3g　甘草 2g

（2）临证应用：本方主治蛔厥（胆道蛔虫病）。证见腹痛，拒按，甚者辗转不安，大汗淋沥，面色青白，四肢厥冷，呕恶吐蛔，苔白润，脉弦数。

（3）临证加减：若如积热明显者，可加连翘、栀子；如大便秘结者，可加芒硝、大黄等；兼有食积者，可再加山楂、麦芽、鸡内金等。

（4）现代应用：本方现常用于胆道蛔虫病等病症。

2. 寒疝疼痛——如导气汤（《医方集解》）

（1）组成：川楝子 5g　木香 3g　茴香 3g　吴茱萸 2g

（2）临证应用：本方主治寒疝，以阴囊冷痛，结硬如石，或引睾丸而痛为辨证要点。

（3）临证加减：若寒甚，可加附子；胀痛甚，加橘核、荔枝核、青皮；邪气久积入血显者，加香附、延胡索、丹参、红花；肝郁化热，减吴茱萸量，加栀子、黄芩、牡丹皮；睾丸硬肿痛甚，气机阻滞下焦湿热，加木通、泽泻、黄柏、海藻、海浮石等。

（4）现代应用：本方现常用于治疗鞘膜积液，睾丸炎、附睾炎等属于寒侵肝经，气机阻滞证者。

【使用注意】本品苦寒有毒，脾胃虚寒者不宜用，亦不可过量或持续服用。

【用量建议】按配方颗粒国家标准，每 1g 配方颗粒相当于饮片 3.5g。《中国药典》饮片用量 5g~10g。根据临床试点应用经验，建议临床饮片用量 5g。

【参考】

1. 主要化学成分　川楝子主要含有川楝素、柠檬苦素型三萜、木脂素、黄酮、甾体、有机酸等成分。

2. 主要药理作用　川楝子具有抗肿瘤、抗氧化、抗菌、消炎镇痛、抗病毒、驱虫等药理作用。

【按语】川楝子为疏肝泄热，行气止痛，杀虫的常用药。《中国药典》2020 年版规定川楝子饮片含川楝素应为 0.060%~0.20%。川楝子配方颗粒含量控制指标成分与其饮片一致，川楝素既是有效成分也是毒性成分。川楝子配方颗粒【特征图谱】对 6 个色谱峰进行了确认，符合中药多成分、多效能的特征。川楝子配方颗粒质量标准根据多批次标准汤剂质量特征制定川楝素含量限度，符合传统汤剂的物质基础。

炒川楝子配方颗粒

【来源】本品为楝科植物川楝 *Melia toosendan* Sieb.et Zucc. 的干燥成熟果实，经除去杂质，切厚片或砸成小块，用中火炒至表面焦黄色，取出，放凉，筛去碎屑制成合格的饮片，并将此合格饮片按标准汤剂的主要质量指标，经水提、分离、浓缩、干燥、制粒而成的配方颗粒。

【含量指标】本品每 1g 含川楝素（$C_{30}H_{38}O_{11}$）应为 0.40mg~1.80mg。

【性能功效】苦，寒；有小毒。归肝、小肠、膀胱经。川楝子炒后可缓和苦寒之性，降低毒性，并减轻滑肠之弊，以疏肝理气力胜。

【临床应用】

胁肋胀痛——如金铃子散（《太平圣惠方》）

（1）组成：炒川楝子 5g　延胡索 3g

（2）临证应用：本方为治疗肝郁化火之胸腹胁肋疼痛的常用方，亦是治疗气郁血滞而致诸痛的基础方。临床应用以胸腹胁肋诸痛，口苦，苔黄，脉弦数为辨证要点。

（3）临证加减：若用治胸胁疼痛，可加柴胡、郁金、香附等；用治脘腹疼痛，可加木香、砂仁、陈皮等；治痛经，可加当归、益母草、香附等；用治少腹气滞疝痛者，可加橘核、荔枝核等。

（4）现代应用：本方现常用于治疗胃炎、胆囊炎、胃肠痉挛、肋间神经痛、肋软骨炎等属肝郁化火者。

【使用注意】本品苦寒，脾胃虚寒者不宜用。阴虚津伤者慎用。

【用量建议】按配方颗粒国家标准，每 1g 配方颗粒相当于饮片 3g。《中国药典》饮片用量 5g~10g。根据临床试点应用经验，建议临床饮片用量 5g。

【参考】

1. **主要化学成分** 川楝素为驱虫的有效成分。川楝子有小毒，毒性成分可能是毒性蛋白，加热后毒性降低。

2. **主要药理作用** 炒制后可降低或消除川楝子肝毒性。

【按语】川楝子炒后可缓和苦寒之性，降低毒性，减少滑肠之弊，以疏肝理气止痛力胜。《中国药典》2020 年版炒川楝子饮片含川楝素应为 0.040%~0.20%。炒川楝子配方颗粒含量控制指标成分与其饮片相同。其质量标准是根据多批次标准汤剂质量特征制定，符合临床应用实际。配方颗粒国家标准建立的特征图谱能够实现川楝子、炒川楝子配方颗粒的定性鉴别，保证临床用药调配的准确性。

乌药配方颗粒

【来源】本品为樟科植物乌药 *Lindera aggregata*（Sims）Kosterm. 的干燥块根，经除去细根，大小分开，浸透，切薄片，干燥制成合格饮片，并将此合格饮片按标准汤剂的主要质量指标，经水提、分离、浓缩、干燥、制粒而成的配方颗粒。

【含量指标】本品每 1g 含去甲异波尔定（$C_{18}H_{19}NO_4$）应为 15.0mg~37.0mg。

【性能功效】辛，温。归肺、脾、肾、膀胱经。行气止痛，温肾散寒。

【临床应用】

1. **寒疝腹痛——如天台乌药散（《圣济总录》）**

（1）组成：乌药 6g　木香 3g　茴香 3g　青橘皮 3g　高良姜 3g　槟榔 3g　川楝子 5g

（2）临证应用：本方主治气滞寒凝之疝气，以少腹痛引睾丸、舌淡苔白、脉沉弦为辨证要点。

（3）临证加减：前阴肿胀偏坠明显者，可酌加荔枝核、橘核；寒甚而喜温畏寒者，可酌加肉桂、吴茱萸；痛经者，可酌加当归、川芎、香附；痕聚者，可酌加枳实、厚朴、莪术。

（4）现代应用：本方现常用于治疗腹股沟斜疝和直疝、睾丸炎、附睾炎、胃肠功能紊乱、肠痉挛和痛经等，辨证属于气滞寒凝者。

2. 遗尿尿频——如缩泉丸（《魏氏家藏方》）

（1）组成：天台乌药3g　炒益智仁3g　山药3g

（2）临证应用：本方主治下元虚寒证，以尿频或遗尿，舌淡，脉沉弱为证治要点。

（3）临证加减：若肾精不足，加鹿角胶、菟丝子；若肾阳虚，加仙灵脾、山萸肉；若肾阴虚，加熟地黄、龟甲；若气虚，加黄芪、白术；若兼固涩之力不足，可酌加鹿角霜、桑螵蛸、乌贼骨、牡蛎。

（4）现代应用：本方现常用于治疗小儿或成人遗尿，老人、妇女及病后因脏气虚衰引起的小便不禁等病症。

3. 疝气——如乌苓通气散（《万病回春》）

（1）组成：乌药3g　当归3g　芍药3g　香附3g　糖球3g　陈皮3g　茯苓10g　白术6g　槟榔3g　延胡索3g　泽泻6g　木香1g　甘草1g

（2）临证应用：本方主治一切疝气，无问远近、寒热、风湿寒气。

（3）临证加减：若恶寒，脉沉细，加吴茱萸。

（4）现代应用：本方现常用于治疗腹股沟斜疝、鞘膜积液、急慢性附睾炎等。

【使用注意】气虚及内热证患者禁服，孕妇及体虚者慎服。

【用量建议】按配方颗粒国家标准，每1g配方颗粒相当于饮片10g。《中国药典》饮片用量6g~10g。根据临床试点应用经验，建议临床饮片用量6g。

【参考】

1. **主要化学成分**　乌药主要含挥发油成分，其中包含多种倍半萜类。还含有生物碱、乌药醚内酯、乌药内酯、新乌药内酯、乌药烯、α-姜黄烯、乌药醚、双香樟内酯等。

2. **主要药理作用**　乌药有调节肠胃运动、促进消化液分泌、兴奋大脑皮质、促进呼吸、兴奋心肌、促进血液循环、升高血压、镇痛、抗炎、抗疲劳等作用。

【按语】乌药为行气止痛，温肾散寒的常用药。《中国药典》2020年版规定乌药饮片含乌药醚内酯不得少于0.030%，含去甲异波尔定不得少于0.40%。因乌药醚内酯在水中溶解度较低，且不稳定，乌药配方颗粒国家标准根据多批次标准汤剂质量特征，以去甲异波尔定为含量检测指标。就质量标准而言，乌药配方颗粒符合临床汤剂用药实际。

荔枝核配方颗粒

【来源】本品为无患子科植物荔枝 *Litchi chinensis* Sonn. 的干燥成熟种子，经除去杂质，捣碎，制成合格饮片，并将此合格饮片按标准汤剂的主要质量指标，经水提、分离、浓缩、干燥、制粒而成的配方颗粒。

【含量指标】本品每1g含原儿茶酸（$C_7H_6O_4$）应为0.70mg~1.8mg。

【性能功效】甘、微苦，温；归肝、肾经。行气散结，祛寒止痛。生品长于治肝气郁滞，胃脘疼痛，妇女少腹刺痛；亦治疝气疼痛。

【临床应用】

1. 疝气痛、睾丸肿痛——如荔核散（《普济方》）

（1）组成：荔枝核5g 沉香1g 木香3g 青盐1.2g 食盐0.9g 炒八角茴香3g 小茴香3g 川楝子肉5g

（2）临证应用：本方通阳化滞，散寒消结，行气止痛。主治疝气。阴核肿大，痛不可忍。

（3）临证加减：若气虚下陷而致疝气，可加黄芪、升麻、柴胡；若阴核肿大，痛不可忍，可加延胡索、吴茱萸、盐黄柏。

（4）现代应用：本方现常用于治疗疝气、睾丸鞘膜积液、睾丸炎、附睾炎。

2. 疝气痛——如荔香散（《景岳全书》）

（1）组成：荔枝核5g 大茴香3g

（2）临证应用：本方主治疝气痛极，在气分者，小腹气痛。

（3）临证加减：若寒甚者，可加制吴茱萸、乌药、香附。

（4）现代应用：本方现常用于治疗疝气、睾丸炎、附睾炎等。

【使用注意】无寒湿滞气者勿服。

【用量建议】按配方颗粒国家标准，每1g配方颗粒相当于饮片6.5g，《中国药典》饮片用量5g~10g。根据临床试点应用经验，建议临床饮片用量5g。

【参考】

1. 主要化学成分　荔枝核中主含黄酮类、甾体类、鞣质、萜类、多糖、氨基酸和色素等多种化学成分，其中黄酮类和皂苷类为主要的活性成分。

2. 主要药理作用　荔枝核有降血糖、调节脂代谢、抗肝损伤、抗病毒、抗肿瘤等药理作用。

【按语】荔枝核生品偏于治肝气郁滞，胃脘疼痛。《中国药典》2020年版荔枝核饮片无含量测定指标，荔枝核配方颗粒国家标准根据多批次标准汤剂质量特征，以主要成分原儿茶酸为含量检测指标，就含量控制指标而言，荔枝核配方颗粒标准优于其饮片，符合传统汤剂的物质基础。质量更可控，疗效更稳定。

盐荔枝核配方颗粒

【来源】本品为无患子科植物荔枝 *Litchi chinensis* Sonn. 的干燥成熟种子，经除去杂质，捣碎，加盐水拌，闷润至盐水被吸尽，用文火炒干，取出，晾凉制成合格饮片，并将此合格饮片按标准汤剂的主要质量指标，经水提、分离、浓缩、干燥、制粒而成的配方颗粒。

【含量指标】本品每1g含原儿茶酸（$C_7H_6O_4$）应为0.70mg~1.9mg。

【性能功效】甘、微苦，温；归肝、肾经。盐炙后偏入肝经血分，行血中之气，长于疗疝止痛。

【临床应用】

1. 疝气疼痛——如疝气内消丸（《北京市中药成方选集》）

（1）组成：盐荔枝核 5g　川楝子 5g　炒橘核 3g　炒小茴香 3g　沉香 1g　肉桂 1g　白术 6g　甘草 2g　炙吴茱萸 2g　炒青皮 3g　炮姜 3g　丝瓜炭 5g　炙补骨脂 6g　大茴香 3g　川附片 3g

（2）临证应用：本方顺气散寒，消肿止痛。主治小肠疝气，偏坠抽痛，睾丸肿大，坚硬不消。

（3）临证加减：若小肠疝气，偏坠抽痛较甚者，可加黄芪、升麻、延胡索；若睾丸肿大，坚硬不消较甚者，可加盐黄柏、丹参、郁金等。

（4）现代应用：本方现常用于治疗腹股沟斜疝，睾丸肿痛等。

2. 血气刺痛——如蠲痛散（《妇人大全良方》）

（1）组成：盐荔枝核 5g　炒香附子 6g

（2）临证应用：本方疏通气血、疏肝理气止痛。主治妇人血气刺痛，妇女月经不通，心腹上下及胃脘痛。

（3）临证加减：治疗肝郁气滞血瘀之痛经及产后腹痛，酌加川芎、当归、益母草等。

（4）现代应用：本方现常用于治疗肝郁气滞血瘀之痛经及产后腹痛者。

【使用注意】脾胃虚弱、体内无寒者慎用。

【用量建议】按配方颗粒国家标准，每 1g 配方颗粒相当于饮片 6g，《中国药典》饮片用量 5g~10g。根据临床试点应用经验，建议临床饮片用量 5g。

【参考】

1. **主要化学成分**　盐炙后的荔枝核总黄酮和总皂苷含量降低。

2. **主要药理作用**　荔枝核盐炙能增强疗疝止痛的作用。

【按语】盐荔枝核专入肾经，用于疗疝止痛。《中国药典》2020 年版盐荔枝核饮片无含量测定指标，盐荔枝核配方颗粒国家标准根据多批次标准汤剂质量特征以主要药效成分原儿茶酸为含量检测指标。就质量标准而言，盐荔枝核配方颗粒标准更加完善，符合传统汤剂的物质基础，盐制前后荔枝核配方颗粒在制成量和含量限度有一定差异，实现了二者的区别，保障临床调配准确。

香附配方颗粒

【来源】本品为莎草科植物莎草 *Cyperus rotundus* L. 的干燥根茎，经除去毛须及杂质，切厚片或碾碎制成合格饮片，并将此合格饮片按标准汤剂的主要质量指标，经水提、分离、浓缩、干燥、制粒而成的配方颗粒。

【含量指标】本品每 1g 含总黄酮以芦丁（$C_{27}H_{30}O_{16}$）计，应为 25.0mg~90.0mg。

【性能功效】辛、微苦、微甘，平。归肝、脾、三焦经。疏肝解郁，理气宽中，调经止痛。生用上行胸膈，外达肌肤，故多入解表剂中，以理气解郁为主。

【临床应用】

1. 风寒感冒——如香苏散（《太平惠民和剂局方》）

（1）组成：香附 6g　紫苏叶 5g　甘草 2g　陈皮 3g

（2）临证应用：本方证为风寒外束，内有气郁。临床以恶寒发热、头痛无汗、胸脘痞闷、苔薄白、脉浮为辨证要点。本方紫苏叶尚有安胎作用，故妊娠感冒，用之亦较为适宜。

（3）临证加减：若头痛，加川芎、白芷、细辛、荆芥穗；咳嗽声重，痰多涕稠，加半夏、桔梗、乌梅、桑白皮；心疼，加石菖蒲、半夏；泄泻，加木香、藿香。

（4）现代应用：本方现常用于治疗体虚感冒、反流性胃炎、消化不良等病症。

2. 胸膈痞闷——如越鞠丸（《丹溪心法》）

（1）组成：香附 6g　苍术 3g　川芎 3g　神曲 6g　栀子 6g

（2）临证应用：本方为治六郁证的代表方，以胸膈痞闷，胁腹胀痛，饮食不消为辨证要点。

（3）临证加减：若气郁偏重，可重用香附，酌加木香、枳壳、郁金；若血郁偏重，可重用川芎，酌加桃仁、赤芍、红花；若湿郁偏重，可重用苍术，酌加茯苓、厚朴、白芷、泽泻等；若火郁偏重，可重用栀子，酌加黄芩、黄连、青黛；若食郁偏重，可重用神曲，酌加山楂、麦芽、砂仁；若痰郁偏重，酌加半夏、瓜蒌、制天南星、海浮石。

（4）现代应用：本方现常用于治疗胃肠神经官能症、胃肠功能紊乱、消化性溃疡、慢性胃炎、胆道系统感染、胆石症、慢性肝炎、精神失调症、梅核气、痛经，以及偏头痛、顽固性继发性癫痫、低血钾、冠心病、脑血栓、顽固性口腔溃疡、闭经、盆腔炎等属气、血、湿、痰、火、食等郁滞为患者。

【使用注意】体虚者、孕妇慎用。

【用量建议】按配方颗粒国家标准，每1g配方颗粒相当于饮片5g。《中国药典》饮片用量6g~10g。根据临床试点应用经验，建议临床饮片用量6g。

【参考】

1. 主要化学成分　香附主要含挥发油，油中主要成分为倍半萜类，如 β- 蒎烯、香附子烯、α- 香附酮、β- 香附酮、广藿香酮、α- 莎香醇、β- 莎草醇、柠檬烯、丁香烯等。还含有糖类、苷类、黄酮类、三萜类、酚类、生物碱等成分。

2. 主要药理作用　香附有镇痛、抗炎、解热、保肝、利肝、降血压、强心、抑菌及抑制子宫和肠管平滑肌等药理作用。

【按语】生香附上行胸膈，外达肌肤，故多入解表剂中，以理气解郁为主。《中国药典》2020 年版规定香附饮片含挥发油不得少于 1.0%（ml/g），香附配方颗粒国家标准以主要药效成分总黄酮为含量检测指标。香附配方颗粒根据标准汤剂多批次质量特征，将含量检测指标由挥发油更换为总黄酮，符合传统汤剂的用药实际。

醋香附配方颗粒

【来源】本品为莎草科植物莎草 *Cyperus rotundus* L. 的干燥根茎，经除去毛须及杂质，切厚片或碾碎，加定量的醋拌匀，闷润至醋被吸尽后，文火炒干，取出，晾凉制成合格饮片，并将此合格饮片按标准汤剂的主要质量指标，经水提、分离、浓缩、干燥、制粒而成的配方颗粒。

【含量指标】本品每 1g 含总黄酮以芦丁（$C_{27}H_{30}O_{16}$）计，应为 20.0mg~70.0mg。

【性能功效】辛、微苦、微甘，平。归肝、脾、三焦经。醋炙后能增强疏肝止痛和消食化滞的作用。

【临床应用】

1. 疝气疼痛——如青囊丸（《韩氏医通》）

（1）组成：醋香附子 6g　乌药 6g

（2）临证应用：治妇人头痛有痰。

（3）临证加减：久泻者，加炒升麻以升阳止泻；舌苔黄腻者，加黄连、煨木香以清热燥湿，理气止泻。

（4）现代应用：本方现常用于治疗急性肠炎、慢性结肠炎、肠易激综合征等属肝旺脾虚者。

2. 气滞血瘀——如消积通经丸（《寿世保元》）

（1）组成：醋南香附 6g　醋艾叶 3g　酒当归 6g　南芎 3g　赤芍 6g　生地黄 6g　桃仁 5g　红花 3g　醋三棱 3g　醋莪术 3g　炒干漆 2g

（2）临证应用：本方行气解郁，破血通经。治妇人气滞血瘀，腹有血痕，脐下胀痛；或月经不行，发热体倦者。

（3）临证加减：若行经腹痛、经血闭止较甚者，可加生蒲黄、醋五灵脂、益母草；若瘀血积聚、症瘕痞块、乳房肿块、子宫肌瘤者，可加桂枝、牡丹皮、郁金、茯苓等。

（4）现代应用：本方现常用于治疗月经不调、行经腹痛、经血闭止、瘀血积聚、症瘕痞块、子宫肌瘤、卵巢囊肿、乳房肿块、盆腔积液、输卵管不通、子宫腺肌症、经前期综合征、更年期综合征、多囊卵巢综合征、子宫内膜异位症及不孕症等诸多病症。

【使用注意】体虚者、孕妇慎用。

【用量建议】按配方颗粒国家标准，每 1g 配方颗粒相当于饮片 4g。《中国药典》饮片用量 6g~10g。根据临床试点应用经验，建议临床饮片用量

6g。

【参考】

1. 主要化学成分　香附经醋制后，挥发油含量降低，水溶性浸出物和 α- 香附酮含量增高。

2. 主要药理作用　香附经醋制后，解痉、镇痛作用增强。

【按语】醋香附能专入肝经，增强疏肝止痛作用，并能消积化滞。《中国药典》2020 年版规定醋香附饮片含挥发油不得少于 0.8%（ml/g），醋香附配方颗粒国家标准以主要药效成分总黄酮为含量检测指标。醋香附配方颗粒根据标准汤剂多批次质量特征，将含量检测指标由挥发油更换为总黄酮，符合传统汤剂用药实际。就质量标准而言，香附配方颗粒与醋香附配方颗粒在制成量和含量限度有一定差异，实现了二者的区别，保障临床用药调配的准确性。

佛手配方颗粒

【来源】本品为芸香科植物佛手 *Citrus medica* L. var. *sarcodactylis* Swingle 的干燥果实，经除去杂质，或润透，切丝，干燥制成合格饮片，并将此合格饮片按标准汤剂的主要质量指标，经水提、分离、浓缩、干燥、制粒而成的配方颗粒。

【含量指标】本品每 1g 含总黄酮以槲皮素（$C_{15}H_{10}O_7$）计，应为 4.0mg~10.0mg，含橙皮苷（$C_{28}H_{34}O_{15}$）应为 0.15mg~0.50mg。

【性能功效】辛、苦、酸，温。归肝、脾、胃、肺经。疏肝理气，和胃止痛，燥湿化痰。

【临床应用】

1. 胃脘痞满——如白术和中汤（《重订通俗伤寒论》）

（1）组成：佛手 2g　生晒术 3g　新会皮 3g　焦六神曲 6g　浙茯苓 10g　春砂仁 3g　五谷虫 3g　陈仓米 9g

（2）临证应用：本方主治气虚中满，湿证夹食，腹中胀满，中空无物，按之不坚，亦不通，或时胀时减。

（3）临证加减：若寒气盛者，加干姜，吴茱萸；若湿热盛者，加川黄连，川厚朴；兼大便闭结者，吞服枳实导滞丸；若兼络瘀，加新绛、旋覆花、青葱管。

（4）现代应用：本方现常用于治疗积食、胃胀等。

2. 湿温腹胀——如开郁通络饮（《湿温时疫治疗法》）

（1）组成：佛手片 2g　香橼皮 3g　广郁金 3g　延胡索 3g　远志肉 3g　茜草 3g　陈木瓜 3g　蜣螂虫 3g　丝通草 3g

（2）临证应用：本方理气通络，祛痰化湿。主治湿温肿胀，湿滞在络，按之则坚，腹胀不减，服消导药不效，久病入络者。

（3）临证加减：消滞加红曲、鸡内金；降气加紫苏子、川贝母。

（4）现代应用：本方现常用于治疗肝硬化、胃下垂、鼓胀等疾病。

【使用注意】阳虚体热、体弱人群慎用。

【用量建议】按配方颗粒国家标准，每 1g 配方颗粒相当于饮片 1.6g。《中国药典》饮片用量 3g~10g。根据临床试点应用经验，建议临床饮片用量 3g。

【参考】

1. 主要化学成分　佛手主要含有黄酮类、香豆素类、挥发油类及多糖等成分。

2. 主要药理作用　佛手有抑制肠道平滑肌、扩张冠状血管、增加冠脉血流量、抑制心肌收缩力、减缓心率、降低血压、平喘、祛痰、抗应激、调节免疫及抗肿瘤等作用。

【按语】佛手为疏肝理气，和胃止痛，燥湿化痰的常用药。《中国药典》2020 年版规定佛手饮片含橙皮苷不得少于 0.030%。佛手配方颗粒国家标准根据标准汤剂主要质量特征，增加了总黄酮含量控制项。就含量指标控制而言，佛手配方颗粒标准优于佛手饮片。临床疗效方面，佛手配方颗粒应该较饮片更稳定、可控。

香橼（香圆）配方颗粒

【**来源**】本品为芸香科植物香圆 *Citrus wilsonii* Tanaka 的干燥成熟果实，未切片者，打成小块；切片者润透，切丝，晾干制成合格饮片，并将此合格饮片按标准汤剂的主要质量指标，经水提、分离、浓缩、干燥、制粒而成的配方颗粒。

【**含量指标**】本品每 1g 含柚皮苷（$C_{27}H_{32}O_{14}$）应为 30.0mg~90.0mg。

【**性能功效**】辛、苦、酸，温。归肝、脾、肺经。疏肝理气，宽中，化痰。

【**临床应用**】

1. 胸腹胀满——如消胀万应汤（《重订通俗伤寒论》）

（1）组成：香橼 3g　地骷髅 9g　大腹皮 5g　真川朴 3g　莱菔子 5g　六神曲 5g　鸡内金 3g　煅人中白 2g　灯心草 1g

（2）临证应用：本方化积消胀。主治气滞湿阻，胸腹胀满。

（3）临证加减：若气滞湿阻而致的胸腹胀满，可加豆蔻、广藿香、香附、高良姜等。

（4）现代应用：本方现常用于治疗浅表性胃肠炎而致胸腹胀满。

2. 脘腹胀满——如温中平胃散（《医醇剩义》）

（1）组成：香橼 3g　炮姜 2g　砂仁 3g　木香 2g　炒谷芽 9g　炒神曲 6g　广陈皮 3g　茅术 3g　厚朴 3g　枳壳 3g　青皮 3g

（2）临证应用：主治胃胀，脘痛，腹满，鼻闻焦臭，妨于食，大便难。

（3）临证加减：若胃脘胀痛较甚者，可加隔山撬、槟榔等；若腹满，大便难者，可加酒大黄。

（4）现代应用：本方现常用于治疗胃肠炎症导致的胃胀，脘痛，大便秘结。

3. 黄疸臌胀——如消臌万应丹（《重订通俗伤寒论》）

（1）组成：陈香橼 3g　煅人中白 3g　地骷髅 9g　莱菔子 5g　六神曲

6g　砂仁 3g

（2）临证应用：本方化积消臌。主治黄疸变臌，气喘胸闷，脘痛翻胃，疳胀结热，伤力黄肿，噤口痢。

（3）临证加减：若黄疸臌胀者可加茵陈、厚朴、大腹皮、佛手等。

（4）现代应用：本方现常用于治疗肝硬化而致的黄疸变臌，脘腹胀痛，疳胀结热，便难。

【使用注意】阴虚血燥及孕妇气虚者慎服。

【用量建议】按配方颗粒国家标准，每 1g 配方颗粒相当于饮片 2g。《中国药典》饮片用量 3g~10g。根据临床试点应用经验，建议临床饮片用量 3g。

【参考】

1. **主要化学成分**　香橼含挥发油，主要为香叶醛、柠檬烯等。另含柚皮苷、枸橼酸、牻牛儿醛、丁香烯、金合欢醛等成分。

2. **主要药理作用**　香橼有促进胃肠蠕动、健胃、祛痰、抗炎等多种药理作用。

【按语】香橼为疏肝理气，宽中，化痰的常用药。《中国药典》2020 年版规定香橼（香圆）药材含柚皮苷不得少于 2.5%。香橼（香圆）配方颗粒国家标准含量控制指标成分与药材一致，并根据多批次标准汤剂质量特征，而制定其指标成分含量限度。香橼（香圆）配方颗粒国家标准特征图谱以香橼（香圆）对照药材为参照物以区分不同基原。就质量标准而言，配方颗粒标准较其饮片更加完善，更符合临床汤剂应用实际。

大腹皮（大腹皮）配方颗粒

【来源】本品为棕榈科植物槟榔 *Areca catechu* L. 的干燥果皮，经除去杂质，洗净，切段，干燥制成合格饮片，并将此合格饮片按标准汤剂的主要质量指标，经水提、分离、浓缩、干燥、制粒而成的配方颗粒。

【含量指标】本品每 1g 含去甲槟榔次碱（$C_6H_9NO_2$）、槟榔次碱（$C_7H_{11}NO_2$）、槟榔碱（$C_8H_{13}NO_2$）的总量应为 15.0mg~40.0mg。

【性能功效】辛，微温。归脾、胃、大肠、小肠经。行气宽中，行水消肿。

【临床应用】

1. 三焦湿郁——如一加减正气散（《温病条辨》）

（1）组成：大腹皮5g　藿香梗6g　厚朴3g　杏仁5g　茯苓皮6g　广陈皮3g　神曲5g　麦芽5g　绵茵陈6g

（2）临证应用：本方芳香化湿，理气和中。主治三焦湿郁，升降失司，脘连腹胀，大便不爽。

（3）临证加减：若三焦湿郁，脘腹胀痛较甚者，可加法半夏、枳壳、白豆蔻、广木香；若大便一日数次，排泻不爽者，可重用厚朴，还可加佛手、炒莱菔子、砂仁、山楂等。

（4）现代应用：本方现常用于治疗湿热型慢性胃炎等。

2. 气滞水肿——如五子五皮饮（《证治准绳》）

（1）组成：大腹皮5g　炒紫苏子3g　葶苈子3g　桑白皮4.5g　莱菔子5g　车前9g　陈皮3g　炒地肤子9g　茯苓皮9g　姜皮1.5g

（2）临证应用：气虚体弱者慎用。

（3）临证加减：有热加丹皮、赤芍；遇寒发作加桂枝。

（4）现代应用：本方现常用于治疗肺心病之胸满气促，下肢水肿者。

【使用注意】气虚、气陷、血虚、阴虚、体弱、久病、年老体衰患者谨慎使用。

【用量建议】按配方颗粒国家标准，每1g配方颗粒相当于饮片5.5g。《中国药典》饮片用量5g~10g。根据临床试点应用经验，建议临床饮片用量5g。

【参考】

1. 主要化学成分　大腹皮主要含槟榔碱、槟榔次碱、α-儿茶素等。

2. 主要药理作用　大腹皮有兴奋胃肠道平滑肌、促胃肠动力作用，并有促进纤维蛋白溶解、杀绦虫等作用。

【按语】大腹皮为行气宽中，行水消肿的常用药。《中国药典》2020年版无大腹皮含量控制指标。大腹皮（大腹皮）配方颗粒国家标准根据标准汤剂主要质量指标，增加了去甲槟榔次碱、槟榔次碱、槟榔碱的总量作为含量控制指标成分。就含量指标控制而言，配方颗粒标准较其饮片更加完善。临床疗效应该更稳定、可靠。

玫瑰花配方颗粒

【来源】本品为蔷薇科植物玫瑰 *Rosa rugosa* Thunb. 的干燥花蕾，经除去杂质制成合格饮片，并将此合格饮片按标准汤剂的主要质量指标，经水提、分离、浓缩、干燥、制粒而成的配方颗粒。

【含量指标】本品每 1g 含总黄酮以芦丁（$C_{27}H_{30}O_{16}$）计应为 55.0mg~125.0mg，含没食子酸（$C_7H_6O_8$）应为 24.0mg~50.0mg，含鞣花酸（$C_{14}H_6O_8$）应为 15.0mg~35.0mg。

【性能功效】甘、微苦，温。归肝、脾经。行气解郁，和血，止痛。

【临床应用】

1. 气滞痰凝——如四花解郁汤（戴祖铭方）

（1）组成：玫瑰花 3g　绿萼梅 6g　佛手花 3g　厚朴花 3g　姜半夏 3g　白茯苓 10g　远志肉 3g　白芍 6g　生甘草 2g

（2）临证应用：本方理气开郁，降逆化痰。主治七情郁结，气滞痰凝。

（3）临证加减：便秘者，加贝母、枇杷叶、前胡；呕恶者，加竹茹、旋覆花；失眠健忘者，加酸枣仁、五味子；情志抑郁，胸胁胀满，郁结明显者，可酌加郁金、枳壳、香附；若肝气横逆犯脾，兼见肝郁脾虚者，可加焦白术、神曲、广木香、生麦芽。

（4）现代应用：本方现常用于治疗咽喉部神经官能症。

2. 血热郁阻——如凉血疏肝汤（李元文方）

（1）组成：玫瑰花 3g　生地黄 10g　栀子 6g　黄连 2g　赤芍 6g　牡丹皮 6g　丹参 9g　黄芩 3g　大黄 3g　香附 6g　红花 3g　甘草 2g

（2）临证应用：本方凉血清热，疏肺理气，活血通络。主治肝热化火，血热郁阻。

（3）临证加减：若肝热化火，血热灼肺，肺阴受损，可加北沙参、麦冬、桔梗等。

（4）现代应用：本方现常用于治疗肺炎咳喘，发烧，痰中带血。

【使用注意】孕妇应避免服用。

【用量建议】按配方颗粒国家标准，每 1g 配方颗粒相当于饮片 3.7g，《中国药典》饮片用量 3g~6g。根据临床试点应用经验，建议临床饮片用量 3g。

【参考】

1. 主要化学成分　玫瑰花含维生素、蛋白质、黄酮、多糖类、鞣质以及人体必需的氨基酸等成分。

2. 主要药理作用　玫瑰花有降血糖、抗氧化、抗辐射、抗肿瘤、抑菌、免疫调节、抗衰老、抗病毒等作用。

【按语】玫瑰花行气解郁，和血止痛。《中国药典》2020 年版玫瑰花无含量测定指标。玫瑰花配方颗粒国家标准根据多批次标准汤剂质量特征以总黄酮、没食子酸和鞣花酸为含量检测指标，就含量控制指标而言，配方颗粒标准优于其饮片，符合传统汤剂的物质基础，疗效应该更稳定、可控。

梅花配方颗粒

【来源】本品为蔷薇科植物梅 *Prunus mume*（Sieb.）Sieb. et Zucc. 的干燥花蕾，经除去杂质制成合格的饮片，并将此合格饮片按标准汤剂的主要质量指标，经水提、分离、浓缩、干燥、制粒而成的配方颗粒。

【含量指标】本品每 1g 含绿原酸（$C_{16}H_{18}O_9$）应为 47.0mg~89.0mg，含金丝桃苷（$C_{21}H_{20}O_{12}$）和异槲皮苷（$C_{21}H_{20}O_{12}$）的总量应为 8.5mg~24.0mg。

【性能功效】微酸，平。归肝、胃、肺经。疏肝和中，化痰散结。

【临床应用】

1. 梅核气——如五花解郁汤（《家庭医生报》谢兆丰方）

（1）组成：绿梅花 3g　旋覆花 3g　玳玳花 1.5g　厚朴花 3g　佛手花

3g　生姜 3g　大枣 6g

（2）临证应用：本方主治情志不畅，肝气挟痰所引起的梅核气。

（3）临证加减：治梅核气效果不佳时，可加合欢花、郁金、香附。

（4）现代应用：本方现常用于治疗精神抑郁。

2. 喉痹——如滋阴清咽汤（李斯炽方）

（1）组成：绿萼梅 3g　生地黄 9g　牡丹皮 6g　天花粉 9g　知母 6g　麦冬 6g　女贞子 6g　旱莲草 9g　石斛 6g　蝉蜕 3g　薄荷 3g　桑叶 5g　甘草 2g

（2）临证应用：本方滋阴凉血疏风。主治肺肾阴亏，阴虚血热，复感风邪，结于咽喉。

（3）临证加减：咳嗽者可加桑白皮、百部、紫菀、枇杷叶；阴伤者可加南沙参、玉竹、石斛；气虚者可加太子参、茯苓、白术、陈皮；肺热者可加黄芩、栀子、重楼、金荞麦。

（4）现代应用：本方现常用于治疗慢性咽炎等。

3. 梅核气——如射干五花汤（《中国中医药报》张恩树方）

（1）组成：绿萼梅花 3g　射干 3g　木蝴蝶 1g　合欢花 5g　佛手花 3g　玫瑰花 3g　厚朴花 3g　桔梗 3g　生甘草 2g

（2）临证应用：本方疏肝理气，开郁化痰，清热利咽。主治梅核气证属痰气交阻者。

（3）临证加减：气郁明显者，加苏梗、制香附、川郁金；痰郁尤甚者，加法半夏、陈皮、茯苓；咽干舌燥者，加玄参、生地黄、麦冬。

（4）现代应用：本方现常用于治疗慢性咽炎等。

【使用注意】脾胃虚弱、脾胃虚寒患者不适合长时间或大量使用。

【用量建议】按配方颗粒国家标准，每 1g 配方颗粒相当于饮片 2.5g。《中国药典》饮片用量 3g~5g。根据临床试点应用经验，建议临床饮片用量 3g。

【参考】

1. **主要化学成分**　梅花主要含黄酮类、苯丙素类、有机酸类、挥发性成分等，其中主要包括绿原酸、芦丁、金丝桃苷、异槲皮苷、乙酸苄酯、苯甲醇、乙酸肉桂酯、丁香子酚、花青素等成分。

2. 主要药理作用 梅花有抗抑郁、抗氧化、防衰老、抗炎症、改善机体免疫功能等作用。

【按语】梅花为疏肝和中，化痰散结的中药。《中国药典》2020 年版规定梅花药材含绿原酸不得少于 3.0%，含金丝桃苷及异槲皮苷的总量不得少于 0.35%。梅花配方颗粒含量控制指标成分与其药材成分相同，配方颗粒按规格折算后绿原酸含量下限低于饮片标准，是由于绿原酸对光和热的稳定性较差，在煎煮过程中损失较大造成，金丝桃苷及异槲皮苷总量含量下限与药材标准基本一致，符合汤剂实际。梅花配方颗粒【特征图谱】对 10 个色谱峰进行了确认，符合中药多成分、多指标的质量控制特征。就质量控制而言，梅花配方颗粒标准符合临床用药实际。

紫苏梗配方颗粒

【来源】本品为唇形科植物紫苏 *Perilla frutescens*（L.）Britt. 的干燥茎，经除去杂质，稍浸，润透，切厚片，干燥制成合格饮片，并将此合格饮片按标准汤剂的主要质量指标，经水提、分离、浓缩、干燥、制粒而成的配方颗粒。

【含量指标】本品每 1g 含迷迭香酸（$C_{18}H_{16}O_8$）应为 3.7mg~19.0mg，含咖啡酸（$C_9H_8O_4$）应为 0.70mg~2.7mg。

【性能功效】辛，温。归肺、脾经。理气宽中，止痛，安胎。

【临床应用】

1. 胸腹胀满——如顺气活血汤（《伤科大成》）

（1）组成：紫苏梗 3g　厚朴 3g　枳壳 3g　香附 3g　炒赤芍 3g　砂仁 2g　红花 2g　当归尾 6g　苏木末 3g　木香 2g　桃仁 5g

（2）临证应用：行气活血，祛瘀止痛。主治跌打损伤，气滞血瘀诸痛，尤其对胸胁挫伤气滞胀满作痛更为合适。症见胸胁胀满作痛，痛处或走窜或拒按，或刺痛，局部多有青紫瘀斑或瘀血肿块，舌质暗红，脉弦而涩者。

（3）临证加减：若欲疏肝引经加柴胡；泄热加黄芩；降逆加半夏；宣

肺加杏仁；大便结加大黄等。

（4）现代应用：本方现常用于治疗胸部挫伤，扭伤，瘀凝气滞，疼痛肿胀等症。

2. 气滞水停证——如安胎利水汤（《镐京年指医方》）

（1）组成：紫苏梗 5g　人参 3g　生白术 5g　大腹皮 5g　砂仁末（冲）2g　茯苓皮 9g　天仙藤 3g　冬葵子 9g

（2）临证应用：行气利水，健脾安胎。主气滞水停，妊娠水肿。

（3）临证加减：若气滞水停较甚者，可加桑白皮、川木通、车前仁；若妊娠水肿，可加杜仲、冬瓜皮、金钱草。

（4）现代应用：本方现常用于治疗妊娠水肿，足以下肿甚。

【使用注意】气虚、阴虚及温病患者慎服。

【用量建议】按配方颗粒国家标准，每 1g 配方颗粒相当于饮片 10g。《中国药典》饮片用量 5g~10g。根据临床试点应用经验，建议临床饮片用量 5g。

【参考】

1. 主要化学成分　紫苏梗主含挥发油类、黄酮类、酚酸类、三萜及甾醇类、糖苷类、脂肪酸类等成分。

2. 主要药理作用　紫苏梗有解热、抗炎、抗病原微生物、抗呕吐、降血脂、抗氧化、保肝等作用。

【按语】紫苏梗为理气宽中，安胎的常用药。《中国药典》2020 年版规定紫苏梗药材含迷迭香酸不得少于 0.10%。**紫苏梗配方颗粒含量检测指标成分在迷迭香酸的基础上增加了咖啡酸含量指标，就含量指标控制而言，配方颗粒优于其饮片，临床疗效也更稳定、可靠。**

第十二章

消食药

本类药物具有消食化积的作用。此外，其中部分药物还具有健脾益胃的作用。适用于宿食不消所致的脘腹胀闷，嗳气吞酸，恶心呕吐，大便失常，以及脾胃虚弱，消化不良等症。

炮制对消食药的影响：消食药多以炒法（炒黄或炒焦）炮制，能使药物产生焦香气，以顺应脾胃的生理特点，起到醒脾开胃的作用。种子类药材表皮破裂，易于煎出药效成分。

山楂（山里红）配方颗粒

【来源】本品为蔷薇科植物山里红 *Crataegus pinnatifida* Bge. var. *major* N.E.Br. 的干燥成熟果实，经除去杂质及脱落的核制成合格的饮片，并将此合格饮片按标准汤剂的主要质量指标，经水提、分离、浓缩、干燥、制粒而成的配方颗粒。

【含量指标】本品每 1g 含有机酸以枸橼酸（$C_6H_8O_7$）计，应为 40.0mg~120.0mg。

【性能功效】酸、甘，微温。归脾、胃、肝经。消食健胃，行气散瘀，化浊降脂。生用能开胃消食，但以活血化瘀为主。

【临床应用】

1. 产后瘀阻腹痛——如通瘀煎（《景岳全书》）

（1）组成：山楂 6g　当归尾 6g　香附 6g　红花 3g　乌药 3g　青皮 3g　木香 2g　泽泻 5g

（2）临证应用：主治妇人气滞血积，经脉不利，痛极拒按，舌淡，苔白，脉弦细。

（3）临证加减：兼寒滞者，加肉桂或吴茱萸；火盛内热，血燥不行者，加炒栀子；微热血虚者，加芍药；血虚涩滞者，加牛膝；血瘀不行者，加桃仁或加苏木、延胡索；瘀极而大便结燥者，加大黄，或加芒硝、莪术亦可。

（4）现代应用：本方现常用于治疗子宫内膜异位、月经稀少、冠心病、脂肪肝、慢性浅表性胃炎等病症。

2. 经行腹痛——如调经饮（《景岳全书》）

（1）组成：山楂 5g　当归 6g　怀牛膝 5g　酒香附 3g　炒延胡索 3g　茯苓 5g　陈皮 2g

（2）临证应用：本方主治妇人经脉阻滞，气逆不调，多痛而实者。

（3）临证加减：如伤冷而寒滞者，加肉桂、吴茱萸；如兼胀闷者，加厚朴或砂仁；如气滞，加乌药；如痛在小腹者，加小茴香。

（4）现代应用：本方现常用于治疗妇女经期腹痛。

3. 疝气胀痛——如荔枝橘核汤（《杂病源流犀烛》）

（1）组成：山楂 9g　荔枝核 5g　茯苓 9g　橘核 3g　桃仁 5g　延胡索 3g　白术 6g　枳壳 3g　甘草 2g

（2）临证应用：本方有行滞散结，散寒止痛之功效。主治寒疝。症见以阴囊肿胀刺痛，少腹近横骨两侧，有如黄瓜状的肿块为证候特征。甚则内有脓血，口欲漱水而不欲咽，舌质略紫而有瘀斑，脉弦涩。

（3）临证加减：气滞甚者，加青皮、陈皮；瘀血甚者，加三棱、水蛭；血瘀成脓者，加冬瓜仁、黄柏、桔梗、黄芪；疼痛剧烈者，加川乌、香附、炒川楝子。

（4）现代应用：本方现常用于治疗小肠疝气、附睾炎等病症。

4. 气血瘀滞——如山楂荷叶饮（《家庭药膳》）

（1）组成：山楂 9g　荷叶 3g

（2）临证应用：本方活血化瘀，消导通滞。

（3）临证加减：痰湿型肥胖等症，可加陈皮。

（4）现代应用：本方现常用于治疗高血压兼有高脂血症等病症。

【使用注意】脾胃虚弱而无积滞、胃酸分泌过多者慎用。

【用量建议】按配方颗粒国家标准，每 1g 配方颗粒相当于饮片 2g。《中国药典》饮片用量 9g~12g。根据临床试点应用经验，建议临床饮片用量 9g。

【参考】

1. **主要化学成分**　山楂主要含有机酸类成分：枸橼酸（柠檬酸）、绿原酸、枸橼酸单甲酯、枸橼酸二甲酯、枸橼酸三甲酯等；黄酮类成分：槲皮素、金丝桃苷、牡荆素等；三萜类成分：熊果酸、白桦脂醇等；还含有胡萝卜素、维生素 C、维生素 B_1 等。

2. **主要药理作用**　山楂具有促进消化、扩张冠状动脉、强心、降血压及抗心律失常、降血脂，抗动脉粥样硬化等作用；还可抗血小板聚集、抗氧化、增强免疫、利尿、镇静、收缩子宫、抑菌等。

【按语】生山楂长于理气、活血化瘀。《中国药典》2020 年版规定山楂饮片含有机酸以枸橼酸计，不得少于 4.0%。山楂配方颗粒国家标准含量控制指标与饮片成分相同，并根据多批次标准汤剂质量特征制定指标成分含量限度。就质量标准而言，山楂配方颗粒符合汤剂用药实际。并采用特征图谱实现山楂配方颗粒的定性区别，保障山楂配方颗粒临床调配的准确性。

炒山楂（山里红）配方颗粒

【来源】本品为蔷薇科植物山里红 *Crataegus pinnatifida* Bge. var. *major* N.E.Br. 的干燥成熟果实，经除去杂质及脱落的核，用文火炒至颜色加深时取出制成合格饮片，并将此合格饮片按标准汤剂的主要质量指标，经水提、分离、浓缩、干燥、制粒而成的配方颗粒。

【性能功效】酸、甘，微温。归脾、胃、肝经。炒山楂酸味减弱，缓和对胃的刺激性，以消食化积为主。

【含量指标】本品每 1g 含有机酸以枸橼酸（$C_6H_8O_7$）计，应为 60.0mg~148.0mg；含绿原酸（$C_{16}H_{18}O_9$）应为 0.20mg~0.75mg。

【临床应用】

1. 食积停滞——如保和丸（《丹溪心法》）

（1）组成：炒山楂9g　神曲6g　半夏3g　茯苓9g　陈皮3g　连翘3g　莱菔子3g

（2）临证应用：本方为治疗食积的通用方，以脘腹胀满，嗳腐厌食，苔厚腻，脉滑为辨证要点。

（3）临证加减：食滞较重，加枳实、槟榔；食积化热较甚，苔黄，脉数，加黄芩、黄连；脾虚，加白术；伴有虫积，加乌梅、使君子；饮食不香，加鸡内金、炒谷麦芽；呕吐，加砂仁、藿香；大便秘结，加酒大黄。

（4）现代应用：本方现常用于治疗急慢性胃炎、肠炎、慢性胆囊炎、消化不良、婴儿腹泻等属食积内停者。

2. 脾虚食积——如化积散（《北京市中药成方选集》）

（1）组成：炒山楂5g　炒麦芽5g　炒神曲5g　炒槟榔3g　炒鸡内金3g　炒牵牛子3g

（2）临证应用：本方消食滞，化痞积。主治小儿宿食不化，积滞痞块，面色萎黄，不思饮食，腹大膨胀。

（3）临证加减：若气积，加木香、苏梗；虚积，加白术、茯苓；小便不利，加滑石、泽泻。

（4）现代应用：本方现常用于治疗小儿消化不良等病症。

【使用注意】脾胃虚弱而无积滞、胃酸分泌过多者慎用。

【用量建议】按配方颗粒国家标准，每1g配方颗粒相当于饮片2g。《中国药典》饮片用量9g~12g。根据临床试点应用经验，建议临床饮片用量9g。

【参考】

1. 主要化学成分　山楂炒后黄酮类成分无明显影响，有机酸部分损失，5-羟甲基糠醛含量升高。

2. 主要药理作用　山楂炒后对胃肠的刺激减少，避免黏膜受损，对离体胃肠平滑肌舒缩活动的促进作用优于生山楂。

【按语】炒山楂酸味减弱，可缓和对胃的刺激性，善于消食化积。《中国药典》2020年版规定炒山楂饮片含有机酸以枸橼酸计，不得少于4.0%。

炒山楂配方颗粒国家标准在饮片含量控制指标基础上增加了绿原酸。炒山楂配方颗粒建立【南山楂】检查项，用于区分山楂的混伪品南山楂；并用5-羟甲基糠醛成分控制炒制程度。就质量标准而言，配方颗粒标准更趋完善。

焦山楂（山里红）配方颗粒

【来源】本品为蔷薇科植物山里红 *Crataegus pinnatifida* Bge. var. *major* N.E.Br. 的干燥成熟果实，经除去杂质及脱落的核，用中火炒至外表焦褐色，内部黄褐色时取出制成合格饮片，并将此合格饮片按标准汤剂的主要质量指标，经水提、分离、浓缩、干燥、制粒而成的配方颗粒。

【含量指标】本品每 1g 含有机酸以枸橼酸（$C_6H_8O_7$）计，应为 40.0mg~120.0mg。

【性能功效】酸、甘，微温。归脾、胃、肝经。炒焦后消食导滞作用增强。

【临床应用】

1. 食积泄泻——如大安丸（《丹溪心法》）

（1）组成：山楂 9g　炒神曲 6g　半夏 3g　茯苓 6g　陈皮 3g　莱菔子 3g　连翘 3g　白术 6g

（2）临证应用：本方主治食积兼脾虚证。症见饮食不消，脘腹胀满，纳少肢倦，大便稀溏，以及小儿食积。

（3）临证加减：食滞较重，加枳实、槟榔；食积化热较甚，苔黄，脉数，加黄芩、黄连；伴有虫积，加乌梅、使君子；饮食不香，加鸡内金、炒谷芽、麦芽；呕吐，加砂仁、藿香；大便秘结，加酒大黄、厚朴。

（4）现代应用：本方现常用于治疗慢性胃炎，消化不良等病症。

2. 食滞中焦——如宽中降逆汤（《温病刍言》）

（1）组成：焦山楂 9g　莱菔子 5g　麦芽 9g　神曲 6g　厚朴 3g　酒大黄 3g　枳实 3g

（2）临证应用：本方宣导中焦，理气降逆。主治食滞中焦，脘腹胀满，呃逆或嗳气，不思饮食。

（3）临证加减：加连翘、砂仁、佛手，其行气降逆效果更好。因肉食而积者，重用山楂；因米食而积者，重用神曲，加谷芽；因面食而积者，重用麦芽；因酒食而吐者，重用神曲，加葛花、白豆蔻；偏寒者，加紫苏、藿香；湿重者，重用厚朴，加藿香、砂仁；挟痰饮者，加陈皮、半夏；挟肝气郁滞者，酌减大黄，加佛手、青皮；平素脾虚者，加白术。

（4）现代应用：本方现常用于治疗食积导致的腹胀、反酸、打嗝与食欲下降。

3. 饮食积滞——如和胃汤（《临证医案医方》）

（1）组成：焦山楂 9g　谷芽 9g　麦芽 9g　神曲 6g　焦鸡内金 3g　陈皮 3g　枳壳 3g　紫苏梗 5g　桔梗 3g　莱菔子 5g　佩兰 3g　藿香 3g　甘草 2g

（2）临证应用：本方主治饮食积滞证，症见食欲不振，纳食不佳，脘腹胀满，舌苔白厚，脉沉弦。

（3）临证加减：腹胀便秘者，酌加生大黄、槟榔；食滞生湿热，酌加黄芩、黄连。

（4）现代应用：本方现常用于治疗慢性胃炎、功能性消化不良等病症。

4. 食滞惊风——如保安镇惊丸（《全国中药成药处方集》）

（1）组成：焦山楂 9g　薄荷 3g　泽泻 6g　白豆蔻 3g　车前子 6g　草豆蔻 3g　砂仁 3g　神曲 6g　蝉蜕 3g　广陈皮 3g　槟榔 3g　钩藤 3g　人工牛黄 0.15g　甘草 2g　灯心 1g　龙胆草 3g　黄连 2g　天竺黄 3g　僵蚕 3g

（2）临证应用：本方清热定惊，消食化滞，治疗小儿急惊风，五积六聚，面黄肌瘦，膨闷胀饱，水泻不止。

（3）临证加减：小儿运化不健，食滞生痰，痰热上壅，以致神昏惊厥者，可酌加验方小儿回春丹。

（4）现代应用：本方现常用于治疗小儿急惊风等病。

【使用注意】脾胃虚弱而无积滞、胃酸分泌过多者慎用。

【用量建议】按配方颗粒国家标准，每 1g 配方颗粒相当于饮片 2g。《中国药典》饮片用量 9g~12g。根据临床试点应用经验，建议临床饮片用量 9g。

【参考】

1. 主要化学成分 山楂炒焦后，总黄酮和有机酸类成分减少，熊果酸和齐墩果酸含量无显著性差异。

2. 主要药理作用 焦山楂促进小鼠胃排空的作用优于生山楂，对大鼠胃酸分泌的促进作用更优。

【按语】焦山楂不仅酸味减弱，且增加苦味，长于消食止泻。《中国药典》2020 年版规定焦山楂饮片含有机酸以枸橼酸计，不得少于 4.0%。焦山楂配方颗粒国家标准含量控制指标与饮片成分相同。配方颗粒国家标准建立的特征图谱能实现山楂配方颗粒、炒山楂配方颗粒、焦山楂配方颗粒的准确定性区别，确保临床用药调配的准确。

莱菔子配方颗粒

【来源】本品为十字花科植物萝卜 *Raphanus sativus* L. 的干燥成熟种子，经除去杂质，洗净，干燥，捣碎制成合格饮片，并将此合格饮片按标准汤剂的主要质量指标，经水提、分离、浓缩、干燥、制粒而成的配方颗粒。

【含量指标】本品每 1g 含芥子碱以芥子碱硫氰酸盐（$C_{16}H_{24}NO_5 \cdot SCN$）计，应为 9.0mg~20.0mg。

【性能功效】辛、甘，平。归肺、脾、胃经。消食除胀，降气化痰。生用能升能散，以涌吐风痰为主。

【临床应用】

1. 痰多咳嗽——如莱菔丸（《圣济总录》）

（1）组成：莱菔子 5g

（2）临证应用：本方主治肺嗽，见咳嗽咳痰，气喘，胸闷，腹胀，食少难消等症状。

（3）临证加减：痰壅气逆，加用白芥子、紫苏子、陈皮、法半夏；兼有表寒者，酌加麻黄、杏仁、炙甘草。

（4）现代应用：本方现常用于治疗肺部疾病引起的咳嗽。

2. 痰鸣喘咳——如葶苈五子汤（《临证医案医方》）

（1）组成：莱菔子 5g　葶苈子 3g　牛蒡子 6g　炒紫苏子 3g　炒苦杏仁 4.5g　川贝母 3g　炙橘红 3g　大枣 6g

（2）临证应用：本方化痰定喘，降气止咳。主治小儿肺炎，症见痰鸣，喘咳，腹胀。

（3）临证加减：发热加苇根、连翘；痰稠黏加海浮石、海蛤粉；小便黄加山栀子、竹叶；痰湿证加云苓、薏苡仁、冬瓜子等淡渗利湿之品；精神萎靡加北沙参或西洋参。

（4）现代应用：本方现常用于治疗小儿肺炎（病毒性肺炎）。

【使用注意】本品辛散耗气，气虚者慎用。传统认为人参恶莱菔子，故气虚而无食积者，不宜与人参同用。

【用量建议】按配方颗粒国家标准，每 1g 配方颗粒相当于饮片 5g。《中国药典》饮片用量 5g~12g。根据临床试点应用经验，建议临床饮片用量 5g。

【参考】

1. 主要化学成分　莱菔子含莱菔素、芥子碱、脂肪油（油中含大量芥酸、亚油酸、亚麻酸）、β- 谷甾醇、糖类及多种氨基酸、维生素等。

2. 主要药理作用　莱菔子有降压，增强回肠节律性收缩和抑制胃排空的作用，还能抗菌、抗真菌、祛痰、镇咳、平喘、改善排尿功能及降低胆固醇、防止动脉硬化等作用。

【按语】莱菔子生用性主升散，长于涌吐风痰。《中国药典》2020 年版规定莱菔子饮片含芥子碱以芥子碱硫氰酸盐计，不得少于 0.40%。莱菔子配方颗粒国家标准含量控制指标成分与饮片相同，并根据多批次标准汤剂质量特征制定指标成分含量限度。就含量指标限度而言，配方颗粒符合临床汤剂用药实际。

炒莱菔子配方颗粒

【**来源**】本品为十字花科植物萝卜 *Raphanus sativus* L. 的干燥成熟种子，经除去杂质，洗净，干燥，用文火炒至微鼓起，有密集爆裂声，富油性，手捻易碎，种仁黄色，有香气逸出时取出，晾凉，捣碎制成合格饮片，并将此合格饮片按标准汤剂的主要质量指标，经水提、分离、浓缩、干燥、制粒而成的配方颗粒。

【**含量指标**】本品每 1g 含芥子碱以芥子碱硫氰酸盐（$C_{16}H_{24}NO_5 \cdot SCN$）计应为 8.0mg~20.0mg。

【**性能功效**】辛、甘，平。归肺、脾、胃经。炒后药性缓和，降多于升，以下气祛痰，消食除胀为主。

【**临床应用**】

1. 痰气互结——如三子养亲汤（《韩氏医通》）

（1）组成：炒莱菔子 5g　炒白芥子 3g　炒紫苏子 3g

（2）临证应用：本方主治痰壅气逆食滞证。咳嗽喘逆，痰多胸痞，食少难消，舌苔白腻，脉滑。

（3）临证加减：若中焦阳虚，痰多而稀，恶心呕吐，胸膈闷满，加半夏、干姜、砂仁、陈皮；气促痰多不利，加杏仁、厚朴；恶风寒，加前胡、紫苏叶；痰阻气机，中焦不得宣通，胸闷苔腻，合二陈汤、平胃散加减。

（4）现代应用：本方现常用于治疗咳嗽变异性哮喘，慢性阻塞性肺疾病、肺癌咳喘、乳腺囊性增生症等病症。

2. 脘腹胀痛——如越鞠保和丸（《古今医鉴》）

（1）组成：炒莱菔子 5g　制苍术 3g　酒川芎 3g　炒神曲 6g　制香附 6g　炒栀子 6g　陈皮 3g　炮半夏 3g　白茯苓 10g　连翘 6g　麸炒枳实 3g　白术 6g　酒黄连 2g　山楂 9g　木香 3g　酒当归 6g

（2）临证应用：本方主治气郁胸膈痞闷，脘腹胀痛，嗳腐吞酸，饮食不振，苔腻，脉弦。

（3）临证加减：若气郁偏重者，重用香附，酌加枳壳、厚朴；血郁偏重者，重用川芎，酌加桃仁、红花、赤芍；湿郁偏重者，重用苍术、茯苓；食郁偏重者，重用神曲，酌加鸡内金、麦芽；火郁偏重者，重用栀子，酌加黄芩、黄柏、金银花；痰郁偏重者，酌加半夏、瓜蒌。

（4）现代应用：本方现常用于治疗六郁气滞之胃神经官能症、胃及十二指肠溃疡、慢性胃炎、胆石症、胆囊炎、肝炎、肋间神经痛、妇女痛经和月经不调。

3. 气机痞结——如复方大承气汤（《中西医结合治疗常见外科急腹症》）

（1）组成：炒莱菔子 5g　川厚朴 3g　枳壳 3g　桃仁 5g　赤芍 6g　大黄（后下）3g　芒硝 6g

（2）临证应用：本方主治气痞结型肠梗阻，肠腔积液少者。

（3）临证加减：若兼阴津不足者，加玄参、生地黄。

（4）现代应用：本方现常用于治疗单纯性肠梗阻。

【**使用注意**】本品辛散耗气，气虚者慎用。传统认为人参恶莱菔子，故气虚而无食积者，不宜与人参同用。

【**用量建议**】按配方颗粒国家标准，每 1g 配方颗粒相当于饮片 5g。《中国药典》饮片用量 5g~12g。根据临床试点应用经验，建议临床饮片用量 5g。

【**参考**】

1. 主要化学成分　莱菔子炒后打碎入药，水溶性浸出物含量明显增高。但应严格控制炒制程度，炮制得当，炒莱菔子水提液中萝卜苷含量是生品的 8 倍多，如炒制太过，萝卜苷成分损失殆尽。

2. 主要药理作用　莱菔子炒制后能增强回肠节律性收缩的作用和抑制小鼠胃排空率的作用，均有利于小肠内消化。

【**按语**】莱菔子炒后性主降，药性缓和，有香气，可避免生品服用后恶心的副作用。《中国药典》2020 年版规定炒莱菔子饮片含芥子碱以芥子碱硫氰酸盐计，不得少于 0.40%。炒莱菔子配方颗粒国家标准含量控制指标成分与饮片相同。配方颗粒国家标准建立的特征图谱方法能够实现莱菔子配方颗粒、炒莱菔子配方颗粒的专属性定性鉴别，保证临床用药调配的准确性。

第十三章

驱虫药

本类药物具有驱除或杀灭体内寄生虫的作用。适用于绦虫、蛲虫、蛔虫、钩虫、阴道滴虫等证。

炮制对驱虫药的影响：本类药物多具小毒，多以炒黄、炒焦炮制，因炒后具有香气，又能启脾开胃，缓其毒性，免伤正气，炒焦则在于增强止泻作用。

槟榔配方颗粒

【来源】本品为棕榈科植物槟榔 *Areca catechu* L. 的干燥成熟种子，经除去杂质，浸泡，润透，切薄片，阴干制成合格饮片，并将此合格饮片按标准汤剂的主要质量指标，经水提、分离、浓缩、干燥、制粒而成的配方颗粒。

【含量指标】本品每 1g 含槟榔碱（$C_8H_{13}NO_2$）应为 4.0mg~10.0mg，含去甲槟榔次碱（$C_6H_9NO_2$）、槟榔次碱（$C_7H_{11}NO_2$）、去甲槟榔碱（$C_7H_{12}ClNO_2$）、槟榔碱（$C_8H_{13}NO_2$）的总量应为 20.0mg~45.0mg。

【性能功效】苦、辛，温。归胃、大肠经。杀虫，消积，行气，利水，截疟。生品力峻，以杀虫破积，行水消肿，截疟为主。

【临床应用】

1. 小儿虫积腹痛——如安虫散（《田氏保婴集》）

（1）组成：槟榔 3g　炒胡粉 0.3g　炒鹤虱 3g　川楝子 5g　枯矾 0.6g

（2）临证应用：本方杀虫止痛。主治小儿虫积腹痛，脾虚纳少，形体瘦弱。

（3）临证加减：若脾胃虚弱，饮食欠佳，形体瘦弱较明显者，可加太子参、白术、鸡内金、麦芽等；若腹痛时作时止者，可加乌梅、花椒、使君子等。

（4）现代应用：本方现常用于治疗小儿虫积腹痛。

2. 脚气水肿——如鸡鸣散（《类编朱氏集验医方》）

（1）组成：槟榔 3g　陈皮 3g　木瓜 6g　吴茱萸 2g　桔梗 3g　生姜 3g　紫苏叶 4g

（2）临证应用：本方主治湿脚气，症见足胫肿重无力，行动不便，麻木冷痛，或挛急上冲，甚则胸闷泛恶，舌淡苔白腻，脉沉细无力。

（3）临证加减：见风湿偏胜，兼有恶寒发热者，加防风、苍术；寒湿偏胜，形寒怕冷苔腻者，加附子、肉桂；脚气冲心、心悸、胸闷者，去紫苏叶、陈皮、桔梗，加沉香、半夏、黑锡丹。

（4）现代应用：本方现常于单纯性下肢水肿、特发性浮肿、丝虫病象皮肿、不宁腿综合征、风湿性关节炎等病属寒湿下阻者。

3. 痰湿疟疾——如截疟七宝饮（《太平惠民和剂局方》）

（1）组成：槟榔 3g　常山 5g　陈皮 3g　青皮 3g　草果仁 3g　炙甘草 2g　姜炙厚朴 3g

（2）临证应用：本方主治痰湿疟疾。寒热往来，数发不止，舌苔白腻，脉弦滑浮大。以及食疟，不服水土，山岚瘴气，寒热如疟等。

（3）临证加减：痰湿偏重，胸闷腹胀，舌苔白腻，加苍术、白豆蔻、广藿香；烦渴，苔黄，脉弦者，加石膏、天花粉清热生津。

（4）现代应用：本方现常用于治疗妊娠疟疾、产后疟疾、间日疟，结缔组织病，阿米巴肠病。

【使用注意】脾虚便溏或气虚下陷者禁用；孕妇慎用。

【用量建议】按配方颗粒国家标准，每1g配方颗粒相当于饮片10g。《中国药典》饮片用量 3g~10g；根据临床试点应用经验，建议临床饮片用量 3g。

【参考】

1. 主要化学成分　槟榔主含生物碱、脂肪油、鞣质、槟榔红色素等，其中生物碱主要有槟榔碱、槟榔次碱、去甲槟榔碱、去甲槟榔次碱等，脂肪油主要有月桂酸、肉豆蔻酸、棕榈酸、油酸等。

2. 主要药理作用　槟榔有麻痹驱杀绦虫、蛔虫、蛲虫、血吸虫等寄生虫作用，还有抑制皮肤真菌、抗流感病毒、抗高血压、抗肿瘤、促进汗腺及唾液分泌、增加肠蠕动等作用。

【按语】生槟榔力峻，以杀虫、降气行水、截疟力胜。《中国药典》2020 年版规定槟榔饮片含槟榔碱不得少于 0.20%。因槟榔碱在水中溶解度不大，槟榔配方颗粒国家标准根据多批次标准汤剂质量特征，在饮片成分含量控制基础上，又增加了去甲槟榔次碱、槟榔次碱、去甲槟榔碱、槟榔碱总量。就含量控制指标而言，槟榔配方颗粒标准较饮片更趋完善，临床疗效更稳定、可靠。

炒槟榔配方颗粒

【来源】 本品为棕榈科植物槟榔 *Areca catechu* L. 的干燥成熟种子，经除去杂质，浸泡，润透，切薄片，阴干，用文火炒至微黄色，取出，晾凉制成合格饮片，并将此合格饮片按标准汤剂的主要质量指标，经水提、分离、浓缩、干燥、制粒而成的配方颗粒。

【含量指标】 本品每 1g 含槟榔碱（$C_8H_{13}NO_2$）应为 4.0mg~10.0mg，含去甲槟榔次碱（$C_6H_9NO_2$）、槟榔次碱（$C_7H_{11}NO_2$）、去甲槟榔碱（$C_7H_{12}ClNO_2$）、槟榔碱（$C_8H_{13}NO_2$）的总量应为 22.0mg~45.0mg。

【性能功效】 苦、辛，温。归胃、大肠经。炒后可缓和药性，以免克伐太过而耗伤正气，并能减少服后恶心、腹泻、腹痛的副作用。

【临床应用】

1. 肝郁食滞——如柴胡舒肝丸（《中国药典》）

（1）组成：炒槟榔 3g　茯苓 10g　麸炒枳壳 3g　豆蔻 3g　酒白芍 6g　甘草 2g　醋香附 6g　陈皮 3g　桔梗 3g　姜厚朴 3g　炒山楂 9g　防风 5g　炒六神曲 6g　柴胡 10g　黄芩 3g　薄荷 3g　紫苏梗 5g　木香 3g　醋三棱 5g　酒大黄 3g　炒青皮 3g　当归 6g　姜半夏 3g　乌药

6g 醋莪术 6g

（2）临证应用：本方主治肝气不舒，胸胁痞闷，食滞不清，呕吐酸水。

（3）临证加减：若肝气不舒，胸胁痞闷较甚者，可加佛手、郁金；若呕吐酸水较甚者，可加浙贝母、乌贼骨、瓦楞子等。

（4）现代应用：本方现常用于治疗浅表性胃炎、慢性胃炎引起的饮食停滞、打嗝、反酸等。

2. 湿热痢疾——如香连化滞丸（《中药成药制剂手册》）

（1）组成：炒槟榔 3g 黄连 2g 木香 3g 黄芩 3g 麸炒枳实 3g 陈皮 3g 醋青皮 3g 姜厚朴 3g 滑石 10g 炒白芍 6g 当归 6g 甘草 2g

（2）临证应用：本方主治大肠湿热所致的痢疾，症见大便脓血、里急后重、发热腹痛

（3）临证加减：如见急性肠炎较重，加车前草、小飞蓬、鸡眼草、葛根；细菌性痢疾便下脓血明显，加地榆、马齿苋、赤芍、牡丹皮等；阿米巴痢疾，加白头翁、秦皮、黄柏、地榆。

（4）现代应用：本方现常用于治疗急性肠炎、细菌性痢疾，阿米巴痢疾，消化不良，慢性肝炎，慢性胆囊炎等。

【使用注意】脾虚便溏或气虚下陷者忌用；孕妇慎用。

【用量建议】按配方颗粒国家标准，每 1g 配方颗粒相当于饮片 10g。《中国药典》饮片用量 3g~10g；根据临床试点应用经验，建议临床饮片用量 3g。

【参考】

1. **主要化学成分** 炒后槟榔碱、氨基酸总量和必需氨基酸总量出现不同程度的降低，油性则有所增加。

2. **主要药理作用** 炒槟榔对肠推进迟缓有改善作用，且使胃液 pH 值降低。

【按语】槟榔炒后可缓和药性，以免克伐太过而耗伤正气，并能减少服后恶心、腹泻、腹痛的副作用。《中国药典》2020 年版规定炒槟榔饮片

含槟榔碱不得少于 0.20%。炒槟榔配方颗粒国家标准根据多批次标准汤剂质量特征，在饮片含量控制指标基础上，增加了去甲槟榔次碱、槟榔次碱、去甲槟榔碱、槟榔碱总量。炒槟榔配方颗粒与槟榔配方颗粒含量限度上有细微差异，根据标准汤剂制定，应该不会影响疗效。采用两者含量差异实现不同炮制品的区别，保障临床用药调配的准确。

焦槟榔配方颗粒

【来源】本品为棕榈科植物槟榔 *Areca catechu* L. 的干燥成熟种子，经除去杂质，浸泡，润透，切薄片，阴干，用中火炒至焦黄色，取出，晾凉制成合格饮片，并将此合格饮片按标准汤剂的主要质量指标，经水提、分离、浓缩、干燥、制粒而成的配方颗粒。

【含量指标】本品每 1g 含槟榔碱（$C_8H_{13}NO_2$）应为 4.0mg~10.0mg，含去甲槟榔次碱（$C_6H_9NO_2$）、槟榔次碱（$C_7H_{11}NO_2$）、去甲槟榔碱（$C_7H_{12}ClNO_2$）、槟榔碱（$C_8H_{13}NO_2$）的总量应为 21.0mg~40.0mg。

【性能功效】苦、辛，温。归胃、大肠经。炒焦后以消积治血痢为主。

【临床应用】

食积血痢——如小儿化食丹（《济南市中药成方选辑》）

（1）组成：焦槟榔 3g 焦神曲 6g 焦山楂 9g 焦麦芽 10g 醋莪术 6g 炒三棱 5g 炒白丑 3g 焦黑丑 3g 大黄 3g

（2）临证应用：本方主治由伤食、伤乳引起的腹胀便秘，肚大青筋，或大便脓血。

（3）临证加减：若脾虚纳差，肚大青筋者，可加太子参、茯苓、白术、木瓜等；若大便脓血者，可加地榆炭、藕节炭、茜草炭。

（4）现代应用：本方现常用于治疗小儿胃热停食，肚腹胀满，恶心呕吐，烦躁口渴，大便干燥。

【使用注意】脾虚便溏或气虚下陷者忌用；孕妇慎用。

【用量建议】按配方颗粒国家标准，每 1g 配方颗粒相当于饮片 10g。

《中国药典》饮片用量 3g~10g。根据临床试点应用经验，建议临床饮片用量 3g。

【参考】

1. 主要化学成分 炒焦品槟榔碱含量很低，微量元素随炮制程度加重而逐渐增加。

2. 主要药理作用 焦槟榔有明显促肠推进、胃底平滑肌收缩作用，胃液量增加，且胃液 pH 值降低。

【按语】焦槟榔和炒槟榔功用相似，但焦槟榔较炒槟榔作用稍弱，克伐正气的作用也稍弱，焦槟榔以消积导滞为主。《中国药典》2020 年版规定焦槟榔饮片含槟榔碱不得少于 0.10%。焦槟榔配方颗粒国家标准根据多批次标准汤剂质量特征，在饮片含量基础上增加了去甲槟榔次碱、槟榔次碱、去甲槟榔碱、槟榔碱总量。就含量控制多指标而言，焦槟榔配方颗粒标准较其饮片更加完善。

苦楝皮（楝）配方颗粒

【来源】本品为楝科植物楝 *Melia azedarach* L. 的干燥树皮和根皮，经除去杂质、粗皮，洗净，润透，切丝，干燥制成合格饮片，并将合格饮片按标准汤剂的主要质量指标，经水提、分离、浓缩、干燥、制粒而成的配方颗粒。

【含量指标】本品每 1g 含川楝素（$C_{30}H_{38}O_{11}$）应为 1.5mg~6.5mg。

【性能功效】苦，寒；有毒。归肝、脾、胃经。杀虫，疗癣。

【临床应用】

1. 蛔虫症——如驱蛔承气汤（《新急腹症学》）

（1）组成：苦楝皮 3g　槟榔 3g　使君子 9g　乌梅 5g　金钱草 10g　川朴 3g　枳壳 3g　大黄 3g　芒硝 3g

（2）临证应用：本方主治胆道蛔虫病蛔热型。发热，不思饮食，腹痛拒按，大便秘结，小便短赤，脉象弦滑或滑数，舌苔黄腻或黄燥。

（3）临证加减：增强驱虫力，可加炒牵牛子、雷丸；呕吐重，加姜半夏、竹茹、旋覆花、代赭石；气虚，加党参；脾虚中寒，加炮姜、附子；热重，加金银花、黄芩、生石膏等。

（4）现代应用：本方现常用于小儿肠道寄生虫病、蛔虫性肠梗阻等病症。

2. 虫积腹痛——如化虫丸（《太平惠民和剂局方》）

（1）组成：苦楝皮 3g　炒胡粉 0.3g　鹤虱 3g　槟榔 3g　白矾 0.6g

（2）临证应用：本方主治肠道各种寄生虫病，如蛔虫、蛲虫、绦虫，腹痛时作，或肛门瘙痒，或嗜食异物。

（3）临证加减：若杀虫之力过弱，加芜荑、使君子；杀虫之力过强，去苦楝皮、槟榔，加川楝子。

（4）现代应用：本方现常用于治疗滴虫性阴道炎等病症。

【使用注意】本品有毒，在体内有一定蓄积性，故不宜过量及连续久服。孕妇及脾胃虚寒者慎用；肝、肾功能不全者忌用。

【用量建议】按配方颗粒国家标准，每 1g 配方颗粒相当于饮片 10g。《中国药典》饮片用量 3g~6g。根据临床试点应用经验，建议临床饮片用量 3g。

【参考】

1. **主要化学成分**　苦楝皮含有苦楝素及川楝素、苦楝酮、苦楝内酯、苦楝萜酮内酯、苦洛内酯、山奈酚、苦楝子三醇及鞣质。还含 β- 谷甾醇、正三十烷等。

2. **主要药理作用**　苦楝皮具有驱虫、抑制呼吸中枢、影响神经肌肉传递功能、治疗肉毒素中毒等作用。

【按语】苦楝皮为杀虫，疗癣的常用药。《中国药典》2020 年版规定苦楝皮饮片含川楝素应为 0.010%~0.20%。苦楝皮配方颗粒国家标准含量检测控制指标成分与饮片相同，并根据多批次标准汤剂质量特征制定了成分含量限度。并对特征图谱 7 个色谱峰进行了确认，符合中药多成分、多效能的质量控制。就指标成分限度而言，配方颗粒标准符合临床汤剂应用实际。

第十四章

止血药

凡能制止人体内外出血为主要作用的药物，称为止血药。主要适用于各种出血，如吐血、衄血、便血、尿血、崩漏及创伤出血等症。在应用时，应根据出血的原因和症状不同，选择适当的药物进行配伍，以增强疗效。如出血属于血热妄行者，应与清热凉血药同用；属于阴虚阳亢者，应与滋阴清热药同用；属于气虚不能摄血者，应与补气药同用；若有瘀血未尽者，应与活血化瘀药同用，以免留瘀之弊。

炮制对止血药的影响：本类药物多以制炭入药，能增强药物的止血效果，古人用"红见黑止"来解释其止血的机制。据现代研究证明，绝大多数药物制炭后，能缩短实验动物的凝血时间，说明药物制炭后确能增强其止血效果。

小蓟配方颗粒

【来源】本品为菊科植物刺儿菜 *Cirsium setosum*（Willd.）MB. 的干燥地上部分，经除去杂质，洗净，稍润，切段，干燥制成合格饮片，并将此合格饮片按标准汤剂的主要质量指标，经水提、分离、浓缩、干燥、制粒而成的配方颗粒。

【含量指标】本品每 1g 含蒙花苷（$C_{28}H_{32}O_{14}$）应为 2.0mg~5.1mg，芦丁（$C_{27}H_{30}O_{16}$）应为 0.60mg~2.5mg。

【性能功效】甘、苦，凉。归心、肝经。凉血止血，散瘀解毒消痈。生品以凉血消肿力胜。

【临床应用】

热淋涩痛——如小蓟饮子（《济生方》）

（1）组成：小蓟 5g　淡竹叶 6g　生地黄 10g　滑石 10g　木通 3g　炒蒲黄 5g　藕节 9g　酒当归 6g　山栀子 6g　炙甘草 2g

（2）临证应用：本方主治热结下焦之血淋、尿血。以尿中带血，小便频数，赤涩热痛，舌红，脉数有力为辨证要点。

（3）临证加减：若尿道刺痛者，可加琥珀末吞服；若血淋、尿血日久气阴两伤者，可减木通、滑石，酌加太子参、黄芪、阿胶等。

（4）现代应用：本方现常用于治疗急性泌尿系感染、泌尿系结石、急性肾小球肾炎、精囊炎等属下焦瘀热者。

【使用注意】虚寒出血及脾胃虚寒者禁服。

【用量建议】按配方颗粒国家标准，每1g配方颗粒相当于饮片4g。《中国药典》饮片用量 5g~12g。根据临床试点应用经验，建议临床饮片用量 5g。

【参考】

1. **主要化学成分**　小蓟主含蒙花苷、芸香苷、原儿茶酸、绿原酸、咖啡酸、蒲公英甾醇、蒲公英甾醇乙酸酯、β-谷甾醇、豆甾醇等成分。

2. **主要药理作用**　小蓟有止血、抗菌、抗肿瘤、降脂、利胆、利尿、强心、升压等作用。

【按语】小蓟生品性凉，长于凉血止血、解毒消痈。《中国药典》2020年版规定小蓟饮片含蒙花苷不得少于 0.70%。小蓟配方颗粒国家标准根据多批次标准汤剂质量特征，在饮片含量控制指标基础上增加了芦丁。就含量控制指标而言，配方颗粒标准更趋完善，临床疗效也应该更稳定、可控。

小蓟炭配方颗粒

【来源】本品为菊科植物刺儿菜 *Cirsium setosum*（Willd.）MB. 的干燥地上部分，经除去杂质，洗净，稍润，切段，干燥，用武火炒至表面黑褐色，喷淋少许清水，熄灭火星，取出，晾干制成合格饮片，并将此合格饮片按标准汤剂的主要质量指标，经水提、分离、浓缩、干燥、制粒而成的配方颗粒。

【含量指标】本品每 1g 含蒙花苷（$C_{28}H_{32}O_{14}$）应为 0.15mg~0.80mg。

【性能功效】甘、苦，凉。归心、肝经。炒后凉性减弱，以收敛止血作用为主。

【临床应用】

血热出血——如十灰散《十药神书》

（1）组成：小蓟炭 5g　大蓟 9g　荷叶 3g　侧柏叶 6g　茅根 9g　茜根 9g　山栀 6g　大黄 3g　牡丹皮 6g　棕榈皮 3g

（2）临证应用：本方主治血热妄行之上部出血证。呕血、吐血、咯血、嗽血、衄血等，血色鲜红，来势急暴，舌红，脉数。

（3）临证加减：若气火上逆、血热较盛者，可用本方改作汤剂使用，此时当加重大黄、山栀的用量，作为君药，并可配入牛膝、代赭石等镇降之品，引血下行。

（4）现代应用：本方现常用于上消化道出血、支气管扩张及肺结核咯血等属血热妄行者。

【使用注意】虚寒出血及脾胃虚寒者禁服。

【用量建议】按配方颗粒国家标准，每 1g 配方颗粒相当于饮片 4.5g。《中国药典》饮片用量 5g~12g。根据临床试点应用经验，建议临床饮片用量 5g。

【参考】

1. **主要化学成分**　小蓟炒炭后，总黄酮含量降低。炒炭后蒙花苷含量明显降低。

2. **主要药理作用**　炒炭有利于小蓟凝血和止血作用。

【按语】小蓟炒炭后凉性减弱，收敛止血作用增强。《中国药典》2020年版未建立小蓟炭含量测定指标，小蓟炭配方颗粒国家标准根据多批次标准汤剂质量特征，以蒙花苷为含量检测指标。采用特征图谱能够实现小蓟、小蓟炭配方颗粒的专属性定性鉴别，保证临床用药调配的准确性。

大蓟配方颗粒

【来源】本品为菊科植物蓟 Cirsium japonicum Fisch. ex DC. 的干燥地上部分，经除去杂质，抢水洗或润软后，切段，干燥制成合格饮片，并将此合格饮片按标准汤剂的主要质量指标，经水提、分离、浓缩、干燥、制粒而成的配方颗粒。

【含量指标】本品每1g含柳穿鱼叶苷（$C_{29}H_{34}O_{15}$）应为9.0mg~27.0mg；含蒙花苷（$C_{28}H_{32}O_{14}$）应为2.0mg~10.0mg。

【性能功效】甘、苦，凉。归心、肝经。凉血止血，散瘀解毒消痈。

【临床应用】

吐血呕血——如大蓟饮（《医方类聚》）

（1）组成：大蓟 9g　生地黄 10g

（2）临证应用：本方养阴止血，主治血热妄行所致吐血、呕血。

（3）临证加减：若出血量多，可加小蓟、白茅根、茜草；若火热甚者，可加栀子、大黄。

（4）现代应用：本方现常用于胃溃疡、肺结核、支气管扩张等属血热出血者。

【使用注意】孕妇及无瘀滞者慎用。

【用量建议】按配方颗粒国家标准，每1g配方颗粒相当于饮片4g。《中国药典》饮片用量9g~15g。根据临床试点应用经验，建议临床饮片用量9g。

【参考】

1. **主要化学成分**　大蓟主含三萜和甾体类、挥发油类、长链炔醇类、黄酮、黄酮苷类化合物等成分。

2. **主要药理作用**　大蓟有止血、减慢心率、降低脂质过氧化物、抗肿瘤、收缩子宫、利尿等作用。

【按语】生大蓟味苦，性凉，以凉血止血、散瘀消肿力胜。《中国药典》2020年版规定大蓟饮片含柳穿鱼叶苷不得少于0.20%。大蓟配方颗粒国家标准在饮片含量控制指标基础上增加蒙花苷，配方颗粒按规格折算后柳穿鱼叶苷含量下限高于饮片标准。就含量指标控制而言，生大蓟配方颗粒标准较其饮片更趋完善、合理。

地榆（地榆）配方颗粒

【来源】本品为蔷薇科植物地榆 *Sanguisorba officinalis* L. 的干燥根，经除去杂质；未切片者，洗净，除去残茎，润透，切厚片，干燥制成合格的饮片，并将此合格饮片按标准汤剂的主要质量指标，经水提、分离、浓缩、干燥、制粒而成的配方颗粒。

【含量指标】本品每 1g 含没食子酸（$C_7H_6O_5$）应为 35.0mg~65.0mg；含鞣质应为 165.0mg~400.0mg。

【性能功效】苦、酸、涩、微寒。归肝、大肠经。凉血止血，解毒敛疮。生用泻火解毒，凉血止血为主。

【临床应用】

1. 泻痢脓血——如地榆芍药汤（《保命集》）

（1）组成：地榆 9g　苍术 3g　芍药 6g　卷柏 5g

（2）临证应用：本方主治湿浊壅盛，泄痢频作，便下脓血，甚或脱肛，舌苔浊腻。

（3）临证加减：若腹痛，可加甘草、砂仁；湿浊泄泻者，可加茯苓、泽泻、薏苡仁。

（4）现代应用：本方现常用于治疗急性胃肠炎、细菌性痢疾等病症。

2. 湿热壅积——如地榆散（《太平圣惠方》）

（1）组成：地榆 9g　黄芪 9g　枳壳 3g　槟榔 3g　黄芩 3g　赤芍 6g　当归 6g

（2）临证应用：本方主治湿热壅积，痔血、便血等病症。临床应用以痔血、便血，兼见口苦、舌红绛、苔黄腻、脉滑数为辨证要点。

（3）临证加减：若腹胀甚者，加厚朴、大腹皮、木香；大便溏稀者，加马齿苋、地锦草、山药等；便血严重者，加血余炭、云南白药；高热烦躁、舌红绛者，加至宝丹、安宫牛黄丸；气阴两虚者，加人参、生地黄、麦冬。

（4）现代应用：本方现常用于治疗混合痔术后等病症。

3. 烧伤烫伤——如创灼膏（《中药知识手册》）

（1）组成：地榆 9g　生苍术 10g　黄柏 3g　防己 5g　木瓜 6g　白及 6g　石膏 10g　炉甘石 10g　冰片 0.15g　虎杖 9g　延胡索 3g　郁金 3g

（2）临证应用：本方主治烧伤，老烂脚，挫裂伤口，褥疮，冻疮溃烂，慢性湿疹及疮疖。

（3）临证加减：若烧伤久不敛口，可加大黄、寒水石。

（4）现代应用：本方现常用于治疗烧伤，烫伤，挫裂创口，老烂腿，褥疮，手术后创口感染，冻疮溃烂，慢性湿疹等病症。

【使用注意】本品性凉酸涩，凡虚寒性的便血、下痢、崩漏及出血有瘀者，慎用。对大面积烧伤患者，亦不宜使用地榆制剂外涂，以防发生中毒性肝炎。

【用量建议】按配方颗粒国家标准，每 1g 配方颗粒相当于饮片 3.5g。《中国药典》饮片用量 9g~15g。根据临床试点应用经验，建议临床饮片用量 9g。

【参考】

1. 主要化学成分　地榆主要含有三萜皂苷、酚酸性化合物及其糖苷等成分。

2. 主要药理作用　地榆有止血、抗病原微生物、抗炎、增强免疫功能、止泻、抗溃疡、保肝等药理作用。

【按语】地榆生用泻火解毒，凉血止血为主。《中国药典》2020 年版地榆饮片含鞣质不得少于 8.0%，含没食子酸不得少于 1.0%。地榆配方颗粒国家标准与其饮片化学成控制指标相同，配方颗粒按规格折算后没食子酸含量下限与饮片相当，鞣质含量下限低于其饮片标准，是由于鞣质容易被氧化，在煎煮过程中损失较大。配方颗粒含量限度是根据多批次标准汤剂质量特征制定，就含量指标限度而言，配方颗粒标准符合临床汤剂用药实际。采用【特征图谱】实现了地榆、地榆炭配方颗粒的定性区别，保证临床用药调配的准确性。

地榆炭（地榆）配方颗粒

【来源】本品为蔷薇科植物地榆 *Sanguisorba officinalis* L. 的干燥根，经制成净地榆片，用武火炒至表面焦黑色、内部棕褐色，具焦香气，味微苦涩时，喷淋清水少许，熄灭火星，取出，晾干制成合格的饮片，并将此合格饮片按标准汤剂的主要质量指标，经水提、分离、浓缩、干燥、制粒而成的配方颗粒。

【含量指标】本品每 1g 含没食子酸（$C_7H_6O_5$）应为 33.0mg~65.0mg；含鞣质应为 135.0 mg~300.0 mg。

【性能功效】苦、酸、涩，微寒。归肝、大肠经。凉血止血，解毒敛疮。炒炭后长于收敛止血。

【临床应用】

1. 血热便血——如约营煎（《景岳全书·新方八阵》）

（1）组成：地榆 9g　生地黄 10g　芍药 6g　甘草 2g　续断 6g　黄芩 3g　槐花 5g　炒荆芥穗 5g　乌梅 6g

（2）临证应用：本方清肠凉血，主治血热便血。

（3）临证加减：若下焦火盛者，可加栀子、黄连、龙胆草；气虚者，加人参、白术；气陷者，加升麻、防风。

（4）现代应用：本方现常用于治疗痔疮、便秘等。

2. 痔疮出血——如地榆丸（《普济方》）

（1）组成：炒地榆 9g　炒当归 6g　糯米炒阿胶 3g　黄连 2g　炒诃子肉 3g　木香 3g　乌梅 6g

（2）临证应用：本方清热止痢，固涩调营，治疗血痢日久未愈，或下血水，营血大伤，肠中有湿热者。

（3）临证加减：若湿热盛者，合用芍药汤；若瘀热较重，痢下鲜红，可加牡丹皮、苦参；兼饮食积滞化热，腹痛拒按，合用枳实导滞丸；若兼阴虚，加用北沙参、白芍、石斛、牡丹皮等。

（4）现代应用：本方现常用于治疗上消化道出血、溃疡病大出血、细菌性痢疾、皮肤病等。

3. 崩漏下血——如加减黄土汤（《重订通俗伤寒论》）

（1）组成：地榆炭 9g　土炒白术 6g　花龙骨 9g　陈阿胶 3g　黑炮姜 3g　炙甘草 2g　春砂仁 3g

（2）临证应用：本方养血敛阴，健脾摄血，固涩冲任。治疗小肠寒湿，粪前下血，散而紫黯，或血色淡红，胃弱便溏，素无痔漏证者。

（3）临证加减：畏寒腹痛，加艾叶炭，以温经止血，下血量多，可选加棕榈炭、仙鹤草、牡蛎等。

（4）现代应用：本方现常用于治疗消化道出血及功能性子宫出血等病症。

4. 寒湿痢疾——如桂附逍遥散（《医学探骊》）

（1）组成：地榆炭 9g　炙附子 3g　炮姜 3g　吴茱萸 2g　升麻 3g　泽泻 6g　桂心 9g　罂粟壳 3g　沉香 1g　甘草 2g

（2）临证应用：本方主治寒痢。临床应用以里急后重，痢下色白，稀而清腥为辨证要点。

（3）临证加减：若下痢白中兼紫者，可加用芍药、当归；痢久脾虚气陷，少气脱肛者，可加用黄芪、柴胡、党参等。

（4）现代应用：本方现常用于治疗细菌性痢疾、阿米巴痢疾、溃疡性结肠炎等病。

【**使用注意**】本品性寒酸涩，凡虚寒性出血或有瘀者慎用。对于大面积烧烫伤患者，不宜使用地榆制剂外涂，以防其所含鞣质被大量吸收而引起中毒性肝炎。

【**用量建议**】按配方颗粒国家标准，每1g配方颗粒相当于饮片5g。《中国药典》饮片用量 9g~15g。根据临床试点应用经验，建议临床饮片用量9g。

【**参考**】

1. 主要化学成分　主要含鞣质：地榆素 H-1~H-11，1,2,6- 三没食子酰 -β-D- 葡萄糖等；黄烷 -3- 醇衍生物：右旋儿茶素等；三萜皂苷类成分：

地榆糖苷、地榆皂苷 A~E 等；炒炭后生成地榆皂苷元 Z，且当地榆炒炭至外观达到最佳时，地榆皂苷元 Z 的含量最高。

2. 主要药理作用 炒炭后凝血作用显著增强。

【按语】地榆炒炭后长于收敛止血。《中国药典》2020 年版规定地榆炭饮片含鞣质不得少于 2.0%；没食子酸不得少于 0.60%。地榆炭配方颗粒国家标准含量控制指标与饮片成分相同，配方颗粒按规格折算后含量下限高于饮片标准。地榆炭配方颗粒国家标准特征图谱项下通过控制特征峰相对峰面积限度实现不同基原、不同炮制品的区分，保证临床用药的准确性。就质量标准而言，地榆炭配方颗粒标准较其饮片更优，临床疗效应该更稳定、可靠。

槐花（槐花）配方颗粒

【来源】本品为豆科植物槐 *Sophora japonica* L. 的干燥花，经除去杂质及灰屑制成合格的饮片，并将此合格饮片按标准汤剂的主要质量指标，经水提、分离、浓缩、干燥、制粒而成的配方颗粒。

【含量指标】本品每 1g 含芦丁（$C_{27}H_{30}O_{16}$）应为 60.0mg~162.0mg；含总黄酮以芦丁（$C_{27}H_{30}O_{16}$）计，应为 100.0mg~255.0mg。

【性能功效】苦，微寒。归肝、大肠经。凉血止血，清肝泻火。生品长于清肝泻火，清热凉血。

【临床应用】

1. 血热便血——如槐花散（《丹溪心法》）

（1）组成：槐花 5g　苍术 3g　厚朴 3g　陈皮 3g　当归 6g　枳壳 3g　甘草 2g　乌梅 6g

（2）临证应用：本方主治湿浊内阻，肠胃不调，脘腹胀满，大便下血。

（3）临证加减：出血多者，加地榆、小蓟、乌贼骨；湿浊甚者，加广藿香、大腹皮、茯苓；腹胀者，加木香、大腹皮。

（4）现代应用：本方现常用于治疗各种消化道出血。

2. 痔疮肿痛——如祛风解毒汤（《寿世保元》）

（1）组成：槐花 5g　黄连 2g　黄芩 3g　赤芍 3g　麸炒枳壳 3g　黄柏 3g　连翘 5g　大黄 3g　苦参 4.5g

（2）临证应用：本方主治痔疮肿痛初起。以肛缘皮肤肿胀疼痛，可伴肛门异物感为辨证要点。

（3）临证加减：若小便赤者，加木通、滑石。可合用苦参汤、五倍子汤等药煎水外熏，黄连膏、消痔膏等药外敷。

（4）现代应用：本方现常用于治疗炎性外痔、结缔组织性外痔、静脉曲张性外痔等。

3. 吐血、衄血——如陈槐汤（《古今医鉴》）

（1）组成：槐花 5g　当归 6g　川芎 3g　赤芍 6g　黄芩 3g　陈皮 3g　侧柏叶 6g　乌药 6g　山栀子 6g　藕节 1g　细茶 3g

（2）临证应用：本方主治吐血，衄血。

（3）临证加减：出血量多，加用小蓟、大蓟、白茅根、茜草等；出血量多，出现虚脱症者，用独参汤等益气固脱之品。

（4）现代应用：本方现常用于治疗鼻出血，消化性溃疡出血、食管炎、胃炎以及肝硬化导致食管、胃底静脉曲张破裂出血等引起的吐血。

4. 荨麻疹——如麻黄蝉蜕汤（《中医皮肤病学简编》）

（1）组成：槐花 5g　麻黄 2g　蝉蜕 3g　浮萍 3g　黄连 2g　甘草 2g

（2）临证应用：本方祛风散寒，治疗荨麻疹（风寒型）。以疹出色白，碎小微红，冷时发作，遇热则轻，畏风，兼以表证，苔薄白，脉浮紧为辨证要点。

（3）临证加减：畏寒怕冷者，可加用黄芪、防风、白术。

（4）现代应用：本方现常用于治疗荨麻疹等病症。

【使用注意】脾胃虚寒及阴虚发热而无实火者慎用。

【用量建议】按配方颗粒国家标准，每 1g 配方颗粒相当于饮片 3g。《中国药典》饮片用量 5g~10g。根据临床试点应用经验，建议临床饮片用量 5g。

【参考】

1. 主要化学成分　槐花含槲皮素、芸香苷、异鼠李素及三萜皂苷类成分等。

2. 主要药理作用 槐花有止血、抗炎、抗病原微生物、保护心功能、降血压、扩张冠状动脉、增加冠脉血流量等作用。

【按语】生槐花以清肝泻火，清热凉血见长。《中国药典》2020 年版规定槐花饮片含总黄酮以芦丁计不得少于 8.0%，芦丁不得少于 6.0%。**槐花配方颗粒国家标准含量控制指标与其饮片成分相同，并根据多批次标准汤剂质量特征，制定指标成分含量限度。就含量控制限度而言，配方颗粒标准符合临床汤剂用药实际。**

炒槐花（槐花）配方颗粒

【来源】本品为豆科植物槐 *Sophora japonica* L. 的干燥花，经除去杂质及灰屑，用文火炒至表面深黄色，取出，放凉制成合格的饮片，并将此合格饮片按标准汤剂的主要质量指标，经水提、分离、浓缩、干燥、制粒而成的配方颗粒。

【含量指标】本品每 1g 含芦丁（$C_{27}H_{30}O_{16}$）应为 75.0mg~150.0mg；含总黄酮以芦丁（$C_{27}H_{30}O_{16}$）计，应为 115.0mg~225.0mg。

【性能功效】苦，微寒。归肝、大肠经。炒槐花苦寒之性缓和，免伤中之弊，有杀酶保苷作用。其清热凉血作用弱于生品。

【临床应用】

1. 肠风下血——如槐花散（《普济本事方》）

（1）组成：炒槐花 5g　柏叶 6g　荆芥穗 5g　麸炒枳壳 3g

（2）临证应用：本方主治风热湿毒，壅遏肠道，损伤血络便血证。以肠风、脏毒，或便前出血，或便后出血或粪中带血，以及痔疮出血，血色鲜红或晦暗，舌红苔黄，脉数为辨证要点。

（3）临证加减：若便血较多，荆芥穗可改用荆芥炭，并加入黄芩炭、地榆炭、棕榈炭等；若大肠热甚，可加入黄连、黄芩等；若脏毒下血紫暗，可加入苍术、茯苓等；便血日久血虚，可加入熟地黄、当归等。

（4）现代应用：本方现常用于治疗痔疮、结肠炎或其他大便下血属风热或湿热邪毒，壅遏肠道，损伤脉络者。肠癌便血亦可应用。

2. 痔漏下血——如加减槐花散（《摄生众妙方》）

（1）组成：炒槐花 5g　黄芩 3g　黄连 2g　枳壳 2g　升麻 3g　赤芍 3g　生地黄 3g　苍术 3g　甘草 2g　当归 2g

（2）临证应用：本方主治痔漏下血。以肛门灼热，痔疮肿痛，大便下血，色鲜红，或伴有脓液者，苔黄腻，脉濡数为辨证要点。

（3）临证加减：出血量多者，加用地榆炭、仙鹤草等；肛门灼热甚，加白头翁、秦艽等。

（4）现代应用：本方现常用于治疗消化性溃疡出血、痔疮、肛漏。

3. 胎动不安——如安胎汤（《圣济总录》）

（1）组成：炒槐花 5g　贝母 3g　当归 6g　川芎 3g

（2）临证应用：本方主治妇人胞胎不安。以妊娠期腰酸、腹痛，小腹下坠，或伴有阴道流血为辨证要点。

（3）临证加减：兼肾虚者，合用寿胎丸、党参、白术；兼气血虚弱者，合用胎元饮；若瘀血阻滞甚，加用桂枝茯苓丸减桃仁。

（4）现代应用：本方现常用于治疗妊娠早期先兆流产、妊娠中晚期胎盘前置等。

【使用注意】脾胃虚寒及阴虚发热而无实火者慎用。

【用量建议】按配方颗粒国家标准，每 1g 配方颗粒相当于饮片 2.4g。《中国药典》饮片用量 5g~10g。根据临床试点应用经验，建议临床饮片用量 5g。

【参考】

1. **主要化学成分**　槐花炒黄后部分糖类和氨基酸类有所破坏。通过加热可破坏鼠李糖转化酶，有利于芦丁的保存，并使药材组织疏松，便于成分的煎出。炒炭鞣质含量增高。

2. **主要药理作用**　炒槐花促凝血作用更优。

【按语】炒槐花苦寒之性缓和，不致伤中，其清热凉血的作用次于生品。《中国药典》2020 年版规定槐花药材含总黄酮以芦丁计不得少于 8.0%，芦丁不得少于 6.0%。炒槐花配方颗粒国家标准含量控制指标与槐花药材成分相同。国家标准建立的特征图谱能够实现槐花、炒槐花（槐花）配方颗粒的区别，保证临床用药调配的准确性。

槐角配方颗粒

【来源】本品为豆科植物槐 *Sophora japonica* L. 的干燥成熟果实，经除去杂质制成合格的饮片，并将此合格饮片按标准汤剂的主要质量指标，经水提、分离、浓缩、干燥、制粒而成的配方颗粒。

【含量指标】本品每 1g 含槐角苷（$C_{21}H_{20}O_{10}$）应为 19.0mg~54.0mg。

【性能功效】苦，寒。归肝、大肠经。清热泻火，凉血止血。生用苦寒，以凉血止血，清热润肠为主。

【临床应用】

1. 肠热便血——如槐角丸（《太平惠民和剂局方》）

（1）组成：槐角 5g　防风 3g　地榆 3g　当归 3g　黄芩 3g　枳壳 3g

（2）临证应用：本方清肠疏风、凉血止血，主治肠风下血、诸痔证。血热所致的肠风便血、痔疮肿痛、脱肛属风邪热毒或湿热者。

（3）临证加减：出血量多者，加用白茅根、小蓟、藕节炭等；若湿热甚者，加用黄连、栀子等。

（4）现代应用：本方现常用于治疗血热所致的大便出血、痔疮肿痛等。

2. 眼热目暗——如明目槐子丸（《太平圣惠方》）

（1）组成：槐子 6g　黄连 2g

（2）临证应用：本方清肝明目，主治眼热目暗。

（3）临证加减：若口苦，烦渴，可加栀子、龙胆草、菊花等；肝经实热上冲，眼赤热痛，目生障翳，加用秦皮、黄柏、决明子、黄芩、蕤仁、栀子、大枣。

（4）现代应用：本方现常用于治疗暴发火眼云蒙障翳、羞明多眵、眼边赤烂、红肿痛痒、迎风流泪等症状。

3. 肺热肠秘——如槐子汤（《医醇剩义》）

（1）组成：槐角6g　瓜蒌仁9g　枳壳3g　天冬5g　麦冬5g　玉竹6g　麻仁9g　苏子4.5g　杏仁5g　甘草2g　金橘饼3g　白芝麻3g

（2）临证应用：本方养阴润肺，润肠通便。主治肺经之火，移于大肠，大便秘结，或肛门肿痛。

（3）临证加减：若大便秘结，酌加生大黄；肺热咳嗽，加用桑白皮、枇杷叶、浙贝母等。

（4）现代应用：本方现常用于治疗痔疮出血、肠风下血、血痢、崩漏、血淋肝热目赤等病症。

4. 痔肿出血——如防风秦艽汤（《外科正宗》）

（1）组成：槐角2g　防风3g　秦艽3g　当归3g　川芎3g　生地黄3g　白芍3g　赤茯苓3g　连翘3g　槟榔2g　甘草2g　栀子2g　地榆2g　枳壳2g　白芷2g　苍术2g

（2）临证应用：本方祛风解毒，清肠止血。主治痔疮便血，肛门坠重作痛，痔疮不论新久，肛门便血，坠重作疼及肠风下血，粪前点滴而出者。

（3）临证加减：若便秘者，加大黄；出血多者，加白茅根、茜草等。

（4）现代应用：本方现常用于治疗风中经络、㖞僻不遂、肛瘘脱肛等病症。

【使用注意】孕妇慎用。

【用量建议】按配方颗粒国家标准，每1g配方颗粒相当于饮片3.5g。《中国药典》饮片用量6g~9g。根据临床试点应用经验，建议临床饮片用量6g。

【参考】

1. 主要化学成分　槐角主要含槐角苷、芦丁、黄酮苷、染料木苷、槲皮素、山柰素等成分。

2. 主要药理作用　槐角有祛痰、止咳、降血糖、抗菌、抗肿瘤、抗糖尿病、预防心血管系统疾病等作用。

【按语】槐角生品清热泻火、凉血止血力胜。《中国药典》2020年版规定槐角饮片含槐角苷不得少于4.0%。槐角配方颗粒国家标准含量检测指标与饮片化学成分相同，并根据多批次标准汤剂质量特征制定指标成分含量限度。就指标成分含量限度而言，配方颗粒标准符合临床应用实际。

蜜槐角配方颗粒

【来源】本品为豆科植物槐 *Sophora japonica* L. 的干燥成熟果实，经除去杂质，加入加适量沸水稀释后的炼蜜，拌匀闷透，用文火炒至外皮光亮、不粘手，取出，放凉制成合格的饮片，并将此合格饮片按标准汤剂的主要质量指标，经水提、分离、浓缩、干燥、制粒而成的配方颗粒。

【含量指标】本品每 1g 含槐角苷（$C_{21}H_{20}O_{10}$）应为 20.0mg~43.0mg。

【性能功效】苦，寒。归肝、大肠经。蜜炙后可缓其苦寒之性，以滋润肠燥为主。

【临床应用】

脏毒下血——如脏连丸（《中国药典》）

（1）组成：槐角 6g　黄连 2g　黄芩 3g　地黄 6g　赤芍 5g　当归 5g　槐花炭 5g　荆芥穗炭 5g　地榆炭 7g　阿胶 3g

（2）临证应用：本方清肠止血，治疗肠热便血，肛门灼热，痔疮肿痛，水泻。

（3）临证加减：若出血较多，酌加白茅根、仙鹤草、大蓟、小蓟等；肛门灼热甚者，可酌加白头翁、秦艽等。

（4）现代应用：本方现常用于治疗腹泻、急性肠胃炎、痔疮等症状。

【使用注意】孕妇慎用。

【用量建议】按配方颗粒国家标准，每 1g 配方颗粒相当于饮片 1.5g。《中国药典》饮片用量 6g~9g。根据临床试点应用经验，建议临床饮片用量 6g。

【参考】

1. **主要化学成分**　槐角蜜炙后与生品比较，染料木素、槲皮素、山奈素升高。

2. **主要药理作用**　槐角蜜炙增强止咳平喘作用，并具有雌激素样作用、抗肿瘤、抗糖尿病、预防心血管系统疾病等多种药理药效。

【按语】蜜槐角苦寒之性减弱，清热凉血之力不及生品，兼能润肠，尤益于便血、痔血兼有便秘者。《中国药典》2020年版规定蜜槐角饮片含槐角苷不得少于3.0%。蜜槐角配方颗粒国家标准含量检测指标与饮片化学成分相同。国家标准建立的特征图实现了槐角配方颗粒与蜜槐角配方颗粒的专属性定性鉴别，保障临床用药调配的准确性。就质量标准而言，配方颗粒标准更趋完善。

侧柏叶配方颗粒

【来源】本品为柏科植物侧柏 *Platycladus orientalis*（L.）Franco 的干燥枝梢和叶，经除去硬梗及杂质制成合格的饮片，并将此合格饮片按标准汤剂的主要质量指标，经水提、分离、浓缩、干燥、制粒而成的配方颗粒。

【含量指标】本品每 1g 含槲皮苷（$C_{21}H_{20}O_{11}$）为 6.5mg~14.0mg。

【性能功效】苦、涩，寒。归肺、肝、脾经。凉血止血，化痰止咳，生发乌发。生用以凉血止血，祛痰止咳为主。

【临床应用】

1. 吐血——如柏叶汤（《金匮要略》）

（1）组成：柏叶 6g　干姜 3g　艾叶 3g

（2）临证应用：本方温阳止血，主治中焦虚寒之吐血。吐血不止，血色黯然清稀，面色萎白或萎黄，舌淡苔白，脉虚弱无力。

（3）临证加减：如见神疲乏力、气短等气虚证者，加党参、黄芪、白术；头晕目花、面色苍白等血虚证者，加当归、白芍、阿胶；呕血、咯血、便血剧烈者，加三七、阿胶、仙鹤草、旱莲草。

（4）现代应用：本方现常用于治疗胃出血等病症。

2. 脱发——如生发丸（《中华人民共和国卫生部药品标准》）

（1）组成：侧柏叶 6g　制何首乌 6g　补骨脂（盐制）6g　牛膝 5g　当归 6g　茯苓 10g　枸杞子 6g　盐制菟丝子 6g　女贞子 6g　墨旱莲 6g　桑寄生 9g　黑芝麻 9g　熟地黄 9g　桑椹 9g　核桃仁 6g　沙苑

子 9g　蛇床子 3g　紫河车 2g　骨碎补 3g　黄芪 9g　黄精 9g　五味子 2g　灵芝 6g　地黄 6g　苦参 4.5g　山楂 9g

（2）临证应用：填精补血，补肝滋肾，乌须黑发。用于肝肾不足、精血气衰所致须发早白，头发稀疏、干枯，斑秃脱发。

（3）临证加减：脱发、斑秃者，合用侧柏叶、露蜂房、麻黄、桂枝、苦参、皂角、生姜等药煎汤外洗。

（4）现代应用：本方现常用于肝肾不足、精血气衰所致须发早白，头发稀疏、干枯，斑秃脱发。

3. 湿热带下——如侧柏樗皮丸（《医学入门》）

（1）组成：侧柏叶 6g　樗根皮 3g　黄柏 3g　黄连 2g　白术 6g　香附 16g　白芷 3g　白芍 6g

（2）临证应用：本方清热除湿，收涩止带，治疗湿热下注，带下黏稠臭秽，色黄，口干内热，溲赤而痛，苔黄，脉濡数。

（3）临证加减：带下包黄、阴痒、小便短赤者，加茵陈、栀子、猪苓、茯苓；兼头晕、烦躁易怒者，加龙胆草、黄芩、木通、车前子。

（4）现代应用：可治疗各种慢性宫颈类、阴道类疾病。

【使用注意】阴虚肺燥、因咳动血、肝肾两亏、血枯髓败者勿用。不宜多服久服。

【用量建议】按配方颗粒国家标准，每 1g 配方颗粒相当于饮片 6g。《中国药典》饮片用量 6g~12g。根据临床试点应用经验，建议临床饮片用量 6g。

【参考】

1. 主要化学成分　侧柏叶含槲皮苷、槲皮素、山柰酚、挥发油及鞣质等。

2. 主要药理作用　侧柏叶有止血、抗炎、抗菌、镇咳、祛痰平喘及神经保护等作用。

【按语】侧柏叶生品苦寒，以清热凉血，止咳祛痰力胜，《中国药典》2020 年版规定侧柏叶饮片含槲皮苷不得少于 0.10%。侧柏叶配方颗粒国家标准含量检测指标与饮片化学成分相同，配方颗粒按规格折算后含量下限高于饮片标准。就含量限度而言，生侧柏叶配方颗粒标准较其饮片更趋完善、合理。

侧柏炭配方颗粒

【来源】本品为柏科植物侧柏 *Platycladus orientalis*（L.）Franco 的干燥枝梢和叶，经除去硬梗及杂质，用武火炒至表面黑褐色，内部焦黄色，喷淋少许清水，熄灭火星，取出，晾干制成合格的饮片，并将此合格饮片按标准汤剂的主要质量指标，经水提、分离、浓缩、干燥、制粒而成的配方颗粒。

【含量指标】本品每 1g 含槲皮素（$C_{15}H_{10}O_7$）应为 0.18 mg~0.80 mg。

【性能功效】苦、涩，寒；归肺、肝、脾经。炒炭后寒凉之性趋于平和，偏于收敛止血，用于各种出血症。

【临床应用】

产后下血不止——如柏叶汤（《圣济总录》）

（1）组成：柏叶炭 6g　当归 6g　醋禹余粮 9g

（2）临证应用：本方主治产后下血不止，或点滴不畅。

（3）临证加减：如气虚不能摄血所致崩漏不止，加黄芪、升麻、柴胡；头晕目花、面色苍白等血虚证者，加白芍、阿胶；呕血、咯血、便血剧烈者，加三七、阿胶、仙鹤草、旱莲草。

（4）现代应用：本方现常用于治疗功能性子宫出血、多囊卵巢等病症。

【使用注意】多服、久服易致胃脘不适及食欲减退。

【用量建议】按配方颗粒国家标准，每1g配方颗粒相当于饮片5g。《中国药典》饮片用量 6g~12g。根据临床试点应用经验，建议临床饮片用量6g。

【参考】

1. **主要化学成分**　侧柏叶炒炭后槲皮素成分含量有所增加，可以作为侧柏炭的指标性成分。同时，侧柏叶炒炭后，约 50% 的挥发油成分消失，鞣质含量有所降低，常量元素 Ca、Mg 含量显著增加，黄酮类成分总含量有所减少，但其中杨梅素、槲皮素及山柰酚等增加。

2. 主要药理作用 侧柏叶炒炭后止血作用增强，可能与黄酮类成分含量增加有关。

【按语】侧柏叶炒炭后寒凉之性趋于平和，专于收敛止血。《中国药典》2020 年版侧柏炭饮片无含量控制指标。侧柏炭配方颗粒国家标准根据标准汤剂主要质量特征增加了槲皮素含量控制指标。侧柏叶制炭过程中，槲皮苷等成分发生降解，生成槲皮素。随着制炭程度的加重，槲皮素含量呈现先升高再降低，最后损失殆尽的趋势。侧柏炭配方颗粒国家标准通过槲皮素的含量限度控制制炭程度，符合汤剂的特色。

白茅根配方颗粒

【来源】本品为禾本科植物白茅 Imperata cylindrica Beauv.var.major（Nees）C.E.Hubb. 的干燥根茎，经洗净，微润，切段，干燥，除去碎屑制成合格的饮片，并将此合格饮片按标准汤剂的主要质量指标，经水提、分离、浓缩、干燥、制粒而成的配方颗粒。

【含量指标】本品每 1g 含绿原酸（$C_{16}H_{18}O_9$）应为 0.45mg~1.45mg；绿原酸（$C_{16}H_{18}O_9$）、新绿原酸（$C_{16}H_{18}O_9$）和隐绿原酸（$C_{16}H_{18}O_9$）的总量应为 1.35mg~3.00mg。

【性能功效】甘，寒。归肺、胃、膀胱经。凉血止血，清热利尿。

【临床应用】

1. 血淋尿血——如白茅根散（《太平圣惠方》）

（1）组成：白茅根 9g　赤芍 3g　滑石 10g　木通 3g　黄芩 3g　天葵子 9g　车前子 3g　血余炭 1g

（2）临证应用：本方主治血淋，小便中痛不可忍。以尿频、尿急、尿痛、淋漓不尽，尿中带血，甚或血尿者为辨证要点。

（3）临证加减：血尿，加黑柏叶、仙鹤草；若有结石而见本方者，可加金钱草、海金沙、石韦；若兼尿有膏脂，加萆薢。

（4）现代应用：本方现常用于治疗前列腺炎、泌尿系统感染、尿路结石等病。

2. 皮肤紫癜——如四草汤（《李增奎中国民间疗法》）

（1）组成：白茅根 9g　水牛角 15g　仙鹤草 6g　益母草 9g　紫草 5g　茜草 6g　女贞子 6g　连翘 6g　三七 3g　琥珀 1g　防风 5g　甘草 2g

（2）临证应用：本方主治邪毒内陷，损伤血络。治疗皮肤紫癜，以下肢明显，压之不褪色，伴腹痛或关节痛、血尿为辨证要点。

（3）临证加减：出血量少、时间长者加炒当归、赤白芍、泽兰叶；有慢性盆腔炎者加炒当归、赤白芍、败酱草。

（4）现代应用：本方现常用于治疗皮肤紫癜，伴腹痛或关节肿痛，血尿。

3. 血热衄证——如镇衄汤（《当代妙方》）

（1）组成：白茅根 9g　生地黄 10g　桑白皮 6g　党参 9g

（2）临证应用：本方主治肺阴虚所致干咳少痰或痰中带血，低热盗汗，动则汗出，倦怠乏力。亦可用于治疗鼻衄、齿衄、眼衄、舌衄等衄证属阴虚血热证者。

（3）临证加减：口干咽燥，潮热盗汗者，可合用百合固金汤；出血量较多者，加用侧柏叶、棕榈炭等；正气虚弱明显者，可加用黄芪、人参等。

（4）现代应用：本方现常用于治疗肺结核、支气管扩张。

4. 伤风感冒——如五根汤（《疼痛妙方绝技精粹》）

（1）组成：白茅根 6g　葛根 6g　板蓝根 6g　山豆根 3g　芦根 6g　藿香 6g　红花 3g　大黄 2g

（2）临证应用：本方主治小儿伤风感冒，发热，恶寒，恶风。

（3）临证加减：若太阳伤寒恶寒甚，时有微汗，不宜单用麻黄汤时，可与五根汤合用；发热证有显著的少阳证时，可与小柴胡汤合用；加遇流行性脑炎、扁桃体化脓性炎症较甚时，阳明经实热证显者，可合用白虎汤；有外感发热、咳嗽较甚，形成气管炎者，可合麻杏石甘汤。

（4）现代应用：本方现常用于消炎杀菌、抗病毒，治疗小儿伤风感冒、流行性感冒、扁桃体发炎（乳蛾证）、猩红热、无名高热等。

【使用注意】孕妇忌服或慎服。

【用量建议】按配方颗粒国家标准，每 1g 配方颗粒相当于饮片 2.5g。《中国药典》饮片用量 9g~30g。根据临床试点应用经验，建议临床饮片用量 9g。

【参考】

1. 主要化学成分 白茅根含有三萜类、黄酮类、木脂素类、内酯类、糖类、甾体类及有机酸类等。

2. 主要药理作用 白茅根有止血、利尿、抗炎、增强免疫等多种药理作用。

【按语】生白茅根长于凉血、清热利尿。《中国药典》2020 年版白茅根饮片无含量控制指标，白茅根配方颗粒国家标准根据标准汤剂主要质量特征增加了绿原酸、新绿原酸和隐绿原酸总量控制指标。就含量控制指标而言，生白茅根配方颗粒标准较其饮片更加完善，临床疗效也应该更稳定、可靠。

蒲黄（水烛香蒲）配方颗粒

【来源】本品为香蒲科植物水烛香蒲 *Typha angustifolia* L. 的干燥花粉，经揉碎结块，过筛制成合格的饮片，并将此合格饮片按标准汤剂的主要质量指标，经水提、分离、浓缩、干燥、制粒而成的配方颗粒。

【含量指标】本品每 1g 含异鼠李素 -3-O- 新橙皮苷（$C_{28}H_{32}O_{16}$）和香蒲新苷（$C_{34}H_{42}O_{20}$）的总量应为 6.0mg~12.0mg

【性能功效】甘，平。归肝、心包经。止血，化瘀，通淋。生用性滑，以活血行瘀止痛，利尿通淋为主。

【临床应用】

1. 瘀血疼痛——如失笑散（《苏沈良方》）

（1）组成：蒲黄 5g 五灵脂 4.5g

（2）临证应用：本方活血祛瘀，散结止痛，瘀血疼痛证。临床应用以心胸刺痛，脘腹疼痛，或产后恶露不行，或月经不调，少腹急痛为辨证要点。

（3）临证加减：若气滞血瘀者，可合金铃子散；若寒凝血瘀者，加炮姜、小茴香；兼血虚者，宜与四物汤同用；若妇女痛经属冲任气血瘀滞者，可酌加益母草、红花、桃仁、香附、延胡索等；产后小腹疼痛，恶露不行，可与生化汤合用。

（4）现代应用：本方现常用于治疗冠心病、原发性痛经、高脂血症、宫外孕、慢性胃炎等属瘀血停滞。

2. 血热妄行——如生蒲黄汤（《陈达文方》）

（1）组成：生蒲黄 5g　旱莲草 9g　藕节 9g　丹参 10g　牡丹皮 6g　生地黄 10g　郁金 3g　荆芥炭 5g　栀子 6g　川芎 3g　甘草 2g

（2）临证应用：本方滋阴降火，化瘀止血，主肾阴亏损，虚火上炎，热迫血溢。临床应用以眼底出血，视力减退，舌质红，苔少，脉数或细数为辨证要点。

（3）临证加减：热象偏重者，加元参、茅根、侧柏叶、茜草炭；出血多者，加仙鹤草、血余炭、百草霜；肝阳上亢者，加夏枯草、石决明、天麻、钩藤；心脾气虚者，加人参、黄芪；心肝两经热邪较重，可合犀角地黄汤。

（4）现代应用：本方现常用于治疗血灌瞳仁，适用于眼底出血症。

3. 吐血——如止血蒲黄散（《太平圣惠方》）

（1）组成：蒲黄 5g　栝楼 9g　犀角屑 0.9g（水牛角粉 10g 代）　甘草 2g　桑寄生 9g　葛根 10g

（2）临证应用：本方主治伤寒温病，时气疫毒，及饮酒伤中，吐血不止，面黄干呕，心胸烦闷。

（3）临证加减：若吐血量多者，加用侧柏叶、大蓟、小蓟、茜草等；胃阴损伤，加用石斛、麦冬、天花粉；兼胁肋疼痛者，加用郁金、香附；兼气虚者，加用黄芪、白术、党参等。

（4）现代应用：本方现常用于治疗各种原因引起的上消化道出血。

4. 血滞经闭——如少腹逐瘀汤（《医林改错》）

（1）组成：生蒲黄 5g　炒小茴香 1.5g　炒干姜 3g　延胡索 3g　没药

3g　当归 6g　川芎 3g　肉桂 1g　赤芍 6g　炒五灵脂 4.5g

（2）临证应用：本方活血祛瘀，温经止痛。主治少腹寒凝血瘀证。临床应用以少腹瘀血积块，疼痛或不痛，或痛而无积块，或少腹胀满，或经期腰酸，小腹作胀，或月经一月见三五次，接连不断，断而又来，其色或紫或黑，或有瘀块，或崩漏兼少腹疼痛，或粉红兼白带者，或瘀血阻滞，久不受孕，舌暗苔白，脉沉弦而涩为辨证要点。

（3）临证加减：胸胁、乳房胀痛者，加郁金、川楝子；少腹胀甚或冷痛，加香附、乌药、胡芦巴；腰酸、膝软乏力，加杜仲、续断、牛膝、桑寄生、巴戟天；身倦乏力短气者，减川芎、五灵脂，加黄芪、白术、党参。

（4）现代应用：本方现常用于治疗先兆流产、崩漏、闭经痛经不孕、带下、肠粘连、肠套叠、卵巢囊肿、老年前列腺增生、慢性盆腔炎、原发性痛经、子宫内膜异位症、输卵管阻塞性不孕症、子宫肌瘤、卵巢囊肿等。

【使用注意】孕妇慎用。

【用量建议】按配方颗粒国家标准，每 1g 配方颗粒相当于饮片 5g。《中国药典》饮片用量 5g~10g。根据临床试点应用经验，建议临床饮片用量 5g。

【参考】

1. **主要化学成分**　蒲黄主含柚皮素、异鼠李素 -3-*O*- 新橙皮苷、香蒲新苷、槲皮素等。还含甾类、挥发油、多糖等。

2. **主要药理作用**　蒲黄有抗血栓形成、止血、抗心肌缺血、抗脑缺血等作用。

【按语】生蒲黄性滑，以活血化瘀，利尿通淋见长。《中国药典》2020年版规定蒲黄饮片含异鼠李素 -3-*O*- 新橙皮苷和香蒲新苷的总量不得少于 0.50%。蒲黄配方颗粒国家标准含量控制指标与饮片化学成分相同，并根据多批次标准汤剂质量制定指标成分含量限度。就含量控制限度而言，配方颗粒标准符合临床汤剂用药实际。

蒲黄炭（水烛香蒲）配方颗粒

【来源】本品为香蒲科植物水烛香蒲 *Typha angustifolia* L. 的干燥花粉，经净制后，用中火炒至棕褐色时，喷淋清水少许，熄灭火星，取出，晾干制成合格的饮片，并将此合格饮片按标准汤剂的主要质量指标，经水提、分离、浓缩、干燥、制粒而成的配方颗粒。

【含量指标】本品每 1g 含异鼠李素 -3-*O*- 新橙皮苷（$C_{28}H_{32}O_{16}$）和香蒲新苷（$C_{34}H_{42}O_{20}$）的总量应为 3.0mg~10.0mg。

【性能功效】甘，平。归肝、心包经。炒炭后药性涩，止血作用增强。

【临床应用】

1. 崩漏出血——如蒲黄丸（《圣济总录》）

（1）组成：炒蒲黄 5g　龙骨 9g　艾叶 3g

（2）临证应用：本方温经止血，治疗妇人月经过多，漏下不止，久而血虚者。

（3）临证加减：若妊娠无故尿血，遇小解辄血下，可减艾叶，加白茅根、茜草。若妇人鼻出血数升，不知人事，可加鹿角胶、续断、人参。

（4）现代应用：本方现常用于治疗经量过多。

2. 血瘀崩漏——如棕蒲散（《陈素庵妇科补解》）

（1）组成：蒲黄炭 5g　棕榈炭 3g　当归 6g　川芎 3g　地黄 9g　炒白芍 6g　牡丹皮 6g　秦艽 3g　泽兰 6g　盐杜仲 6g

（2）临证应用：本方主治血瘀崩漏。临床应用以经血非时而下，时下时止，或经行淋漓不尽，量少，色暗有块，小腹疼痛拒按，舌质紫暗或有瘀斑，脉弦涩为辨证要点。

（3）临证加减：小腹疼痛明显者，加延胡索、炙乳香、炙没药；大便溏泄者，去当归，加白术、炒建曲。

（4）现代应用：本方现常用于治疗子宫内膜炎、内分泌失调、子宫肌瘤、子宫腺肌症等引起的血瘀崩漏。

3. 崩漏日久——如乌茜汤（《中医杂志》）

（1）组成：蒲黄炭 5g　地榆炭 9g　煅乌贼骨 4.5g　茜草炭 6g　继木 15g　槐花炭 5g　荠菜 10g　马齿苋 9g　甘草 2g

（2）临证应用：本方祛瘀生新，凉血止血，主治崩漏。临床应用以经血非时暴下不止，或淋漓不尽为辨证要点。

（3）临证加减：气虚者加党参、黄芪；血热者，加生地黄炭；血瘀者，加煅花蕊石。

（4）现代应用：本方现常用于治疗子宫出血、子宫肌瘤、子宫内膜息肉、慢性子宫内膜炎、慢性子宫肌炎和子宫内膜腺癌。

4. 腹内癥积——如化癥回生丹（《温病条辨》）

（1）组成：蒲黄炭 3g　人参 3g　肉桂 1g　两头尖 1g　人工麝香 0.03g　姜黄 3g　川椒炭 3g　虻虫 1.5g　三棱 5g　红花 3g　苏子霜 4.5g　五灵脂 4.5g　降香 6g　干漆 2g　没药 3g　香附 6g　吴茱萸 2g　延胡索 3g　水蛭 1g　阿魏 1g　川芎 3g　乳香 3g　高良姜 3g　艾叶炭 3g　公丁香 1g　苏木 3g　桃仁 5g　杏仁 5g　小茴香炭 3g　当归尾 6g　熟地黄 9g　白芍 6g　鳖甲胶 3g　益母草膏 24g　大黄 3g

（2）临证应用：本方活血化瘀，软坚消积。治疗气滞血瘀之腹内癥积，临床应用以疼痛拒按，面色少华，倦怠乏力者为辨证要点。

（3）临证加减：兼见鼻衄、齿衄、便血等出血症状，可酌加三七、大蓟、小蓟。

（4）现代应用：本方现常用于治疗软组织挫伤、子宫肌瘤、肝脾肿大、早期肝癌等肿块性病症。

5. 外伤出血——如止血定痛散（《外科大成》）

（1）组成：蒲黄炭 5g　生南星 3g　生大黄 3g　降香末 9g　血竭 1g　煅龙骨 6g　黄连 2g　儿茶 1g　棉花炭 6g　陈石灰 9g

（2）临证应用：本方化瘀止血，治疗各种原因导致的外伤出血。临床应用以局部破损出血，红肿疼痛，伤筋折骨疼痛剧烈，活动受限为辨证要点。

（3）临证加减：若出血量多，见虚脱之症者，加用归脾丸。风毒侵袭伤处，轻症者用玉真散合五虎追风散；重症用木萸散；阴虚邪留，用沙参麦冬汤加减。

（4）现代应用：本方现常用于治疗外伤出血。

【使用注意】孕妇慎用。

【用量建议】按配方颗粒国家标准，每 1g 配方颗粒相当于饮片 7.3g。《中国药典》饮片用量 5g~10g。根据临床试点应用经验，建议临床饮片用量 5g。

【参考】

1. **主要化学成分**　蒲黄经炮制后，总黄酮含量、鞣质含量显著降低。

2. **主要药理作用**　蒲黄经炮制后可增强止血作用，改善舌象血瘀体征。

【按语】蒲黄炭性涩，止血作用增强。《中国药典》2020 年版蒲黄炭饮片无含量测定指标，蒲黄炭配方颗粒国家标准根据标准汤剂主要质量特征，以异鼠李素 -3-O- 新橙皮苷和香蒲新苷的总量为含量控制指标。用特征图谱技术实现蒲黄（水烛香蒲）、蒲黄炭（水烛香蒲）配方颗粒的专属性定性区别，保证临床用药调配准确。

仙鹤草配方颗粒

【来源】本品为蔷薇科植物龙芽草 *Agrimonia pilosa* Ledeb. 的干燥地上部分，经除去残根和杂质，洗净，稍润，切段，干燥制成合格的饮片，并将此合格饮片按标准汤剂的主要质量指标加工制成的配方颗粒。

【含量指标】本品每 1g 含鞣花酸（$C_{14}H_6O_8$）应为 0.90mg~2.8mg、槲皮苷（$C_{21}H_{20}O_{11}$）应为 0.40mg~2.7mg、原儿茶酸（$C_7H_6O_4$）应为 0.70mg~3.7mg。

【性能功效】苦、涩，平。归心、肝经。收敛止血，截疟，止痢，解毒，补虚。

【临床应用】

咳血——如复方三草汤（《北京中医》）

（1）组成：仙鹤草 6g　鱼腥草 10g　猫爪草 10g　山海螺 10g　重楼 3g　天冬 6g　半夏 3g　浙贝母 5g　葶苈子 3g

（2）临证应用：本方主治清热解毒，化痰降气。用于治疗肺癌，痰毒内蕴，肺气上逆，临床应用以咳嗽，咳痰，痰中带血，气促，舌红，苔白腻，脉弦数为辨证要点。

（3）临证加减：咳嗽，气促甚者，加瓜蒌壳、干地龙；痰多难咯者，加全瓜蒌、天竺黄、海蛤壳；高热不退者，加败酱草、白薇；胸水重者，酌加大戟、甘遂、芫花；咯血甚者，加侧柏叶炭、白及、小蓟。

（4）现代应用：本方现常用于治疗晚期肺癌、咳血。

【使用注意】出血兼有瘀滞者慎用。

【用量建议】按配方颗粒国家标准，每 1g 配方颗粒相当于饮片 6.6g。《中国药典》饮片用量 6g~12g。根据临床试点应用经验，建议临床饮片用量 6g。

【参考】

1. **主要化学成分**　仙鹤草主含木犀草素 -7- 葡萄糖苷、芹菜素 -7- 葡萄糖苷、槲皮素、芸香苷、仙鹤草酚 A~G 等；尚含仙鹤草内酯及鞣质等。

2. **主要药理作用**　仙鹤草有止血、抗炎、镇痛、抗肿瘤、降糖、降压，抑制和杀灭疟原虫和阴道滴虫等多种药理作用。

【按语】仙鹤草为收敛止血的常用药。《中国药典》2020 年版无含量控制指标。仙鹤草配方颗粒国家标准根据标准汤剂主要质量指标增加了原儿茶酸、鞣花酸、槲皮苷含量控制指标。就质量标准而言，仙鹤草配方颗粒国家标准较其饮片更加完善。

艾叶配方颗粒

【来源】本品为菊科植物艾 *Artemisia argyi* Lévl. et Vant. 的干燥叶，经除去杂质及梗，筛去灰屑制成合格的饮片，并将此合格饮片按标准汤剂的主要质量指标，经水提、分离、浓缩、干燥、制粒而成的配方颗粒。

【含量指标】本品每1g含棕矢车菊素（$C_{17}H_{14}O_7$）应为0.30mg~1.10mg，含异泽兰黄素（$C_{18}H_{16}O_7$）应为0.60mg~2.20mg；含绿原酸（$C_{16}H_{18}O_9$）应为3.0mg~10.0mg；含总黄酮以芹菜素（$C_{15}H_{10}O_5$）计，应为50.0mg~150.0mg。

【性能功效】辛、苦，温；有小毒。归肝、脾、肾经。温经止血，散寒止痛；外用祛湿止痒。

【临床应用】

1. 崩漏下血——如芎归胶艾汤（《金匮要略》）

（1）组成：艾叶3g 川芎3g 阿胶3g 甘草2g 当归6g 芍药6g 干地黄10g

（2）临证应用：本方补血调经，安胎止痛，治妇人漏下，或产后下血不绝，或妊娠下血，腹中疼痛。亦治损伤冲任，月水过多，淋沥不断。

（3）临证加减：若胎动经漏，腰痛腹满，抢心短气，加黄芪、人参；从高坠下，损伤五脏吐血，及金疮肌肉不生者，加干姜、黄芪。

（4）现代应用：本方现常用于治疗出血性疾病如功能性子宫出血、先兆流产、习惯性流产、人工流产后子宫出血、月经多，妊娠子宫出血、产后恶露不尽，产后子宫恢复不良（复旧不全）、血小板减少性紫癜、消化性溃疡、外伤出血等伴有腹痛、贫血者。

2. 少腹冷痛——如艾附暖宫丸（《仁斋直指附遗方论》）

（1）组成：酒白芍6g 艾叶3g 香附6g 吴茱萸2g 川芎3g 黄芪6g 续断5g 生地黄6g 肉桂1g 川椒3g

（2）临证应用：本方主治理气养血，暖宫调经。用于血虚气滞、下焦虚寒所致的月经不调、痛经，症见行经后错，经量少，有血块，小腹疼痛，腰膝酸痛。

（3）临证加减：若寒重者，加干姜、小茴香、附子；若肾虚不足者，加淫羊藿、仙茅、巴戟天、菟丝子；若气血不足者，重用地黄、白芍。

（4）现代应用：治疗不孕症、痛经、月经过多、带下、习惯性流产、输卵管囊肿，以及泄泻、腹痛、尿频等病证。

【使用注意】哺乳期妇女、阴虚血热者禁用。

【用量建议】按配方颗粒国家标准，每 1g 配方颗粒相当于饮片 4g。《中国药典》饮片用量 3g~9g。根据临床试点应用经验，建议临床饮片用量 3g。

【参考】

1. 主要化学成分 主要含挥发油：桉油精、香叶烯、α 及 β- 蒎烯芳樟醇、樟脑、异龙脑、柠檬烯等；三萜类成分：奎诺酸、羊齿烯醇；黄酮类成分：异泽兰黄素等。

2. 主要药理作用 有止血、镇痛、抗炎、抗过敏、镇咳、平喘等作用。

【按语】艾叶生品性燥，祛寒燥湿力强，但对胃有刺激性，故艾叶生品极少内服。《中国药典》2020 年版规定艾叶饮片含桉油精不得少于 0.050%，含龙脑不得少于 0.020%。因桉油精、龙脑在水液中溶解度较低，且不稳定。艾叶配方颗粒国家标准根据多批次标准汤剂质量特征未采用桉油精、龙脑含量控制指标，增加了总黄酮、绿原酸、棕矢车菊素、异泽兰黄素含量控制指标。就含量控制指标而言，配方颗粒标准更符合临床汤剂用药实际。

炮姜配方颗粒

【来源】本品为姜科植物姜 *Zingiber officinale* Rosc. 的干燥根茎，经加工成干姜后，先将净河砂用武火炒至滑利状态，再加入干姜，翻炒至姜块鼓起，表面棕褐色，筛去砂制成合格的饮片，并将此合格饮片按标准汤剂的主要质量指标，经水提、分离、浓缩、干燥、制粒而成的配方颗粒。

【含量指标】本品每 1g 含 6- 姜辣素（$C_{17}H_{26}O_4$）应为 3.0mg~11.0mg。

【性能功效】辛，热。归脾、胃、肾经。温经止血，温中止痛。

【临床应用】

1. 阳虚水肿——如实脾散《重订严氏济生方》

（1）组成：炮姜 3g　姜厚朴 3g　白术 6g　木瓜 6g　木香 3g　草果仁 3g　大腹子 5g　炮附子 3g　白茯苓 10g　炙甘草 2g

（2）临证应用：本方为治疗脾肾阳虚水肿之常用方。临床应用以身半以下肿甚，胸腹胀满，舌淡苔腻，脉沉迟为辨证要点。

（3）临证加减：若气短乏力，倦惰懒言者，可加黄芪、红景天；小便不利，水肿甚者，可加猪苓、泽泻；大便秘结者，可加牵牛子。

（4）现代应用：本方现常用于治疗慢性肾小球肾炎、心源性水肿、肝硬化腹水等属于脾肾阳虚气滞者。

2. 便血不止——如艾叶丸（《太平圣惠方》）

（1）组成：炮姜 3g　炒艾叶 3g　炒当归 6g　炮附子 3g　炙鳖甲 9g　卷柏 5g　白龙骨 15g　赤芍 3g

（2）临证应用：本方主治便血。临床应用以便血不止，脘腹胀满，面色㿠白，手足欠温，舌淡苔白，脉沉弱为辨证要点。

（3）临证加减：兼气虚不摄者，加用四君子汤；兼气虚下陷，加用补中益气汤。

（4）现代应用：本方现常用于治疗消化系统溃疡出血属脾胃阳虚者。现常用于治疗胃肠道炎症、溃疡、肿瘤、息肉、憩室炎等导致便血者。

【使用注意】孕妇及阴虚有热者禁服。

【用量建议】按配方颗粒国家标准，每 1g 配方颗粒相当于饮片 8.3g。《中国药典》饮片用量 3g~9g。根据临床试点应用经验，建议临床饮片用量 3g。

【参考】

1. **主要化学成分**　炮姜主要含姜烯、莰烯、6-姜辣素、姜酮、姜酚、姜醇等成分。

2. **主要药理作用**　炮姜有止血、抗胃溃疡、抗炎、抗肿瘤和抗氧化等作用。

【按语】炮姜辛燥之性较干姜弱，温里作用不及干姜迅猛，但作用缓和持久，且长于温中止痛、止泻和温经止血。《中国药典》2020 年版规定炮姜饮片含 6-姜辣素不得少于 0.30%。炮姜配方颗粒国家标准含量检测指标与饮片化学成分相同。国家标准建立的特征图能够实现干姜配方颗粒与炮姜配方颗粒的定性区别，保障临床用药调配的准确性。姜辣素稳定性较差，应注意贮藏保管的温度和时间。

第十五章

活血药

本类药物具有通利血脉、促进血行、消散瘀血的作用，适用于瘀血停滞引起的诸症，如痛经、经闭、产后瘀血、腹痛、月经不调、跌打损伤、痛肿疼痛等。按其作用的强弱，又有活血、破血、止痛的区别。活血药的祛瘀作用较破血药缓和，破血药祛瘀较强。止痛药除少数以镇痛为主要作用外，其余都是以通经活血逐瘀而达到止痛目的。

本类药物应用时，月经过多及孕妇忌用。

炮制对活血祛瘀药的影响：该类药物多采用酒炙或醋炙。经酒炙后能增强药物活血通络的作用。气滞血瘀多伴有疼痛，常用醋炙，经醋炙后能增强其活血止痛的作用。至于燀制、砂烫则在于洁净药材，便于煎出药性。

川芎配方颗粒

【来源】本品为伞形科植物川芎 Ligusticum chuanxiong Hort. 的干燥根茎，经除去杂质，分开大小，洗净，润透，切厚片，干燥制成合格饮片，并将此合格饮片按标准汤剂的主要质量指标，经水提、分离、浓缩、干燥、制粒而成的配方颗粒。

【含量指标】本品每 1g 含阿魏酸（$C_{10}H_{10}O_4$）应为 1.5mg~4.5mg。

【性能功效】辛，温。归肝、胆、心包经。活血行气，祛风止痛。

【临床应用】

1. 头痛——如清上蠲痛汤（《寿世保元》）

（1）组成：川芎 3g　当归 3g　白芷 3g　羌活 3g　防风 3g　苍术 3g

麦冬 3g 独活 3g 细辛 0.3g 甘草 0.3g 蔓荆子 1.5g 菊花 1.5g 黄芩 3g

（2）临证应用：本方为治"一切头痛之主方，不问左右、偏正、新久皆有效"。临床以头痛、恶风、鼻流浊涕、舌苔薄白或薄黄、脉浮数而滑为辨证要点。

（3）临证加减：如见偏风寒，去黄芩、麦冬、苍术，加荆芥；热甚，去独活、羌活、细辛，加桑叶、连翘、金银花；鼻流浊涕量多，加苍耳子、露蜂房、辛夷花。

（4）现代应用：本方现常用于治疗顽固性疼痛及三叉神经痛等病症。

2.偏头痛——如散偏汤（《辨证录》）

（1）组成：川芎 3g 白芍 6g 郁李仁 3g 柴胡 3g 白芥子 3g 香附 6g 甘草 2g 白芷 1.5g

（2）临证应用：本方主治郁气不宣，又加风邪袭于少阳经，半边头风，或痛在右，或痛在左，时轻时重，遇风寒尤甚，舌淡，苔白，脉浮弦。

（3）临证加减：如肝火偏盛，加牡丹皮、黄芩、栀子；久痛入络，加桃仁、丹参、红花；便溏者，去郁李仁等。

（4）现代应用：本方现常用于治疗血管神经性头痛、偏头痛、多囊卵巢综合征等病症。

3.血虚寒凝——如生化汤（《傅青主女科》）

（1）组成：川芎 3g 全当归 6g 桃仁 5g 炮干姜 2g 炙甘草 2g

（2）临证应用：本方为妇女产后常用方，以产后恶露不行，小腹冷痛为辨证要点。

（3）临证加减：若腹痛不甚者，可去破泄的桃仁；若瘀块留阻，腹痛甚者，可加蒲黄、五灵脂、元胡；如小腹冷痛甚者，可加肉桂。

（4）现代应用：本方现常用于治疗产后子宫收缩不良，产后宫缩疼痛、胎盘残留等属产后血虚寒凝，瘀血内阻者。

4.风寒头痛——如川芎茶调散（《太平惠民和剂局方》）

（1）组成：川芎 3g 薄荷叶 3g 荆芥 5g 细辛 1g 防风 4.5g 白芷 3g 羌活 3g 甘草 2g

（2）临证应用：本方为治风邪头痛的常用方，以头痛，鼻塞，脉浮为辨证要点。

（3）临证加减：若属外感风寒头痛，宜减薄荷用量，酌加苏叶、生姜；外感风热头痛，加菊花、僵蚕、蔓荆子；外感风湿头痛，加苍术、藁本；头风头痛，宜重用川芎，并酌加桃仁、红花、全蝎、地龙等。

（4）现代应用：本方现常用于治疗感冒头痛、偏头痛、血管神经性头痛、慢性鼻炎头痛等属于风邪所致者。

【使用注意】本品辛温升散，阴虚阳亢之头痛忌用。多汗，月经过多者慎用。

【用量建议】按配方颗粒国家标准，每1g配方颗粒相当于饮片3g。《中国药典》饮片用量3g~10g。根据临床试点应用经验，建议临床饮片用量3g。

【参考】

1. 主要化学成分　川芎含川芎嗪等多种生物碱，藁本内脂、川芎内酯等挥发油，阿魏酸等酚类物质，尚含内脂素以及维生素 A，叶酸，蔗糖，甾醇，脂肪油等。

2. 主要药理作用　川芎有扩张冠脉、增加冠脉血流量、降低心肌耗氧量、改善微循环、抗脑缺血、解热、镇静、抗肿瘤、抗辐射、调节免疫等多种药理作用。

【按语】川芎辛散温通，可上行头目，下调经水，中开郁结，旁通络脉，为"血中之气药"。《中国药典》2020 年版规定川芎饮片含阿魏酸不得少于 0.10%。川芎配方颗粒国家标准与饮片含量检测指标一致，并根据多批次标准汤剂质量特征，在药典饮片基础上确认 6 个成分，质量标准更趋完善。就质量控制而言，配方颗粒临床疗效更稳定、可控。

延胡索配方颗粒

【来源】本品为罂粟科植物延胡索 *Corydalis yanhusuo* W.T.Wang 的干燥块茎，经除去杂质，洗净，干燥，切厚片或捣碎，制成合格饮片，并将此合格饮片按标准汤剂的主要质量指标，经水提、分离、浓缩、干燥、制粒而成的配方颗粒。

【含量指标】 本品每 1g 含延胡索乙素（$C_{21}H_{25}NO_4$）应为 1.0mg~3.5mg。

【性能功效】 辛、苦，温。归肝、脾经。活血，行气，止痛。生品止痛有效成分不易煎出，临床多用醋制品。

【临床应用】

1. 经行腹痛——如温经散寒汤（《名老中医效验秘方》）

（1）组成：延胡索 3g　当归 6g　川芎 3g　赤芍 6g　白术 6g　紫石英 9g　五灵脂 3g　川楝子 5g　葫芦巴 4.5g　制香附 6g　小茴香 3g　艾叶 3g

（2）临证应用：本方主治经前或经时小腹拧痛或抽痛，凉而沉重感，按之痛甚，得热痛减，经行量少，色黯有血块，畏寒便溏，苔白腻，脉沉紧。

（3）临证加减：如受寒重者，可加吴茱萸、桂枝；血瘀重者，加桃仁、红花。

（4）现代应用：本方现常用于治疗原发性痛经等病症。

2. 瘅疟证——如青皮汤（《医学入门》）

（1）组成：延胡索 1g　青皮 3g　莪术 3g　炒三棱 3g　陈皮 2g　神曲 2g

（2）临证应用：本方主治瘅疟证。症见脉来弦数，但热不寒，或热多寒少，膈满能食，口苦舌干，心烦渴饮，小便黄赤，大肠结燥。

（3）临证加减：如痞满，加炒黄连；有郁热，加山栀仁；少食，加山楂、麦芽；妇人，加香附，川芎，红花、木香。

（4）现代应用：本方现常用于治疗疟疾。

【使用注意】 血热气虚及孕妇忌服。

【用量建议】 按配方颗粒国家标准，每 1g 配方颗粒相当于饮片 4.5g，《中国药典》饮片用量 3g~10g。根据临床试点应用经验，建议临床饮片用量 3g。

【参考】

1. 主要化学成分　含生物碱，有延胡索甲素、乙素、丙素、丁素、庚素、辛素、壬素、寅素、丑素、子素等。

2. 主要药理作用　有镇痛、催眠、镇静、抗心肌缺血、提高耐缺氧能力、抗心律失常、降血压、抗溃疡、抗肿瘤、松弛肌肉等作用。

【按语】延胡索中生物碱类成分在水中溶解度较低，不易溶出，止痛效果欠佳。《中国药典》2020 年版规定延胡索饮片含延胡索乙素不得少于 0.040%，延胡索配方颗粒国家标准亦采用延胡索乙素作为含量控制指标，并根据多批次标准汤剂质量特征制定含量限度。就含量控制指标限度而言，配方颗粒符合临床实际。据报道延胡索中季铵碱是治疗冠心病的有效成分，醋炙使季铵碱含量下降，所以治疗冠心病时，以生用为佳。

醋延胡索配方颗粒

【来源】本品为罂粟科植物延胡索 *Corydalis yanhusuo* W.T. Wang 的干燥块茎，经除去杂质，洗净，干燥，切厚片或捣碎，加醋拌匀，闷透，用文火炒干；或加醋共煮透，煮至醋吸尽，至切开内无白心时，切厚片或捣碎，制成合格饮片，并将此合格饮片按标准汤剂的主要质量指标，经水提、分离、浓缩、干燥、制粒而成的配方颗粒。

【含量指标】本品每 1g 含延胡索乙素（$C_{21}H_{25}NO_4$）应为 0.8mg~5.0mg。

【性能功效】辛、苦，温。归肝、脾经。醋制后增强行气止痛的作用。

【临床应用】

1. 经闭腹痛——如三神丸《重订严氏济生方》

（1）组成：醋延胡索 3g　橘红 3g　当归 6g

（2）临证应用：本方主治经闭腹痛证。临床应用以室女血气相搏，腹中刺痛，病引心端，经行涩少，或经事不调，以致疼痛为辨证要点。

（3）临证加减：若月经初潮，少腹痛不可忍，可加乌药、生蒲黄、五灵脂、益母草等。

（4）现代应用：本方现常用于治疗痛经，少经。

2. 骨节酸痛——如延胡索散（《妇科大全》）

（1）组成：醋延胡索 3g　当归 6g　炒蒲黄 5g　川芎 3g　生干地黄 10g　赤芍药 6g　泽兰 6g　蓬莪术 6g　天麻 3g　桂枝 3g　滑石 10g　醋地榆 9g

（2）临证应用：本方主治室女月水不利证。临床应用以骨节酸痛，头面微浮，筋脉拘急，或生丹疹，寒热不时，饮食无味为辩证要点。

（3）临证加减：若月水不利，经行腹痛，可加五灵脂、益母草、广木香；若筋脉拘急较甚，可加木瓜、槟榔、鸡血藤；若生丹疹，可加丹皮、黄柏。

（4）现代应用：本方现常用于治疗痛经，或骨节酸痛。

3. 疝气疼痛——如延附汤（《重订严氏济生方》）

（1）组成：醋延胡索 3g　附子 3g　木香 3g

（2）临证应用：本方主治七疝证。临床应用以气滞血郁，心腹冷痛，肠鸣气走，身寒便秘为辨证要点。

（3）临证加减：若气滞血郁，心腹冷痛较甚者，可加丹参、小茴香、乌药；各种疝证，要根据不同疝证，灵活加减。

（4）现代应用：本方现常用于治疗各种疝证而兼便秘者。

4. 少腹冷痛——如大温经汤（《古今医鉴》）

（1）组成：醋延胡索 2g　当归 3g　白芍 3g　川芎 2g　熟地黄 2g　人参 2g　土炒白术 2g　茯苓 2g　甘草 1g　香附 3g　炒陈皮 2g　炒砂仁 2g　小茴香 2g　沉香 1g　炮吴茱萸 2g　酒鹿茸 1g

（2）临证应用：本方主治血海虚寒，少腹冷痛证。临床应用以月经不调，赤白带下，食少肢倦为辨证要点。

（3）临证加减：若汗出不止，加黄芪、酸枣仁（炒）；若潮热，加柴胡、黄芩；若咳嗽，加杏仁、桔梗、五味子、半夏。

（4）现代应用：本方现常用于治疗月经不调、贫血。

【使用注意】血热气虚及孕妇忌服。

【用量建议】按配方颗粒国家标准，每 1g 配方颗粒相当于饮片 4.5g，

《中国药典》饮片用量 3g~10g。根据临床试点应用经验，建议临床饮片用量 3g。

【参考】

1. **主要化学成分**　延胡索主含生物碱，包括延胡索甲素、乙素、丙素、丁素、庚素、辛素、壬素、寅素、丑素、子素等。延胡索醋煮和醋炙品中延胡索乙素和去氢紫堇碱等有效成分的含量较高。

2. **主要药理作用**　延胡索经醋炙后其水煎液中总生物碱含量显著增加。其原因是难溶于水的延胡索乙素等游离生物碱与醋酸结合生成易溶于水的生物碱盐，利于生物碱的溶出。延胡索生物碱含量高低与止痛效力成正比。醋炙能提高延胡索生物碱和延胡索乙素的煎出量，从而增强镇痛和镇静作用。

【按语】醋制能增强行气止痛作用。醋炙后延胡索中生物碱类成分在水中溶出明显增加，镇痛作用明显增强。《中国药典》2020 年版规定醋延胡索饮片含延胡索乙素不得少于 0.040%，醋延胡索配方颗粒国家标准与饮片含量指标成分一致，并根据多批次标准汤剂质量特征制定含量限度。就含量控制指标限度而言，配方颗粒符合临床实际。传统饮片醋制后止痛作用应该较生品强。

郁金（广西莪术）配方颗粒

【来源】本品为姜科植物广西莪术 *Curcuma kwangsiensis* S.G.Lee et C.F.Liang 的干燥块根，经洗净，润透，切薄片，干燥制成合格饮片，并将此合格饮片按标准汤剂的主要质量指标，经水提、分离、浓缩、干燥、制粒而成的配方颗粒。

【含量指标】本品每 1g 含莪术烯醇（$C_{15}H_{22}O_2$）应为 0.40mg~1.10mg。

【性能功效】辛、苦，寒。归肝、心、肺经。活血止痛，行气解郁，清心凉血，利胆退黄。

【临床应用】

1. 气血郁滞——如颠倒木金散（《医宗金鉴》）

（1）组成：郁金 3g　木香 3g

（2）临证应用：本方主治气、血、热饮、老痰之胸痛。

（3）临证加减：虚者，加人参；气郁痛者，以倍木香君之；血郁痛者，以倍郁金君之。

（4）现代应用：本方现可用于治疗冠心病引起的心绞痛、外伤引起的胸胁肿胀疼痛，以及肋软骨炎、乳腺结节等病症。

2. 经闭痛经——如宣郁通经汤（《傅青主女科》）

（1）组成：醋郁金 3g　酒白芍 6g　酒当归 6g　丹皮 6g　炒山栀子 6g　炒白芥子 3g　柴胡 3g　酒香附 3g　酒黄芩 3g　生甘草 2g

（2）临证应用：本方主治妇人经前腹痛数日，而后经水行，经来多紫黑瘀块。症见月经不调、行经腹痛、经有血块。

（3）临证加减：若胸腹胀闷甚者加青陈皮、枳壳、乌药；腹痛甚者加乳香；挟块多者加桃仁、五灵脂、益母草、生山楂、红花；伴有头晕胀痛者加天麻、菊花、川芎；兼有恶心者加藿香、姜半夏；腰膝酸痛加川断、制狗脊、杜仲。

（4）现代应用：本方现常用于治疗妇女月经不调、慢性盆腔炎、子宫内膜炎、功能性子宫出血等病症。

3. 神志昏蒙——如菖蒲郁金汤（《温病全书》）

（1）组成：郁金 3g　炒石菖蒲 3g　栀子 6g　鲜竹叶 6g　牡丹皮 6g　连翘 6g　灯心草 1g　木通 3g　淡竹沥 6g　紫金片 2g

（2）临证应用：本方主治伏邪风温，辛凉发汗后，表邪虽解，暂时热退身凉，而胸腹之热不除，继则灼热自汗，烦躁不寐，神识时昏时清，夜多谵语，四肢厥而脉陷，脉数舌绛。

（3）临证加减：若见胸闷、纳呆、苔腻等加湿者，可加薏苡仁、六一散、白豆蔻、佩兰等；若见烦躁不安、神昏谵语等热扰神明者，加天竺黄、龙胆草、莲子心、远志等；若胸腹灼热、四肢厥冷等热厥者，加黄芩、黄连、黄柏、柴胡等。

（4）现代应用：本方现常用于治疗肺性脑病、脑血管性痴呆、小儿多发性抽动症、偏头痛、额颞叶痴呆、慢性重症肝炎、瘀胆型肝炎、围绝经期抑郁症等症。

4. 癫痫发狂——如白金丸（《医方考》）

（1）组成：郁金 3g　白矾 0.6g

（2）临证应用：本方主治痰气壅塞，癫痫发狂，猝然昏倒，口吐涎沫。

（3）临证加减：若癫证痰盛者，可加巴豆。

（4）现代应用：本方现常用于治疗癫痫者。

5. 风热内郁——如栀子解郁汤（《医醇剩义》）

（1）组成：郁金 3g　黑山栀 6g　瓜蒌 9g　连翘 6g　薄荷 3g　葛根 6g　苏梗 5g　豆豉 6g

（2）临证应用：本方主治风热内郁，所致胸脘烦闷，心神焦躁。

（3）临证加减：若肝气不通者，可加白术、白芍等。

（4）现代应用：本方现常用于治疗胸闷、抑郁等病。

【使用注意】不宜与丁香、母丁香同用。

【用量建议】按配方颗粒国家标准，每 1g 配方颗粒相当于饮片 5.5g。《中国药典》饮片用量 3g~10g。根据临床试点应用经验，建议临床饮片用量 3g。

【参考】

1. **主要化学成分**　郁金含有酚性成分如姜黄素、挥发油如姜黄酮、生物碱、多糖、木脂素和脂肪酸等。

2. **主要药理作用**　郁金有抗凝血、抗肿瘤、抗肝损伤、调节胃肠动力、调节血脂、抗抑郁、抗菌、抗炎、镇痛等作用。

【按语】郁金为活血止痛，行气解郁的常用药。《中国药典》2020 年版郁金饮片未建立含量检测指标。郁金配方颗粒国家标准根据多批次标准汤剂质量特征，增加了莪术烯醇含量作为质量控制项。就含量指标控制而言，配方颗粒标准更加完善。郁金（广西莪术）配方颗粒国家标准薄层鉴别、【特征图谱】项下均使用郁金（广西莪术）对照药材作为参照物，实现了郁金配方颗粒基原的有效控制。

姜黄配方颗粒

【来源】本品为姜科植物姜黄 *Curcuma longa* L. 的干燥根茎，经除去杂质，略泡，洗净，润透，切厚片，干燥，制成合格饮片，并将此合格饮片按标准汤剂的主要质量指标，经水提、分离、浓缩、干燥、制粒而成的配方颗粒。

【含量指标】本品每 1g 含姜黄素（$C_{21}H_{20}O_6$）应为 2.5mg~7.0mg，含双去甲氧基姜黄素（$C_{19}H_{16}O_4$）、去甲氧基姜黄素（$C_{20}H_{18}O_5$）和姜黄素（$C_{21}H_{20}O_6$）的总量应为 4.5mg~15.0mg，含阿魏酸（$C_{10}H_{10}O_4$）应为 0.35mg~1.10mg。含挥发油应为 0.50%~1.50%（ml/g）。

【性能功效】辛、苦，温。归脾、肝经。破血行气，通经止痛。

【临床应用】

1. 心胸痛——如姜黄散（《圣济总录》）

（1）组成：姜黄 3g　当归 6g　木香 3g　乌药 6g

（2）临证应用：本方主治心血瘀滞之心胸刺痛证。临床应用以胸闷、心痛、短气为辨证要点。

（3）临证加减：若心血瘀滞导致的心胸刺痛证，可加丹参、三七、延胡索。

（4）现代应用：本方现常用于治疗冠心病、心绞痛等病症。

2. 肢臂酸痛——如姜黄散（《赤水玄珠》）

（1）组成：姜黄 3g　甘草 2g　羌活 3g　白术 6g

（2）临证应用：本方主治臂痛，非风、非痰者。

（3）临证加减：若心痛甚者，可加桑枝、没药、乳香等；腰腿疼痛者，加海桐皮、当归、白芍。

（4）现代应用：本方现常用于治疗风湿性关节炎、类风湿性关节炎等病症。

【使用注意】血虚无气滞血瘀者慎用、孕妇忌用。

【用量建议】按配方颗粒国家标准，每 1g 配方颗粒相当于饮片 5.5g。

《中国药典》饮片用量 3g~10g。根据临床试点应用经验，建议临床饮片用量 3g。

【参考】

1. **主要化学成分** 姜黄主要含姜黄素类和挥发油类，另外还含有黄酮类、酚酸、油树脂、糖类、固醇类、多肽类、脂肪酸等。

2. **主要药理作用** 姜黄具有抗凝血、降血脂、松弛平滑肌、抗炎、止痛、调节机体免疫力、抗肿瘤、抗炎等作用。

【按语】姜黄为破血行气，通经止痛常用药，《中国药典》2020 年版规定姜黄饮片含挥发油不得少于 5.0%（ml/g）；姜黄素不得少于 0.90%。姜黄配方颗粒根据多批次标准汤剂质量特征，在挥发油和姜黄素的基础上还增加了阿魏酸、双去甲氧基姜黄素、去甲氧基姜黄素和姜黄素的总量指标。就含量指标控制而言，姜黄配方颗粒标准优于其饮片，临床疗效更稳定、可控。

两面针配方颗粒

【来源】本品为芸香科植物两面针 *Zanthoxylum nitidum*（Roxb.）DC. 的干燥根，经洗净，切片或段，晒干，制成合格饮片，并将此合格饮片按标准汤剂的主要质量指标，经水提、分离、浓缩、干燥、制粒而成的配方颗粒。

【含量指标】本品每 1g 含氯化两面针碱（$C_{21}H_{18}NO_4 \cdot Cl$）和白屈菜红碱（$C_{21}H_{18}NO_4^+$）的总量应为 3.5mg~10.0mg。

【性能功效】苦、辛，平。归肝、胃经。活血化瘀，行气止痛，祛风通络，解毒消肿。

【临床应用】

瘀肿疼痛——如解痉散瘀汤（《广西中医药》）

（1）组成：两面针 5g　丹参 10g　白芍 6g　赤芍 6g　地龙 5g　豨莶草 9g　牛膝 5g　归尾 3g　桃仁 5g　甘草 2g

（2）临证应用：本方主治外伤或劳损所致的局部拘急瘀肿疼痛证。临床应用以颈肩腰痛，外伤血栓性静脉炎，证属瘀滞型者为其辨证要点。

（3）临证加减：局部疼痛较剧加乳香、没药；头痛加白芷；背部痛加葛根；肩部痛加姜黄；胸部痛加柴胡；腰部痛加杜仲。

（4）现代应用：本方现常用于治疗颈肩腰痛，外伤血栓性静脉炎等。

【使用注意】不能过量服用。忌与酸味食物同服。孕妇禁用。

【用量建议】按配方颗粒国家标准，每 1g 配方颗粒相当于饮片 12g。《中国药典》饮片用量 5g~10g。根据临床试点应用经验，建议临床饮片用量 5g。

【参考】

1. 主要化学成分　两面针含两面针碱、白屈菜红碱、异崖椒定碱、光叶花椒碱、氯化两面针碱、氯化光叶花椒碱、氧化两面针碱等生物碱类成分；还含有香豆素类、木脂素类、黄酮类、有机酸等成分。

2. 主要药理作用　两面针有镇静、镇痛、解痉、抗炎、止血、抗肿瘤、抗菌等多种药理作用。

【按语】两面针为近代发现的药材，以活血化瘀，行气止痛，祛风通络为主，《中国药典》2020 年版规定两面针药材含氯化两面针碱不得少于0.13%。两面针配方颗粒国家标准在药材含量控制指标基础上增加白屈菜红碱。就质量控制指标而言，两面针配方颗粒标准优于饮片，临床疗效会更可控、稳定。

丹参配方颗粒

【来源】本品为唇形科植物丹参 *Salvia miltiorrhiza* Bge. 的干燥根和根茎，经除去杂质和残茎，洗净，润透，切厚片，干燥，制成合格饮片，并将此合格饮片按标准汤剂的主要质量指标，经水提、分离、浓缩、干燥、制粒而成的配方颗粒。

【含量指标】本品每 1g 含丹酚酸 B（$C_{36}H_{30}O_{16}$）应为 28.0 mg ~59.0mg。

【性能功效】苦，微寒。归心、肝经。活血祛瘀，通经止痛，清心除烦，凉血消痈。

【临床应用】

1. 血瘀气滞——如丹参泽兰饮（《中医妇科治疗学》）

（1）组成：丹参 10g　香附 6g　焦艾 3g　泽兰 6g　延胡索 3g　赤芍 6g　楂炭 5g　炒黑豆 9g

（2）临证应用：本方主治月经量多，色黑，有血块，小腹胀甚于痛，拒按，舌黯而润，脉象沉弦。亦用于产后数日，恶露忽然增多，并有血块，面色黯滞，胸腹胀满加剧，少腹疼痛，压之似有硬块，大便秘结，小便微堆，舌质淡苔润，脉象沉弦。

（3）临证加减：若血瘀月经先期，可加桃仁、红花等；月经痛甚，可合失笑散。

（4）现代应用：本方现常用于治疗血性恶露、痛经等。

2. 痛经——如丹参芍药汤（《经验方》）

（1）组成：丹参 10g　赤芍 6g　乌药 6g　香附 6g　五灵脂 3g　山楂 9g　延胡索 3g　木香 3g　三棱 5g　莪术 6g　吴茱萸 2g　肉桂 1g

（2）临证应用：本方主治蜕膜样痛经，症属寒凝胞宫、瘀阻不通，不通则痛。

（3）临证加减：若血瘀重者，加桃仁、红花、益母草之类。

（4）现代应用：本方现常用于治疗膜样痛经等病症。

3. 疮疡肿痛——如消乳汤（《医学衷中参西录》）

（1）组成：丹参 10g　知母 6g　金银花 6g　穿山甲 5g　瓜蒌 9g　生明乳香 3g　连翘 6g　生明没药 3g

（2）临证应用：本方主治结乳肿疼或成乳痈新起者；一切红肿疮疡。

（3）临证加减：穿山甲可用王不留行、路路通与皂刺代替；气滞者，可加柴胡、甘草、青皮等。

（4）现代应用：本方现常用于治疗阴茎硬结症、急性化脓性疾病等。

4. 玉茎结疽——如丹参散结汤（《中医男科临床治疗学》）

（1）组成：丹参 10g　玄参 9g　当归 6g　白芥子 3g　山药 10g　丝瓜络 5g　橘核 3g　生地黄 10g　熟地黄 9g　莪术 6g　肉桂 1g　忍冬藤 9g　鸡血藤 9g

（2）临证应用：本方主治脾肾两虚，寒湿瘀阻阴茎所致之玉茎疽。

（3）临证加减：若年事已高，排尿不畅，或年轻腰酸疼痛明显并伴有早泄、阳痿者，可酌加续断、桑寄生、山萸肉、金狗脊等；少腹胀满，尿意不尽者，加乌药、木通、琥珀；便溏畏寒，舌体胖大，加白术、茯苓；阴茎硬结疼痛明显者加延胡索、川楝子；若肾虚明显者，可与金匮肾气丸合用；瘀血明显者，可与大黄䗪虫丸合用。

（4）现代应用：本方现常用于治疗阴茎硬结症、急性化脓性疾病等。

【使用注意】不宜与藜芦同用。

【用量建议】按配方颗粒国家标准，每1g配方颗粒相当于饮片2g。《中国药典》饮片用量10g~15g。根据临床试点应用经验，建议临床饮片用量10g。

【参考】

1. **主要化学成分** 丹参主含脂溶性成分：如丹参酮Ⅰ、丹参酮ⅡA、丹参酮ⅡB、丹参酮Ⅲ、隐丹参酮等多种酮类。水溶性成分：如丹参素，丹参酸甲、丹参酸乙、丹参酸丙，原儿茶酸、原儿茶醛等。

2. **主要药理作用** 丹参有改善心肌缺血、提高耐缺氧能力、改善微循环、保肝、抗胃溃疡、镇静、镇痛、抗菌、抗炎、抗过敏、降血压、调节血脂等作用。

【按语】丹参性偏寒凉，以治血热瘀滞之证最宜；又能清心除烦，凉血消痈。《中国药典》2020年版规定丹参药材含丹参酮ⅡA、隐丹参酮和丹参酮Ⅰ的总量不得少于0.25%；含丹酚酸B不得少于3.0%。《中国药典》2020年版丹参药材【含量测定】指标成分丹参酮Ⅲ、隐丹参酮、丹参酮的水溶性差，稳定性也差，故丹参配方颗粒未将以上3种成分纳入国家标准。丹参配方颗粒国家标准根据多批次标准汤剂质量特征，以丹酚酸B为【含量测定】指标成分，【特征图谱】确认了8种成分，就临床汤剂而言，配方颗粒更符合临床用药实际。

酒丹参配方颗粒

【来源】本品为唇形科植物丹参 *Salvia miltiorrhiza* Bge. 的干燥根和根茎，经除去杂质和残茎，洗净，润透，切厚片，干燥，加黄酒拌匀，稍润，待酒被吸尽后，用文火炒干，取出晾凉，筛去碎屑制成合格饮片，并将此合格饮片按标准汤剂的主要质量指标，经水提、分离、浓缩、干燥、制粒而成的配方颗粒。

【含量指标】本品每 1g 含丹酚酸 B（$C_{36}H_{30}O_{16}$）应为 8.0mg~33.0mg。

【性能功效】苦，微寒。归心、肝经。酒制后缓和寒凉之性，增强活血祛瘀、调经之功，并能通行血脉，善调妇女经脉不匀。

【临床应用】

1. 心胸疼痛——如活络效灵丹（《医学衷中参西录》）

（1）组成：酒丹参 9g　当归 6g　生明乳香 3g　生明没药 3g

（2）临证应用：本方主治各种瘀血阻滞之痛症。临床应用以伤处疼痛，伤筋动骨或麻木酸胀，或内伤血瘀，心腹疼痛，肢臂疼痛为辨证要点。

（3）临证加减：若腿疼，加牛膝；臂疼，加连翘；妇女瘀血腹痛者，加生桃仁、生五灵脂；疮疡红肿属阳症者，加金银花、知母、连翘；白硬属阴者，加肉桂、鹿角胶；疮破后生肌不速者，加生黄芪、知母、甘草；脏腑内痈者，加三七、牛蒡子。

（4）现代应用：本方现常用于治疗冠心病心绞痛、宫外孕、脑血栓形成、坐骨神经痛等属气血瘀滞，经络受阻者。

2. 心胃诸痛——如丹参饮（《时方歌括》）

（1）组成：酒丹参 9g　檀香 2g　砂仁 3g

（2）临证应用：本方主治血瘀气滞，心胃诸痛证。临床应用以舌淡，苔白，脉弦细为辨证要点。

（3）临证加减：痛剧者可酌入郁金、乳香；慢性胰腺炎，症见胁肋刺痛，恶心纳呆，可加牡丹皮、山楂。

（4）现代应用：本方现常用于治疗慢性胃炎、胃及十二指肠球部溃疡、胃肠神经官能症以及冠心病心绞痛而见上述症状者。

【使用注意】不宜与藜芦同用。

【用量建议】按配方颗粒国家标准，每1g配方颗粒相当于饮片2g。《中国药典》饮片用量10g~15g。根据临床试点应用经验，建议临床饮片用量10g。

【参考】

1. 主要化学成分 丹参炮制后，内含成分种类未发生变化。水浸泡和闷润过程都易造成丹参中总酚类和原儿茶醛损失。经酒、醋等辅料炮制后，均能提高丹参水溶性总酚浸出量，但原儿茶醛含量均有不同程度下降。

2. 主要药理作用 丹参生品、酒炙品对谷丙转氨酶升高有显著的降低作用，且以生品为优。黄酒与白酒炙丹参及丹参均可显著降低血小板黏附与聚集，延长凝血酶原时间、凝血酶时间、凝血活酶时间，白酒炙较黄酒制好，炒丹参和酒丹参的抗菌活性明显增强。

【按语】酒炙后缓和寒凉之性，增强活血祛瘀、调经止痛之功。《中国药典》2020年版规定丹参药材含丹参酮ⅡA、隐丹参酮和丹参酮Ⅰ的总量不得少于0.25%；含丹酚酸B不得少于3.0%。酒丹参配方颗粒国家标准没用药典上的丹参酮ⅡA、隐丹参酮、丹参酮Ⅰ总量作为定量指标，是由于这3种成分在水中的溶解度太低，稳定性也差。故以丹酚酸B为定量成分，因都是根据标准汤剂而确定的，所以对临床上常用汤剂而言，不会影响临床疗效，配方颗粒更符合临床用药实际。同时建立的特征图谱能实现丹参、酒丹参配方颗粒的定性专属性鉴别，保证临床用药的准确性。

益母草配方颗粒

【来源】本品为唇形科植物益母草 *Leonurus japonicus* Houtt. 的干燥地上部分，经除去杂质，迅速洗净，略润，切段，干燥，制成合格饮片，并将此合格饮片按标准汤剂的主要质量指标，经水提、分离、浓缩、干燥、制粒而成的配方颗粒。

【含量指标】本品每1g含盐酸益母草碱（$C_{14}H_{21}O_5N_3 \cdot HCl$）应为1.5mg~4.9mg；含盐酸水苏碱（$C_7H_{13}NO_2 \cdot HCl$）应为18.8mg~60.0mg。

【性能功效】苦、辛，微寒。归肝、心包、膀胱经。活血调经，利尿消肿，清热解毒。

【临床应用】

1. 月经不调——如加味益母丸（《医学入门》）

（1）组成：益母草9g　赤芍3g　当归身3g　木香3g

（2）临证应用：本方具有定魂魄，调血气，破血痛，养脉息，调经络之功。主治妇人月水不调，不孕，胎前、难产、产后诸疾。

（3）临证加减：如有热者，加丹皮、黄芩、栀子；有寒者，加肉桂、砂仁；气虚者，加人参、炒白术；有痰者，加陈皮、法半夏；热痰者，加麦冬、川贝母；经闭不通者，加酒延胡索、桃仁、红花。

（4）现代应用：本方现常用于治疗月经不调，经来腹痛，腹有癥瘕，久不受孕，产后血瘀腹痛者。

2. 恶露不尽——如复方益母草膏（《中华人民共和国卫生部药品标准（中药成方制剂）》）

（1）组成：益母草9g　川芎3g　白芍5g　当归5g　生地黄9g　木香2g

（2）临证应用：本方主治血瘀所致的月经不调、产后恶露不绝证。临床应用以月经量少、淋沥不尽，产后出血时间过长；产后子宫复旧不全为辨证要点。

（3）临证加减：瘀血阻滞较甚者，宜加赤芍；瘀血肿痛者，可加乳香、没药；兼见水肿者，宜加白茅根、泽兰；皮肤痒疹者，可与黄柏、苦参、蒲公英等配伍。

（4）现代应用：本方现常用于治疗经期不准，血色不正，量少腹胀，产后瘀血腹痛者。

3. 月经不调——如益母胜金丹（《医学心悟》）

（1）组成：益母草2g　茺蔚子5g　当归6g　熟地黄9g　白芍6g　川芎3g　丹参9g　白术6g　香附6g

（2）临证应用：本方主治女人经血不调，及室女经闭成损。临床应用以月经或前或后，闭经，经行不畅为辨证要点。

（3）临证加减：经水后期而来，小腹冷痛为寒，加肉桂；经水先期妄行，自觉血热，加牡丹皮，酒炒黄芩；凡遇经水作痛，乃血凝气滞，加延胡索。

（4）现代应用：本方现常用于治疗月经不调。

4. 胞衣不下——如送胞汤（《傅青主女科》）

（1）组成：益母草 9g　酒当归 6g　川芎 3g　乳香 3g　没药 3g　荆芥穗 9g　人工麝香 0.03g

（2）临证应用：本方主治妇人正产，胞衣二三日不下证。临床应用以产妇胞衣不下，心烦意躁，时欲昏晕为辨证要点。

（3）临证加减：本方主治产妇胞衣不下时，还可加炒王不留行、桃仁、川牛膝、水蛭等。

（4）现代应用：本方现常用于治疗难产与胎死腹中。

【使用注意】孕妇忌服。

【用量建议】按配方颗粒国家标准，每 1g 配方颗粒相当于饮片 5.5g。《中国药典》饮片用量 9g~30g。根据临床试点应用经验，建议临床饮片用量 9g。

【参考】

1. **主要化学成分**　益母草主含益母草碱、水苏碱、益母草啶等生物碱，尚含黄酮类、萜类、香豆素，苯丙素、多糖、挥发油、有机酸等化学成分。

2. **主要药理作用**　益母草有兴奋子宫、抗早孕、强心、抗心肌缺血、降血压、抗凝血、抗血栓、利尿、抗炎、镇痛等作用。

【按语】益母草生品长于活血调经，利尿消肿。《中国药典》2020 年版规定益母草饮片含盐酸水苏碱不得少于 0.40%，含盐酸益母草碱不得少于 0.040%。益母草配方颗粒国家标准与饮片含量检测指标一致，配方颗粒按规格折算后含量下限与饮片标准基本一致。就含量控制指标限度而言，配方颗粒与饮片的汤剂疗效应该一致。

茺蔚子配方颗粒

【来源】本品为唇形科植物益母草 *Leonurus japonicus* Houtt. 的干燥成熟果实，经除去杂质，洗净，干燥制成合格饮片，并将此合格饮片按标准汤剂的主要质量指标，经水提、分离、浓缩、干燥、制粒而成的配方颗粒。

【含量指标】本品每 1g 含盐酸水苏碱（$C_7H_{13}NO_2 \cdot HCl$）应为 8.0mg~25.0mg。

【性能功效】辛、苦，微寒。归心包、肝经。活血调经，清肝明目。

【临床应用】

1. 月经不调——如茺蔚老姜汤（《蒲辅周医疗经验》）

（1）组成：茺蔚子 5g　煨老生姜 3g　红糖 3g

（2）临证应用：本方主治月经不调，经行腹痛，或经闭不行等。

（3）临证加减：血瘀甚者加益母草。

（4）现代应用：本方现常用于治疗痛经。

2. 目赤翳障——如洗肝散（《医宗金鉴》）

（1）组成：茺蔚子 5g　车前子 3g　柴胡 3g　黄芩 3g　细辛 1g　玄参 3g

（2）临证应用：本方主治肝经郁火上冲，雀目内障，眼中痒涩，朝明暮暗，黄昏视物难见。

（3）临证加减：若目赤肿痛、隐涩眵泪等症状明显，可加防风、羌活、薄荷等；伴有视物昏花、头晕目眩等，可加入枸杞、菊花、熟地黄等。

（4）现代应用：本方现代常用于治疗目赤肿痛、视物昏花等病症。

【使用注意】瞳孔散大者慎用。

【用量建议】按配方颗粒国家标准，每 1g 配方颗粒相当于饮片 7.5g。《中国药典》饮片用量 5g~10g。根据临床试点应用经验，建议临床饮片用量 5g。

【参考】

1. 主要化学成分 茺蔚子主要含有黄酮类、皂苷类、生物碱、甾醇等成分。

2. 主要药理作用 茺蔚子有收缩子宫、降血压、抗氧化、神经保护、抗癌、抗炎及抗病毒等药理作用。

【按语】茺蔚子为活血调经，清肝明目的中药。《中国药典》2020年版规定茺蔚子药材含盐酸水苏碱不得少于 0.050%。茺蔚子配方颗粒国家标准与药材含量化学成分控制指标相同，配方颗粒按规格折算后含量下限高于饮片标准。就含量指标限度而言，配方颗粒标准更趋合理。

桃仁（桃）/（山桃）配方颗粒

【来源】本品为蔷薇科植物桃 *Prunus persica*（L.）Batsch 或山桃 *Prunus davidiana*（Carr.）Franch. 的干燥成熟种子，经除去杂质，捣碎制成合格饮片，并将此合格饮片按标准汤剂的主要质量指标，经水提、分离、浓缩、干燥、制粒而成的配方颗粒。桃仁有2个基原，并分别做成了配方颗粒，含量指标虽有差异，但临床应用是相同的，故放在一起介绍。

【含量指标】桃仁（桃）配方颗粒 本品每 1g 含苦杏仁苷（$C_{20}H_{27}NO_{11}$）应为 20.0mg~50.0mg。

桃仁（山桃）配方颗粒 本品每 1g 含苦杏仁苷（$C_{20}H_{27}NO_{11}$）应为 32.0mg~89.0mg。

【性能功效】苦、甘，平。归心、肝、大肠经。活血祛瘀，润肠通便，止咳平喘。生品以活血祛瘀力强。

【临床应用】

1. 经闭痛经——如桃红四物汤（《医垒元戎》）

（1）组成：桃仁 5g 红花 3g 白芍 6g 川当归 6g 熟地黄 9g 川芎 3g

（2）临证应用：本方为现代临床活血化瘀的最基础与常用方剂之一。主治血虚兼血瘀证，症见妇女经期超前，闭经，痛经，经前腹痛，经行不畅而有血块，色紫暗；血瘀引起的月经过多、淋漓不净，产后恶露不净、腹痛，舌淡紫，苔白，脉沉迟或弦细。

（3）临证加减：若腹痛者，加川楝子、延胡索；关节疼痛者，加乳香、没药；蛋白尿者，加益母草；全身肢体乏力者，加黄芪、党参；腰酸痛者，加杜仲、川续断；四肢冰冷者，加制附片、桂枝。

（4）现代应用：本方现常用于治疗痛经、腰腿痛、便秘、糖尿病周围神经病变、慢性肾功能衰竭等病症。

2. 跌打损伤——如复元活血汤（《医学发明》）

（1）组成：酒桃仁 5g　当归 6g　柴胡 3g　瓜蒌根 9g　红花 3g　甘草 2g　炮穿山甲 5g（水蛭或虻虫代）　酒大黄 3g

（2）临证应用：本方为治疗跌打损伤，瘀血阻滞证的常用方。临床应用以胁肋瘀肿疼痛为辨证要点。若化裁得当，亦可广泛用于一切跌打损伤。

（3）临证加减：瘀重而痛甚者，加三七或酌加乳香、没药、延胡索等；气滞重而痛甚者，可加川芎、香附、郁金、青皮等；上肢受伤，可加姜黄、桂枝；下肢受伤，可加牛膝、木瓜。

（4）现代应用：本方现常用于治疗肋间神经痛、肋软骨炎、胸胁部挫伤、乳腺增生症等属瘀血停滞者。

3. 下焦蓄血——如桃核承气汤（《伤寒论》）

（1）组成：桃仁 5g　大黄 3g　桂枝 3g　炙甘草 2g　芒硝 6g

（2）临证应用：本方主治少腹急结证。临床应用以小便自利，至夜发热，其人如狂，甚则谵语烦躁；以及血瘀经闭，痛经，脉沉实而涩为辨证要点。

（3）临证加减：若跌打损伤，瘀血留滞，疼痛不能转侧者，加赤芍、当归尾、红花、苏木；火旺而血瘀于上，头痛头胀，面红目赤，咯血者，加生地黄、牡丹皮、栀子、牛膝；月经不调，经闭而属实证者，加当归、红花；气滞者，加香附、乌药、青皮、木香。

（4）现代应用：本方现常用于治疗脑外伤、石淋、子宫内膜异位症、血吸虫性肝硬化腹水等病症。

【使用注意】孕妇慎用。

【用量建议】按配方颗粒国家标准，桃仁（桃）为每 1g 配方颗粒相当于饮片 5g，桃仁（山桃）为每 1g 配方颗粒相当于饮片 4.5g。《中国药典》饮片用量 5g~10g。根据临床试点应用经验，建议临床饮片用量 5g。

【参考】

1. **主要化学成分**　桃仁主含氰苷，如苦杏仁苷、野樱苷、多花蔷薇苷等，挥发油类、氨基酸和蛋白质类、黄酮及其苷类、甾醇及其苷类、芳香苷类、脂肪酸类、苯丙素类、核苷等化学成分。

2. **主要药理作用**　桃仁有保护心脑血管、抗凝血、抗血栓、改善血流、抗炎、镇痛和抗过敏等作用。并能止咳、平喘，对肺结核有一定疗效。还有驱虫作用。

【按语】桃仁生用行血祛瘀力强，多用于血瘀经闭，产后瘀滞腹痛，跌打损伤。《中国药典》2020 年版规定桃仁饮片含苦杏仁苷不得少于 2.0%。桃仁配方颗粒国家标准与饮片含量检测指标一致。桃仁（桃）配方颗粒和桃仁（山桃）配方颗粒国家标准在【鉴别】【特征图谱】项下均使用对应基原对照药材作为参照物，建立了专属性定性鉴别方法，保证临床药用基原的准确性。

燀桃仁（桃）/（山桃）配方颗粒

【来源】本品为蔷薇科植物桃 *Prunus persica*（L.）Batsch 或山桃 *Prunus davidiana*（Carr.）Franch. 的干燥成熟种子，经除去杂质，投入沸水中，翻动片刻，捞出，燀至种皮由皱缩至舒展、易搓去时，捞出，放入冷水中，除去种皮，晒干，捣碎制成合格饮片，并将此合格饮片按标准汤剂的主要质量指标，经水提、分离、浓缩、干燥、制粒而成的配方颗粒。

【含量指标】燀桃仁（桃）配方颗粒　本品每 1g 含苦杏仁苷（$C_{20}H_{27}NO_{11}$）应为 21.0mg~70.0mg。

燀桃仁（山桃）配方颗粒　本品每 1g 含苦杏仁苷（$C_{20}H_{27}NO_{11}$）应为 26.0mg~66.0mg。

【性能功效】苦、甘，平。归心、肝、大肠经。燀后易去皮，除去非药用部分，有效物质易于煎出，其功用与生品基本一致。

【临床应用】

1. 瘀阻胞宫——如桂枝茯苓丸（《金匮要略》）

（1）组成：燀桃仁5g　桂枝3g　茯苓6g　牡丹皮6g　芍药6g

（2）临证应用：本方主治妇人素有块，妊娠漏下不止，或胎动不安证。临床应用以下血色紫黑晦暗，腹痛拒按，或经闭腹痛，或产后恶露不尽而腹痛拒按者，舌质紫暗或有瘀点，脉沉涩为辨证要点。

（3）临证加减：若气滞血瘀者，加香附、延胡索、青皮、当归尾、益母草；疼痛剧烈者，加蒲黄、五灵脂、乳香、没药；包块坚硬者，加三棱、莪术；阳虚者，加附子；肾虚者，加枸杞子、川续断、桑寄生。

（4）现代应用：本方现常用于治疗输卵管炎、多囊卵巢综合征、子宫肌瘤、崩漏、血精症、房颤等病症。

2. 少腹硬满——如抵当丸（《伤寒论》）

（1）组成：燀桃仁5g　水蛭1g　虻虫1g　大黄3g

（2）临证应用：本方主治伤寒蓄血，发狂善忘，少腹硬满证。临床应用以下焦蓄血，少腹硬满疼痛，小便自利，喜忘发狂，大便色黑，舌淡紫，苔白，脉沉迟或弦细涩为辨证要点。

（3）临证加减：血瘕血积，经行不通者，去水蛭，加川朴硝。

（4）现代应用：本方现常用于慢性前列腺炎、黄疸、痛经、产后恶露不尽、习惯性便秘等病症。

【使用注意】孕妇慎用。

【用量建议】按配方颗粒国家标准，燀桃仁（桃）每1g配方颗粒相当于饮片6g，燀桃仁（山桃）为每1g配方颗粒相当于饮片4.5g。《中国药典》饮片用量5g~10g。根据临床试点应用经验，建议临床饮片用量5g。

【参考】

1. 主要化学成分　桃仁燀后苦杏仁苷有所减少，脂肪油含量增多。

2. 主要药理作用　燀制有净化药材的作用，可降低桃仁的毒性，也可以提高水溶性成分的浸出，抗炎、镇痛作用明显增强。

【按语】桃仁燀制后易去皮，其功用与生桃仁基本一致。《中国药典》2020 年版规定燀桃仁饮片含苦杏仁苷不得少于 1.50%。燀桃仁配方颗粒国家标准与饮片含量检测指标一致。配方颗粒国家标准建立的薄层鉴别能够实现桃仁（桃）、燀桃仁（桃）配方颗粒的定性鉴别。同时，燀桃仁（山桃）配方颗粒与燀桃仁（桃）配方颗粒国家标准在【鉴别】【特征图谱】项下均使用相应基原对照药材作为参照物，采用仪器分析手段实现二者的定性鉴别，保障临床用药准确。

炒桃仁（桃）/（山桃）配方颗粒

【来源】本品为蔷薇科植物桃 *Prunus persica*（L.）Batsch 或山桃 *Prunus davidiana*（Carr.）Franch. 的干燥成熟种子，经除去杂质，燀去皮，用文火炒至黄色，取出晾凉，捣碎制成合格饮片，并将此合格饮片按标准汤剂的主要质量指标，经水提、分离、浓缩、干燥、制粒而成的配方颗粒。

【含量指标】炒桃仁（桃）配方颗粒　本品每 1g 含苦杏仁苷（$C_{20}H_{27}NO_{11}$）应为 26.0mg~75.0 mg。

　　炒桃仁（山桃）配方颗粒　本品每 1g 含苦杏仁苷（$C_{20}H_{27}NO_{11}$）应为 33.0mg~81.0mg。

【性能功效】苦、甘，平。归心、肝、大肠经。炒桃仁偏于润燥和血，多用于肠燥便秘，心腹胀满等。

【临床应用】

1. 会厌瘀血——如会厌逐瘀汤（《医林改错》）

（1）组成：炒桃仁 5g　红花 3g　甘草 2g　桔梗 3g　生地黄 10g　当归 6g　玄参 3g　柴胡 3g　枳壳 3g　赤芍 6g

（2）临证应用：本方主治瘀血凝滞之呃逆证。临床应用以呃逆，慢喉暗，喉痹等属气滞血瘀为辨证要点。

（3）临证加减：耳鼻喉科诊断的慢性咽炎者，加土牛膝、法半夏、陈皮、蝉蜕、僵蚕等。

（4）现代应用：本方现常用于治疗慢性咽炎、喉炎、假性球麻痹、声带小结、咳嗽等病症。

2. 痹症瘀血——如身痛逐瘀汤（《医林改错》）

（1）组成：炒桃仁 5g　炒秦艽 3g　川芎 3g　红花 3g　甘草 2g　羌活 3g　没药 3g　当归 6g　五灵脂 3g　香附 3g　牛膝 5g　地龙 5g

（2）临证应用：本方主治痹症。临床应用以有瘀血，气血痹阻肩痛，臂痛，腰痛，或周身疼痛，日久不愈，舌紫暗，或有瘀斑，脉涩弦为辨证要点。

（3）临证加减：若无周身痹痛，可去秦艽、羌活；若兼有风湿者，宜加独活、狗脊；若兼肾虚，宜加杜仲、续断、熟地黄；若有明显的体位不正，用力不当的闪扭病史，则加乳香、青皮；若微热，加苍术、黄柏；若虚弱，加黄芪。

（4）现代应用：本方现常用于治疗坐骨神经痛、筋膜炎、骨关节炎、腰椎间盘突出症、脑外伤后综合征等，还有用于治疗面神经麻痹、三叉神经痛、雷诺症、末梢神经炎等病症。

【使用注意】孕妇慎用。

【用量建议】按配方颗粒国家标准，炒桃仁（桃）每 1g 配方颗粒相当于饮片 6g，炒桃仁（山桃）为每 1g 配方颗粒相当于饮片 4.5g。《中国药典》饮片用量 5g~10g。根据临床试点应用经验，建议临床饮片用量 5g。

【参考】

1. 主要化学成分　桃仁经炒制后，桃仁的水分均有所下降，脂肪油的含量略有上升，灰分和蛋白质含量整体变化不大，炒制后水溶性浸出物含量显著增加。

2. 主要药理作用　炒后多不饱和脂肪酸（亚油酸和 α- 亚麻酸）增加，对抗氧化、预防心脑血管疾病和改善老龄认知功能发挥有益作用。

【按语】炒桃仁偏于润燥和血，多用于肠燥便秘，心腹胀满等。《中国药典》2020 年版规定炒桃仁饮片含苦杏仁苷不得少于 1.60%。炒桃仁配方颗粒国家标准与饮片含量检测指标一致。建立了炒桃仁（山桃）、炒桃仁（桃）配方颗粒的定性鉴别，炒桃仁（桃）配方颗粒和炒桃仁（山桃）

配方颗粒国家标准均使用相应基原对照药材作为参照物，保证临床用药的准确性。

红花配方颗粒

【来源】本品为菊科植物红花 *Carthamus tinctorius* L. 的干燥花，经除去杂质，制成合格饮片，并将此合格饮片按标准汤剂的主要质量指标，经水提、分离、浓缩、干燥、制粒而成的配方颗粒。

【含量指标】本品每 1g 含山柰酚（$C_{15}H_{10}O_6$）与 6- 甲氧基山柰酚（$C_{16}H_{12}O_7$）的总量应为 0.60mg~1.80mg；含羟基红花黄色素 A（$C_{27}H_{32}O_{16}$）应为 16.5mg~37.0mg。

【性能功效】辛，温。归心、肝经。活血通经，散瘀止痛。

【临床应用】

1. 胸中血瘀——如血府逐瘀汤（《医林改错》）

（1）组成：红花 3g　当归 6g　生地黄 9g　桃仁 5g　枳壳 3g　赤芍 6g　柴胡 3g　甘草 2g　桔梗 3g　川芎 3g　牛膝 5g

（2）临证应用：本方为治胸中血瘀证的代表方。临床应用以胸痛，痛有定处，舌质暗红或有瘀斑，脉涩或弦紧为辨证要点。

（3）临证加减：若瘀在胸部，宜重用赤芍，加青皮、丹参、制厚朴；瘀在脘腹部，重用桃仁、红花，加乳香、没药、乌药、香附；瘀在少腹者，加蒲黄、五灵脂、肉桂、小茴香等；瘀阻致肝肿胁痛者，加丹参、郁金、九香虫；瘀积肝脾肿硬者，加三棱、莪术、熟大黄、水蛭。

（4）现代应用：本方现常用于治疗冠心病心绞痛、风湿性心脏病、胸部挫伤、肋间神经痛、肋软骨炎之胸痛，慢性肝炎等。

2. 疮疡肿痛——如七里散（《良方集腋》）

（1）组成：红花 3g　血竭 1g　人工麝香 0.03g　冰片 0.15g　乳香 3g　没药 3g　朱砂 0.1g　儿茶 1g

（2）临证应用：本方主治跌打损伤，瘀滞作痛，骨断筋折，创伤出血证，外敷一切无名肿毒。

（3）临证加减：若骨断筋折，软组织损伤，肿痛较甚者，可加川乌、草乌、当归共打粉外敷。

（4）现代应用：本方现常用于治疗肋间神经痛，胸背软组织损伤，陈旧性胸胁痛，中毒性心肌炎，冠心病，带状疱疹，骨折外伤出血，外伤软组织肿痛，烧伤、烫伤，慢性风湿关节炎等见以上症状者。

3. 气散血虚——如红花当归散（《叶氏女科》）

（1）组成：红花 1g　当归 3g　川芎 2g　赤芍 2g　熟地黄 2g　黄芩 2g　香附 2g　延胡索 2g　姜厚朴 2g　小茴香 2g　柴胡 2g　陈皮 2g　莪术 2g　三棱 2g　牛膝 2g　甘草 1g　生姜 3g

（2）临证应用：本方主治妇人连年生育，气散血虚，胃热或劳伤，以致经脉不和，或二、三月不行，不时腹痛，结成血块，日倦夜热，饮食不思。

（3）临证加减：如恶心呕吐，加砂仁、高良姜；泄泻，加肉豆蔻、粟壳；遍身痛，加羌活、独活；咳嗽气急，加杏仁、五味子、桔梗、紫苏叶。

（4）现代应用：本方现常用于治疗月经不调。

【使用注意】孕妇慎用。

【用量建议】按配方颗粒国家标准，每 1g 配方颗粒相当于饮片 2.2g。《中国药典》饮片用量 3g~10g。根据临床试点应用经验，建议临床饮片用量 3g。

【参考】

1. 主要化学成分　红花主含醌氏查耳酮类红花醌苷、前红花苷、红花苷、红花黄色素、羟基红花黄色素 A 等，另含黄酮类、生物碱类、聚炔类、木脂素、脂肪酸等。

2. 主要药理作用　红花具有改善心肌缺血、降血压、降低血黏度、抗凝血、兴奋子宫、镇痛、镇静、抗惊厥、抗炎等作用。

【按语】红花有"少用生血，多用行血"之说，少用活血力量缓和，且有祛瘀生新之力，但并非补血之功。故若用于血虚者，须与补气补血药同用。《中国药典》2020 年版规定红花饮片羟基红花黄色素 A 不得少于

1.0%；含山柰酚不得少于 0.050%。**红花配方颗粒国家标准根据多批次标准汤剂质量特征以羟基红花黄色素 A，山柰酚与 6- 甲氧基山柰酚的总量为含量测定指标。尽管所定成分与药典不完全一样，但均根据标准汤剂而定，更能符合临床汤剂用药实际。**

泽兰配方颗粒

【来源】本品为唇形科植物毛叶地瓜儿苗 *Lycopus lucidus* Turcz. var. *hirtus* Regel 的干燥地上部分，经除杂，略洗，润透，切段，干燥制成合格饮片，并将此合格饮片按标准汤剂的主要质量指标，经水提、分离、浓缩、干燥、制粒而成的配方颗粒。

【含量指标】本品每 1g 含迷迭香酸（$C_{18}H_{16}O_8$）应为 3.0mg~12.0mg。

【性能功效】苦、辛，微温。归肝、脾经。活血调经，祛瘀消痈，利水消肿。

【临床应用】

1. 血瘀毒热——如解毒活血汤（《古今明方》）

（1）组成：泽兰 6g　首乌 3g　夏枯草 9g　鸡血藤 9g　金银花 6g　延胡索 3g　郁金 3g　乳香 3g　没药 3g　血竭 1g　丹参 10g　玄参 9g

（2）临证应用：本方主治血瘀毒热证。临床应用以皮肤无名肿胀，发硬，色素沉着，皮肤光亮萎缩，舌质紫黯，苔黄，脉细数有力为其辨证要点。

（3）临证加减：若气血虚，加黄芪、桂枝、当归、白芍；阳虚，加附子、肉桂。

（4）现代应用：本方现常用于治疗硬皮病，雷诺症等。

2. 瘀血腹痛——如归尾泽兰汤（《妇科玉尺》）

（1）组成：泽兰 3g　当归尾 3g　牛膝 3g　红花 3g　延胡索 3g　桃仁 3g

（2）临证应用：本方为治疗产后瘀血腹痛的常用方，以产后小腹疼痛，拒按，恶露量少，涩滞不畅，色紫暗有块，舌质紫暗，或有瘀斑、瘀点，脉沉紧或弦涩为其辨证要点。

（3）临证加减：若产后小腹疼痛较甚者，可加炮姜、赤芍、乌药；恶露量多，可加炮姜炭、茜草炭。

（4）现代应用：本方现常用于治疗产后子宫收缩乏力、胎盘残留等而见上述指征者。

3. 经闭成劳——如柏子仁丸（《妇人大全良方》）

（1）组成：泽兰 6g　炒柏子仁 3g　牛膝 5g　卷柏 5g　续断 9g　熟地黄 9g

（2）临证应用：本方主治室女经闭成劳。

（3）临证加减：若兼寒者，加吴茱萸、桂枝；兼气滞者，加香附、乌药、枳壳；兼脾虚者，加党参、白术、山药、砂仁；兼肾虚者，加枸杞子、菟丝子、巴戟天。

（4）现代应用：本方现常用于治疗闭经。

4. 痛痹疼痛——如白药末（《理伤续断方》）

（1）组成：泽兰叶 6g　白杨皮 9g　桔梗 3g　赤芍 6g　川芎 3g　白芷 3g　山桂 1g　细辛 1g　炙甘草 2g　花椒 3g　炮川乌 1.5g　续断 6g　牛膝 5g　当归 6g　炒香附子 6g

（2）临证应用：本方主治打扑伤损，痛痹疼痛证。临床应用以皮肉破碎，筋骨寸断，瘀血壅滞，结肿不散；或作痛疽，疼痛至甚；或因损后中风，手足痿痹，不能举动，筋骨偏纵，挛缩不伸；及劳伤破损，身背四肢疼痛为辨证要点。

（3）临证加减：若瘀血壅滞，结肿不散较甚者，可加桃仁、红花、丹参、三七等；若手足痿痹，不能举动者，可加黄芪、地龙、木瓜等。

（4）现代应用：本方现常用于治疗跌打损伤，中风。

【使用注意】 血虚及无瘀滞者慎用。

【用量建议】 按配方颗粒国家标准，每1g配方颗粒相当于饮片5g。《中国药典》饮片用量6g~12g。根据临床试点应用经验，建议临床饮片用量6g。

【参考】

1. 主要化学成分 泽兰主要含挥发油、葡萄糖苷、鞣质、树脂、黄酮苷、酚类、氨基酸、有机酸、皂苷、泽兰糖、水苏糖、半乳糖、果糖等。

2. 主要药理作用 泽兰有抗凝血、改善微循环、改善血液流变性、镇痛、抗肝损伤等多种药理作用。

【按语】泽兰为活血调经，祛瘀消痈的常用药。《中国药典》2020 年版泽兰饮片无含量控制指标。泽兰配方颗粒国家标准根据标准汤剂主要质量指标，新增加了迷迭香酸含量作为质量控制标准。就含量控制指标而言，配方颗粒标准较饮片更加完善，临床疗效更稳定、可控。

牛膝配方颗粒

【来源】本品为苋科植物牛膝 *Achyranthes bidentata* Bl. 的干燥根，经除去杂质，洗净，润透，除去残留芦头，切段，干燥制成合格饮片，并将此合格饮片按标准汤剂的主要质量指标，经水提、分离、浓缩、干燥、制粒而成的配方颗粒。

【含量指标】本品每 1g 含 β-蜕皮甾酮（$C_{27}H_{44}O_7$）应为 0.39mg~1.17mg。

【性能功效】苦、甘、酸，平。归肝、肾经。逐瘀通经，补肝肾，强筋骨，利尿通淋，引血下行。

【临床应用】

1. 经闭不通——如大通经丸（《医学心悟》）

（1）组成：牛膝 5g　当归尾 3g　赤芍 6g　生地黄 10g　川芎 3g　五灵脂 3g　红花 3g　桃仁 5g　香附 6g　琥珀 1g

（2）临证应用：本方主治经闭不通，血块疼痛证。

（3）临证加减：若血寒，加肉桂。

（4）现代应用：本方现常用于治疗女人经期痛经、闭经或月经不调、气血瘀滞等症状，还有助于缓解贫血。

2. 产后气滞——如牛膝散（《太平圣惠方》）

（1）组成：牛膝 3g　虎胫骨（以狗胫骨代）3g　赤芍 3g　琥珀

1g　桂心 1g　当归 3g　没药 3g　麒麟竭 1g　干漆 2g　防风 3g　去芦头
木香 2g　地龙 2g　羌活 3g　酸枣仁 3g　生干地黄 3g

（2）临证应用：本方为治疗下焦瘀血证。临床应用以腹中胀急疼痛，
产后遍身青肿疼痛，舌质紫黯，脉弦涩为辨证要点。

（3）临证加减：若吐血并衄血不止者，加紫苏、阿胶；腰痛者，加补
骨脂、杜仲。

（4）现代应用：本方现常用于治疗痛经、闭经、产后腹痛。

3. 头目眩晕——如镇肝熄风汤（《医学衷中参西录》）

（1）组成：怀牛膝 5g　生赭石 9g　生龙骨 8g　生牡蛎（捣碎）
8g　生龟甲（捣碎）8g　生杭芍 6g　玄参 2g　天冬 6g　川楝子（捣碎）
5g　生麦芽 5g　茵陈 5g　甘草 2g

（2）临证应用：本方为治疗中风之常用方。临床应用以头目眩晕，脑
部热痛，面色如醉，脉弦长有力为辨证要点。

（3）临证加减：失眠较重，加五味子、炒枣仁；颈项发紧或痛者，加
葛根、羌活；恶心呕吐，加竹茹、生姜；亦可加生牡蛎、灵磁石重镇潜
阳。心中烦热甚者，加石膏、栀子；痰多者，加胆南星、竹茹；尺脉重按
虚者，加熟地黄、山茱萸；中风后遗有半身不遂、口眼歪斜等不能复原
者，可加桃仁、红花、丹参、地龙。

（4）现代应用：本方现常用于治疗高血压病、血管神经性头痛、脑血
管意外等属肝肾阴亏，肝阳上亢者。

4. 齿龈肿痛——如玉女煎（《景岳全书》）

（1）组成：牛膝 5g　石膏 9g　熟地黄 9g　麦冬 6g　知母 5g

（2）临证应用：本方为治疗胃热阴虚证。临床应用以头痛牙痛，牙齿
松动，齿龈出血，烦热口渴，舌红苔黄而干，脉浮洪滑大，重按无力，牙
痛齿松，齿龈出血，烦热口渴，舌红苔黄而干为辨证要点。

（3）临证加减：胃火炽盛而肾阴亏损明显，玄参易牛膝；血溢热甚
者生地黄易熟地黄，加白茅根、丹皮、旱莲草；胃热盛而吐衄者重用石
膏、牛膝，并加代赭石、藕汁；舌质红绛而干燥，或如镜面无苔加沙参、
石斛；牙龈肿痛加金银花、蒲公英；口腔黏膜溃疡，咽部充血加大黄、芒

硝；齿龈肿痛，口苦口臭，小便灼热，加防风、黄芩、赤芍；齿衄加丹皮、侧柏叶、白茅根；鼻衄加牡丹皮、山栀子、白茅根、肉桂、附片、生藕节。

（4）现代应用：本方现常用于治疗牙龈炎、急性口腔炎、舌炎、糖尿病等属阴亏而胃火盛者。

5. 胞衣不下——如牛膝汤（《太平惠民和剂局方》）

（1）组成：牛膝 4g 滑石 8g 当归 6g 木通 3g 瞿麦 4g 冬葵子 3g

（2）临证应用：本方为治疗产儿已出，胞衣不下，脐腹坚满，胀急疼痛，及子死腹中不得出者。

（3）临证加减：若胞衣不下，胀急疼痛者，可加桃仁、枳实、乌药等。

（4）现代应用：本方现常用于治疗难产。

【使用注意】孕妇及月经过多者忌用。

【用量建议】按配方颗粒国家标准，每 1g 配方颗粒相当于饮片 1.3g。《中国药典》饮片用量 5g~12g。根据临床试点应用经验，建议临床饮片用量 5g。

【参考】

1. **主要化学成分** 牛膝主含三萜皂苷、蜕皮甾酮、牛膝甾酮等甾体类成分和多糖类成分。

2. **主要药理作用** 牛膝有兴奋子宫平滑肌、抗着床、抗早孕、降压、利尿、降低全血黏度、抗凝血、降血脂、降血糖、抗炎、镇痛、提高免疫等作用。

【按语】牛膝生品长于补肝肾、强筋骨、逐瘀痛经、引血下行。《中国药典》2020 年版规定牛膝饮片含 β- 蜕皮甾酮不得少于 0.030%。牛膝配方颗粒国家标准与饮片含量检测指标一致，配方颗粒按规格折算后含量下限与饮片标准基本一致。就含量控制指标而言，配方颗粒与饮片一致，疗效亦应相当。

川牛膝配方颗粒

【**来源**】本品为苋科植物川牛膝 *Cyathula officinalis* Kuan 的干燥根，经除去杂质及芦头，洗净，润透，切薄片，干燥，制成合格饮片，并将此合格饮片按标准汤剂的主要质量指标，经水提、分离、浓缩、干燥、制粒而成的配方颗粒。

【**含量指标**】本品每 1g 含杯苋甾酮（$C_{29}H_{44}O_8$）应为 0.45mg~1.50mg。

【**性能功效**】甘、微苦，平。归肝、肾经。逐瘀通经，通利关节，利尿通淋。

【**临床应用**】

1. 湿热痹症——如三妙丸（《医学正传》）

（1）组成：川牛膝 5g　黄柏 3g　苍术 3g

（2）临证应用：本方主治风湿痹痛证。临证应用以湿热下流，两脚麻木，或如火烙之热为辨证要点。

（3）临证加减：清利湿热可加防己、木瓜；止痛活血加香附、红花、丹参；通达经络宜加青风藤。

（4）现代应用：本方现常用于治疗风湿性关节炎、重症肌无力、下肢进行性肌萎缩、阴囊湿疹、盆腔炎、宫颈炎等见上述症候者。

2. 胞衣不下——如疗儿散（《傅青主女科》）

（1）组成：川牛膝 5g　人参 3g　当归 6g　乳香 3g　鬼臼 3g

（2）临证应用：本方主治产妇气血虚弱，胎死不下证。

（3）临证加减：若产妇气血虚弱，无力排出，可加黄芪、滑石、冬葵子等。

（4）现代应用：本方现常用于治疗产后厄忌虚弱，身体乏力以及出汗等症状，也可用于流产所致的胎死不下。

【**使用注意**】孕妇及月经过多者忌用。

【**用量建议**】按配方颗粒国家标准，每 1g 配方颗粒相当于饮片 1.5g。《中国药典》饮片用量 5g~10g。根据临床试点应用经验，建议临床饮片用

量 5g。

1. 主要化学成分　川牛膝主要含甾醇类化合物，如杯苋甾酮、异杯苋甾酮、5-表杯苋甾酮、羟基杯苋甾酮、苋菜甾酮 A 及 B、头花杯苋甾酮、后甾酮羟基促蜕皮甾酮、前杯苋甾酮、红甾酮等。

2. 主要药理作用　川牛膝有抗炎、抗肿瘤、抗衰老、降血脂、抗高血压、抗氧化等作用。

【按语】川牛膝苦重于甘，攻破之力较胜，以活血通经、祛瘀止痛为主，治瘀血实证多用川牛膝。《中国药典》2020 年版规定川牛膝饮片含杯苋甾酮不得少于 0.030%。川牛膝配方颗粒国家标准与饮片含量检测指标一致，配方颗粒按规格折算后含量下限与饮片标准一致。就含量控制指标而言，配方颗粒与饮片一致，疗效相当。

酒川牛膝配方颗粒

【来源】本品为苋科植物川牛膝 *Cyathula officinalis* Kuan 的干燥根，经除去杂质，除去残留芦头，洗净，润透，切薄片，干燥，加黄酒拌匀，闷透，用文火炒至表面颜色加深时取出，晾凉制成合格饮片，并将此合格饮片按标准汤剂的主要质量指标，经水提、分离、浓缩、干燥、制粒而成的配方颗粒。

【含量指标】本品每 1g 含杯苋甾酮（$C_{29}H_{44}O_8$）应为 0.40mg~1.6mg。

【性能功效】甘、微苦，平。归肝、肾经。酒炙后增强逐瘀通经，通利关节的作用，以关节痹痛及肾虚腰痛等症为主。

【临床应用】

1. 风湿痹痛——如加味四斤丸（《重订严氏济生方》）

（1）组成：酒川牛膝 5g　虎胫骨 3g（狗胫骨代）　天麻 3g　宣木瓜 6g　酒肉苁蓉 6g　炮川乌 1.5g　没药 3g　乳香 3g

（2）临证应用：本方主治肝肾虚，热淫于内证。临床应用以筋骨痿弱，不自胜持，起居须人，足不任地，惊恐战掉，潮热时作，饮食无味，不生气力，诸虚不足。

（3）临证加减：若肝肾两虚，风湿日久，可加附子，去川乌，乳香。

（4）现代应用：本方现常用于治疗风湿性关节炎，类风湿性关节炎等病症。

2. 血虚痹痛——如冷补丸（《严氏济生方》）

（1）组成：酒川牛膝 5g　熟地黄 9g　生地黄 10g　天冬 6g　白芍 6g　地骨皮 9g　白蒺藜 6g　麦冬 3g　石斛 6g　玄参 9g　磁石 9g　沉香 1g

（2）临证应用：本方主治肾水燥少，不受峻补证。临床应用以口干多渴，耳痒耳聋，腰痛腿弱，小便赤涩，大便或难为辨证要点。

（3）临证加减：若相火妄动者，可加知母、黄柏；心火上炎者，加黄连、丹参；咳嗽较甚者，可加川贝母、冬花、紫菀；遗精较频者，加龙骨、牡蛎、五味子、山茱萸固肾敛精；热盛动血，可加白茅根、阿胶、汉三七。

（4）现代应用：本方现常用于治疗腰痛，便秘等。

3. 瘀血腰痛——如调荣活络饮（《症因脉治》）

（1）组成：酒川牛膝 5g　川大黄 3g　当归条 6g　杏仁 5g　赤芍 3g　红花 3g　羌活 3g　生地黄 3g　川芎 3g　桂枝 1g

（2）临证应用：本方主治瘀血停滞，腰痛日轻夜重，痛定一处，不能转侧，尺脉芤涩者。

（3）临证加减：有寒者，去大黄；有热者，去桂枝。

（4）现代应用：本方现常用于治疗腰闪，或跌仆瘀血，及大便不通而腰痛。

4. 跌打损伤——如加味健步虎潜丸（《医宗金鉴》）

（1）组成：酒川牛膝 5g　龟胶 3g　鹿角胶 3g　虎胫骨 3g（狗胫骨代）何首乌 3g　杜仲 6g　锁阳 5g　当归 6g　威灵仙 5g　酒黄柏 3g　人参 3g　羌活 3g　干姜 3g　白芍 5g　土炒白术 5g　熟地黄 2g　川附子 3g

（2）临证应用：本方主治跌打损伤证。临床应用以气血虚衰，下部腰、胯、膝、腿疼痛，酸软无力，步履艰难为辨证要点。

（3）临证加减：若气血虚衰，腿、膝、疼痛，酸软无力者，可加黄芪、千年健、续断、骨碎补等。本方为较为固定丸剂，亦可用配方颗粒调配开水冲服。

（4）现代应用：本方现常用于治疗各种骨折，骨不连接，骨质疏松，骨痂生长缓慢，延迟愈合，肝肾虚弱，气血不足，腰膝酸软，筋骨酸软乏力，行走艰难，外伤性截瘫，中风瘫痪。

5. 水肿，淋证——如加味肾气丸（《严氏济生方》）

（1）组成：酒川牛膝 5g　炮附子 3g　白茯苓 10g　泽泻 6g　山茱萸 6g　炒山药 15g　酒蒸车前子 9g　牡丹皮 6g　肉桂 3g　酒熟地黄 9g

（2）临证应用：本方主治水肿，淋证。临床应用以肾阳不足，水湿内停为辨证要点。

（3）临证加减：阳气虚弱，畏寒肢冷较甚者，宜去牡丹皮之寒，或再加胡芦巴、巴戟天；水肿腹水，腹胀喘满者，加大腹皮、厚朴；肾不纳气，动则气喘，加五味子、沉香；精神萎靡，纳差便溏者，加党参、白术。

（4）现代应用：本方现常用于治疗慢性肾炎、肝硬化、醛固酮增多症等辨证属肾阳不足，水湿泛溢，水肿尿少者。

【使用注意】孕妇及月经过多者忌用。

【用量建议】按配方颗粒国家标准，每 1g 配方颗粒相当于饮片 1.5g。《中国药典》饮片用量 5g~10g。根据临床试点应用经验，建议临床饮片用量 5g。

【参考】

1. **主要化学成分**　酒炙对川牛膝化学成分的整体组成与其量具有显著影响。

2. **主要药理作用**　酒川牛膝有促进血液循环，缓解疼痛和炎症，对关节炎等疼痛有止痛作用。与生川牛膝有同样的降压作用。

【按语】川牛膝酒制后能增强活血祛瘀、通经止痛的作用。《中国药典》2020 年版规定酒川牛膝饮片含杯苋甾酮不得少于 0.030%。酒川牛膝配方颗粒国家标准与饮片含量检测指标一致，按规格折算后含量下限与饮片标准基本相同。配方颗粒国家标准建立的特征图谱，能够实现川牛膝和酒川牛膝配方颗粒的区别，保证临床用药的准确性。确认成分多于饮片，就质量标准而言，配方颗粒标准更趋完善。

鸡血藤配方颗粒

【来源】本品为豆科植物密花豆 *Spatholobus suberectus* Dunn 的干燥藤茎，经除杂，洗净，润透，切碎块，干燥，制成合格饮片，并将此合格饮片按标准汤剂的主要质量指标，经水提、分离、浓缩、干燥、制粒而成的配方颗粒。

【含量指标】本品每 1g 含芒柄花素（$C_{16}H_{12}O_4$）和染料木素（$C_{15}H_{10}O_5$）的总量应为 0.10mg~0.70mg。

【性能功效】苦、甘，温。归肝、肾经。活血补血，调经止痛，舒筋活络。

【临床应用】

1. 血虚萎黄——如鸡血藤汤（《中药临床应用》）

（1）组成：鸡血藤 9g　半枫荷 15g　当归 6g　牛膝 5g　枫香寄生 9g　海风藤 6g　豆豉姜 6g

（2）临证应用：本方主治月经不调，血虚萎黄证。临床应用以精髓不足，气血亏虚为其辨证要点。

（3）临证加减：若兼气虚者，加人参、黄芪以补气生血；以瘀血为主者，加桃仁、红花，白芍易为赤芍；血虚有寒者，加肉桂、炮姜、吴茱萸；血虚有热者，加黄芩、牡丹皮、生地黄；妊娠胎漏者，加阿胶、艾叶。

（4）现代应用：本方现常用于治疗月经不调，血虚萎黄，麻木瘫痪，风湿痹痛者。

2. 风湿痹痛——如麻黄温痹汤（《千家妙方》）

（1）组成：鸡血藤 9g　麻黄 2g　羌活 3g　独活 3g　制川乌 1.5g　制草乌 1.5g　八里麻 1g　桂枝 3g　黄芪 9g　川牛膝 5g　木瓜 6g　威灵仙 6g　细辛 1g　制附块 10g　伸筋草 3g　寻骨风 9g　苍耳子 3g　秦艽

3g　桑寄生 9g　炙甘草 2g

（2）临证应用：本方主治风寒湿邪侵袭经络证。临床应用以风寒湿邪侵袭经络，留滞关节，关节肿大疼痛为其辨证要点。

（3）临证加减：气血虚亏，可酌加党参、枸杞、当归、白芍。

（4）现代应用：本方现常用于治疗风湿性关节炎。

3. 血热风盛——如凉血活血汤（《中医症状鉴别诊断学》）

（1）组成：鸡血藤 9g　生槐花 5g　紫草根 5g　赤芍 6g　白茅根 9g　生地黄 10g　丹参 10g

（2）临证应用：本方主治血热风盛证。临床应用以皮损发生及发展比较迅速，泛发潮红，不断出现丘疹、斑疹，或鳞屑较多；自觉皮肤瘙痒明显，常伴口干舌燥，大便秘结，心烦易怒，小便短赤，舌质红绛，舌苔薄白或微黄，脉弦滑或数为其辨证要点。

（3）临证加减：若风盛痒甚者，加白鲜皮、刺蒺藜、乌梢蛇；热盛者加龙胆草、栀子；若挟杂湿邪者加薏苡仁、茵陈、防己、泽泻；舌有紫斑，皮疹深红者，加红花（藏红花）；皮损以头面为主者，加野菊花、玫瑰花、凌霄花；皮损以下肢为主者，加瓜蒌根、板蓝根、茜草根；伴有咽炎或扁桃体炎者，加板蓝根、玄参、北山豆根；大便秘结者加大黄、栀子。

（4）现代应用：本方现常用于治疗银屑病（血热型）、过敏性紫癜、过敏性皮炎、多形红斑等证属毒热内蕴，郁于血分者。

【使用注意】阴虚火亢者慎用。

【用量建议】按配方颗粒国家标准，每 1g 配方颗粒相当于饮片 5.5g。《中国药典》饮片用量 9g~15g。根据临床试点应用经验，建议临床饮片用量 9g。

【参考】

1. 主要化学成分　鸡血藤主要含樱黄素、3',4',7-三羟基黄酮等异黄酮类、黄酮类化合物，儿茶素等黄烷（醇）类化合物，羽扇豆醇等三萜类化合物以及 β-谷甾醇、鸡血藤醇等甾体类化合物。

2. 主要药理作用　鸡血藤有抗炎、抗病毒、镇静催眠、抗白血病及宫颈癌等作用。

【按语】鸡血藤为活血补血，舒筋活络的常用药。《中国药典》2020年版鸡血藤饮片无含量控制指标。鸡血藤配方颗粒国家标准根据标准汤剂新增加了芒柄花素和染料木素的总含量质量控制项。就含量指标控制而言，配方颗粒标准较其饮片更加完善，疗效也应更稳定。

王不留行配方颗粒

【来源】本品为石竹科植物麦蓝菜 *Vaccaria segetalis*（Neck.）Garcke的干燥成熟种子，经除去杂质后制成合格饮片，并将此合格饮片按标准汤剂的主要质量指标，经水提、分离、浓缩、干燥、制粒而成的配方颗粒。

【含量指标】本品每1g含王不留行黄酮苷（$C_{32}H_{38}O_{19}$）应为10.3mg~28.0mg。

【性能功效】苦，平。归肝、胃经。活血通经，下乳消肿，利尿通淋。生品辛散之力较盛，长于消痈肿。

【临床应用】

1. 金疮——如王不留行散（《金匮要略》）

（1）组成：王不留行 5g　蒴藋细叶 9g　桑白皮 6g　甘草 2g　川椒 3g　厚朴 3g　黄芩 3g　干姜 3g　芍药 5g

（2）临证应用：本方主治金疮，痈疽发背、一切疮肿、金刃创伤证。临床应用以皮肉筋脉损伤、疮疡久不收口、流血不止或肿痛为辨证要点。

（3）临证加减：若感受风寒者，去桑白皮，加荆芥、防风；疮疡久不收口，可加黄芪、蒲公英、金银花等。

（4）现代应用：本方现常用于治疗肋间神经痛、肋软骨炎以及产后胎盘滞留、恶露不尽、子宫内膜炎、附件炎、月经不调、腹痛属内有瘀血者。

2. 湿热蕴结——如苓薏败酱汤（《田乃庚方》）

（1）组成：王不留行 5g　土茯苓 10g　薏苡仁 9g　败酱草 9g　石苇 6g　扁蓄 10g　瞿麦 9g　滑石 10g

（2）临证应用：本方主治湿热之邪蕴结下焦，膀胱气化不利证。临床应用以尿频、尿急、尿等待、尿黄、尿赤灼热、阴囊潮湿、舌质红、舌苔黄腻、手足心热、容易出汗为辨证要点。

（3）临证加减：若湿热之邪较重，则加大方中土茯苓、败酱草的剂量，或加用蒲公英、紫花地丁；兼有畏寒发热者，加金银花、连翘；湿邪偏重者，加车前子、萱草根、木通、龙葵；小腹胀坠者，加川楝子、延胡索、乌药；有血尿者，加白茅根、小蓟、蒲黄炭；兼血瘀者，加桃仁、红花、泽兰、三七粉等；病人脾肾虚弱者，加山药、川续断、杜仲等。

（4）现代应用：本方现常用于治疗前列腺炎。

【使用注意】孕妇慎用。

【用量建议】按配方颗粒国家标准，每1g配方颗粒相当于饮片10g。《中国药典》饮片用量5g~10g。根据临床试点应用经验，建议临床饮片用量5g。

【参考】

1. **主要化学成分** 王不留行主要含有三萜皂苷类、黄酮类、甾醇类、单糖和有机酸等成分。

2. **主要药理作用** 王不留行有抗肿瘤、抗早孕、兴奋子宫、抗炎和镇痛等作用。

【按语】**王不留行生品长于消痈肿，用于乳痈或其他疮痈肿痛。《中国药典》2020年版规定王不留行饮片含王不留行黄酮苷不得少于0.40%。配方颗粒国家标准控制指标与药典一致。王不留行配方颗粒含量限度是根据多批次标准汤剂质量特征制定，符合临床应用实际。**

炒王不留行配方颗粒

【来源】本品为石竹科植物麦蓝菜 *Vaccaria segetalis*（Neck.）Garcke 的干燥成熟种子，经除杂后，用文火炒至大多数爆开白花，取出，放凉制成合格饮片，并将此合格饮片按标准汤剂的主要质量指标，经水提、分离、浓缩、干燥、制粒而成的配方颗粒。

【含量指标】本品每 1g 含王不留行黄酮苷（$C_{32}H_{38}O_{19}$）应为 5.8mg~16.6mg。

【性能功效】苦，平。归肝、胃经。炒后爆裂体泡，易于煎出有效成分，且性偏温，走散力较强，长于活血通经，下乳，利水通淋。

【临床应用】

1. 关节强直拘挛——如骨科外洗一方（《外伤科学》）

（1）组成：炒王不留行 5g　宽筋藤 9g　钩藤 3g　金银花藤 9g　刘寄奴 6g　防风 5g　大黄 3g　荆芥 5g

（2）临证应用：本方主治损伤后关节强直拘挛，酸痛麻木，或外伤风湿证。临床应用以筋骨脉络的损伤，血离开经脉，气血凝滞为辨证要点。

（3）临证加减：若筋骨脉络受损，酸痛麻木较甚者，可加木瓜、鸡血藤；气血凝滞为甚者，可加红花、苏木、川牛膝等。

（4）现代应用：本方现常用于治疗骨折及软组织损伤中后期，或骨科手术后已能解除外固定，作功能锻炼者。

2. 气血虚弱——如催乳汤（《医学集成》）

（1）组成：炒王不留行 5g　黄芪 9g　熟地黄 9g　人参 3g　当归 6g　川芎 3g　枸杞 6g　通草 3g

（2）临证应用：本方主治乳房胀痛，少乳证。临床应用以气血虚弱，乳汁过少为辨证要点。

（3）临证加减：若乳房胀痛较甚者，可加佛手、丝瓜络、蒲公英。

（4）现代应用：本方现常用于治疗经前期紧张综合征，乳痛症。

3. 水肿——如决水汤（《辨证录》）

（1）组成：炒王不留行 5g　车前子 9g　茯苓 10g　肉桂 1g　赤小豆 9g

（2）临证应用：本方主治水肿证。临床应用以手足俱胀，面目亦浮，口不渴而皮毛出水，手按其肤如泥为其辨证要点。

（3）临证加减：若风心病之水肿者，加桃仁、杏仁、益母草、木香；肾病综合征高度水肿者，加虎杖、益母草；若脾虚为主者，加黄芪、党参、白术、薏苡仁、大枣；若肾阳不足者，加熟附子、菟丝子、补骨脂等，重用肉桂。

（4）现代应用：本方现常用于治疗肾病性水肿、肝病性水肿等。

4. 湿热带下——利火汤（《傅青主女科》）

（1）组成：炒王不留行 5g　大黄 3g　白术 6g　茯苓 9g　车前子 9g　黄连 2g　栀子 6g　知母 6g　石膏 2g　刘寄奴 6g

（2）临证应用：本方主治湿热带下证。临床应用以带下色黑，气味腥臭，腹中疼痛，溲赤便结，舌红苔黄，脉弦数为其辨证要点。

（3）临证加减：若热伤阴津而见口渴引饮者，去白术，加天花粉、芦根以清热生津；若外阴红肿、瘙痒者，可合蛇床子散外洗以燥湿止痒。

（4）现代应用：本方现常用于治疗阴道炎、宫颈炎，宫颈糜烂，生殖器肿瘤等病症。

【使用注意】孕妇慎用。

【用量建议】按配方颗粒国家标准，每1g配方颗粒相当于饮片8g。《中国药典》饮片用量 5g~10g。根据临床试点应用经验，建议临床饮片用量 5g。

【参考】

1. 主要化学成分　王不留行炒爆后能提高煎出效果，水浸出物的含量与爆花程度有关。王不留行炮制后环肽类成分、黄酮类成分发生改变，其中黄酮苷含量显著下降，而 isovitexin-2-*O*-arabinoside 的含量显著上升。

2. 主要药理作用　炒王不留行的抗氧化活性增强。

【按语】王不留行炒后体泡，易于煎出，长于活血痛经，下乳，通淋。《中国药典》2020 年版规定炒王不留行饮片含王不留行黄酮苷不得少于 0.15%。配方颗粒国家标准控制指标与药典一致。配方颗粒国家标准建立的特征图谱能够实现王不留行和炒王不留行配方颗粒的定性专属性鉴别，保证临床用药的准确性。确认成分较饮片多，就质量标准而言，配方颗粒标准更趋完善。

月季花配方颗粒

【来源】本品为蔷薇科植物月季 *Rosa chinensis* Jacq. 的干燥花，经拣去杂质，摘去梗，制成合格饮片，并将此合格饮片按标准汤剂的主要质量指标，经水提、分离、浓缩、干燥、制粒而成的配方颗粒。

【含量指标】本品每1g含金丝桃苷（$C_{21}H_{20}O_{12}$）和异槲皮苷（$C_{21}H_{20}O_{12}$）的总量应为4.2mg~14.0mg。

【性能功效】甘，温。归肝经。活血调经，疏肝解郁。

【临床应用】

月经不调——如红花当归汤（《本草纲目》）

（1）组成：月季花3g　当归6g　红花3g　丹参10g　米酒1500ml

（2）临证应用：本方主治月经不调、痛经等症。临床应用以瘀血阻滞之经闭，痛经，恶露不行；瘀滞腹痛，胸痹心痛，胸胁刺痛，癥瘕痞块；跌扑损伤，疮疡肿痛；热郁血瘀，斑疹色暗为辨证要点。

（3）临证加减：若血虚有停瘀，加山楂、桃仁。

（4）现代应用：本方现常用于月经不调，痛经。

【使用注意】脾虚便溏者慎用，孕妇慎用。

【用量建议】按配方颗粒国家标准，每1g配方颗粒相当于饮片4.3g。《中国药典》饮片用量3g~6g。根据临床试点应用经验，建议临床饮片用量3g。

【参考】

1. **主要化学成分**　月季花主含黄酮类、芳香性挥发油、酚酸类化合物、鞣质、蛋白质、糖苷等。

2. **主要药理作用**　月季花有抗肿瘤、抗真菌、抗病毒、抗氧化、抗衰老、增强机体免疫功能、抑制血小板聚集等作用。

【按语】月季花为活血调经，疏肝解郁之药物，使用概率相对较低。《中国药典》2020年版规定月季花药材含金丝桃苷和异槲皮苷的总量不得少于0.38%。月季花配方颗粒国家标准与药材含量检测指标一致，并根据

中药配方颗粒
临床应用

多批次标准汤剂质量特征制定指标成分含量限度。就含量控制指标限度而言，配方颗粒标准符合临床汤剂应用实际。

骨碎补配方颗粒

【来源】本品为水龙骨科植物槲蕨 *Drynaria fortunei*（Kunze）J. Sm. 的干燥根茎，经除去杂质，洗净，润透，切厚片，干燥制成合格饮片，并将此合格饮片按标准汤剂的主要质量指标，经水提、分离、浓缩、干燥、制粒而成的配方颗粒。

【含量指标】本品每 1g 含柚皮苷（$C_{27}H_{32}O_{14}$）应为 12.0mg~30.0mg。

【性能功效】苦，温。归肝、肾经。疗伤止痛，补肾强骨；外用消风祛斑。

【临床应用】

1. 跌打损伤——如补损续筋丸（《医宗金鉴》）

（1）组成：骨碎补 3g　酒当归 6g　川芎 3g　炒白芍 6g　熟地黄 9g　广木香 3g　牡丹皮 6g　乳香 3g　没药 3g　自然铜 3g　红花 3g　血竭 1g　朱砂 0.1g　丁香 1g　人参 3g　虎骨 3g（可用狗胫骨代）

（2）临证应用：本方主治跌打扑坠证。临床以骨碎筋断肉破，疼痛不息为辨证要点。

（3）临证加减：若正气不虚者，可去人参；若气滞不明显者可去丁香、木香；欲增接骨续筋之效，可加入续断、补骨脂等。

（4）现代应用：本方现常用于治疗各种类型的骨折及病理性骨折的中、晚期。

2. 骨折肿痛——如驳骨散（《中医外伤科学》）

（1）组成：骨碎补 3g　续断 9g　当归 6g　乳香 3g　没药 3g　自然铜 3g　五加皮 5g　川红花 3g　威灵仙 6g　苏木 3g　川芎 3g　五倍子 3g　无名异 3g　赤芍 6g

（2）临证应用：本方散瘀，消肿，止痛，接骨。主跌打损伤，骨折。

（3）临证加减：若骨折，红肿热痛较甚者，可加泽兰、黄柏等。

（4）现代应用：本方现常用于治疗跌打损伤，骨折，肿痛。

3. 跌仆损伤——如人参紫金丹（《医宗金鉴》）

（1）组成：骨碎补 3g　人参 3g　丁香 1g　五加皮 5g　甘草 2g　茯苓 6g　酒当归 6g　血竭 1g　五味子 2g　没药 3g

（2）临证应用：本方补气健脾，和血舒筋。治跌仆闪撞而元气虚者。

（3）临证加减：若跌仆损伤而元气虚者，可加黄芪、丹参、威灵仙；若筋脉受损，可加木瓜、鸡血藤、银花藤等。

（4）现代应用：本方现常用于治疗跌仆闪撞骨折或软组织受挫等。

4. 瘀血积聚——如散瘀和伤汤（《医宗金鉴》）

（1）组成：骨碎补 3g　番木鳖 0.3g　红花 3g　生半夏 3g　甘草 2g　葱须 6g

（2）临证应用：本方主治一切碰撞损伤，瘀血积聚。

（3）临证加减：欲增活血散瘀之功，加赤芍、川芎；欲增散瘀止通之力，加乳香、没药。

（4）现代应用：本方现常用于治疗软组织损伤瘀肿疼痛、骨折、关节脱位后期，经络挛痛以及风寒湿痹疼痛者。

【使用注意】孕妇及阴虚火旺，血虚风燥者慎用。

【用量建议】按配方颗粒国家标准，每 1g 配方颗粒相当于饮片 6.5g。《中国药典》饮片用量 3g~9g。根据临床试点应用经验，建议临床饮片用量 3g。

【参考】

1. 主要化学成分　骨碎补含有柚皮苷、骨碎补双氢黄酮苷、骨碎补酸、淀粉、甾醇等。

2. 主要药理作用　骨碎补有降血脂、抗动脉硬化、促进骨折愈合、改善骨退行性病变、镇静、镇痛等作用。

【按语】骨碎补内服补肾强骨；外用消风祛斑，但生品密被鳞片，不易除净；且质地坚硬而韧，不利于粉碎和成分煎出。《中国药典》2020 年版规定骨碎补饮片含柚皮苷不得少于 0.50%。骨碎补配方颗粒国家标准与饮片含量检测指标一致，并根据多批次标准汤剂质量特征制定含量限度。就含量控制指标限度而言，符合临床汤剂应用实际。

烫骨碎补配方颗粒

【来源】本品为水龙骨科植物槲蕨 *Drynaria fortunei*（Kunze）J.Sm. 的干燥根茎，经除去杂质，洗净，润透，切厚片，干燥，砂烫至鼓起，撞去毛制成合格饮片，并将此合格饮片按标准汤剂的主要质量指标，经水提、分离、浓缩、干燥、制粒而成的配方颗粒。

【含量指标】本品每 1g 含柚皮苷（$C_{27}H_{32}O_{14}$）应为 8.0mg~27.0mg。

【性能功效】苦，温。归肝、肾经。烫骨碎补质地松脆，易于除去鳞片，便于调剂和制剂，有利于煎出有效成分，以补肾强骨、续伤止痛为主。

【临床应用】

1. 重伤险证——如夺命丹（《伤科补要》）

（1）组成：烫骨碎补 3g　当归尾 3g　桃仁 5g　血竭 1g　地鳖虫 3g　儿茶 1g　乳香 3g　没药 3g　自然铜 3g　红花 3g　大黄 3g　朱砂 0.1g　人工麝香 0.03g

（2）临证应用：本方主治重伤险证，脏腑蓄瘀证。

（3）临证加减：若脏腑蓄瘀，肿痛较甚者，可加水蛭、虻虫等。本方为较为固定的丸剂，亦可用配方颗粒调配开水冲服，但剂量应酌减。

（4）现代应用：本方现常用于头部外伤所致的昏迷及骨折等重伤早期。

2. 湿痹证——如附子丸（《宣明论方》）

（1）组成：烫骨碎补 3g　附子 3g　川乌头 1.5g　肉桂 1.5g　川椒 3g　菖蒲 3g　甘草 2g　天麻 3g　白术 6g

（2）临证应用：本方主治湿痹证。临床应用以阳虚阴盛，一身如从水中出为辨证要点。

（3）临证加减：若阳虚水肿，关节肿痛较甚者，可加苍术、黄柏、黄芪、干姜、老鹤草等。

（4）现代应用：本方现常用于治疗风湿性关节炎、类风湿性关节炎。

3. 跌仆损伤——如骨碎补散（《太平圣惠方》）

（1）组成：烫骨碎补 3g　自然铜 3g　虎胫骨（狗骨代）3g　龟甲 9g　没药 3g

（2）临证应用：本方主治跌仆损伤证。临床应用以金疮，伤筋断骨，疼痛不可忍为辨证要点。

（3）临证加减：若跌仆损伤，疼痛不可忍者，可加制乳香、三七、续断、当归等。

（4）现代应用：本方现常用于治疗跌倒损伤，伤筋断骨。

【使用注意】孕妇及阴虚火旺，血虚风燥者慎用。

【用量建议】按配方颗粒国家标准，每 1g 配方颗粒相当于饮片 6.5g。《中国药典》饮片用量 3g~9g。根据临床试点应用经验，建议临床饮片用量 3g。

【参考】

1. 主要化学成分　骨碎补经砂烫后并不影响总黄酮及浸出物的含量，但总黄酮的溶出率明显提高。与生品比较，烫品中的 1- 咖啡酰葡萄糖苷和表没食子儿茶素均显著降低，这可能和这两种化合物在高温条件下不稳定、容易发生降解有关。

2. 主要药理作用　骨碎补中的二氢黄酮苷具有镇静、镇痛、增强家兔心肌收缩力的作用，能促进骨骼对钙和磷的吸收，并能提高血清钙、磷水平，因而利于骨折的愈合。其水煎醇沉液具有降血脂、防止动脉粥样硬化的作用。

【按语】骨碎补砂烫后，质地松脆，易于除去鳞片，有利于煎出。《中国药典》2020 年版规定，烫骨碎补饮片含柚皮苷不得少于 0.40%。烫骨碎补配方颗粒国家标准与饮片含量检测指标一致。建立的特征图谱能够实现骨碎补配方颗粒和烫骨碎补配方颗粒的专属性定性鉴别，保证临床用药的准确性。就质量标准而言，配方颗粒标准更趋完善。

北刘寄奴配方颗粒

【来源】本品为玄参科植物阴行草 *Siphonostegia chinensis* Benth. 的干燥全草，经除去杂质，洗净，切段，干燥制成合格的饮片，并将此合格饮片按标准汤剂的主要质量指标，经水提、分离、浓缩、干燥、制粒而成的配方颗粒。

【含量指标】本品每 1g 含毛蕊花糖苷（$C_{29}H_{36}O_{15}$）应为 3.0~15.0mg，含木犀草素 -7-*O*-β-D- 葡萄糖醛酸苷（$C_{21}H_{18}O_{12}$）应为 1.1~5.5mg，含木犀草素（$C_{15}H_{10}O_6$）应为 0.50~2.0mg。

【性能功效】苦，寒。归脾、胃、肝、胆经。活血祛瘀，通经止痛，凉血，止血，清热利湿。

【临床应用】

跌打损伤——如壮筋续骨丹（《伤科大成》）

（1）组成：北刘寄奴 6g　当归 6g　川芎 3g　白芍 6g　炒熟地黄 9g　杜仲 6g　川续断 9g　五加皮 5g　骨碎补 3g　桂枝 3g　三七 3g　黄芪 9g　虎骨 3g（用狗骨代）1.5g　补骨脂 6g　菟丝饼 6g　党参 9g　木瓜 6g　土鳖虫 3g

（2）临证应用：本方补肝肾，强筋骨。主治骨折、脱臼、伤筋等复位之后。

（3）临证加减：若骨折、脱臼疼痛较甚者，可加乳香、没药、延胡索等。

（4）现代应用：本方现常用于治疗骨折肿痛。

【使用注意】孕妇慎用。

【用量建议】按配方颗粒国家标准，每 1g 配方颗粒相当于饮片 4g。《中国药典》饮片用量 6g~9g。根据临床试点应用经验，建议临床饮片用量 6g。

【参考】

1. 主要化学成分　北刘寄奴主要含有黄酮类、奎尼酸酯类、苯乙醇苷类、挥发油类、生物碱类、木脂素类等。

2. 主要药理作用　北刘寄奴有抗炎、保肝、免疫调节等药理作用。

【按语】北刘寄奴为活血祛瘀，通经止痛，凉血止血的常用药。《中国药典》2020 年版规定北刘寄奴饮片含木犀草素不得少于 0.050%；含毛蕊花糖苷不得少于 0.060%。北刘寄奴配方颗粒国家标准根据多批次标准汤剂质量特征在饮片基础上增加了木犀草素 -7-O-β-D- 葡萄糖醛酸苷，配方颗粒按规格折算后木犀草素含量下限低于饮片标准，毛蕊花糖苷含量下限高于饮片标准，是由于木犀草素水溶性较差，在煎煮时损失较大。但北刘寄奴配方颗粒国家标准【特征图谱】对 7 个色谱峰进行了确认，符合中药多成分、多指标质量控制的特点。就含量控制指标而言，配方颗粒标准更加符合临床用药实际。

莪术（温郁金）配方颗粒

【来源】本品为姜科植物温郁金 *Curcuma wenyujin* Y.H.Chen et C.Ling 的干燥根茎，经除去杂质，略泡，洗净，蒸软，切厚片，干燥制成合格的饮片，并将此合格饮片按标准汤剂的主要质量指标，经水提、分离、浓缩、干燥、制粒而成的配方颗粒。

【含量指标】本品每 1g 含莪术烯醇（$C_{15}H_{22}O_2$）应为 0.50mg~2.0mg。含挥发油应为 0.8%~2.4%（ml/g）。

【性能功效】辛，苦，温。归肝、脾经。行气破血，消积止痛。

【临床应用】

1. 癥瘕痞块——如棱莪消积汤（《妇产科学》）

（1）组成：莪术 6g　三棱 5g　丹参 9g　赤芍 6g　延胡索 3g　牡丹皮 6g　桃仁 5g　薏苡仁 9g　草红藤 9g　败酱草 9g

（2）临证应用：本方破瘀理气，清化湿热。主治盆腔炎症瘕期。

（3）临证加减：检查包块大而腹痛甚者，加乳香、没药；腹胀明显者，加木香、川楝子、香附；脘闷，胃口不好者，加川厚朴、陈皮、建曲；便秘者，加枳壳、大黄、乌贼骨；气虚者，加党参、白术、茯苓；血虚者，加当归、川芎、生地黄。

（4）现代应用：本方现常用于治疗盆腔炎表现为热毒较甚者。

2. 癥瘕痞块——如理冲汤（《医学衷中参西录》）

（1）组成：莪术 6g 黄芪 9g 党参 6g 白术 6g 山药 15g 天花粉 10g 知母 6g 三棱 5g 鸡内金 3g

（2）临证应用：本方益气行血，调经祛瘀。主治妇人经闭不行，或产后恶露不尽，结为癥瘕，以致阴虚作热，阳虚作冷，食少劳嗽，虚证沓来，室女月闭血枯，男子劳瘵，一切脏腑癥瘕、积聚、气郁、脾弱、满闷、痞胀，不能饮食。

（3）临证加减：服之觉闷者，减去白术；觉气弱者，减少三棱、莪术用量；泻者，以白芍代知母；热者，加生地黄、天冬；凉甚者，加肉桂、附子；瘀血坚甚者，加水蛭；若其人强壮无他病，惟用以消癥瘕积聚者，宜去山药；若其人血分虽瘀，而未见癥瘕，或月信犹未闭者，虽在产育之妇人，亦少用三棱、莪术。

（4）现代应用：本方现常用于治疗子宫肌瘤、慢性盆腔炎、闭经、不孕症、卵巢早衰、多囊卵巢综合征等辨证属气虚血瘀者。

3. 血瘀经闭——如莪术散（《寿世保元》）

（1）组成：醋莪术 6g 香附 6g 酒洗当归 6g 延胡索 3g 赤芍 6g 麸炒枳壳 3g 熟地黄 9g 青皮 3g 白术 6g 黄芩 3g 醋三棱 5g 炒小茴香 3g 砂仁 3g 炒干漆 2g 红花 3g 川芎 3g 甘草 2g

（2）临证应用：本方逐祛瘀血。主治妇人三十八九岁，经血断早，瘀血未尽，不时攻痛成疾，经水不行，腹中有块痛，头晕眼花，不思饮食。

（3）临证加减：若瘀血阻滞，经血断早者，可加益母草、桃仁、王不留行。

（4）现代应用：本方现常用于治疗瘀血阻滞疼痛，闭经等病。

4. 中满腹胀——如莪术溃坚汤（《济阳纲目》）

（1）组成：莪术 6g 红花 3g 升麻 3g 吴茱萸 2g 生甘草 2g 柴胡 3g 泽泻 6g 神曲 6g 青皮 3g 陈皮 3g 黄芩 3g 厚朴 3g 黄连 2g 益智仁 3g 草豆蔻仁 3g 半夏 3g 当归 6g

（2）临证应用：本方主治中满腹胀，内有积聚，坚硬如石，其形如盘，令人不能坐卧，大小便涩滞，上喘气促，面色萎黄，通身虚肿。

（3）临证加减：若中满腹胀，坚硬如石者，可加枳实、三棱、酒制大黄、大腹皮等。

（4）现代应用：本方现常用于治疗肝硬化腹水，大便燥结，小便涩痛者。

5. 食积胀痛——如不泻内消丸（《王氏医存·附编》）

（1）组成：莪术6g　制香附6g　白术6g　枳实3g　陈皮3g　神曲6g　山楂6g　麦芽6g　青皮3g　制半夏3g　砂仁3g　莱菔子5g　三棱5g

（2）临证应用：本方消积化滞，理气和中。主食积、湿阻、气滞所致的嘈杂，呕吐，胃痛，腹痛等多种病证。以嘈杂呕恶，嗳气倒饱，胃脘胀痛，不欲饮食，腹胀肠鸣，大便臭秽，便后胀减，舌苔垢腻脉弦滑为诊断要点。

（3）临证加减：若积滞重，大便秘结为主者，加枳壳、芒硝以导滞通便；用治湿热痢疾，去陈皮，加秦皮、白头翁以清热解毒止痢。

（4）现代应用：本方现常用于治疗消化不良、胃痛等病症。

【使用注意】孕妇禁用。

【用量建议】按配方颗粒国家标准，每1g配方颗粒相当于饮片6g。《中国药典》饮片用量6g~9g。根据临床试点应用经验，建议临床饮片用量6g。

【参考】

1. **主要化学成分**　莪术富含挥发油，含有倍半萜类、单萜类、二萜类、姜黄素类、多糖类、生物碱类、有机酸类等成分。

2. **主要药理作用**　莪术具有抗肿瘤、抗炎、抗氧化、抗菌、抗病毒等作用。

【按语】莪术生品行气止痛、破血祛瘀力强，《中国药典》2020年版规定莪术饮片含挥发油不得少于1.0%（ml/g）。配方颗粒按规格折算后挥发油含量下限低于饮片标准，是由于挥发油水溶性较差导致。莪术（温郁金）配方颗粒国家标准根据多批次标准汤剂在饮片含量控制基础上，增加了莪术烯醇成分指标。同时莪术（温郁金）配方颗粒国家标准【鉴别】【特征图谱】项下均使用莪术（温郁金）对照药材作为参照物，实现了配方颗粒基原有效控制。就含量控制指标而言，配方颗粒标准更适合中医临床汤剂用药实际。

凌霄花（美洲凌霄）配方颗粒

【来源】本品为紫葳科植物美洲凌霄 *Campsis radicans*（L.）Seem. 的干燥花，经除去杂质，制成合格的饮片，并将此合格饮片按标准汤剂的主要质量指标，经水提、分离、浓缩、干燥、制粒而成的配方颗粒。

【含量指标】本品每 1g 含毛蕊花糖苷（$C_{29}H_{36}O_{15}$）和异毛蕊花糖苷（$C_{29}H_{36}O_{15}$）的总量应为 5.0mg~16.0mg。

【性能功效】甘、酸，寒。归肝、心包经。活血通经，凉血祛风。

【临床应用】

血热发斑——如凉血五花汤（《赵炳南临床经验集》）

（1）组成：凌霄花 5g　红花 3g　鸡冠花 6g　玫瑰花 3g　野菊花 9g

（2）临证应用：本方主治血热发斑，热毒阻络所引起的皮肤病。

（3）临证加减：瘙痒明显者，可加秦艽、白鲜皮；热重者加金银花。

（4）现代应用：本方现常用于治疗玫瑰糠疹、多形性红斑及一切红斑性皮肤病初期。

【使用注意】孕妇慎用。

【用量建议】按配方颗粒国家标准，每 1g 配方颗粒相当于饮片 1.5g。《中国药典》饮片用量 5g~9g。根据临床试点应用经验，建议临床饮片用量 5g。

【参考】

1. **主要化学成分**　凌霄花主要含芹菜素等黄酮类，紫葳苷、凌霄苷等环烯醚萜苷类成分。还含苯丙醇苷类、生物碱、有机酸及挥发油等。

2. **主要药理作用**　凌霄花的粗提物、甲醇提取物能降低血液黏度、抑制血小板聚集、改善血液循环；水煎液能舒张冠状动脉、抑制血栓形成。还有抗氧化、抗炎作用。其芹菜素对平滑肌有中度解痉作用，并能抗溃疡；β-谷甾醇有降血胆固醇、止咳、抗癌等作用。

【按语】凌霄花为活血通经，凉血祛风的中药。《中国药典》2020 年版凌霄花饮片未建立含量检测指标。凌霄花配方颗粒国家标准根据多批次标准汤剂质量特征增加了毛蕊花糖苷与异毛蕊花糖苷的总量质量控制项。就含量控制指标而言，配方颗粒标准更趋合理。

土鳖虫（地鳖）配方颗粒

【来源】本品为鳖蠊科昆虫地鳖 *Eupolyphaga sinensis* Walker 的雌虫干燥体，经沸水中烫死，晒干或烘干，除去杂质制成合格饮片，并将此合格饮片按标准汤剂的主要质量指标，经水提、分离、浓缩、干燥、制粒而成的配方颗粒。

【含量指标】本品每 1g 含丙氨酸（$C_3H_7NO_2$）应为 8.5mg~23.0mg，脯氨酸（$C_5H_9NO_2$）应为 5.0mg~14.0mg，苯丙氨酸（$C_9H_{11}NO_2$）应为 2.5mg~7.0mg。

【性能功效】咸，寒；有小毒。归肝经。破血逐瘀，续筋接骨。

【临床应用】

1. 血瘀经闭——如下瘀血汤（《金匮要略》）

（1）组成：土鳖虫 3g　大黄 3g　桃仁 5g

（2）临证应用：本方主治产妇瘀阻腹痛证。临床应用以腹中有干血着脐下，经水不利，舌淡紫，苔白，脉沉迟或弦细涩为辨证要点。

（3）临证加减：气虚者，可加党参、黄芪；血虚者，可加当归、阿胶；挟热者，可加丹皮等。

（4）现代应用：本方常用于治疗肝硬化、子宫腺肌病、卵巢囊肿、冠心病心绞痛、下肢深静脉血栓形成等病症，还可以治疗慢性乙型肝炎、慢性肾炎、血瘀腹痛、血瘀狂躁、血瘀漏下等病症。

2. 跌打损伤——如跌打丸（《全国中成药处方集》）

（1）组成：土鳖虫 3g　当归 3g　川芎 3g　乳香 3g　没药 3g　血竭

1g 自然铜 3g 麻黄 2g

（2）临证应用：本方主治跌打损伤或扭挫之后，肿胀疼痛，痛有定处。

（3）临证加减：若欲增强除湿力量，可加苍术。

（4）现代应用：本方常用于治跌打损伤或扭挫之后肿胀疼痛。用治骨折，须待对位良好以后才能应用。

【使用注意】孕妇禁用。

【用量建议】按配方颗粒国家标准，1g 配方颗粒相当于饮片 3.5g。《中国药典》饮片用量 3g~10g。根据临床试点应用经验，建议临床饮片用量 3g。

【参考】

1. 主要化学成分 土鳖虫主含甘氨酸、丙氨酸、脯氨酸、苯丙氨酸、谷氨酸、天冬氨酸等多种氨基酸。尚含脂肪酸、生物碱、微量元素、脂溶性维生素等多种化学成分。

2. 主要药理作用 土鳖虫有抗血栓、抗肿瘤、调节血脂、抗氧化、增强免疫、抗菌、镇痛、抗缺血、抗缺氧及保护血管内皮细胞等作用。

【按语】土鳖虫为破血逐瘀，续筋接骨的中药。《中国药典》2020 年版无土鳖虫饮片含量控制指标。土鳖虫配方颗粒国家标准根据标准汤剂主要质量指标，新增加了丙氨酸、脯氨酸、苯丙氨酸成分的含量控制。就含量控制指标而言，配方颗粒标准更趋完善。临床疗效也应该与饮片相当。

苏木配方颗粒

【来源】本品为豆科植物苏木 *Caesalpinia sappan* L. 的干燥心材，经锯成长约 3cm 的段，再劈成片或碾成粗粉制成合格饮片，并将此合格饮片按标准汤剂的主要质量指标，经水提、分离、浓缩、干燥、制粒而成的配方颗粒。

【含量指标】本品每 1g 含（±）原苏木素 B（$C_{16}H_{16}O_6$）应为 40.0mg~80.0mg。

【性能功效】甘、咸，平。归心、肝、脾经。活血祛瘀，消肿止痛。

【临床应用】

1. 胁肋瘀肿——如地龙散（《兰室秘藏》）

（1）组成：苏木 2g　肉桂 1g　地龙 2g　黄柏 3g　甘草 2g　羌活 3g　麻黄 2g　桃仁 5g　当归梢 1g　独活 3g

（2）临证应用：本方主治瘀血停聚，腰、脊、胫、端、臂疼痛证。临床应用以胁肋瘀肿，痛不可忍为辨证要点。

（3）临证加减：地龙散加味配合拔罐在治疗急性腰扭伤方面得到一定的应用。加桂枝可通调经髓，利尿强心；加黄柏可清热燥湿、泻火解毒、保肝利胆，祛除湿燥。

（4）现代应用：本方现常用于治疗跌打损伤。

2. 心腹瘀痛——如参苏饮（《妇人大全良方》）

（1）组成：苏木 3g　人参 3g

（2）临证应用：本方主治产后血入于肺证。临床应用以面黑，发喘欲死为其辨证要点。

（3）临证加减：如心衰早期心肺气虚、心血瘀阻，则加用黄芪、党参补益心肺之气，以丹参、三七等活血化瘀，累及至脾肾阳虚，加以参附汤、五苓散等温补脾肾，并可用泽兰等活血利水。

（4）现代应用：本方现常用于治疗心衰。

3. 血瘀气滞——如当归须散（《医学入门》）

（1）组成：苏木 3g　当归尾 3g　红花 3g　桃仁 2g　甘草 2g　赤芍 3g　乌药 3g　香附 3g　肉桂 1g

（2）临证应用：本方主治月经不调，产后恶露证。临床应用以妇人月经适来，血气凝滞，小腹疼痛，产后恶露不尽，心腹作痛，跌打损伤，气血凝结，胸腹胁痛，或发寒热为其辨证要点。

（3）临证加减：挫闪腰胁痛者，加青皮、木香；胁痛者，加柴胡、川芎。

（4）现代应用：本方现常用于改善血液循环。

【使用注意】孕妇慎用。

【用量建议】按配方颗粒国家标准，每 1g 配方颗粒相当于饮片 10g。

《中国药典》饮片用量 3g~9g。根据临床试点应用经验，建议临床饮片用量 3g。

【参考】

1. 主要化学成分　苏木主要含原苏木素、巴西苏木素、高异黄酮、苏木查耳酮等化学成分。

2. 主要药理作用　苏木主要含有改善微循环、抑制血小板聚集、抗肿瘤、抗炎、抗氧化、免疫抑制等多种药理作用。

【按语】苏木为活血祛瘀，消肿止痛的常用药。《中国药典》2020 年版苏木无成分含量控制指标。苏木配方颗粒国家标准根据标准汤剂主要质量指标新增加了（±）原苏木素 B 含量质量控制项。就含量指标控制而言，配方颗粒标准更趋完善，临床疗效也应该更可控。

水红花子配方颗粒

【来源】本品为蓼科植物红蓼 *polygonum orientale* L. 的干燥成熟果实。经除去杂质制成合格的饮片，并将此合格饮片按标准汤剂的主要质量指标，经水提、分离、浓缩、干燥、制粒而成的配方颗粒。

【含量指标】本品每 1g 含花旗松素（$C_{15}H_{12}O_7$）应为 9.0mg~25.0mg。

【性能功效】咸，微寒。归肝、胃经。散血消癥，消积止痛，利水消肿。

【临床应用】

1. 癥瘕痞块——如消痞膏（《景岳全书》）

（1）组成：水红花子 10g　三棱 5g　莪术 3g　穿山甲 5g（可用水蛭代）　木鳖仁 0.9g　杏仁 5g　萝卜子 5g　透骨草 9g　大黄 3g　独头蒜 9g

（2）临证应用：本方主治气血瘀滞所造成的癥瘕痞块。

（3）临证加减：若癥瘕痞块溃脓者，可加黄芪、蒲公英、冬瓜仁等。

（4）现代应用：本方现常用于治疗包块肿瘤。

2. 肝胃气痛——如定痛五香散（《全国中药成药处方集》）

（1）组成：水红花子 6g　广木香 3g　广郁金 3g　延胡索 3g　制香附

6g　炒猪牙皂 1g

（2）临证应用：本方主治气滞血瘀，寒湿停饮，胸胁胀满，各种肝胃气痛。症见胃脘疼痛，痞塞闷胀，恶心呕吐，不思饮食，胁肋胀痛，舌苔白腻，脉沉弦滑。

（3）临证加减：若气滞血瘀而致痛症，可加乳香、没药；若肝胃气痛者，可加香附、高良姜、川楝子。

（4）现代应用：本方现常用于治疗慢性肝炎，早期肝硬化、肝脾肿大、胃肠神经官能症等属于肝脾胃不和，气滞血瘀者。

【使用注意】凡血分无瘀滞及脾胃虚寒者忌服。

【用量建议】按配方颗粒国家标准，每 1g 配方颗粒相当于饮片 13.5g。《中国药典》饮片用量 15g~30g。根据临床试点应用经验，建议临床饮片用量 15g。

【参考】

1. 主要化学成分　水红花子主要含槲皮素、花旗松素等黄酮类化合物，另含荭草苷、β- 谷甾醇等。

2. 主要药理作用　水红花子有抗肿瘤、抗氧化、抗肝纤维化、改善免疫功能等作用。

【按语】水红花子是散血消癥，消积止痛的常用药。《中国药典》2020年版水红花子饮片含花旗松素不得少于 0.15%。水红花子配方颗粒国家标准与药材化学成分控制指标相同，配方颗粒按规格折算后花旗松素含量下限低于饮片标准，是由于花旗松素对热稳定性差，在煎煮过程损失较大。配方颗粒含量限度是根据多批次标准汤剂质量特征制定，并用【特征图谱】对 3 个色谱峰进行了确认，符合中药多成分、多效能的特征。就含量控制指标而言，配方颗粒标准符合临床汤剂用药实际。

第十六章

化痰药

本类药物具有祛痰或消痰作用。适用于痰证。根据化痰药的药性、功效及临床应用的不同，一般将其分为温化寒痰药和清化热痰药。

温化寒痰药：多属温性，适用于寒痰、湿痰证。凡属热痰，有吐血或咯血者，均不宜用。这类药药性多温燥，且部分有毒副作用。常以生姜、白矾等辅料浸泡后，用煮或蒸法炮制，以去其毒副作用，并借辅料增强疗效。

清化热痰药：多属寒性，适用于痰液浓稠，咳嗽不利的证候，以及由于痰热而致的癫痫，惊厥，瘰疬流注等证。清化热痰药多用蜜炙，可增强其润肺止咳平喘作用，同时降低某些药物副作用。对于种子类药则多炒制，以缓和药性、利于煎出。

旋覆花（旋覆花）配方颗粒

【来源】本品为菊科植物旋覆花 *Inula japonica* Thunb. 的干燥头状花序，经除去梗、叶及杂质制成合格的饮片，并将此合格饮片按标准汤剂的主要质量指标，经水提、分离、浓缩、干燥、制粒而成的配方颗粒。

【含量指标】本品每 1g 含 3,5-O- 二咖啡酰基奎宁酸（$C_{25}H_{24}O_{12}$）应为 7.0mg~26.0mg。

【性能功效】苦、辛、咸，微温。归肺、脾、胃、大肠经。降气，消痰，行水，止呕。生品苦辛之味较强，生用以降气化痰，止呕，止咳为主。

【临床应用】

1. 嗳气呕逆——如旋覆代赭汤（《伤寒论》）

（1）组成：旋覆花 3g　人参 3g　生姜 3g　代赭石 3g　炙甘草 2g　半夏 3g　大枣 6g

（2）临证应用：本方主治胃虚气逆痰阻证。以心下痞硬，噫气不断，或见纳差、呃逆、恶心，甚或呕吐，舌苔白腻，脉缓或滑为辨证要点。

（3）临证加减：如见畏寒便溏纳减、苔白腻、脉濡软、气短、乏力者，可再加入白术、桂枝；如见水饮上逆、泛吐清水痰涎者，再加吴茱萸、茯苓、泽泻；如见苔黄，舌质红，口苦，脉弦等偏热证候者，加左金丸、瓜蒌、竹茹；如辨证系胃阴不足，肝气有余者，脉多弦细，舌质多红而少苔，可去生姜，加石斛、麦冬、黑豆、白芍等。

（4）现代应用：本方现常用于治疗胃神经官能症、胃扩张、慢性胃炎、胃及十二指肠溃疡、幽门不完全性梗阻、神经性呃逆、膈肌痉挛等属胃虚痰阻者。

2. 咳嗽痰多——如金沸草散（《博济方》）

（1）组成：旋覆花 3g　荆芥穗 5g　前胡 3g　姜半夏 3g　麻黄 2g　炙甘草 2g　赤芍 6g

（2）临证应用：本方发散风寒，降气化痰。主治伤风咳嗽。症见恶寒发热，咳嗽痰多，鼻塞流涕，舌苔白腻，脉浮。

（3）临证加减：风热咳嗽者，去荆芥穗、麻黄、前胡，加桑叶、金银花、薄荷；痰黄稠者，去荆芥穗、麻黄，加茯苓、浙贝母、瓜蒌；燥咳无痰、咽干者，去荆芥穗、麻黄、姜半夏、前胡，加南沙参、枇杷叶、炙紫菀、炙百部；痰多清稀者，合二陈汤；痰壅气促、上盛下虚者，去荆芥穗、前胡，合苏子降气汤。

（4）现代应用：本方现常用于治疗感冒咳嗽、咳嗽变异性哮喘、小儿喉源性咳嗽、慢性阻塞性肺疾病等病症。

3. 胸胁痞闷——如旋覆花汤（《金匮要略》）

（1）组成：旋覆花 3g　葱 10g　茜草 6g

（2）临证应用：本方主治肝着，其人常欲蹈其胸上，先未苦时，但欲饮热，寸口脉弦而大；妇人半产漏下。以胸胁痞闷或胀痛、刺痛为辨证要点。

（3）临证加减：若兼见寒饮呕吐者，可加吴茱萸、生姜汁、半夏、薤白；气郁化热而见舌赤，发热，胁痛者，可加丹参、牡丹皮、青皮、金铃子散；吐血者，加仙鹤草、阿胶、三七、白及；胸痛甚者，加瓜蒌皮、鱼腥草；少腹胀痛者，加乌药、橘络；瘀滞较为明显，症见胸胁刺痛，病程较久，舌质偏黯，脉涩不利者，加郁金、丹参、当归尾等，有时也可配以少量虫类药如土鳖虫等。

（4）现代应用：本方现常用于胸胁疼痛、肋间神经痛、肋软骨炎、胸腹壁血栓性静脉炎、慢性胃炎、月经不调、产后瘀血漏下、瘀血性咳嗽等病症。

4. 胸膈痞满——如旋覆花散（《太平圣惠方》）

（1）组成：旋覆花 3g　木香 3g　赤茯苓 10g　白术 3g　人参 3g　前胡 3g　制半夏 3g　肉桂 1g　青皮 3g　川芎 3g　炮附子 3g　大腹皮 5g

（2）临证应用：本方降逆止呕，疏肝破气，温中散寒，涤痰利咽，益气活血，导滞利水。主治膈气，胸中痰结，痞塞不通，不能饮食。头偏痛。症见妇人风痰呕逆，不下饮食，头目昏闷。怀孕已六七个月，胎动恶阻，呕逆吐酸，恶食多卧。

（3）临证加减：若妇人风痰呕逆，饮食不下较甚者，可加砂仁、竹茹、厚朴、苍术、陈皮等；若怀孕已六七个月，胎动恶阻，呕逆吐酸，此时用药特别谨慎，以防动胎气，亦可加杜仲、黄芩、乌贼骨等。

（4）现代应用：本方现常用于治疗妊娠恶阻，呕逆吐酸，饮食不下等。

【使用注意】本品温散阴虚劳嗽及津伤燥咳者忌用。

【用量建议】按配方颗粒国家标准，每1g配方颗粒相当于饮片4.5g。《中国药典》饮片用量3g~9g。根据临床试点应用经验，建议临床饮片用量3g。

【参考】

1. 主要化学成分　旋覆花主含倍半萜内酯类、黄酮类、酚酸类等。

其倍半萜内酯类为旋覆花素、旋覆花内酯等。

2. 主要药理作用 旋覆花具有镇咳、祛痰、保肝、抗哮喘、镇痛、抗炎、抗过敏等作用。

【按语】旋覆花生用苦辛之味较强，以降气化痰止呕力胜，止咳作用较强。《中国药典》2020 年版旋覆花饮片无含量控制指标，旋覆花配方颗粒国家标准根据标准汤剂主要质量指标，增加了 3,5-O- 二咖啡酰基奎宁酸含量质量控制项。就含量指标控制而言，旋覆花配方颗粒标准较其饮片更加完善，临床疗效也应该更稳定。

蜜旋覆花（旋覆花）配方颗粒

【来源】本品为菊科植物旋覆花 *Inula japonica* Thunb. 的干燥头状花序。经除去梗、叶及杂质，加炼蜜拌匀，闷润，用文火炒至不粘手时取出制成合格的饮片，并将此合格饮片按标准汤剂的主要质量指标，经水提、分离、浓缩、干燥、制粒而成的配方颗粒。

【含量指标】本品每 1g 含 3,5-O- 二咖啡酰基奎宁酸（$C_{25}H_{24}O_{12}$）应为 6.0mg~19.0mg。

【性能功效】苦、辛、咸，微温。归肺、脾、胃、大肠经。蜜炙后苦辛降逆止呕作用弱于生品，但润肺止咳、降气平喘的作用增强。

【临床应用】

痰喘咳嗽——如鸡鸣丸（《全国中药成药处方集》）

（1）组成：蜜旋覆花 3g 知母 6g 阿胶 3g 蜜款冬花 5g 五味子 2g 蜜马兜铃 3g 麻黄 2g 陈皮 3g 炙甘草 2g 桔梗 3g 炒葶苈子 3g 炒苦杏仁 5g 清半夏 3g

（2）临证应用：本方敛肺止咳，化痰定喘。主治五更咳嗽，肺虚气喘，痰中带血。

（3）临证加减：若痰多咳喘较甚者，可加炒莱菔子、炒白芥子、炒紫苏子；若五更咳嗽，痰中带血者，可加北沙参、白蔹、制黄精、制百部等。

（4）现代应用：本方现常用于治疗老年慢性支气管炎而致的咳嗽痰喘等病症。

【使用注意】本品温散阴虚劳嗽及津伤燥咳者忌用。

【用量建议】按配方颗粒国家标准，每 1g 配方颗粒相当于饮片 3g。《中国药典》饮片用量 3g~9g。根据临床试点应用经验，建议临床饮片用量 3g。

【参考】

1. **主要化学成分**　蜜炙后倍半萜内酯类、黄酮类、酚酸类成分含量均有不同程度的降低。

2. **主要药理作用**　旋覆花蜜炙后具有止咳、保肝、解痉、扩张冠状动脉、镇痛、抗炎等作用。

【按语】蜜旋覆花苦辛降逆止呕作用减弱，其性偏润，长于润肺止咳，降气平喘。《中国药典》2020 年版蜜旋覆花饮片无含量控制指标，蜜旋覆花配方颗粒根据标准汤剂主要质量指标，增加了 3,5-O- 二咖啡酰基奎宁酸含量质量控制项。就质量标准而言，旋覆花配方颗粒与蜜旋覆花配方颗粒在制成量和含量限度有一定差异，实现了二者的区别，这也是以标准汤剂为依据制定的。

白前（柳叶白前）配方颗粒

【来源】本品为萝藦科植物柳叶白前 *Cynanchum stauntonii*（Decne.）Schltr. ex Lévi. 的干燥根茎和根，经除去杂质，洗净，润透，切段，干燥制成合格的饮片，并将此合格饮片按标准汤剂的主要质量指标，经水提、分离、浓缩、干燥、制粒而成的配方颗粒。

【含量指标】本品每 1g 含色氨酸（$C_{11}H_{12}N_2O_2$）应为 0.15mg~0.50mg，含香草酸（$C_8H_8O_4$）应为 0.10mg~0.40mg。

【性能功效】辛、苦，微温。归肺经。降气，消痰，止咳。

【临床应用】

咳逆上气——如白前汤（《外台秘要》）

（1）组成：白前 3g　紫菀 5g　半夏 3g　大戟 1.5g

（2）临证应用：本方逐水化痰。主治久咳逆上气，身体浮肿，短气胀满，昼夜倚壁不得卧，喉常作水鸡鸣。

（3）临证加减：痰多胸痞，食少难消者，合用三子养亲汤；兼有表寒者，可合用三拗汤；病情缓解后，可用六君子汤善其后。

（4）现代应用：本方现常用于治疗急慢性支气管炎，支气管哮喘，肺气肿，肺心病等。

【使用注意】肺虚喘咳者慎用。生品用量过大，对胃有一定刺激。

【用量建议】按配方颗粒国家标准，每1g配方颗粒相当于饮片3.8g。《中国药典》饮片用量3g~10g。根据临床试点应用经验，建议临床饮片用量3g。

【参考】

1. **主要化学成分**　白前含甾体皂苷类：如白前皂苷A~K、白前新皂苷A、B等，挥发油类，三萜类，黄酮类，甾醇及木脂素类等。

2. **主要药理作用**　白前具有镇咳、祛痰、平喘、抗炎、镇痛、抗血栓形成、抗溃疡、抗感染、抗病毒等作用。

【按语】白前生用长于解表理肺，降气化痰。《中国药典》2020年版白前饮片无含量控制指标。白前配方颗粒国家标准根据标准汤剂主要质量指标，增加了色氨酸和香草酸含量质量控制项。配方颗粒国家标准【特征图谱】、薄层鉴别项下均以白前（柳叶白前）对照药材为参照物，可保证药材基原应用的准确性。就质量标准而言，白前配方颗粒标准较其饮片更加完善。

猫爪草配方颗粒

【来源】本品为毛茛科植物小毛茛 *Ranunculus ternatus* Thunb. 的干燥块根，经除去杂质制成合格的饮片，并将此合格饮片按标准汤剂的主要质量指标，经水提、分离、浓缩、干燥、制粒而成的配方颗粒。

【含量指标】本品每1g含尿苷（$C_9H_{12}N_2O_6$）应为0.35mg~0.80mg。

【性能功效】甘、辛，温。归肝、肺经。化痰散结，解毒消肿。

【临床应用】

1. 瘰疬痰核——如加味消瘿气瘰丸（《肿瘤病》）

（1）组成：猫爪草 15g　海藻 6g　海带 6g　黄药子 3g　昆布 6g　川贝母 3g　陈皮 3g　川芎 3g　半夏 3g　青皮 3g　夏枯草 9g

（2）临证应用：本方行气活血，攻毒化痰。以颈前肿块，质硬不移，口干而苦，声音嘶哑，舌质红，苔黄腻，脉弦滑为辨证要点。

（3）临证加减：胸闷不舒者，加郁金、木香、枳壳、香附；肝火旺盛者，加用栀子、牡丹皮、白芍、柴胡、龙胆草；结块坚不可移者，酌加三棱、莪术；消瘦乏力便溏者，加白扁豆、山药、炒白术、党参、黄芪。

（4）现代应用：本方现常用于治疗甲状腺癌、甲状腺结节、甲状腺腺瘤、甲状腺肿等。

2. 痰毒瘀滞——如贝母虫草汤《肿瘤方剂大辞典》

（1）组成：猫爪草 15g　瓜蒌 9g　鱼腥草 15g　白花蛇舌草 3g　半枝莲 15g　预知子 3g　十大功劳叶 6g　冬虫夏草 3g　浙贝母 5g　川贝母 3g　百部 3g　百合 6g　玄参 9g　薏苡仁 9g　桔梗 3g　桑白皮 6g　紫草根 5g　三棱 5g　莪术 6g

（2）临证应用：本方主治肺癌（痰毒瘀滞型、气滞血瘀型、肺郁痰结型、痰瘀热毒型），症见咳嗽咳痰、痰多气促，或痰中夹瘀血块，胸闷、胀痛、痛有定处，乏力，舌紫暗或有瘀斑，苔厚腻，脉弦滑或弦涩。

（3）临证加减：气郁者，可加用白芍、柴胡、香附、木香、郁金；气虚者，合用黄芪、茯苓、党参等；咯血者，加用三七粉、仙鹤草、白及、白茅根；胸水者，加用龙葵、猪苓。

（4）现代应用：本方现常用于治疗肺癌等病症。

【使用注意】有小毒，过敏人群、孕妇禁用。

【用量建议】按配方颗粒国家标准，每 1g 配方颗粒相当于饮片 2.2g。《中国药典》饮片用量 15g~30g。根据临床试点应用经验，建议临床饮片用量 15g。

【参考】

1. 主要化学成分　猫爪草含有机酸类、三萜类、黄酮类、挥发油、生物碱类等成分。

2. 主要药理作用 猫爪草有抗结核、抗菌、抗炎、免疫调节、抗肿瘤等作用。

【按语】猫爪草为化痰散结，解毒消肿常用药。《中国药典》2020 年版猫爪草饮片无含量控制指标。猫爪草配方颗粒国家标准根据标准汤剂主要质量指标，增加【含量测定】【特征图谱】质量控制项。就质量控制而言，猫爪草配方颗粒标准较其饮片更加完善。

浙贝母配方颗粒

【来源】本品为百合科植物浙贝母 *Fritillaria thunbergii* Miq. 的干燥鳞茎，经除去杂质；未切片者，洗净，润透，切厚片，干燥；或打成碎块制成合格的饮片，并将此合格饮片按标准汤剂的主要质量指标，经水提、分离、浓缩、干燥、制粒而成的配方颗粒。

【含量指标】本品每 1g 含贝母素甲（$C_{27}H_{45}NO_3$）和贝母素乙（$C_{27}H_{43}NO_3$）的总量应为 1.5mg~5.0mg。

【性能功效】苦，寒。归肺、心经。清热化痰止咳，解毒散结消痈。

【临床应用】

1. 燥痰咳嗽——如贝母瓜蒌散（《医学心悟》）

（1）组成：贝母 5g 瓜蒌 6g 茯苓 5g 橘红 3g 桔梗 3g 天花粉 10g

（2）临证应用：本方主治燥痰咳嗽，症见咳嗽有痰，黏稠难咯，或咽喉干痛，或咽干口燥，上气喘促，舌红苔白而干。

（3）临证加减：如兼感风邪，咽痒而咳，微恶风者，可加桑叶、杏仁、蝉蜕、牛蒡子等；燥热较甚，咽喉干涩哽痛明显者，可加麦冬、玄参、生石膏等；声音嘶哑、痰中带血者，可去橘红，加南沙参、阿胶等。

（4）现代应用：本方现常用于治疗肺结核、肺炎、急性支气管炎、慢性支气管炎、咽喉炎等属燥痰证者。

2. 痰结瘿瘤——如海藻玉壶汤（《外科正宗》）

（1）组成：贝母 5g　海藻 6g　昆布 6g　半夏 3g　青皮 3g　陈皮 3g　当归 6g　川芎 3g　连翘 6g　甘草 2g　独活 3g

（2）临证应用：本方主治瘿瘤初起，或肿或硬，或赤或不赤，但未破者。

（3）临证加减：若舌震颤者，加白芍、珍珠母、钩藤；胸闷不适者，加郁金、香附、枳壳；心悸易汗脉数者，加熟地黄、酸枣仁、茯神、柏子仁；能食善饥者，加生石膏、知母；消瘦乏力便溏者，加白扁豆、淮山药、炒白术、党参、黄芪；肿块坚硬者，加赤芍、露蜂房；月经不调者，加鹿角、肉苁蓉、益母草、菟丝子；甲状腺癌者，加红花、三棱、莪术、白花蛇舌草。

（4）现代应用：本方现常用于治疗单纯性甲状腺肿、肉瘿、甲状腺腺瘤、囊肿性痤疮、乳腺增生症、甲状腺功能亢进症等病症。

【使用注意】不宜与乌头类、附子类同用，脾胃虚寒者不宜使用。

【用量建议】按配方颗粒国家标准，每 1g 配方颗粒相当于饮片 4g。《中国药典》饮片用量 5g~10g。根据临床试点应用经验，建议临床饮片用量 5g。

【参考】

1. 主要化学成分　浙贝母主含生物碱，如贝母素甲、贝母素乙、贝母辛、浙贝宁、浙贝素等。尚含皂苷类、黄酮类、挥发性成分、淀粉等。

2. 主要药理作用　浙贝母具有镇咳、祛痰、平喘、镇痛、镇静、抗炎、抑菌、抗肿瘤、抗溃疡等作用。

【按语】浙贝母为清热化痰，解毒散结的常用药。《中国药典》2020 年版规定浙贝母饮片含贝母素甲和贝母素乙的总量不得少于 0.080%。浙贝母配方颗粒国家标准与饮片含量测定检测指标成分相同，并根据多批次标准汤剂质量特征制定含量限度。就含量控制指标限度而言，配方颗粒标准更符合临床用药实际。

瓜蒌（栝楼）配方颗粒

【来源】本品为葫芦科植物栝楼 *Trichosanthes kirilowii* Maxim. 的干燥成熟果实，经压扁，切丝或切块制成合格的饮片，并将此合格饮片按标准汤剂的主要质量指标，经水提、分离、浓缩、干燥、制粒而成的配方颗粒。

【含量指标】本品每 1g 含香草酸（$C_8H_8O_4$）应为 30.0μg~100.0μg。

【性能功效】甘、微苦，寒。归肺、胃、大肠经。清热涤痰，宽胸散结，润燥滑肠。

【临床应用】

1. 痰饮胸痹——如栝楼薤白半夏汤（《金匮要略》）

（1）组成：瓜蒌 9g　薤白 5g　半夏 3g

（2）临证应用：本方行气解郁，通阳散结，祛痰宽胸。主治胸痹不得卧，心痛彻背者。

（3）临证加减：若心阳虚，兼心慌、胆小者，加桂枝；上焦兼水湿重者，加茯神；湿浊者，加木香；血脉痹阻而心胸痛者，加紫苏梗、红花、五灵脂、蒲黄、焦山楂、赤芍；痰热者，去薤白，加竹茹、黄连。

（4）现代应用：本方现常用于治疗冠心病心绞痛、非化脓性肋软骨炎、肋间神经痛、慢性支气管炎等属胸阳不振，痰阻气滞较轻者。

2. 胸痹心痛——如瓜蒌薤白白酒汤（《金匮要略》）

（1）组成：瓜蒌 9g　薤白 5g　白酒（适量）

（2）临证应用：本方是治疗胸阳不振，气滞痰阻之胸痹的常用方。临床应用以胸中闷痛，喘息短气，舌苔白腻，脉弦紧为辨证要点。

（3）临证加减：若痰浊较甚者，酌加半夏、石菖蒲、厚朴等；阳虚寒阻者，可加干姜、肉桂、附子；气滞较著，见胸满而胀，或兼逆气上冲者，加厚朴、枳实、桂枝；兼血瘀，见舌质暗红或有瘀斑者，加丹参、红花、赤芍、川芎。

（4）现代应用：本方现常用于治疗冠心病心绞痛、非化脓性肋软骨炎、肋间神经痛、慢性支气管炎等属胸阳不振，痰阻气滞者。

3. 胸膈痞满——如小陷胸汤（《伤寒论》）

（1）组成：瓜蒌 9g　黄连 2g　半夏 3g

（2）临证应用：本方为治痰热互结的代表方，以胸脘痞闷，按之则痛，舌苔黄腻，脉滑数为辨证要点。

（3）临证加减：加入破气除痞之枳实，可提高疗效。若心胸闷痛者，加柴胡、桔梗、郁金、赤芍等；咳痰黄稠难咯者，可减半夏用量，加胆南星、杏仁、贝母等。

（4）现代应用：本方现常用于治疗慢性胃炎、胸膜炎、胸膜粘连、急性支气管炎、肋间神经痛等属痰热互结者。

4. 乳痈——如神效瓜蒌散（《妇人大全良方》）

（1）组成：大瓜蒌 9g　当归 6g　甘草 2g　乳香 3g　没药 3g

（2）临证应用：本方主治乳痈乳癌，痈疽瘰病，便毒。

（3）临证加减：乳汁不畅、乳房胀甚者，加皂角刺；气虚者，加黄芪。

（4）现代应用：本方现常用于治疗急性乳腺炎早期瘀热、乳腺增生、乳房疼痛等病症。

【使用注意】不宜与川乌、制川乌、草乌、制草乌、附子同用。

【用量建议】按配方颗粒国家标准，每 1g 配方颗粒相当于饮片 1.6g。《中国药典》饮片用量 9g~15g。根据临床试点应用经验，建议临床饮片用量 9g。

【参考】

1. 主要化学成分　瓜蒌含油脂、挥发油、氨基酸、三萜、黄酮、微量元素、生物碱等。

2. 主要药理作用　瓜蒌有镇咳、祛痰、扩血管、抗溃疡、抗肿瘤、抑菌、抗缺氧、抗血小板聚集等作用。

【按语】瓜蒌为清热涤痰、宽胸散结的常用药。《中国药典》2020 年版无含量控制指标。瓜蒌配方颗粒国家标准根据标准汤剂主要质量指标，增加了香草酸为含量检测指标，并增加【特征图谱】【含量测定】质量控制项。就质量标准而言，瓜蒌配方颗粒标准较其饮片更加完善。

瓜蒌子（栝楼）配方颗粒

【来源】本品为葫芦科植物栝楼 *Trichosanthes kirilowii* Maxim. 的干燥成熟种子，经除去杂质和干瘪的种子，洗净，晒干，捣碎制成合格的饮片，并将此合格饮片按标准汤剂的主要质量指标，经水提、分离、浓缩、干燥、制粒而成的配方颗粒。

【含量指标】本品每 1g 含 3,29- 二苯甲酰基栝楼仁三醇（$C_{44}H_{58}O_5$）应为 0.17mg~0.83mg。

【性能功效】甘、寒。归肺、胃、大肠经。润肺化痰，滑肠通便。生瓜蒌子以润肠通便为主，但对脾胃虚弱者易致呕吐。

【临床应用】

1. 大便秘结——如通便汤（郭子光方）

（1）组成：瓜蒌仁 9g　肉苁蓉 6g　鸡血藤 9g　白术 6g　生地黄 10g　槟榔 3g

（2）临证应用：本方主治各种慢性便秘，尤其是各种虚秘，如老年性便秘、习惯性便秘等。

（3）临证加减：长期便秘、下而复秘、日久依赖者，可采取逐步减药法服用本方，第 2 个疗程减肉苁蓉；第 3 个疗程去肉苁蓉；第 4 个疗程减瓜蒌仁；第 5 个疗程去瓜蒌仁。

（4）现代应用：本方现常用于治疗各种慢性便秘。

2. 痰热结胸——如陷胸承气汤（《重订通俗伤寒论》）

（1）组成：瓜蒌子 9g　枳实 3g　生大黄 3g　仙半夏 3g　川黄连 2g　风化消 5g

（2）临证应用：本方主治痰热蕴结，腑气不通证，临床应用以发热，胸膈痞满而痛，甚则神昏谵语，腹胀便秘，苔黄腻，脉沉滑者为辨证要点。

（3）临证加减：若咳痰难出者，可加桔梗、前胡、贝母等；若烦渴引饮者，可加知母、沙参、天冬等；如胸闷气急，痰热壅肺，加杏仁、葶苈子；痰稠胶固，加胆南星、贝母；痰热壅肺，咳嗽有痰，兼见便秘，可用此方加杏仁、黄芩、连翘、鱼腥草；痰热结胸，胸痛不甚，兼见便秘，可用此方加柴胡、黄芩；痰热互结，心下急痛（急性胰腺炎），可用此方加柴胡、黄芩、木香、桃仁、赤芍。

（4）现代应用：本方现常用于治疗肺炎、支气管炎、渗出性胸膜炎、急性胃炎、慢性胃炎等。

【使用注意】不宜与川乌、制川乌、草乌、制草乌、附子同用。

【用量建议】按配方颗粒国家标准，每 1g 配方颗粒相当于饮片 7.1g。《中国药典》饮片用量 9g~15g。根据临床试点应用经验，建议临床饮片用量 9g。

【参考】

1. **主要化学成分**　瓜蒌子中主含蛋白质、脂肪与多糖等大分子物质，其中脂肪酸含量占到 26%~30%，不饱和脂肪酸主要有亚油酸、油酸、栝楼酸等，饱和脂肪酸主要有硬脂酸和棕榈酸。尚含三萜、甾醇、挥发油类等成分。

2. **主要药理作用**　瓜蒌子具有改善心血管疾病、降血糖、降血脂、抑菌、镇咳祛痰、抗肿瘤、致泻等作用。

【按语】瓜蒌子生用寒滑之性明显，长于润肺化痰，滑肠通便。《中国药典》2020 年版规定瓜蒌子饮片含 3,29- 二苯甲酰基栝楼仁三醇不得少于 0.080%。瓜蒌子配方颗粒国家标准与其饮片含量测定控制指标相同。研究表明，3,29- 二苯甲酰基栝楼仁三醇为瓜蒌子中的特有成分，通过含量测定能实现瓜蒌、瓜蒌皮、瓜蒌子不同药用部位的区别，使调配更加准确。

炒瓜蒌子（栝楼）配方颗粒

【来源】本品为葫芦科植物栝楼 *Trichosanthes kirilowii* Maxim. 的干燥成熟种子，经除去杂质和干瘪的种子，洗净，晒干，用文火炒至微鼓起，取出，制成合格的饮片，并将此合格饮片捣碎按标准汤剂的主要质量指标，经水提、分离、浓缩、干燥、制粒而成的配方颗粒。

【含量指标】本品每 1g 含 3,29- 二苯甲酰基栝楼仁三醇（$C_{44}H_{58}O_5$）应为 0.20mg~0.70mg。

【性能功效】甘、寒。归肺、胃、大肠经。炒后降低致呕的副作用，以理肺祛痰为主。

【临床应用】

痰热咳嗽——如清金化痰丸（《杂病广要》）

（1）组成：炒瓜蒌仁 9g　黄芩 3g　山栀子 6g　桔梗 3g　麦冬 6g　桑白皮 6g　贝母 3g　知母 6g　橘红 3g　茯苓 10g　甘草 2g

（2）临证应用：本方清肺化痰。主治咳嗽；因火者，咽喉干痛，面赤，鼻出热气，其痰嗽而难出，色黄且浓，或带血丝，或出腥臭。

（3）临证加减：对痰热伤津者，加用天花粉、沙参；对痰涌便秘者，加用制大黄、葶苈子；对痰腥臭或黄如脓者，加用薏苡仁、鱼腥草。

（4）现代应用：本方现常用于治疗上呼吸道感染，急慢性支气管炎属痰热证者。

【使用注意】不宜与川乌、制川乌、草乌、制草乌、附子同用。

【用量建议】按配方颗粒国家标准，每 1g 配方颗粒相当于饮片 7.1g.《中国药典》饮片用量 9g~15g。根据临床试点应用经验，建议临床饮片用量 9g。

【参考】

1. **主要化学成分**　瓜蒌子炒后 3,29- 二苯甲酰基栝楼仁三醇等含量下降。

2. **主要药理作用**　瓜蒌仁所含脂肪油致泻，且作用强，炒后作用缓和。

【按语】炒瓜蒌子寒性减弱，长于理肺化痰。《中国药典》2020 年版规定炒瓜蒌子饮片含 3,29- 二苯甲酰基栝楼仁三醇不得少于 0.060%。炒瓜蒌子配方颗粒国家标准与饮片控制指标成分相同。就质量标准而言，瓜蒌子（瓜蒌）配方颗粒与炒瓜蒌子（瓜蒌）配方颗粒含量限度有一定差异，可能由于炮制加热的原因而致，这是根据标准汤剂制定的，实现了二者的区别。

瓜蒌皮（栝楼）配方颗粒

【来源】本品为葫芦科植物栝楼 Trichosanthes kirilowii Maxim. 的干燥成熟果皮，经洗净，稍晾，切丝，晒干制成合格饮片，并将合格饮片按标准汤剂的主要质量指标，经水提、分离、浓缩、干燥、制粒而成的配方颗粒。

【含量指标】本品每 1g 含柯伊利素 -7-O- 葡萄糖苷（$C_{22}H_{22}O_{11}$）应为 0.023mg~0.065mg，含芦丁（$C_{27}H_{30}O_{16}$）应为 0.028mg~0.080mg。

【性能功效】甘，寒。归肺、胃经。清热化痰，利气宽胸。

【临床应用】

1. 痰涎壅肺——如宣白承气汤（《温病条辨》）

（1）组成：瓜蒌皮 6g 生石膏 15g 生大黄 3g 杏仁粉 5g

（2）临证应用：本方主治肺与大肠俱热，喘促不宁，痰涎壅滞，大便秘结，右寸实大者。

（3）临证加减：肺热甚者加黄芩、栀子；痰热重者加海蛤粉。

（4）现代应用：本方现常用于治疗肺系常见病，如肺源性心脏病、肺炎、支气管哮喘、支气管扩张、肺脓疡以及肺热便秘等病症。

2. 咽喉诸症——如发声散（《御药院方》）

（1）组成：栝楼皮 9g 炒白僵蚕 3g 炒甘草 2g

（2）临证应用：本方主治咽痛烦闷，咽物即痛，不宜寒凉药过泄之。

（3）临证加减：如喉中生赤肿，或有小白头疮，加白矾。

（4）现代应用：本方现常用于治疗咽喉疼痛等咽喉诸症。

3. 胸脘疼痛——如开胃利膈丸（《慈禧光绪医方选议》）

（1）组成：瓜蒌皮 9g 炒枳实 3g 沉香 1g 砂仁 3g 制香附 6g 桔梗 3g 白蔻仁 3g 炒苍术 3g 藿香梗 3g 陈皮 3g 炙厚朴 3g 焦三仙各 6g

（2）临证应用：本方主治胸脘疼痛，食积结滞。

（3）临证加减：若胸闷疼痛，食积结滞较甚者，可加薤白、桂枝、法半夏、枳壳、郁金。

（4）现代应用：本方现常用于治疗心血阻滞，高脂血症的胸脘疼痛。

【使用注意】本品不宜与川乌、制川乌、草乌、制草乌、附子同用。

【用量建议】按配方颗粒国家标准，每1g配方颗粒相当于饮片1.8g。《中国药典》饮片用量6g~10g。根据临床试点应用经验，建议临床饮片用量6g。

【参考】

1. **主要化学成分** 瓜蒌皮含有黄酮、脂肪酸、甾醇、挥发性成分及糖类等。

2. **主要药理作用** 瓜蒌皮有改善心血管功能、祛痰、止咳、抗菌、抗溃疡、抗肿瘤等作用，对金黄色葡萄球菌、溶血性链球菌、葡萄球菌、肺炎双球菌等均有不同程度的抑制作用。

【按语】瓜蒌皮为清热化痰，利气宽胸的常用药。《中国药典》2020年版瓜蒌皮饮片无含量检测指标。瓜蒌皮配方颗粒国家标准根据多批次标准汤剂质量特征，新建了柯伊利素-7-O-葡萄糖苷、芦丁含量质量控制项。就含量指标控制而言，配方颗粒标准更加严格。瓜蒌皮在【检查】项规定不得检出3,29-二苯甲酰基栝楼仁三醇，可用于区分瓜蒌皮、瓜蒌子配方颗粒，保证其调配准确性。

前胡配方颗粒

【来源】本品为伞形科植物白花前胡 *Peucedanum praeruptorum* Dunn 的干燥根，经除去杂质，洗净，润透，切薄片，晒干制成合格的饮片，并将此合格饮片按标准汤剂的主要质量指标，经水提、分离、浓缩、干燥、制粒而成的配方颗粒。

【含量指标】本品每1g含白花前胡甲素（$C_{21}H_{22}O_7$）应为1.4mg~3.8mg。

【性能功效】苦、辛，微寒。归肺经。降气化痰，散风清热。

【临床应用】

1. 风热咳嗽——如前胡汤（《外感温病篇》）

（1）组成：前胡 3g　薄荷 3g　杏仁 5g　桔梗 3g　桑叶 5g　川贝母 3g

（2）临证应用：本方主治身热畏风，头痛咳嗽、口渴，脉浮数舌苔白。

（3）临证加减：若风热初起，似有恶寒者，加淡豆豉、炒山栀、紫苏叶；风热较重，咽红肿痛，脉滑数有力者，加生石膏、瓜蒌、大青叶、连翘；风热化火，咳嗽痰稠黏者，加知母、桑白皮、黛蛤散；干咳痰中带血，或大便干结者，加沙参、麦冬，或再加生地黄。

（4）现代应用：本方现常用于治疗肺炎、咳嗽等病症。

2. 肺气闭塞——如桔梗前胡汤（《笔花医镜》）

（1）组成：前胡 3g　桔梗 3g　苏子 3g　赤芍 6g　蜜桑白皮 6g　陈皮 3g　杏仁 5g　姜竹茹 5g　生甘草 2g

（2）临证应用：本方宣肺止咳，清肺化痰。主治肺气闭塞闷咳。

（3）临证加减：若胸闷气紧，喘咳较甚者，可加瓜蒌、厚朴、炙麻黄；若肺热较重的，还可加石膏、黄芩。

（4）现代应用：本方现常用于治疗支气管炎、支气管肺炎、百日咳。

3. 伤风感冒——如加味香苏饮（《丹台玉案》）

（1）组成：前胡 3g　川芎 3g　紫苏 3g　羌活 3g　防风 5g　苍术 3g　香附 6g　甘草 2g　荆芥 5g　白芷 3g　葛根 10g

（2）临证应用：本方主治伤风，风邪客于腠理，洒淅恶寒，喷嚏呵欠，头疼发热，鼻塞气粗，类于伤寒，但见风寒即怕，亦不太甚者。

（3）临证加减：咳嗽有痰者，合用二陈汤；鼻塞甚，可加用苍耳子、辛夷、细辛通鼻窍。

（4）现代应用：本方现常用于治疗感冒咳嗽、头痛、鼻炎等病。

【使用注意】阴虚咳嗽、寒饮咳嗽患者慎服。

【用量建议】按配方颗粒国家标准，每1g配方颗粒相当于饮片3.5g。《中国药典》饮片用量3g~10g。根据临床试点应用经验，建议临床饮片用量 3g。

【参考】

1. 主要化学成分 前胡含香豆素、挥发油、黄酮等。香豆素类成分主要为角型吡喃香豆素类，如白花前胡甲素、乙素、丙素、丁素等。

2. 主要药理作用 前胡有祛痰、平喘、镇咳、解热、抗炎、镇痛、抗心肌缺血、抗心力衰竭、抗心律失常、抗血小板聚集、改善肺循环等作用。

【按语】前胡为降气化痰，散风清热的常用药。《中国药典》2020年版规定前胡饮片含白花前胡甲素不得少于 0.90%，含白花前胡乙素不得少于 0.24%。由于白花前胡乙素在水中溶解度低，前胡配方颗粒国家标准根据多批次标准汤剂质量特征，删去白花前胡乙素指标。就含量控制指标而言，配方颗粒标准符合临床汤剂用药实际。

桔梗配方颗粒

【来源】本品为桔梗科植物桔梗 *Platycodon grandiflorum*（Jacq.）A. DC. 的干燥根，经除去杂质，洗净，润透，切厚片，干燥制成合格的饮片，并将此合格饮片按标准汤剂的主要质量指标，经水提、分离、浓缩、干燥、制粒而成的配方颗粒。

【含量指标】本品每 1g 含桔梗皂苷 D（$C_{57}H_{92}O_{28}$）应为 1.2 mg~4.0mg。

【性能功效】苦、辛，平。归肺经。宣肺，利咽，祛痰，排脓。

【临床应用】

1. 风寒咳嗽——如杏苏散（《温病条辨》）

（1）组成：桔梗 3g　前胡 3g　苏叶 5g　半夏 3g　茯苓 10g　甘草 2g　枳壳 3g　生姜 3g　陈皮 3g　大枣 6g　杏仁 5g

（2）临证应用：本方为治凉燥的常用方，以微恶风寒，无汗，头微痛，咳嗽痰稀，咽干，舌苔薄白，脉浮弦为辨证要点。

（3）临证加减：若无汗，脉弦甚或紧，加羌活；汗后咳不止，去苏叶、加苏梗、浙贝母；兼泄泻腹满者，加苍术、厚朴；头痛兼眉棱骨痛者，加白芷、葛根；热甚者，加黄芩、鱼腥草。

（4）现代应用：本方现常用于治疗流行性感冒、慢性支气管炎、肺气肿等属外感凉燥者。

2. 咽痛失音——如桔梗汤（《伤寒论》）

（1）组成：桔梗 3g　甘草 2g

（2）临证应用：本方用于治疗咽喉肿痛。临床应用以咽喉肿痛、咳嗽痰多为辨证要点。

（3）临证加减：若咳逆痰多者加陈皮；咳嗽者加知母、贝母；咳而渴者，加五味子；唾脓血者，加紫菀；肺痿者，加阿胶；面目肿者，加茯苓；呕者，加半夏、生姜；少气者，加人参、麦冬；目赤者，加栀子、黄连；咽痛者，加牛蒡子、竹茹；声不出者，加半夏、桂枝；疫毒头肿者，加牛蒡子、大黄、芒硝；胸膈不利者，加枳壳、厚朴；心胸痞者，加枳实；不能眠者，加栀子；发斑者，加防风、荆芥；酒毒者，加葛根、陈皮。

（4）现代应用：本方现常用于治疗支气管扩张、放射性食管炎、咽性咳等病症。

3. 肺痈吐脓——如安肺桔梗汤（《类证治裁》）

（1）组成：桔梗 3g　杏仁 5g　栝楼 9g　枳壳 3g　当归 6g　黄芪 9g　知母 6g　川贝母 3g　桑皮 6g　防己 5g　百合 6g　薏苡仁 9g　葶苈子 3g　五味子 2g　甘草 2g

（2）临证应用：本方利气疏痰，降火排脓。主治肺痈由热蒸肺窍，致咳吐臭痰，胸胁刺痛，呼吸不利。

（3）临证加减：若肺痈症状较突出，咳吐浓痰，带腥臭味者，可加苇茎、冬瓜仁、胆南星、天竺黄等。

（4）现代应用：本方现常用于治疗肺脓疡、化脓性肺炎、肺坏疽及支气管扩张感染等病症。

4. 咳嗽吐脓——如桔梗杏仁煎（《景岳全书》）

（1）组成：桔梗 3g　杏仁 5g　甘草 2g　阿胶 3g　金银花 6g　麦冬 6g　百合 6g　夏枯草 9g　连翘 6g　贝母 3g　枳壳 3g　红藤 9g

（2）临证应用：本方咳嗽吐脓，痰中带血，或胸膈隐痛，将成肺痈者。

（3）临证加减：若火盛兼渴者，加天花粉。

（4）现代应用：本方现常用于治疗肺脓疡、化脓性肺炎等病症。

【使用注意】本品性升散，凡气机上逆，呕吐、呛咳、眩晕、阴虚火旺咳血等不宜用。用量过大易致恶心呕吐。

【用量建议】按配方颗粒国家标准，每 1g 配方颗粒相当于饮片 1.5g。《中国药典》饮片用量 3g~10g。根据临床试点应用经验，建议临床饮片用量 3g。

【参考】

1. 主要化学成分　桔梗主含多种皂苷、黄酮、酚酸、多糖等，其皂苷主要为三萜皂苷类成分，如桔梗皂苷 A、D，远志皂苷 D 等成分。

2. 主要药理作用　桔梗具有祛痰、镇咳、平喘、抗炎、抑菌、保肝、利胆、降血脂、降血压、降血糖、抗肿瘤、抗氧化、镇痛、解热、免疫调节等作用。

【按语】桔梗为宣肺，利咽，祛痰，排脓的首选药。《中国药典》2020年版规定桔梗饮片含桔梗皂苷 D 不得少于 0.10%。桔梗配方颗粒国家标准含量控制指标与其饮片指标成分相同，配方颗粒按规格折算后含量下限与饮片标准相近。就含量指标控制而言，桔梗配方颗粒与其饮片保持一致，临床疗效也应该相当。

第十七章

止咳平喘药

本类药物具有制止咳嗽或平定喘息的作用。适用于治疗咳嗽或喘息证。止咳平喘药物因其性味、质地、润燥的不同，又分别具有宣肺、清肺、润肺、泻肺、敛肺、降肺气及化痰等功用，用以治疗各种原因所致的咳嗽喘息之证。咳、喘既是相互独立的症状，又可同时并见。故药物有的偏于止咳，有的偏于平喘，有的则兼而有之，临床应用时应审证求因，选用适宜的止咳平喘药物。表证、麻疹初起，不宜单独应用止咳平喘药。

炮制对止咳平喘药的影响：止咳平喘药多用蜜炙，因蜂蜜具有滋补润肺之功，利用蜂蜜与药物的协同作用，增强其润肺止咳平喘的作用，同时可矫正部分药物的苦劣之味，避免呕吐的副作用。对于种子、种仁多以炒制、燀制法炮制，是以缓和药性，保存药效，利于煎出为主要目的。

苦杏仁（西伯利亚杏）配方颗粒

【来源】本品为蔷薇科植物西伯利亚杏 *Prunus sibirica* L. 的干燥成熟种子，经净制成合格的饮片，用时捣碎，并将此合格饮片按标准汤剂的主要质量指标，经水提、分离、浓缩、干燥、制粒而成的配方颗粒。

【含量指标】本品每 1g 含苦杏仁苷（$C_{20}H_{27}NO_{11}$）应为 60.0mg~120.0mg。

【性能功效】苦，微温；有小毒。归肺、大肠经。降气止咳平喘，润肠通便。生用有小毒，性微温而质润，长于润肺止咳，润肠通便。

【临床应用】

1. 咳逆上气——如小杏仁煎（《鸡峰普济方》）

（1）组成：苦杏仁 5g　紫菀 5g　款冬花 5g　茯苓 10g

（2）临证应用：本方主治咳逆上气，身体枯瘦，喉中有痰，心下烦，无法睡眠者。

（3）临证加减：若用于缓解肺癌胸腔积液引起的咳喘和憋气的症状，可加葶苈子和桑白皮；治疗肺热壅盛，咳痰黏稠，可加黄芩、鱼腥草、芦根和金荞麦。

（4）现代应用：本方现常用于治疗反流性咽喉炎、慢性咽炎等病症。

2. 肠燥便秘——如苁蓉杏仁汤（《四圣心源》）

（1）组成：苦杏仁 5g　甘草 2g　肉苁蓉 6g　白蜜 15g

（2）临证应用：本方主治津亏肺燥，大便艰难。

（3）临证加减：若肠燥便秘日久，加锁阳、火麻仁等；气虚者，加人参、黄芪。

（4）现代应用：本方现常用于治疗便秘、习惯性便秘、老年便秘、产后便秘等病症。

【使用注意】内服不宜过量，以免中毒。

【用量建议】按配方颗粒国家标准，每1g配方颗粒相当于饮片6g。《中国药典》饮片用量 5g~10g。根据临床试点应用经验，建议临床饮片用量5g。

【参考】

1. 主要化学成分　苦杏仁含苦杏仁苷、蛋白酶水解产物及脂肪油等。

2. 主要药理作用　苦杏仁具有镇咳、平喘、润肠通便、抗炎、增强免疫力、镇痛、抗肿瘤等作用，对消化系统也有一定影响。

【按语】苦杏仁性微温而质润，生用有小毒，剂量过大或使用不当易中毒。长于润肺止咳，润肠通便。《中国药典》2020 年版规定苦杏仁饮片中苦杏仁苷不得少于 3.0%。苦杏仁配方颗粒国家标准与饮片含量测定检测指标成分相同，并根据多批次标准汤剂质量特征制定指标成分含量限度。就含量控制指标限度而言，配方颗粒标准符合临床用药实际。

燀苦杏仁（西伯利亚杏）配方颗粒

【来源】本品为蔷薇科植物西伯利亚杏 *Prunus sibirica* L. 的干燥成熟种子，经净制，置 10 倍量沸水中略煮，加热约 5 分钟至种皮微膨起即捞起，放入凉水中浸泡，取出，搓开种皮与种仁，干燥，筛去种皮制成合格的饮片，并将此合格饮片按标准汤剂的主要质量指标，经水提、分离、浓缩、干燥、制粒而成的配方颗粒。

【含量指标】本品每 1g 含苦杏仁苷（$C_{20}H_{27}NO_{11}$）应为 60.0mg~120.0mg。

【性能功效】苦，微温；有小毒。归肺、大肠经。燀后易于去皮尖，除去非药用部位和毒性，便于煎出药效，同时能杀酶保苷，以保存药效。用法与生品相同。

【临床应用】

1. 风痰哮喘——如半夏杏仁汤（《杏苑生春》）

（1）组成：苦杏仁 5g　半夏 3g　枳壳 3g　桔梗 3g　黄芩 2g　紫苏 2g　麻黄 2g　甘草 2g

（2）临证应用：本方主治风痰哮喘。临床应用以喉中痰声不断，声如拽锯，或鸣声如吹哨笛，咯痰黏腻难出，或为白色泡沫痰，喘急胸满，或胸闷憋塞为辨证要点。

（3）临证加减：若兼表寒者，加桂枝、防风；风盛痰壅者，加皂角、天南星、葶苈子。

（4）现代应用：本方现常用于治疗支气管哮喘，慢性支气管炎，肺气肿，风湿性心脏病，老年性慢性支气管炎，百日咳等病症。

2. 胸满咳嗽——如茯苓杏仁甘草汤（《金匮要略》）

（1）组成：苦杏仁 5g　茯苓 9g　甘草 2g

（2）临证应用：本方主治胸痹，胸中气塞，短气。

（3）临证加减：若夹阴阳俱虚，可与炙甘草汤合方用之；夹阴血虚，可与百合地黄汤合方用之；夹阳虚，可与桂枝人参汤合方用之。

（4）现代应用：本方现常用于治疗冠心病、风湿性心脏病、慢性气管炎、肺心病等病症。

3. 暑湿弥漫——如杏仁滑石汤（《温病条辨》）

（1）组成：苦杏仁 5g　滑石 9g　黄芩 3g　橘红 3g　黄连 2g　郁金 3g　通草 3g　厚朴 3g　半夏 3g

（2）临证应用：本方主治暑温伏暑，三焦均受，舌灰白，胸痞闷，潮热，呕恶，烦渴，自利，汗出溺短者。

（3）临证加减：若气虚者，加西洋参；湿重者，加佩兰、大腹皮、泽兰、苍术；热重者，加生石膏、金银花、连翘；大便溏者，加葛根、败酱草；寒热如疟、热势弛张不退者，加青蒿、赤茯苓、青黛。

（4）现代应用：本方现常用于治疗中暑、暑湿感冒、胆囊炎、肝炎等病症。

【使用注意】内服不宜过量，以免中毒。

【用量建议】按配方颗粒国家标准，每 1g 配方颗粒相当于饮片 6.5g。《中国药典》饮片用量 5g~10g。根据临床试点应用经验，建议临床饮片用量 5g。

【参考】

1. 主要化学成分　苦杏仁经燀后，可以杀酶保苷，使苦杏仁在体内胃酸作用下，缓缓分解产生适量的氢氰酸，起镇咳平喘作用而不致引起中毒。同时，燀后亚油酸含量降低、油酸含量升高。

2. 主要药理作用　燀苦杏仁具有非常明显的止咳作用。

【按语】苦杏仁燀后可除去非药用部位，便于有效成分煎出，提高药效；并可使酶灭活，有利于保存。《中国药典》2020 年版规定燀苦杏仁饮片含苦杏仁苷不得少于 2.4%。燀苦杏仁配方颗粒国家标准与饮片含量测定检测指标成分相同。就质量标准而言，苦杏仁配方颗粒与燀苦杏仁配方颗粒在出膏率和制成量有一定差异，这可能与加热炮制相关。利用出膏率、制成量之差异，可实现对苦杏仁与燀苦杏仁配方颗粒的区别，便于调配的准确。

炒苦杏仁（西伯利亚杏）配方颗粒

【来源】本品为蔷薇科植物西伯利亚杏 *Prunus sibirica* L. 的干燥成熟种子，经燀后，用文火炒至微黄色，略带焦斑，有香气，取出，晾凉制成合格的饮片，并将此合格饮片按标准汤剂的主要质量指标，经水提、分离、浓缩、干燥、制粒而成的配方颗粒。

【含量指标】本品每 1g 含苦杏仁苷（$C_{20}H_{27}NO_{11}$）应为 58.0mg~115.0mg。

【性能功效】苦，微温；有小毒。归肺、大肠经。炒后性温，长于温肺散寒，并可去小毒。

【临床应用】

1. 肺寒咳嗽——如华盖散（《太平惠民和剂局方》）

（1）组成：炒苦杏仁 5g　炒紫苏子 3g　麻黄 2g　陈皮 3g　桑白皮 6g　茯苓 6g　甘草 2g

（2）临证应用：本方是邪遏喘促之专方，主治风寒咳嗽上气，痰气不利，呀呷有声，苔薄白，脉浮滑。

（3）临证加减：属风寒表实无汗而喘者，用生麻黄；伴发热者，加石膏、柴胡；痰热者，加黄芩、鱼腥草；胸闷痰多者，加法半夏、葶苈子；食少纳差、大便稀者，加山楂肉、鸡内金；脾肺两虚者，加太子参、怀山药。

（4）现代应用：本方现常用于治疗支气管肺炎、咳嗽变异性哮喘、慢性阻塞性肺疾病等病症。

2. 肺热喘咳——如葶苈清肺汤（《袖珍方》）

（1）组成：炒苦杏仁 5g　地骨皮 9g　桑白皮 6g　柴胡 3g　大黄 3g　黄芩 3g　苦葶苈子 3g　秦艽 3g

（2）临证应用：本方主治肺热炽盛，咳嗽痰喘。

（3）临证加减：若燥热咳嗽，或黄痰多，加瓜蒌皮、浙贝母；若热盛伤津，烦热口渴，加用芦根、天花粉。

（4）现代应用：本方现常用于治疗肺炎、支气管炎、上呼吸道感染等。

【使用注意】内服不宜过量，以免中毒。

【用量建议】按配方颗粒国家标准，每1g配方颗粒相当于饮片6g。《中国药典》饮片用量5g~10g。根据临床试点应用经验，建议临床饮片用量5g。

【参考】

1. **主要化学成分**　苦杏仁经炒制后，可杀酶保苷，与燀苦杏仁相同。

2. **主要药理作用**　炒苦杏仁能减少枸橼酸引起的豚鼠咳嗽次数，延长咳嗽潜伏期。

【按语】炒苦杏仁性温，长于温肺散寒，作用与生苦杏仁和燀苦杏仁相同，《中国药典》2020年版规定炒苦杏仁饮片含苦杏仁苷不得少于2.4%。炒苦杏仁配方颗粒国家标准与饮片含量测定检测指标成分相同。就质量标准而言，苦杏仁配方颗粒与炒苦杏仁配方颗粒在出膏率方面有一定差异，这可能与加热炮制相关，利用该差异，实现二者区别，使其调配更准确。

紫苏子配方颗粒

【来源】本品为唇形科植物紫苏 *Perilla frutescens*（L.）Britt. 的干燥成熟果实，经除去杂质，洗净，干燥炮制成合格的饮片，并将此合格饮片按标准汤剂的主要质量指标，经水提、分离、浓缩、干燥、制粒而成的配方颗粒。

【含量指标】本品每1g含迷迭香酸（$C_{18}H_{16}O_8$）应为5.0mg~18.0mg。

【性能功效】辛，温。归肺经。降气化痰，止咳平喘，润肠通便。生用以祛痰降气，润肠通便为主。

【临床应用】

肠燥便秘——如益血润肠丸（《证治准绳》）

（1）组成：苏子3g　熟地黄9g　杏仁5g　麻仁9g　枳壳3g　橘红3g　阿胶3g　肉苁蓉6g　荆芥5g　当归6g

（2）临证应用：本方滋阴养血，润燥通便，主治阴亏血虚，大便干结不通。年高老人，大便秘涩。久病及老年肾水虚寒，精枯血竭，脾肺之元气虚，失统运转导之用，里急后重，时泄清水。

（3）临证加减：若烦热口干，阴虚内热，舌红少津，加玄参、知母、生首乌；肺脾气虚，短气自汗，神疲乏力，加党参、黄芪。

（4）现代应用：本方现常用于治疗老年性便秘、习惯性便秘等。

【使用注意】气虚久咳、阴虚喘咳及脾虚便溏者慎用。

【用量建议】按配方颗粒国家标准，每1g配方颗粒相当于饮片12g。《中国药典》饮片用量3g~10g。根据临床试点应用经验，建议临床饮片用量3g。

【参考】

1. 主要化学成分　紫苏子主要含有不饱和脂肪酸、亚油酸、亚麻酸等脂肪油、氨基酸及微量元素等成分。

2. 主要药理作用　紫苏子具有止咳平喘、抗菌、抗过敏、降血脂、抗动脉硬化、降血糖、抗肿瘤、延缓衰老和增强记忆力等作用。

【按语】紫苏子生用润肠力专，多用于肠燥便秘或气喘而兼便秘者。就饮片而言，生品应用较少。《中国药典》2020年版规定紫苏子饮片含迷迭香酸不得少于0.25%。紫苏子配方颗粒国家标准含量控制指标与饮片含量测定检测指标成分相同，并根据多批次标准汤剂质量特征制定指标成分含量限度，符合临床应用实际。

炒紫苏子配方颗粒

【来源】本品为唇形科植物紫苏 *Perilla frutescens*（L.）Britt. 的干燥成熟果实，经除去杂质，洗净，干燥，用文火加热至有爆声，取出，放凉制成合格的饮片，并将此合格饮片按标准汤剂的主要质量指标，经水提、分离、浓缩、干燥、制粒而成的配方颗粒。

【含量指标】本品每1g含迷迭香酸（$C_{18}H_{16}O_8$）应为3.0mg~10.5mg。

【性能功效】辛，温。归肺经。炒后药性缓和，以温肺散寒，祛痰平喘为主。

【临床应用】

咳喘痰多——如苏子降气汤（《太平惠民和剂局方》）

（1）组成：炒紫苏子 3g　前胡 6g　半夏 3g　当归 3g　甘草 2g　姜厚朴 3g　肉桂 1g

（2）临证应用：本方主治上实下虚之痰喘证。症见咳喘短气，痰涎壅盛，痰质稀色白，胸膈满闷，或腰痛脚弱，肢体浮肿，舌苔白滑或白腻。

（3）临证加减：若痰涎壅盛，喘咳气逆难卧者，可酌加沉香；兼表证者，可酌加麻黄、杏仁；兼气虚者，可酌加人参。

（4）现代应用：本方现常用于治疗慢性支气管炎、肺气肿、支气管哮喘等属上实下虚者。

【使用注意】气虚久咳、阴虚喘咳及脾虚便溏者慎用。

【用量建议】按配方颗粒国家标准，每1g配方颗粒相当于饮片8g。《中国药典》饮片用量 3g~10g。根据临床试点应用经验，建议临床饮片用量3g。

【参考】

1. **主要化学成分**　紫苏子炒制后，咖啡酸和迷迭香酸含量较前显著降低；脂肪油炮制后肉豆蔻酸消失，亚油酸含量降低，而 α - 亚麻酸、油酸和棕榈酸含量增加

2. **主要药理作用**　紫苏子经炒制后，燥性减弱，且在抗过敏、降血脂等方面具有较强活性。

【按语】紫苏子炮制后辛散之性缓和，长于温肺降气，并能提高煎出效果。《中国药典》2020 年版规定炒紫苏子饮片含迷迭香酸不得少于0.20%。炒紫苏子配方颗粒国家标准含量控制指标与饮片含量测定检测指标成分相同。中药配方颗粒国家标准建立的特征图谱可实现紫苏子、炒紫苏子配方颗粒的区别，保障临床用药调配准确。

百部配方颗粒

【来源】本品为百部科植物对叶百部 *Stemona tuberosa* Lour. 的干燥块

根，经除去杂质，洗净，润透，切厚片，干燥，制成合格的饮片，并将此合格饮片按标准汤剂的主要质量指标，经水提、分离、浓缩、干燥、制粒而成的配方颗粒。

【含量指标】本品每 1g 含绿原酸（$C_{16}H_{18}O_9$）应为 0.30mg~1.20mg。

【性能功效】甘、苦，微温。归肺经。润肺下气止咳，杀虫灭虱。生品有小毒，对胃有一定的刺激性，内服用量不宜过大。

【临床应用】

1. 久新咳嗽——如百部丸（《备急千金要方》）

（1）组成：百部根 3g　升麻 3g　桂心 1g　五味子 2g　甘草 2g　紫菀 5g　干姜 10g

（2）临证应用：本方主治久新咳嗽，喘息有音，时吐脓血，咽中腥臭，气息不通。

（3）临证加减：咳黄痰多者，加用桑白皮、浙贝母、瓜蒌；久咳兼气促乏力者，加黄芪、党参。

（4）现代应用：本方现常用于治疗骨蒸劳嗽，肺结核。

2. 秃疮疥癣——如百部散（《杨氏家藏方》）

（1）组成：百部 3g　金毛狗脊 6g　黑枸杞 6g　炒蛇床子 3g　马兜铃 3g　硫黄 1.5g　秦艽 3g

（2）临证应用：本方主治大人、小儿秃疮，以外涂为主。

（3）临证加减：若癞疮流脓者，可加苦参、黄柏。

（4）现代应用：本方现常用于大人、小儿秃疮，癞疮。

3. 皮肤瘙痒——如百部酒（《本草纲目》）

（1）组成：生百部 3g　白酒 15ml

（2）临证应用：本方杀虫止痒。主治皮肤瘙痒症，癣症，以外用为主。

（3）临证加减：若皮肤瘙痒较甚者，可加花椒、苦参、黄柏等。

（4）现代应用：本方现常用于真菌感染而致皮肤瘙痒症，癣症。

【使用注意】本品易伤胃滑肠，脾虚食少便溏者忌用。

【用量建议】按配方颗粒国家标准，每1g配方颗粒相当于饮片1.4g。《中国药典》饮片用量 3g~9g。根据临床试点应用经验，建议临床饮片用量 3g。

【参考】

1. 主要化学成分 百部主含多种生物碱，如百部碱、百部定碱、原百部碱、直立百部碱、对叶百部碱、蔓生百部碱等。

2. 主要药理作用 百部所含的对叶百部碱有显著的镇咳、驱虫作用，此外百部碱尚有抗结核，镇静、镇痛作用。

【按语】百部生用长于止咳化痰，灭虱杀虫。内服易致呕吐，故生品外用居多。《中国药典》2020 年版百部饮片无含量控制指标。百部配方颗粒国家标准根据标准汤剂质量指标增加了薄层鉴别、【特征图谱】【含量测定】质量控制项。就质量标准控制而言，配方颗粒标准较饮片更加完善，临床疗效也更可控。

蜜百部配方颗粒

【来源】本品为百部科植物对叶百部 *Stemona tuberosa* Lour. 的干燥块根，经除去杂质，洗净，润透，切厚片，干燥，淋入少量开水稀释的炼蜜，拌匀，闷润，用文火加热，炒至不粘手，取出，晾凉制成合格的饮片，并将此合格饮片按标准汤剂的主要质量指标，经水提、分离、浓缩、干燥、制粒而成的配方颗粒。

【质量指标】本品每 1g 含绿原酸（$C_{16}H_{18}O_9$）应为 0.30mg~1.10mg。

【性能功效】甘、苦，微温。归肺经。蜜炙后缓和对胃的刺激性，增强润肺止咳的功效。

【临床应用】

1. 阴虚咳嗽——如月华丸（《医学心悟》）

（1）组成：蜜百部 3g　天冬 6g　生地黄 10g　麦冬 6g　熟地黄 9g　山药 15g　沙参 5g　川贝母 3g　阿胶 3g　茯苓 10g　獭肝 1g　三七 3g

（2）临证应用：本方主治阴虚咳嗽。症见咳嗽吐痰，痰黏不利，痰中带血，咽干口燥，骨蒸潮热，五心烦热，盗汗等。

（3）临证加减：无咯血者，去三七；胸闷痛者，加瓜蒌；纳呆食差

中药配方颗粒临床应用

者，去生地黄、熟地黄，加砂仁、鸡内金、焦山楂；舌黄、痰稠者，加黄芩；下午发烧者，加青蒿、地骨皮；盗汗者，加浮小麦。

（4）现代应用：本方现常用于治疗肺结核，肺癌，久咳咯血，又用于治疗结核性脑膜炎等症状。

2. 外感咳嗽——如止嗽散（《医学心悟》）

（1）组成：蜜百部 3g　白前 3g　炒桔梗 3g　荆芥 5g　紫菀 5g　甘草 2g　陈皮 3g

（2）临证应用：本方主治外感风邪犯肺证。以咳嗽咽痒，咳痰不爽，或微有恶风发热，舌苔薄白，脉浮缓为辨证要点。

（3）临证加减：兼风热表证症见身热，可加金银花、连翘；兼风寒表证症见恶寒，可加防风、苏叶；痰多者，加贝母、瓜蒌；兼肺热症见咳嗽痰黄，加生石膏、桑白皮、胆南星；津液损伤见咽干口渴，加沙参、麦冬。

（4）现代应用：本方现常用于治疗上呼吸道感染、支气管炎、肺炎、流行性感冒等证属风邪犯肺者。

【使用注意】胃寒便溏者慎用，孕妇禁用。

【用量建议】按配方颗粒国家标准，每 1g 配方颗粒相当于饮片 1.2g。《中国药典》饮片用量 3g~9g。根据临床试点应用经验，建议临床饮片用量 3g。

【参考】

1. 主要化学成分　百部中主要成分为生物碱，蜜炙后生物碱含量下降。

2. 主要药理作用　百部蜜炙后在保持药物本身抑制病菌作用前提下缓和其刺激性，并增强润肺止咳的功效。

【按语】蜜百部可缓和对胃的刺激性，并增强润肺止咳的功效。《中国药典》2020 年版蜜百部饮片无含量控制指标。蜜百部配方颗粒国家标准根据标准汤剂主要质量指标增加了绿原酸含量质量控制项。就质量标准而言，百部配方颗粒与蜜百部配方颗粒在出膏率和制成量有一定差异，这可能与加热炮制相关，利用其差异，实现二者区别，使其调配更准确。

紫菀配方颗粒

【来源】本品为菊科植物紫菀 *Aster tataricus* L.f. 的干燥根和根茎，经除去杂质，洗净，稍润，切厚片或段，干燥，制成合格的饮片，并将此合格饮片按标准汤剂的主要质量指标，经水提、分离、浓缩、干燥、制粒而成的配方颗粒。

【含量指标】本品每 1g 含绿原酸（$C_{16}H_{18}O_9$）、新绿原酸（$C_{16}H_{18}O_9$）、隐绿原酸（$C_{16}H_{18}O_9$）、咖啡酸（$C_9H_8O_4$）、1,3-*O*-二咖啡酰奎宁酸（$C_{25}H_{24}O_{12}$）和 1,5-*O*-二咖啡酰奎宁酸（$C_{25}H_{24}O_{12}$）的总量应为 1.40mg~5.50mg。

【性能功效】辛、苦，温。归肺经。润肺下气，消痰止咳。生品擅于散寒降气祛痰。

【临床应用】

1. 痰饮咳嗽——如紫菀散（《太平圣惠方》）

（1）组成：紫菀 5g　桔梗 3g　茅根 9g　炙甘草 2g　炒川大黄 3g　川朴消 6g　木通 3g

（2）临证应用：本方主治肺脏壅热，心胸满闷，嗽逆食少，大便不利。

（3）临证加减：若口干咽燥，加沙参、生地黄、麦冬；痰多，加桑白皮、瓜蒌皮；咳剧，加款冬花、百部；咯血，加仙鹤草、侧柏叶。

（4）现代应用：本方现常用于治疗肺结核、支气管炎等病症。

2. 咳呛哮喘——如冷哮丸（《张氏医通》）

（1）组成：蜜紫菀 5g　麻黄 2g　制川乌 1.5g　细辛 1g　蜀椒 3g　白矾 0.6g　牙皂 1g　半夏曲 3g　陈胆星 3g　杏仁 5g　甘草 2g　款冬花 5g

（2）临证应用：本方主治哮喘咳嗽。临床应用以遇冷即发，顽痰结聚，胸膈痞满，气逆不得卧为辨证要点。

（3）临证加减：若痰涌气逆，不得平卧，可加葶苈子、苏子、白前、橘皮等；若咳逆上气、汗多，加白芍。

（4）现代应用：本方现常用于治疗支气管哮喘、慢性支气管炎等。

【使用注意】本品性温，肺热症及阴虚有热者不宜使用。

【用量建议】按配方颗粒国家标准，每 1g 配方颗粒相当于饮片 1.5g。《中国药典》饮片用量 5g~10g。根据临床试点应用经验，建议临床饮片用量 5g。

【参考】

1. **主要化学成分**　紫菀主含紫菀皂苷 A~C、紫菀酮、紫菀苷、丁基 -D- 核酮糖苷、表木栓醇、紫菀五肽、槲皮素及挥发油等。

2. **主要药理作用**　紫菀有祛痰、止咳作用，能抗肿瘤、利尿、抗菌、抗炎、抗病毒。

【按语】**紫菀生品散寒、降气化痰力胜，能泻肺气之壅滞。《中国药典》2020 年版规定紫菀饮片含紫菀酮不得少于 0.15%。由于紫菀酮在水中不易溶出，紫菀配方颗粒国家标准根据多批次标准汤剂质量特征，将绿原酸、新绿原酸、隐绿原酸、咖啡酸、1,3-*O*- 二咖啡酰奎宁酸和 1,5-*O*- 二咖啡酰奎宁酸的总量作为紫菀配方颗粒含量控制指标。就含量控制指标而言，配方颗粒标准较饮片更趋完善，也符合临床用药实际。**

蜜紫菀配方颗粒

【来源】本品为菊科植物紫菀 *Aster tataricus* L.f. 的干燥根及根茎，经除去杂质，洗净，稍润，切厚片或段，干燥，淋入适量开水稀释的炼蜜，拌匀，闷润，用文火炒至棕褐色、不粘手时，取出，晾凉制成合格的饮片，并将此合格饮片按标准汤剂的主要质量指标，经水提、分离、浓缩、干燥、制粒而成的配方颗粒。

【含量指标】本品每 1g 含绿原酸（$C_{16}H_{18}O_9$）、新绿原酸（$C_{16}H_{18}O_9$）、隐绿原酸（$C_{16}H_{18}O_9$）、咖啡酸（$C_9H_8O_4$）、1,3-*O*- 二咖啡酰奎宁酸（$C_{25}H_{24}O_{12}$）和 1,5-*O*- 二咖啡酰奎宁酸（$C_{25}H_{24}O_{12}$）的总量，应为 0.70mg~3.00mg。

【性能功效】辛、苦，温。归肺经。紫菀蜜炙后转泻为润，以润肺止咳力胜。

【临床应用】

1. 肺虚久咳——如紫菀汤（《医方集解》）

（1）组成：蜜紫菀 5g　阿胶 3g　知母 6g　浙贝母 5g　桔梗 3g　人参 3g　茯苓 10g　炙甘草 2g　五味子 2g

（2）临证应用：本方为治劳热久嗽要方，用之甚效。肺虚痰血亦最适用。以劳热久咳、痰中带血为辨证要点。

（3）临证加减：若口干咽燥，加沙参、生地黄、麦冬；痰多，加桑白皮、瓜蒌皮；咳剧，加款冬花、枇杷叶、百部；咯血，加仙鹤草、侧柏叶。

（4）现代应用：本方现常用于治疗肺结核、支气管炎等病症。

2. 肺热咳嗽——如贝母饮（《圣济总录》）

（1）组成：蜜紫菀 5g　贝母 3g　百合 6g　桑白皮 6g　炒桔梗 3g　麦冬 6g　蒸大黄 3g　炙甘草 2g

（2）临证应用：本方主治肺热咳嗽。临床应用以肺脏有热，咽喉及口干，咳嗽气促痰壅，大便秘结为辨证要点。

（3）临证加减：若身热烦渴，加知母、石膏；痰液黏黄，加瓜蒌皮、黄芩、葶苈子；咳甚者，加款冬花、杏仁、百部；无便秘者，则可减去大黄。

（4）现代应用：本方现常用于支气管炎、咳嗽、痰稠等病症。

【使用注意】 本品性温，肺热症及阴虚有热者不宜使用。

【用量建议】 按配方颗粒国家标准，每 1g 配方颗粒相当于饮片 1.2g。《中国药典》饮片用量 5g~10g。根据临床试点应用经验，建议临床饮片用量 5g。

【参考】

1. **主要化学成分** 紫菀经蜜炙后，紫菀酮增加，山奈酚和槲皮素含量降低。

2. **主要药理作用** 紫菀蜜炙后止咳祛痰作用更强。

【按语】 蜜紫菀转泻为润，润肺止咳力胜。《中国药典》2020 年版规定蜜紫菀饮片含紫菀酮不得少于 0.10%。由于紫菀酮在水中不易溶出，蜜紫菀配方颗粒国家标准根据多批次标准汤剂质量特征，将绿原酸、新绿原酸、隐绿原酸、咖啡酸、1,3-*O*-二咖啡酰奎宁酸和 1,5-*O*-二咖啡酰奎宁酸的总量作为蜜紫菀配方颗粒含量控制指标。就质量标准而言，蜜紫菀、紫菀配方颗粒在制成量和含量限度有一定差异，这与炮制时加蜜相关。利用其差异，实现二者区别，使其调配更准确。

款冬花配方颗粒

【来源】本品为菊科植物款冬 *Tussilago farfara* L. 的干燥花蕾，经除杂及残梗制成合格的饮片，并将此合格饮片按标准汤剂的主要质量指标，经水提、分离、浓缩、干燥、制粒而成的配方颗粒。

【含量指标】本品每 1g 含绿原酸（$C_{16}H_{18}O_9$）应为 3.0mg~11.0mg，含芦丁（$C_{27}H_{30}O_{16}$）应为 0.6mg~3.6mg。

【性能功效】辛、微苦，温。归肺经。润肺下气，止咳化痰。生用以散寒止咳为主。

【临床应用】

1. 咳唾脓血——如款冬花汤（《圣济总录》）

（1）组成：款冬花 5g　皂荚 1g　杏仁 5g　黄明胶 5g　炙甘草 2g　贝母 3g　知母 6g　麻黄 2g

（2）临证应用：本方主治咳唾脓血症。

（3）临证加减：若咳血者，酌加白及、蒲黄、藕节、栀子；脓液排出不畅，无咯血者，加皂角刺等；津伤口渴，加玄参、麦冬、天花粉；兼气虚者，加用黄芪、太子参、北沙参。

（4）现代应用：本方现常用于治疗慢性气管炎，肺脓肿，肺心病等。

3. 咳嗽喘满——如款冬花散（《太平惠民和剂局方》）

（1）组成：款冬花 5g　知母 6g　桑叶 5g　半夏 3g　甘草 2g　麻黄 2g　阿胶 3g　杏仁 5g　贝母 3g

（2）临证应用：本方主治肺气不利，咳嗽喘满，胸膈烦闷，喉中呀呷，鼻流清涕，头痛眩晕，肢体倦疼，咽嗌肿痛。

（3）临证加减：若咳嗽喘急，可加百部。若肺气不利，咳嗽上喘，可加人参。

（4）现代应用：本方现常用于治疗妇人产后咳嗽，涕唾稠黏，胸膈壅闷，喘息不调，四肢无力。

【使用注意】体寒、脾胃虚寒的患者慎用。

【用量建议】按配方颗粒国家标准，每1g配方颗粒相当于饮片1.5g。《中国药典》饮片用量5g~10g。根据临床试点应用经验，建议临床饮片用量5g。

【参考】

1. 主要化学成分　款冬花主含生物碱类，如款冬花碱、克氏千里光碱；萜类、酚酸类、黄酮类、多糖类、甾醇类、氨基酸及鞣质等。

2. 主要药理作用　款冬花具有镇咳、祛痰、抗血小板聚集、抗炎、抗过敏、抗肿瘤等作用。

【按语】款冬花生用长于散寒止咳。《中国药典》2020年版规定款冬花饮片含款冬酮不得少于0.070%。由于款冬酮为亲脂性成分，水煎液中不易溶出，款冬花配方颗粒国家标准根据多批次标准汤剂质量特征，将绿原酸、芦丁作为款冬花配方颗粒含量检测指标。就含量控制指标而言，配方颗粒标准更趋完善，符合临床用药实际。

蜜款冬花配方颗粒

【来源】本品为菊科植物款冬 *Tussilago farfara* L. 的干燥花蕾，经除杂及残梗，放入适量沸水稀释后的炼蜜中拌匀，闷透，用文火炒至不粘手，取出，晾凉，制成合格的饮片，并将此合格饮片按标准汤剂的主要质量指标，经水提、分离、浓缩、干燥、制粒而成的配方颗粒。

【含量指标】本品每1g含绿原酸（$C_{16}H_{18}O_9$）应为2.0mg~7.0mg，含芦丁（$C_{27}H_{30}O_{16}$）应为0.40mg~2.0mg。

【性能功效】辛、微苦，温。归肺经。蜜炙后药性温润，增强润肺止咳的作用。

【临床应用】

1. 肺虚咳嗽——如款冬花丸（《扶寿精方》）

（1）组成：蜜款冬花 5g　桑白皮 6g　人参 3g　京紫菀 5g　杏仁 5g　知母 6g　贝母 3g　五味子 2g　桔梗 3g　苏叶 5g　槟榔 3g　广木香 3g

（2）临证应用：本方主治年老气虚症。临床应用以痰盛涎涌，喘嗽不已，遇寒尤甚，并劳瘵久嗽，痰气为辨证要点。

（3）临证加减：若咳嗽有痰者，加甘草、阿胶珠、茯苓、柴胡和枳实；胎前气紧不得卧，加枳实、大腹皮、甘草等。

（4）现代应用：本方常用于治疗老年支气管炎引起的咳嗽痰多。

2. 阴虚肺燥——如百花丸（《济生方》）

（1）组成：蜜款冬花 5g　百合 6g

（2）临证应用：本方主治七情内伤，酒色无节。临床应用以虚火妄动，午后潮热，咳嗽喘急，痰中带血，津少声哑为辨证要点。

（3）临证加减：若肺、肾阴虚，加麦冬、地黄、玄参；若咳血较重，加白茅根、藕节；若痰少而黏，加紫菀、贝母；若久咳喘促者，加五味子、乌梅。

（4）现代应用：本方现常用于治疗肺结核、慢性支气管炎、支气管扩张、慢性咽喉炎等属阴虚肺燥者。

3. 肺虚咳嗽——如款冬花膏（《传信适用方》）

（1）组成：蜜款冬花 5g　人参 3g　白术 6g　炙甘草 2g　炮川姜 3g　钟乳粉 3g

（2）临证应用：本方主治肺气虚寒症。临床应用以咳嗽不止，痰唾并多，或吐血、咯血、劳嗽为辨证要点。

（3）临证加减：若肺虚寒甚者，加干姜，紫菀，减川姜；痰多者，加用陈皮、茯苓、法半夏。

（4）现代应用：本方现常用于治疗支气管哮喘或者支气管炎症引起的咳嗽和咳痰的治疗。

4. 久咳——如太平丸（《修月鲁般经后录》）

（1）组成：蜜款冬花 5g　天冬 6g　麦冬 6g　知母 6g　贝母 3g　杏

仁 5g　　当归 6g　　地黄 12g　　黄连 2g　　阿胶珠 3g　　蒲黄 5g　　京墨 3g　　桔梗 3g　　薄荷 3g　　白蜜 15g　　人工麝香 0.03g

（2）临证应用：本方主治阴虚内热、痰瘀互结之劳证久嗽，如肺痿、肺痈症。临床应用以咳嗽、气喘，干咳，或痰黏难咳，痰中带血，口咽干燥为辨证要点。

（3）临证加减：腹痛痞满，可加沉香、青皮、砂仁、香附、槟榔；虚热重者，加北沙参、天花粉。

（4）现代应用：本方现常用于治疗慢性支气管炎、肺脓肿、肺气肿之久咳虚弱患者。

【使用注意】过敏者和肾虚者禁服。

【用量建议】按配方颗粒国家标准，每 1g 配方颗粒相当于饮片 1.2g。《中国药典》饮片用量 5g~10g。根据临床试点应用经验，建议临床饮片用量 5g。

【参考】

1. 主要化学成分　款冬花炮制品中以蜜炙品的总生物碱含量最高，生品次之，甘草炙品最低，但咖啡酰奎宁酸类化合物以生品含量最高。

2. 主要药理作用　款冬花蜜炙后镇咳作用增强。

【按语】蜜款冬花药性温润，能增强润肺止咳的功效。《中国药典》2020 年版规定蜜款冬花饮片含款冬酮不得少于 0.070%。由于款冬酮为亲脂性成分，水煎液中不易溶出，且《中国药典》2020 年规定款冬花饮片中款冬酮含量较低，因此蜜款冬花配方颗粒国家标准根据多批次标准汤剂质量特征，将绿原酸、芦丁作为款冬花配方颗粒含量检测指标。就质量标准而言，款冬花、蜜款冬花配方颗粒在制成量和含量限度有一定差异，这与炮制时所加辅料相关，实现了二者的区别。

枇杷叶配方颗粒

【来源】本品为蔷薇科植物枇杷 *Eriobotrya japonica*（Thunb.）Lindl. 的干燥叶，经除去绒毛，用水喷润，切丝，干燥制成合格的饮片，并将此合格饮片按标准汤剂的主要质量指标，经水提、分离、浓缩、干燥、制粒而成的配方颗粒。

【含量指标】本品每 1g 含绿原酸（$C_{16}H_{18}O_9$）应为 1.0mg~7.5mg。

【性能功效】苦，微寒。归肺、胃经。生用以清肺止咳，降逆止呕为主。

【临床应用】

1. 肺热咳喘——如枇杷清肺饮（《医宗金鉴》）

（1）组成：枇杷叶 6g　桑白皮 6g　黄连 2g　黄柏 3g　人参 3g　甘草 2g

（2）临证应用：本方主要用于治疗肺胃湿热引起的面部粉刺。临床以面有疖肿、色斑、口臭、脉滑数为辨证要点。

（3）临证加减：体壮、气粗、鼻息热去人参，加生石膏、大黄、紫草、槐花；皮疹色深黯，咽干口渴，舌红绛有瘀斑去人参，加红花、水蛭、皂角刺、王不留行；皮疹溃烂如水，腹胀满，饮食不香，舌质淡，苔白或腻，脉濡去人参，加苍术、苦参、土茯苓；皮疹呈囊肿样，口苦，头昏疼痛，脉滑弦去人参、甘草，加三棱、莪术、昆布、海藻；气促乏力加黄芪、白术。

（4）现代应用：本方现常用于治疗痤疮、脂溢性皮炎等病症。

2. 咽痛干咳——如枇杷膏（《清宫配方集成》）

（1）组成：枇杷叶 6g　秋梨 15g　白蜜 15g　大枣 6g　莲子 6g

（2）临证应用：本方润肺健脾，降火止咳。主治气血不足，咽痛干咳。专治劳伤，虚损吐血，咳嗽发烧，身体瘦弱，四肢酸软，精神疲倦，腰背疼痛，饮食不进，及一切留饮停痰，肺气不足等症。

（3）临证加减：若咳嗽多痰者，加川贝母研极细末，待煮熟时，入内煮 1~2 滚，取起；若吐血，用藕节个捣汁同煮；大便干燥者，多加白蜜，大便溏泄者不用。

（4）现代应用：本方现常用于咳嗽，发烧，体虚。

3. 热病口渴——如枇杷叶饮子（《古今录验》）

（1）组成：枇杷叶 6g　茅根 9g

（2）临证应用：本方主治温病有热，饮水暴冷哕。

（3）临证加减：热盛伤阴，咽干口燥，加用玄参、麦冬、天花粉；大便秘结，加用生地黄。

（4）现代应用：本方现常用于治疗口干口渴。

4. 气滞呕吐——如枇杷叶散（《普济方》）

（1）组成：枇杷叶 6g　半夏 3g　麦冬 6g　人参 3g　甘草 2g　诃子 3g　藿香 3g　枳壳 3g　陈皮 3g

（2）临证应用：本方主治妊娠心膈气滞，呕吐，不下饮食，神虚烦，四肢少力。

（3）临证加减：若妊娠气滞，呕吐、咳嗽者，可加砂仁、竹茹、炙百部。

（4）现代应用：本方现常用于治疗妊娠，呕吐，胸脘痞满，不思饮食等。

【使用注意】 寒咳及胃寒呕逆者慎用。

【用量建议】 按配方颗粒国家标准，每1g配方颗粒相当于饮片4g。《中国药典》饮片用量 6g~10g。根据临床试点应用经验，建议临床饮片用量6g。

【参考】

1. 主要化学成分　枇杷叶含黄酮类、三萜酸类、有机酸类、挥发油等成分；主含皂苷、熊果酸、苦杏仁苷、齐墩果酸、鞣质、维生素 B、维生素 C，鲜叶中含挥发油，主要为橙花叔醇和金合欢醇。

2. 主要药理作用　枇杷叶具有抗炎、祛痰、止咳、抗肺纤维化、抗氧化、抗肿瘤、降血糖、止呕等作用。

【按语】 枇杷叶生用长于清肺止咳，降逆止呕。《中国药典》2020 年版规定枇杷叶饮片含齐墩果酸和熊果酸的总量不得少于 0.70%。由于齐墩果酸和熊果酸在水煎液中不易溶出，枇杷叶配方颗粒国家标准根据多批次标准汤剂质量特征，将绿原酸作为枇杷叶配方颗粒含量检测指标。就含量控制指标限度而言，配方颗粒标准较饮片更趋完善，符合临床汤剂的用药实际。

蜜枇杷叶配方颗粒

【来源】本品为蔷薇科植物枇杷 *Eriobotrya japonica*（Thunb.）Lindl. 的干燥叶，经除去绒毛，用水喷润，切丝，干燥，与炼蜜拌匀，闷润，用文火炒至近干时取出，制成合格的饮片，并将此合格饮片按标准汤剂的主要质量指标，经水提、分离、浓缩、干燥、制粒而成的配方颗粒。

【含量指标】本品每 1g 含绿原酸（$C_{16}H_{18}O_9$）应为 1.0mg~4.7mg。

【性能功效】苦，微寒。归肺、胃经。蜜炙后润肺止咳作用增强。

【临床应用】

1. 肺燥咳嗽——如清燥救肺汤（《医门法律》）

（1）组成：蜜枇杷叶 6g　桑叶 5g　煅石膏 8g　甘草 2g　人参 3g　炒胡麻仁 3g　阿胶 3g　麦冬 4g　炒杏仁 5g

（2）临证应用：本方主治燥邪伤肺的病证，是治疗秋燥致病的名方。临床应用以身热，干咳无痰，气逆而喘，舌红少苔，脉虚大而数为辨证要点。

（3）临证加减：若痰多者，加川贝母、瓜蒌；热甚者，加羚羊角、水牛角。

（4）现代应用：本方现常用于治疗肺炎、支气管哮喘、急慢性支气管炎、支气管扩张、肺癌等属燥热犯肺，气阴两伤者。

2. 鼻疳——如清金散（《医宗金鉴》）

（1）组成：蜜枇杷叶 6g　栀子 4g　黄芩 3g　薄荷 3g　甘草 2g　生地黄 9g　连翘 6g　麦冬 6g　天花粉 10g　玄参 6g　桔梗 3g

（2）临证应用：本方主治上焦积热或风热外邪侵肺所致鼻疳。

（3）临证加减：若兼有咽干喉痛者，可加山豆根、射干、银花等；若兼有肝胆郁热者，则可加川楝子、郁金、大青叶、炒龙胆草等；如兼有大便干燥者，可加胖大海、番泻叶、大黄炭等。

（4）现代应用：本方现常用于治疗鼻前庭炎。

【使用注意】寒咳及胃寒呕逆者慎用。

【用量建议】按配方颗粒国家标准，每 1g 配方颗粒相当于饮片 2.5g。《中国药典》饮片用量 6g~10g。根据临床试点应用经验，建议临床饮片用量 6g。

【参考】

1. 主要化学成分　枇杷叶蜜炙后熊果酸含量升高。

2. 主要药理作用　枇杷叶蜜炙后抗炎、止咳作用增强。

【按语】蜜枇杷叶能增强润肺止咳的作用。《中国药典》2020 年版规定蜜枇杷叶饮片含齐墩果酸和熊果酸的总量不得少于 0.70%。由于齐墩果酸和熊果酸在水煎液中不易溶出，蜜枇杷叶配方颗粒国家标准根据多批次标准汤剂质量特征，将绿原酸作为蜜枇杷叶配方颗粒含量检测指标，更符合煎煮实际。配方颗粒国家标准建立的特征图谱，能够实现枇杷叶、蜜枇杷叶配方颗粒的定性鉴别，保证临床用药的准确性。

桑白皮配方颗粒

【来源】本品为桑科植物桑 *Morus alba* L. 的干燥根皮，经洗净，稍润，切丝，干燥制成合格的饮片，并将此合格饮片按标准汤剂的主要质量指标，经水提、分离、浓缩、干燥、制粒而成的配方颗粒。

【含量指标】本品每 1g 含桑皮苷 A（$C_{26}H_{32}O_{14}$）应为 25.0mg~110.0mg。

【性能功效】甘，寒。归肺经。泻肺平喘，利水消肿。生用性寒，以泻肺行水为主。

【临床应用】

1. 喘嗽痰多——如桑白皮汤（《古今医统大全》）

（1）组成：桑白皮 3g　半夏 3g　苏子 3g　杏仁 3g　贝母 3g　山栀 3g　黄芩 3g　黄连 2g

（2）临证应用：本方主治肺气有余，痰火盛而作喘者。

（3）临证加减：痰浊壅肺者，去黄连、山栀，加炙紫菀、炙款冬花、地龙、僵蚕；痰热郁肺者，加麦冬、鱼腥草、瓜蒌、葶苈子；肺肾气虚者，去黄芩、黄连、山栀，加五味子、胡桃肉、炙紫菀、炙款冬花、肉桂、冬虫夏草。

（4）现代应用：本方现常用于老年性慢性支气管炎，慢性肺源性心脏病急性发作期，急性病毒性结膜炎角膜并发症。

2. 水肿胀满——如调营饮（《证治准绳》）

（1）组成：桑白皮 6g　赤芍 6g　川芎 3g　当归 6g　莪术 6g　大腹皮 5g　延胡索 3g　槟榔 3g　瞿麦 9g　葶苈子 3g　丹参 10g　大黄 3g

（2）临证应用：本方主治腹大坚满，脉络怒张，胁腹刺痛。面色黧黑，面颈胸有血痣，手掌赤痕。舌质紫红或有瘀斑，脉细涩或芤。

（3）临证加减：大便色黄加三七、侧柏叶；瘀结明显加地鳖虫，有出血倾向者慎用；苔腻加半夏、苍术、红花。

（4）现代应用：本方常用于治疗肝硬化，肝腹水等病症。

【使用注意】本品性质寒降，故喘嗽由于肺寒所致者不宜用。

【用量建议】按配方颗粒国家标准，每 1g 配方颗粒相当于饮片 4.5g。《中国药典》饮片用量 6g~12g。根据临床试点应用经验，建议临床饮片用量 6g。

【参考】

1. **主要化学成分**　桑白皮主含黄酮类、呋喃类、香豆素类、萜类、甾醇类、糖类及挥发油类；主含多种黄酮类衍生物，如桑皮素、桑皮色烯素、桑根皮素等；伞形花内酯、桑根酮；东莨菪素；作用类似乙酰胆碱的降压成分及桑皮呋喃 A、B、C 等。

2. **主要药理作用**　桑白皮有止咳、利尿、降血压、诱生干扰素、抑制肺癌细胞、抗人体艾滋病病毒等作用。

【按语】桑白皮生用性寒，泻肺行水之力较强。《中国药典》2020 年版桑白皮饮片无含量控制指标。桑白皮配方颗粒国家标准根据标准汤剂主要质量指标，以桑皮苷 A 为含量控制指标。就含量指标控制而言，配方颗粒标准更趋完善。临床疗效也应该更稳定、可靠。

蜜桑白皮配方颗粒

【来源】本品为桑科植物桑 *Morus alba* L.的干燥根皮，经洗净，稍润，切丝，干燥后，与炼蜜拌匀，稍闷，用文火炒至金黄色不粘手时取出，晾凉，制成合格的饮片，并将此合格饮片按标准汤剂的主要质量指标，经水提、分离、浓缩、干燥、制粒而成的配方颗粒。

【含量指标】本品每 1g 含桑皮苷 A（$C_{26}H_{32}O_{14}$）应为 10.0mg~43.0mg。

【性能功效】甘，寒。归肺经。蜜炙后寒泻之性缓和，以润肺止咳，降气，止咳，平喘为主。

【临床应用】

1. 肺热喘咳——如泻白散（《小儿药证直诀》）

（1）组成：蜜桑白皮 6g　地骨皮 9g　炙甘草 2g

（2）临证应用：本方用于肺热喘咳证，临床应用以气喘咳嗽，皮肤蒸热，日晡尤甚，舌红苔黄，脉弦数为辨证要点。

（3）临证加减：肺经热重者，可加黄芩、知母等；燥热咳嗽者，可加瓜蒌皮、川贝母等；阴虚潮热者，加银柴胡、鳖甲；热伤阴津，烦热口渴者，加花粉、芦根。

（4）现代应用：本方现常用于治疗小儿麻疹初期、肺炎或支气管炎等属肺中伏火郁热者。

2. 痰火上壅——如清白散（《证治准绳》）

（1）组成：蜜桑白皮 6g　地骨皮 9g　甘草 2g　贝母 3g　寒水石 9g　天花粉 10g　酒黄芩 3g　天冬 6g

（2）临证应用：本方主治肺热痰火上壅，耳出白脓之缠耳；兼治痰热咳嗽。

（3）临证加减：若头痛目赤、口干口苦者，加用龙胆草、栀子、瓜蒌皮、竹茹等。

（4）现代应用：用于治疗化脓性中耳炎、化脓性外耳道炎、肺炎咳嗽等。

3. 痰热壅肺——如定喘汤（《摄生众妙方》）

（1）组成：蜜桑白皮 6g　白果 5g　麻黄 2g　苏子 3g　甘草 2g　款冬花 5g　杏仁 5g　黄芩 3g　法半夏 3g

（2）临证应用：本方亦为降气平喘之常用方，用于素体痰多，复感风寒，致肺气壅闭之喘咳证。临床应用以哮喘咳嗽，痰多色黄，微恶风寒，苔黄腻，脉滑数为辨证要点。

（3）临证加减：若无表证者，以宣肺定喘为主，故麻黄可减量应用；痰多难咯者，可酌加瓜蒌、胆南星等；肺热偏重，酌加石膏、鱼腥草。

（4）现代应用：本方现常用于治疗支气管哮喘急性发作、慢性阻塞性肺疾病急性加重期、慢性支气管炎、毛细支气管炎等病症。

【使用注意】本品性质寒降，故喘嗽由于肺寒所致者不宜用。

【用量建议】按配方颗粒国家标准，每 1g 配方颗粒相当于饮片 2.5g。《中国药典》饮片用量 6g~12g。根据临床试点应用经验，建议临床饮片用量 6g。

【参考】

1. 主要化学成分　桑白皮蜜炙后，东莨菪内酯含量有所升高，黄酮类化合物含量变化不大。

2. 主要药理作用　蜜炙桑白皮解痉作用与生品相当，利尿作用减弱，而镇咳作用增强。

【按语】蜜桑白皮寒泻之性缓和，偏于润肺止咳。《中国药典》2020 年版蜜桑白皮饮片无含量控制指标。蜜桑白皮配方颗粒国家标准根据标准汤剂主要质量指标以桑皮苷 A 为含量控制指标。就含量指标控制而言，蜜炙桑白皮配方颗粒标准较其饮片更趋完善。配方颗粒国家标准建立的特征图谱能够实现桑白皮和蜜桑白皮配方颗粒的定性鉴别，保证临床用药的准确性。

葶苈子（播娘蒿）配方颗粒

【来源】本品为十字花科植物播娘蒿 *Descurainia sophia*（L）Webb.ex

Prantl. 的干燥成熟种子，经除去杂质和灰屑，制成合格的饮片，并将此合格饮片按标准汤剂的主要质量指标，经水提、分离、浓缩、干燥、制粒而成的配方颗粒。

【含量指标】本品每 1g 含槲皮素 -3-O-β-D- 葡萄糖 -7-O-β-D- 龙胆双糖苷（$C_{33}H_{40}O_{22}$）应为 3.0mg~7.0mg。

【性能功效】辛、苦，大寒。归肺、膀胱经，泻肺平喘，行水消肿。生用性寒沉降，力速而猛，作用峻烈，能耗伤肺气，泻肺行水为甚，以治实证为主。

【临床应用】

1. 热结胸肺——如大陷胸丸（《伤寒论》）

（1）组成：葶苈子 3g 大黄 3g 芒硝 6g 杏仁 5g

（2）临证应用：本方主治热实结胸，胸中硬满而痛，颈项强直，自汗出，大便不通，脉沉实。

（3）临证加减：结胸证兼见腹胀者，加枳实或莱菔子、大腹皮；痰热结胸之精神失常者，加胆南星、天竺黄、法半夏、陈皮、菖蒲、远志；治重症肠梗阻，肠腔积液较多者，去芒硝，加木香、桃仁、牛膝、赤芍、厚朴。

（4）现代应用：本方现常用于治疗急慢性胃炎、食道炎、胃溃疡、十二指肠溃疡、慢性气管炎、支气管哮喘、肺气肿、胸膜炎、胸腔积液、流行性出血热等病症。

2. 饮停胸胁——如胸渗丸（《实用专病专方临床大全》）

（1）组成：葶苈子 3g 大戟 1.5g 甘遂 0.5g 薤白 5g 浙贝母 5g 桔梗 3g 白芥子 3g 丹参 10g 三七 3g

（2）临证应用：本方主治悬饮病，饮停胸肋，胸胁胀满，喘促。

（3）临证加减：兼大便秘结者，可加生大黄；胸胁胀满疼痛者，可酌加香附、川芎等。

（4）现代应用：本方现常用于治疗渗出性胸膜炎等病症。

【使用注意】本品苦寒，泻肺力强，肺虚寒喘促、脾虚肿满者禁用。

【用量建议】按配方颗粒国家标准，每 1g 配方颗粒相当于饮片 7.5g。

《中国药典》饮片用量 3g~10g。根据临床试点应用经验，建议临床饮片用量 3g。

【参考】

1. **主要化学成分**　葶苈子含有脂肪油、芥子苷、蛋白质、糖类等。

2. **主要药理作用**　葶苈子有强心、利尿、抗病原微生物、抗肿瘤、调节血脂等作用。葶苈子芥子苷有镇咳作用，苄基芥子油有抗菌作用。

【按语】葶苈子生用力峻，降泻肺气作用较强。《中国药典》2020 年版规定葶苈子饮片含槲皮素 -3-O-β-D- 葡萄糖 -7-O-β-D- 龙胆双糖苷不得少于 0.075%。葶苈子配方颗粒含量控制指标与饮片化学成分相同。研究表明槲皮素 -3-O-β-D- 葡萄糖 -7-O-β-D- 龙胆双糖苷仅存在葶苈子（播娘蒿）中，可通过含量测定进行不同基原的葶苈子的鉴别，保证临床用药准确性。

炒葶苈子（播娘蒿）配方颗粒

【来源】本品为十字花科植物播娘蒿 *Descurainia sophia*（L.）Webb. ex Prantl. 的干燥成熟种子，经除去杂质和灰屑，用文火炒至微鼓起，易研碎，有香气时取出，晾凉，制成合格的饮片，并将此合格饮片按标准汤剂的主要质量指标，经水提、分离、浓缩、干燥、制粒而成的配方颗粒。

【质量指标】本品每 1g 含槲皮素 -3-O-β-D- 葡萄糖 -7-O-β-D- 龙胆双糖苷（$C_{33}H_{40}O_{22}$）应为 3.2mg~7.0mg。

【性能功效】辛、苦、大寒、归肺、膀胱经。炒后药性缓和，免伤肺气，夹虚患者可用，以理肺定喘为主。

【临床应用】

1. 痰饮喘咳——如葶苈大枣泻肺汤（《金匮要略》）

（1）组成：炒葶苈子 3g　大枣 6g

（2）临证应用：本方主要用于治疗痰涎壅盛证。临床应用以痰涎壅肺、咳喘胸满、气急浮肿、苔腻脉滑为辨证要点。

（3）临证加减：若痰多喘逆明显，合三子养亲汤；若发热喘促较重，合麻杏甘石汤；若喘不得卧，手足逆冷，合参附汤。

（4）现代应用：本方现常用于治疗病毒性肺炎、肺心病、结核性胸腔积液等病症。

2. 肺痈吐脓——如葶苈薏苡泻肺汤（《张氏医通》）

（1）组成：炒葶苈子3g　桔梗3g　甘草2g　薏苡仁9g　贝母3g　陈皮3g　黄芪9g　金银花3g　白及3g　生姜3g

（2）临证应用：本方主治肺痈初溃，吐脓血。

（3）临证加减：初起，去黄芪、加防风；溃后脓血过多，加人参；溃久不敛，去炒葶苈子，加合欢皮。

（4）现代应用：本方现常用于肺癌等病症。

【使用注意】肺虚寒喘促、脾虚肿满者禁用，不宜过量，过量可引起心动过速、心律不齐等强心中毒症状。

【用量建议】按配方颗粒国家标准，每1g配方颗粒相当于饮片7.5g。《中国药典》饮片用量3g~10g。根据临床试点应用经验，建议临床饮片用量3g。

【参考】

1. 主要化学成分　葶苈子炒后可杀酶保苷，使芥子苷不被酶解，减少刺激性，且提高其煎出率。若炒制适中，其所含槲皮素、山柰酚、异鼠李素含量均有不同程度的升高。

2. 主要药理作用　炒葶苈子有显著的镇咳、祛痰作用，炒之太过则会使其疗效减低。

【按语】炒葶苈子药性缓和，免伤肺气。《中国药典》2020年版规定炒葶苈子饮片含槲皮素-3-O-β-D-葡萄糖-7-O-β-D-龙胆双糖苷不得少于0.080%。炒葶苈子配方颗粒国家标准含量控制指标与饮片化学成分相同。配方颗粒国家标准建立的特征图谱可实现葶苈子配方颗粒、炒葶苈子配方颗粒的专属性鉴别，保障临床用药调配准确。

罗汉果配方颗粒

【来源】本品为葫芦科植物罗汉果 *Siraitia grosvenorii*（Swingle）C.Jeffrey ex A. M. Lu et Z. Y. Zhang 的干燥果实，经晾数天后，低温干燥制成合格的饮片，并将此合格饮片按标准汤剂的主要质量指标，经水提、分离、浓缩、干燥、制粒而成的配方颗粒。

【含量指标】本品每 1g 含罗汉果皂苷 V（$C_{60}H_{102}O_{29}$）应为 13.5mg~33.0mg。

【性能功效】甘，凉。归肺、大肠经。清热润肺，利咽开音，滑肠通便。

【临床应用】

1.肺燥咳嗽——罗汉果玉竹冲剂（《卫生部药品标准中药成方制剂》）

（1）组成：罗汉果 9g 玉竹 6g

（2）临证应用：本方主治肺燥咳嗽。临床应用以咳嗽少痰，咽喉干痛为辨证要点。

（3）临证加减：咽喉干痛甚者，加桔梗、金银花、玄参。

（4）现代应用：本方现常用于治疗气管炎、咽喉炎、扁桃体炎、百日咳等。

2.肺热咳嗽——复方罗汉果止咳冲剂（《卫生部药品标准中药成方制剂》）

（1）组成：罗汉果 3g 桑白皮 1g 百部 2g 枇杷叶 6g 白前 1g 桔梗 1g

（2）临证应用：本方主治肺热，肺燥咳嗽证。临床应用以咳嗽、气粗，干咳，或痰少色黄，口咽干燥，舌质红，苔黄或少苔为辨证要点。

（3）临证加减：肺热甚者，加葶苈子、蒲公英、鱼腥草；热痰盛者，加浙贝母、瓜蒌皮、竹茹；口咽干燥者，加玄参、麦冬、天花粉。

（4）现代应用：本方现常用于治疗呼吸道感染、急慢性支气管炎发作等。

【使用注意】如脾胃虚寒者、4 岁以下儿童、对罗汉果过敏者、腹泻等人群不宜服用。

【用量建议】按配方颗粒国家标准，每 1g 配方颗粒相当于饮片 2.5g。《中国药典》饮片用量 9g~15g。根据临床试点应用经验，建议临床饮片用量 9g。

【参考】

1. 主要化学成分 罗汉果主要含有罗汉果皂苷，另含果糖、氨基酸、黄酮等。

2. 主要药理作用 罗汉果具有降血糖、降血脂、抗氧化、清除自由基、保肝，还有增强免疫、抗疲劳、抗缺氧、耐高温、抑菌等作用。

【按语】罗汉果为清热润肺，利咽开音，滑肠通便常用中药。《中国药典》2020 年版规定罗汉果药材含罗汉果皂苷Ⅴ不得少于 0.50%。罗汉果配方颗粒国家标准含量控制指标与药材成分相同。配方颗粒按规格折算后含量下限高于药材标准。就含量限度而言，罗汉果配方颗粒标准更符合汤剂用药实际。

矮地茶配方颗粒

【来源】本品为紫金牛科植物紫金牛 *Ardisia japonica*（Thunb.）Blume. 的干燥全草，经除去杂质，洗净，切段，干燥制成合格的饮片，并将此合格饮片按标准汤剂的主要质量指标，经水提、分离、浓缩、干燥、制粒而成的配方颗粒。

【含量指标】本品每 1g 含岩白菜素（$C_{14}H_{16}O_9$）应为 24.0mg~53.0mg，槲皮苷（$C_{21}H_{20}O_{11}$）应为 1.8mg~6.0mg。

【性能功效】辛、微苦，平。归肺、肝经。化痰止咳，清利湿热，活血化瘀。

【临床应用】

1. 咳嗽胸闷——如紫金牛酒（经验方）

（1）组成：矮地茶 15g 紫菀 5g 桔梗 3g

（2）临证应用：本方主治咳嗽痰多，胸闷不畅证。

（3）临证加减：热盛痰多者加胆南星、瓜蒌；寒盛痰多者，加用法半夏、陈皮、白前、皂荚。

（4）现代应用：本方现常用于治疗慢性气管炎，咳嗽痰多者。

2. 久咳不止——如复方矮地茶糖浆（《湖南省中成药规范》）

（1）组成：矮地茶 15g　铁包金 15g　金樱子 6g　岗梅 15g　沙参 5g

（2）临证应用：本方主治咳嗽剧烈，久咳不止。

（3）临证加减：热盛痰多者加胆南星、浙贝母、瓜蒌；寒盛痰多者，加用法半夏、陈皮、白前、皂荚。

（4）现代应用：本方现常用于治疗慢性及急性气管炎。

3. 肝胆湿热——如金钱利胆汤（张羹梅方）

（1）组成：矮地茶 15g　金钱草 15g　板蓝根 9g　枳壳 3g　柴胡 3g　赤芍 6g　大黄 3g　生甘草 2g　硝矾丸 5g

（2）临证应用：本方主治肝胆湿热证。临床应用以胁痛，寒热往来，厌油，口苦，便干尿赤，舌红苔黄腻，脉弦滑为辨证要点。

（3）临证加减：如见寒热往来、胸胁苦满、心烦喜呕等少阳证候者，加黄芩、龙胆草。

（4）现代应用：本方现常用于治疗胆囊炎、胆石症证属肝胆湿热者。

4. 痰热蕴肺——如清热镇咳糖浆（《中国药典》2020 年版）

（1）组成：矮地茶 15g　葶苈子 3g　鱼腥草 15g　荆芥 5g　知母 6g　前胡 3g　板栗壳 30g　浮海石 9g

（2）临证应用：本方主治痰热蕴肺所致咳嗽、痰黄症。

（3）临证加减：痰热较甚，咳黄脓痰，可加鲜竹沥、薏苡仁、冬瓜子；便秘，加大黄、芒硝；口干明显，舌红少津，加北沙参、麦冬、天花粉。

（4）现代应用：本方现常用于治疗感冒、咽炎等病。

5. 胃火炽盛——清胃方（《中华名中医治病囊秘 张镜人卷》）

（1）组成：矮地茶 15g　徐长卿 3g　旋覆花 3g　代赭石 9g　牡丹皮 6g　赤芍 6g　制香附 6g　延胡索 3g　连翘 6g　水炙甘草 2g

（2）临证应用：本方主治胃火炽盛。临床应用以多食易饥，反酸、烧心，大便干燥，胃火上炎引起口干、口苦、口臭、牙龈肿痛、口舌生疮等为辨证要点。

（3）临证加减：胃火炽盛之牙出血，加怀牛膝；大便秘结，加用大黄；口舌生疮，加用栀子、黄芩、淡竹叶等。

（4）现代应用：本方现常用于治疗慢性浅表性胃炎、牙龈炎、口腔溃疡等病。

【使用注意】体质虚寒者慎用。

【用量建议】按配方颗粒国家标准，每1g配方颗粒相当于饮片6g。《中国药典》饮片用量15g~30g。根据临床试点应用经验，建议临床饮片用量15g。

【参考】

1. 主要化学成分　矮地茶含岩白菜素和黄酮类，以及三萜皂苷类、酚类、多糖类、挥发油等。

2. 主要药理作用　矮地茶具有止咳、祛痰、护肝、凝血、抗炎、镇痛、抗菌、抗病毒等药理活性。

【按语】矮地茶为化痰止咳、清利湿热、活血化瘀药。《中国药典》2020年版规定矮地茶饮片含岩白菜素不得少于0.50%。矮地茶配方颗粒国家标准在饮片含量控制指标成分基础上增加了槲皮苷。就含量控制指标而言，配方颗粒标准更趋完善，临床疗效也应该更稳定、可控。

龙脷叶配方颗粒

【来源】本品为大戟科植物龙脷叶 *Sauropus spatulifolius* Beille 的干燥叶，经除去杂质制成合格的饮片，并将此合格饮片按标准汤剂的主要质量指标，经水提、分离、浓缩、干燥、制粒而成的配方颗粒。

【含量指标】本品每1g含山奈酚-3-*O*-龙胆二糖苷（$C_{27}H_{30}O_{16}$）应为0.38mg~1.40mg。

【性能功效】甘、淡，平。归肺、胃经。润肺止咳，通便。

【临床应用】

1. 痰火咳嗽——验方（《岭南采药录》）

（1）组成：龙脷叶 9g　猪肉适量

（2）临证应用：本方主治痰火咳嗽。

（3）临证加减：胃火炽盛之牙出血，加怀牛膝；大便秘结，加用酒大黄；口舌生疮，加用栀子、黄芩等。

（4）现代应用：本方现常用于治疗肺气肿，支气管哮喘等病症。

2. 咳痰气紧——验方（《常用中草药手册》）

（1）组成：龙脷叶 9g

（2）临证应用：常用于热痰壅肺，咳嗽喘急，胸闷气紧。

（3）临证加减：若胸闷气紧较甚者，可加瓜蒌、桑白皮、桔梗、前胡等；若痰中带血，可加白茅根、仙鹤草等。

（4）现代应用：本方现常用于治疗支气管炎、上呼吸道炎、支气管哮喘、咳血等病症。

【使用注意】孕妇、婴幼儿慎用。

【用量建议】按配方颗粒国家标准，每 1g 配方颗粒相当于饮片 2.5g。《中国药典》饮片用量 9g~15g。根据临床试点应用经验，建议临床饮片用量 9g。

【参考】

1. 主要化学成分　龙脷叶含有生物碱、甾醇、有机酸、黄酮、己糖衍生物等多种化学成分。

2. 主要药理作用　龙脷叶有抗炎镇痛、抗过敏、抗氧化、止咳祛痰等作用。

【按语】龙脷叶是润肺止咳，通便药。《中国药典》2020 年版规定龙脷叶药材含山柰酚 -3-O- 龙胆二糖苷不得少于 0.035%。龙脷叶配方颗粒含量控制指标与药材相同，并根据多批次标准汤剂质量特征制定指标成分含量限度，符合临床应用实际。

第十八章

安神药

本类药物具有安神定志的作用。适用于失眠，健忘，心悸，头晕，烦躁，胸闷等症。其中质重的矿物、介壳类药，称为重镇药；兼有滋养作用的植物药，称为养心药。

炮制对安神药的影响：重镇安神药多为矿石类和动物化石类，"国标"暂未公布或公示。养心药多属植物类或种仁类药物，多采用炒法、蜜炙法炮制，以改变部分药性，或降低副作用。

酸枣仁配方颗粒

【来源】 本品为鼠李科植物酸枣 *Ziziphus jujuba* Mill.var. *spinosa*（Bunge）Hu ex H.F.Chou 的干燥成熟种子，经除去残留核壳，捣碎制成合格的饮片，并将此合格饮片按标准汤剂的主要质量指标，经水提、分离、浓缩、干燥、制粒而成的配方颗粒。

【含量指标】 本品每 1g 含酸枣仁皂苷 A（$C_{58}H_{94}O_{26}$）应为 0.70mg~2.8mg，含斯皮诺素（$C_{28}H_{32}O_{15}$）应为 1.8mg~5.0mg。

【性能功效】 甘、酸，平。归肝、胆、心经。养心补肝，宁心安神，敛汗，生津。生用以养心安神，益肝肾为主。

【临床应用】

1. 虚烦不眠——如酸枣仁汤（《金匮要略》）

（1）组成：酸枣仁 10g　甘草 2g　知母 6g　茯苓 10g　川芎 3g

（2）临证应用：本方主治肝血不足，虚热扰神，症见心悸失眠，虚烦不安，头目眩晕，咽干口燥，舌红，脉弦细。

（3）临证加减：头痛头晕者，加天麻、白芍；心烦心慌，加栀子、麦冬；痰湿内阻，加法半夏、远志；气虚，加党参、黄芪；胁痛口苦，加郁金、柴胡；口燥咽干、舌红少苔，加生地黄、玄参。

（4）现代应用：本方现常用于治疗失眠、紧张性头痛、焦虑障碍、心悸、躁狂等病症。

2. 惊悸怔忡——如四物安神汤（《杂病源流犀烛》）

（1）组成：酸枣仁 10g　当归 6g　白芍 6g　生地黄 10g　熟地黄 7g　人参 3g　白术 6g　茯神 7g　炒黄连 2g　炒柏子仁 3g　麦冬 6g　竹茹 5g　大枣 6g　乌梅 6g

（2）临证应用：本方主治心血亏损，心悸怔忡。临床以心悸、心烦失眠，五心烦热，脉细数为辨证要点。

（3）临证加减：若心血亏损，以心悸、心烦失眠为甚者，可加五味子、丹参、合欢花；若五心烦热为甚者，可加知母、黄柏等。

（4）现代应用：本方现常用于治疗更年期综合征、神经衰弱等病症。

3. 目暗眩晕——如补肝汤（《医学六要》）

（1）组成：酸枣仁 6g　当归 6g　白芍 6g　熟地黄 9g　川芎 3g　炙甘草 2g　木瓜 6g

（2）临证应用：本方主治肝血不足，筋缓手足不能收持，目暗视物不清，舌质淡，脉弦细。以筋缓手足不能屈张、目暗、舌质淡、脉弦细为辨证要点。

（3）临证加减：见血虚者，加首乌、枸杞子；气虚，加黄芪、党参；肾虚，加菟丝子、川续断；肢体抽动，加全蝎、地龙。

（4）现代应用：本方现常用于治疗腓肠肌痉挛、末梢神经炎、肢体抽动症、颈椎病、小儿夜盲症、慢性肝炎、格林 - 巴利综合征、神经衰弱、失眠健忘等病症。

4. 精神痴呆——如变通十味温胆汤（《中医治法与方剂》）

（1）组成：酸枣仁 10g　橘络 9g　茯神 9g　半夏 3g　甘草 2g　枳实 3g　生地黄 10g　生远志 3g　石菖蒲 3g　竹沥 3 匙

（2）临证应用：本方主治精神痴呆症，忽悲忽喜，哭笑无常，惊悸失眠，精神痴呆，舌质淡，苔薄白腻，脉滑。以呆迷无知，哭笑无常，苔腻，脉滑为辨证要点。

（3）临证加减：舌苔滑腻，热象不显，卒然昏倒，可与白金丸同用。

（4）现代应用：本方现常用于治疗精神分裂症、假性痴呆、老年性痴呆、血管性痴呆之痰迷心窍证，也可以用于神经衰弱属痰浊内扰、心血不足者。

5. 癫痫——如滋阴宁神汤（《医学入门》）

（1）组成：酸枣仁 2g　当归 3g　川芎 3g　白芍 3g　熟地黄 3g　人参 3g　茯神 3g　白术 3g　远志 3g　甘草 2g　酒黄连 2g

（2）临证应用：本方主治癫痫，不时晕倒，搐搦痰壅证。

（3）临证加减：有痰，加南星；心肾不交者，加肉桂；恐惧、忧虑，加甘麦大枣汤。

（4）现代应用：本方现常用于治疗癫痫。

【**使用注意**】有实邪郁火及患有滑泄症者不宜使用，脾虚泄泻者慎用。

【**用量建议**】按配方颗粒国家标准，每 1g 配方颗粒相当于饮片 4g。《中国药典》饮片用量 10g~15g。根据临床试点应用经验，建议临床饮片用量10g。

【**参考**】

1. 主要化学成分　酸枣仁主要含三萜皂苷类成分：酸枣仁皂苷 A、B 等；生物碱类成分：荷叶碱，欧鼠李叶碱，原荷叶碱，去甲异紫堇定碱，右旋衡州乌药碱等；黄酮类成分：斯皮诺素，当药素等。

2. 主要药理作用　酸枣仁具有催眠、镇静、降体温作用，能改善心肌缺血、提高耐缺氧能力、降血压、降血脂、增强免疫功能、抗血小板聚集、抗肿瘤等作用。

【**按语**】酸枣仁生用养心安神，敛汗。《中国药典》2020 年版规定酸枣仁饮片含酸枣仁皂苷 A 不得少于 0.030%；含斯皮诺素不得少于 0.080%。酸枣仁配方颗粒国家标准含量检测指标与饮片一致，并根据多批次标准汤剂质量特征制定指标成分含量限度，就含量检测限度而言，配方颗粒标准符合临床应用实际。

炒酸枣仁配方颗粒

【来源】 本品为鼠李科植物酸枣 *Ziziphus jujuba* Mill. var. *spinosa* （Bunge）Hu ex H.F.Chou 的干燥成熟种子，经除去残留核壳，用文火炒至鼓起，色微变深，取出，放凉捣碎制成合格的饮片，并将此合格饮片按标准汤剂的主要质量指标，经水提、分离、浓缩、干燥、制粒而成的配方颗粒。

【含量指标】 本品每 1g 含酸枣仁皂苷 A（$C_{58}H_{94}O_{26}$）应为 1.0mg~3.2mg，含斯皮诺素（$C_{28}H_{32}O_{15}$）应为 2.0mg~5.5 mg。

【性能功效】 甘、酸，平。归肝、胆、心经。生酸枣仁与炒酸枣仁功用基本相同，均有宁心安神作用。但炒后质脆，易于煎出和粉碎，宜入温补剂，且可增强治虚烦不眠，养心敛汗之功。

【临床应用】

1. 虚烦不眠——如养心汤（《仁斋直指方论》）

（1）组成：炒酸枣仁 10g　炙黄芪 9g　茯苓 10g　茯神 9g　半夏 3g　当归 6g　川芎 3g　制远志 3g　辣桂 1g　柏子仁 3g　北五味子 2g　人参 3g　炙甘草 2g

（2）临证应用：本方为治疗气血不足，心神不宁之代表方。以神思恍惚，惊悸易惊，失眠健忘，舌淡脉细为辨证要点。

（3）临证加减：若兼心烦口渴，手足心热者，可加生地黄、麦冬、枸杞子等；若善悲欲哭，忧愁抑郁者，可加合欢皮、白芍、郁金等。

（4）现代应用：本方现常用于治疗冠心病、心绞痛、病毒性心肌炎、心律失常所致心悸、怔忡、失眠证属气血不足、心神失养者。

2. 心悸失眠——如天王补心丹（《校注妇人良方》）

（1）组成：炒酸枣仁 9g　丹参 5g　人参 3g　茯苓 5g　玄参 5g　桔梗 3g　远志 3g　酒当归 6g　五味子 2g　麦冬 6g　天冬 6g　柏子仁 3g　生地黄 10g

（2）临证应用：本方为滋阴清热安神的代表方，以心悸失眠，梦遗健忘，舌红少苔，脉细数为辨证要点。

（3）临证加减：若失眠较重者，加龙骨、磁石等，以增强安神之功，或加龙眼肉、夜交藤也可；心悸较甚者，加磁石、龙齿；血虚严重者，加何首乌、白芍。

（4）现代应用：本方现常用于治疗神经衰弱、精神分裂症、心脏病、甲状腺功能亢进等属阴亏血少者。

【使用注意】有实邪郁火及患有滑泄症者不宜使用，脾虚泄泻者慎用。

【用量建议】按配方颗粒国家标准，每1g配方颗粒相当于饮片4g。《中国药典》饮片用量10g~15g。根据临床试点应用经验，建议临床饮片用量10g。

【参考】

1. **主要化学成分**　酸枣仁适度炒制对酸枣仁皂苷A、B和黄酮类等有效成分无影响，炮制得当，粉碎应用，有利于药效成分煎出，增强药效。

2. **主要药理作用**　酸枣仁生、炒品均有镇静安眠作用，二者无明显差异。但酸枣仁久炒油枯后，镇静安眠作用减弱。

【按语】酸枣仁炒后宁心安神作用增强。《中国药典》2020年版规定炒酸枣仁饮片含酸枣仁皂苷A不得少于0.030%；含斯皮诺素不得少于0.080%。炒酸枣仁配方颗粒国家标准的含量检测指标与其饮片一致，配方颗粒按规格折算后含量下限与饮片标准相当。就质量标准而言，酸枣仁配方颗粒与炒酸枣仁配方颗粒浸出物限度和含量限度有一定差异，这可能与加热炮制有关。利用两者差异性，实现了酸枣仁与炒酸枣仁配方颗粒的区别，保证临床用药调配的准确性。

首乌藤配方颗粒

【来源】本品为蓼科植物何首乌 *Polygonum multiflorum* Thunb. 的干燥藤茎，经除去杂质，洗净，切段，干燥制成合格的饮片，并将此合格饮片按标准汤剂的主要质量指标，经水提、分离、浓缩、干燥、制粒而成的配方颗粒。

【含量指标】本品每 1g 含大黄素 ($C_{15}H_{10}O_5$) 应为 0.32mg~5.00mg。每 1g 含 2,3,5,4'- 四羟基二苯乙烯 -2-O-β-D- 葡萄糖苷（$C_{20}H_{22}O_9$）应为 15.0mg~80.0mg。

【性能功效】甘，平。归心、肝经。养血安神，祛风通络。

【临床应用】

1. 心烦不寐——如鳖甲养阴煎（《中医妇科治疗学》）

（1）组成：首乌藤 9g　鳖甲 9g　龟甲 9g　干地黄 9g　枸杞 6g　麦冬 6g　杭白芍 6g　地骨皮 9g　茯神 9g　牡丹皮 6g

（2）临证应用：本方主治人阴虚血亏，经闭不行证。临床应用以两颧色红，潮热盗汗，心烦不寐，手心热，口干唇红，苔薄而黄，脉细数为辨证要点。

（3）临证加减：虚劳者，可加柴胡、青蒿、生地黄、知母、乌梅，减干地黄、枸杞、杭白芍。

（4）现代应用：本方现常用于治疗多种原因引起的肝脾肿大、子宫肌瘤、卵巢囊肿及其他胸腹腔肿瘤。

2. 彻夜不寐——如甲乙归藏汤（《医醇剩义》）

（1）组成：夜交藤 9g　珍珠母 10g　龙齿 6g　归身 6g　丹参 6g　柏子仁 3g　夜合花 5g　柴胡 3g　薄荷 3g　生地黄 10g　白芍 6g　沉香 1g　红枣 6g

（2）临证应用：本方主治身无他苦，饮食如常，惟彻夜不寐，间日轻重，如发疟然，起伏而又延久不愈，左关独弦数，余部平平者。

（3）临证加减：伴肝阳上亢可加龙骨、牡蛎。尚可与甘麦大枣汤合用来治疗脑血管疾病所致的情绪或精神障碍。

（4）现代应用：本方现常用于治疗不寐，还可治疗郁证。

【使用注意】躁狂属实火者忌用。

【用量建议】按配方颗粒国家标准，每 1g 配方颗粒相当于饮片 6g。《中国药典》饮片用量 9g~15g。根据临床试点应用经验，建议临床饮片用量

9g。

【参考】

1. 主要化学成分 首乌藤主含蒽醌类化合物，有大黄素、大黄酚、大黄素甲醚，β- 谷甾醇等。

2. 主要药理作用 首乌藤具有镇静催眠作用；还有降血脂、抗动脉粥样硬化、促进免疫作用。

【按语】 首乌藤为养血安神的常用药。《中国药典》2020 年版规定首乌藤饮片含 2,3,5,4'- 四羟基二苯乙烯 -2-O-β-D- 葡萄糖苷不得少于 0.20%。首乌藤配方颗粒国家标准在饮片基础上增加了大黄素含量质量控制项，且配方颗粒按规格折算后 2,3,5,4'- 四羟基二苯乙烯 -2-O-β-D- 葡萄糖苷含量下限高于饮片标准。就含量指标控制而言，配方颗粒标准更趋完善。

灵芝（赤芝）配方颗粒

【来源】 本品为多孔菌科真菌赤芝 *Ganoderma lucidum*（Leyss. ex Fr.）Karst. 的干燥子实体，经除去杂质，切厚块或小块，或切碎，低温烘干制成合格的饮片，并将此合格饮片按标准汤剂的主要质量指标，经水提、分离、浓缩、干燥、制粒而成的配方颗粒。

【含量指标】 本品每 1g 含灵芝酸 A（$C_{30}H_{42}O_7$）应为 3.0mg~9.0mg。

【性能功效】 甘，平。归心、肺、肝、肾经。补气安神，止咳平喘。

【临床应用】

1. 失眠心悸——如灵乌二仁膏（《医方新解》）

（1）组成：灵芝 6g　首乌 3g　核桃仁 5g　薏苡仁 5g

（2）临证应用：本方主治肝肾阴虚，精血亏损，症见头晕头痛，失眠多梦，心悸健忘，大便不畅，或兼咳喘。

（3）临证加减：若头晕头痛，失眠多梦较甚者，可加天麻、钩藤、丹参、酸枣仁等；若大便不畅者，可加火麻仁、生地黄、山楂等。

（4）现代应用：本方现常用于治疗高血压痛，冠心病、脑动脉硬化症、脂肪肝及高胆固醇血症。

2. 虚劳短气——紫芝丸 (《圣济总录》)

（1）组成：紫芝 6g　山芋 5g　炮天雄 3g　炒柏子仁 3g　麸炒枳实 3g　巴戟天 3g　白茯苓 5g　人参 3g　生地黄 9g　麦冬 6g　炒五味子 2g　炒半夏 3g　牡丹皮 6g　炮附子 3g　蓼实 3g　远志 3g　泽泻 6g　炒瓜子仁 15g

（2）临证应用：主治虚劳短气，胸胁苦伤，唇口干燥，手足逆冷，或有烦躁，目视不明，腹内时痛。

（3）临证加减：虚劳短气，胸胁苦伤较甚者，可加黄芪、当归、厚朴，并将瓜子仁，换成瓜蒌；若目视不明者，可加枸杞、菊花、谷精草。

（4）现代应用：本方现常用于治疗各种虚劳的短气懒言，或心脏传导阻滞等病。

【使用注意】实证及外感初起者忌用。

【用量建议】按配方颗粒国家标准，每 1g 配方颗粒相当于饮片 12.5g。《中国药典》饮片用量 6g~12g。根据临床试点应用经验，建议临床饮片用量 6g。

【参考】

1. 主要化学成分　灵芝主要含多糖：葡聚糖 A~G，灵芝多糖；三萜类成分：灵芝酸、齐墩果酸等；生物碱类成分：甜菜碱，灵芝碱甲，灵芝碱乙；甾醇类成分：麦角甾醇，麦角甾醇棕榈酸酯等；核苷类成分以及多种氨基酸、多肽、有机酸等。

2. 主要药理作用　灵芝多糖具有免疫调节、降血糖、降血脂、抗氧化、抗衰老及抗肿瘤作用；三萜类化合物能净化血液，保护肝；此外，灵芝还有抗凝血、抑制血小板聚集及抗过敏作用。

【按语】灵芝为补气安神的常用药。《中国药典》2020 年版规定灵芝药材含灵芝多糖以无水葡萄糖计，不得少于 0.90%；含三萜及甾醇以齐墩果酸计，不得少于 0.50%。由于灵芝多糖不具备专属性，且三萜及甾醇在水中不易溶出，灵芝配方颗粒国家标准根据标准汤剂多批次质量特征，将灵芝酸 A 作为含量检测指标成分并制定含量限度，既能体现汤剂的物质基础，且更为符合临床用药实际。

合欢皮配方颗粒

【来源】本品为豆科植物合欢 *Albizia julibrissin* Durazz. 的干燥树皮，经除去杂质，洗净，润透，切丝或块，干燥制成合格的饮片，并将此合格饮片按标准汤剂的主要质量指标，经水提、分离、浓缩、干燥、制粒而成的配方颗粒。

【含量指标】本品每 1g 含（–）- 丁香树脂酚 -4-*O*-β-D- 呋喃芹糖基 -（1 → 2）-β-D- 吡喃葡萄糖苷（$C_{33}H_{44}O_{17}$）应为 3.0mg~9.0mg。

【性能功效】甘，平。归心、肝、肺经。解郁安神，活血消肿。

【临床应用】

1. 痰扰心神——如温胆汤加减（《中国中医药报》胡思荣方）

（1）组成：合欢皮 6g 陈皮 3g 半夏 3g 茯苓 10g 炙甘草 2g 枳实 3g 竹茹 5g 厚朴 3g 浙贝母 5g 鳖甲 9g 酸枣仁 10g 远志 3g 生牡蛎 9g 桃仁 5g 红花 2g 焦山楂 9g

（2）临证应用：本方主治心肝火旺、痰扰心神所致的失眠。

（3）临证加减：失眠、急躁为主，可加用柏子仁、礞石等；以心悸胸闷为主，则可加用瓜蒌、薤白等。

（4）现代应用：本方现常用于治疗乳腺结节、甲状腺 Ⅱ 度肿大（甲亢）等证属痰瘀气滞型。

2. 肺痈日久——如合欢饮（《景岳全书》）

（1）组成：合欢皮 6g 白蔹 5g

（2）临证应用：本方主治肺痈久不愈证。

（3）临证加减：正气亏虚者，加黄芪、太子参、北沙参；脾虚食少便溏者，加白术、山药、茯苓；有低热者，加青蒿、功劳叶、地骨皮、白薇等。

（4）现代应用：本方现常用于治疗支气管扩张合并感染、肺脓肿等病日久不愈者。

中药配方颗粒临床应用

3. 肺痈——如黄昏汤（《备急千金要方》）

（1）组成：合欢皮 6g

（2）临证应用：本方主治肺痈证。

（3）临证加减：正气亏虚者，加黄芪、太子参、北沙参；溃处不敛者，加白蔹、阿胶；脾虚食少便溏者，加白术、山药、茯苓；有低热者，加青蒿、功劳叶、地骨皮、白薇等。

（4）现代应用：本方现常用于治疗支气管扩张合并感染、肺脓肿等病日久不愈者。

【使用注意】胃炎患者慎服合欢皮，风热自汗、外感不眠者禁服合欢皮。

【用量建议】按配方颗粒国家标准，每 1g 配方颗粒相当于饮片 10g。《中国药典》饮片用量 6g~12g。根据临床试点应用经验，建议临床饮片用量 6g。

【参考】

1. 主要化学成分 合欢皮主要含有三萜类、木脂素、黄酮、甾醇等多种化学成分。

2. 主要药理作用 合欢皮水煎液提取物能催眠，对妊娠子宫能增强其节律性收缩，并有终止妊娠、抗早孕效应；另有增强免疫功能及抗肿瘤作用。

【按语】合欢皮为解郁安神，活血消肿常用药。《中国药典》2020 年版规定合欢皮饮片含（-）-丁香树脂酚-4-O-β-D-呋喃芹糖基-（1→2）-β-D-吡喃葡萄糖苷不得少于 0.030%。合欢皮配方颗粒国家标准含量控制指标与饮片含量检测指标相同，配方颗粒按规格折算后含量下限与饮片标准一致。就含量指标限度而言，合欢皮配方颗粒根据多批次标准汤剂质量特征制定，符合临床应用实际。

合欢花（合欢花）配方颗粒

【来源】本品为豆科植物合欢 Albizia julibrissin Durazz. 的干燥花序，经除去杂质及残留的叶片及枝梗制成合格的饮片，并将此合格饮片按标准汤剂的主要质量指标，经水提、分离、浓缩、干燥、制粒而成的配方颗粒。

【含量指标】本品每 1g 含槲皮苷（$C_{21}H_{20}O_{11}$）应为 11.0mg ~30.0mg。

【性能功效】甘，平。归心、肝经。解郁安神。

【临床应用】

1. 失眠多梦——如安眠汤（《临证医案医方》）

（1）组成：合欢花 5g 夜交藤 9g 炒枣仁 10g 龙齿 9g 茯神 9g 麦冬 6g 石斛 6g 珍珠母 10g 白芍 6g 夏枯草 9g 朱砂 0.1g 琥珀 2g

（2）临证应用：本方主治失眠，梦多，头昏，头胀，舌质红，脉细数。

（3）临证加减：若失眠，头昏较甚者，可加钩藤、天麻；梦多者，可加黄连、肉桂等。

（4）现代应用：本方现常用于治疗失眠症，焦虑症。

2. 心神不安——如琥珀合欢白芍汤（《名医名方录》）

（1）组成：合欢花 5g 琥珀 1g 白芍 6g

（2）临证应用：本方主治心神不安而产生失眠、多梦、神疲、舌红或淡红、脉细弱或细数诸症。

（3）临证加减：肝虚有热之虚烦不眠与酸枣仁汤合用；热病后期，热邪未尽，阴液已伤者与黄连阿胶汤合用；心肾不足，阴虚阳亢失眠、心悸、健忘、口燥咽干、舌红无苔者，加生地黄、柏子仁等养心滋肾之品。

（4）现代应用：本方现常用于治疗失眠、神经衰弱。

3. 忧郁失眠——如解郁合欢汤（《医醇剩义》）

（1）组成：合欢花 5g 郁金 3g 沉香 1g 当归 6g 白芍 3g 丹参 6g 柏仁 3g 山栀子 4.5g 柴胡 3g 薄荷 3g 茯神 6g 大枣 6g 橘饼 12g

（2）临证应用：本方主治所欲不遂，郁极火生，心烦意乱，身热而躁。

（3）临证加减：若心烦意乱，身热而躁等症较突出者，可加香附、北沙参、五味子、地骨皮。

（4）现代应用：本方现常用于治疗抑郁症。

【使用注意】阴虚津伤者慎用。

【用量建议】按配方颗粒国家标准，每1g配方颗粒相当于饮片4g。《中国药典》饮片用量5g~10g。根据临床试点应用经验，建议临床饮片用量5g。

【参考】

1. 主要化学成分　合欢花主含黄酮类、挥发油类、三萜皂苷类、甾体类及鞣质类等成分。

2. 主要药理作用　合欢花具有抗焦虑、抗抑郁、镇静催眠、保肝、抗氧化和抗肥胖等多种作用。

【按语】合欢花为解郁安神的常用药。《中国药典》2020年版规定合欢花药材含槲皮苷不得少于1.0%。合欢花（合欢花）配方颗粒国家标准与药材含量标准检测指标一致，合欢花（合欢花）配方颗粒指标成分含量限度以多批次标准汤剂质量特征而定，符合传统汤剂的物质基础。

远志（远志）配方颗粒

【来源】本品为远志科植物远志 *Polygala tenuifolia* Willd. 的干燥根，经抽去木心，除去杂质，略洗，润透，切段，干燥制成合格的饮片，并将此合格饮片按标准汤剂的主要质量指标，经水提、分离、浓缩、干燥、制粒而成的配方颗粒。

【含量指标】本品每1g含细叶远志皂苷（$C_{36}H_{56}O_{12}$）应为15.0mg~40.0mg，远志𠮩酮Ⅲ（$C_{25}H_{28}O_{15}$）应为0.40mg~2.50mg，3,6'-二芥子酰基蔗糖（$C_{34}H_{42}O_{19}$）应为5.0mg~15.0mg。

【性能功效】苦、辛，温。归心、肾、肺经。安神益智，交通心肾，祛痰，消肿。生用味麻，有小毒，戟人咽喉，多外用，以消肿为主。

【临床应用】

痈疽发背——如远志汤（《刘涓子鬼遗方》）

（1）组成：远志 3g　当归 3g　炙甘草 2g　桂心 1g　川芎 3g　黄芪 9g　人参 3g　麦冬 6g　茯苓 6g　干地黄 6g　生姜 3g　大枣 6g

（2）临证应用：本方主治痈疽，发背、乳痈，大去脓后，虚惙少气欲死。

（3）临证加减：若痈疽，发背流脓者，可加金银花、蒲公英、紫花地丁等。

（4）现代应用：本方现常用于治疗疖、痈、毛囊炎、皮脂腺囊肿等疾病。

【使用注意】凡实热或痰火内盛者，以及有胃溃疡或胃炎者慎用。

【用量建议】按配方颗粒国家标准，每 1g 配方颗粒相当于饮片 2.4g。《中国药典》饮片用量 3g~10g。根据临床试点应用经验，建议临床饮片用量 3g。

【参考】

1. 主要化学成分　远志主含皂苷类、山酮类、寡糖酯类、生物碱等成分。

2. 主要药理作用　远志具有镇静、催眠及抗惊厥作用。尚有抗衰老、神经保护、抗抑郁、抗炎、抗病毒、抗肿瘤、抗氧化、抗心律失常等作用。

【按语】远志生品有小毒，刺激性较强，能戟人咽喉，多外用，以解毒消肿为主，内服较少。《中国药典》2020 年版规定远志饮片含细叶远志皂苷不得少于 2.0%；含远志山酮Ⅲ不得少于 0.15%，含 3,6'- 二芥子酰基蔗糖不得少于 0.50%。远志配方颗粒国家标准与其饮片含量测定检测指标一致，并根据多批次标准汤剂制定指标成分含量限度。就含量控制指标限度而言，配方颗粒标准符合临床汤剂用药实际。

制远志（远志）配方颗粒

【来源】本品为远志科植物远志 *Polygala tenuifolia* Willd. 的干燥根，

经取甘草，加适量水煎汤，去渣，加入净远志，用文火煮至汤吸尽，取出，干燥制成合格的饮片，并将此合格饮片按标准汤剂的主要质量指标，经水提、分离、浓缩、干燥、制粒而成的配方颗粒。

【含量指标】本品每 1g 含细叶远志皂苷（$C_{36}H_{56}O_{12}$）应为 19.0mg~36.0mg，远志叫酮Ⅲ（$C_{25}H_{28}O_{15}$）应为 0.6mg~1.4mg，含 3,6'- 二芥子酰基蔗糖（$C_{34}H_{42}O_{19}$）应为 5.0mg~11.0mg。

【性能功效】苦、辛，温。归心、肾、肺经。经甘草水制后，能减其苦燥之性，消除麻味，防止刺喉，以安神益智为主。

【临床应用】

1. 失眠健忘——如不忘散（《备急千金要方》）

（1）组成：制远志 3g　菖蒲 3g　茯苓 10g　茯神 9g　人参 3g

（2）临证应用：本方主治健忘，气血不足，心悸怔忡，失眠健忘，耳鸣耳聋，头晕目眩，少气懒言，神疲乏力，食少纳呆等。

（3）临证加减：若失眠健忘者，可加酸枣仁、益智仁；耳鸣耳聋，头晕目眩，可加磁石、五味子、菊花、枸杞。

（4）现代应用：本方现常用于治疗健忘者及认知障碍等病症。

2. 痫证——如补心宁志丸（《先醒斋医学广笔记》）

（1）组成：制远志 3g　天竺黄 3g　沉香 1g　酒天冬 6g　酒白芍 6g　白茯神 9g　麦冬 6g　炙甘草 2g　旋覆花 3g　苏子 3g　醋香附 6g　姜半夏 3g　炒皂角荚 1g

（2）临证应用：本方是治疗痫证的基础方。临床以精神不振，心悸失眠，虚烦不宁，舌质淡，苔白腻，脉细滑为辨证要点。

（3）临证加减：若痫证，卒然昏倒，口吐白沫者，可加白矾、郁金、石菖蒲等。

（4）现代应用：本方现常用于治疗癫痫失神发作、精神运动性发作、癫痫性精神障碍以及精神分裂症、抑郁症等病症。

3. 舌强不语——如解语丹（《永类钤方》）

（1）组成：制远志 3g　白附子 3g　石菖蒲 3g　天麻 3g　全蝎 3g　羌活 3g　僵蚕 5g　木香 3g　胆南星 3g

（2）临证应用：本方主治心脾中风，痰阻廉泉，舌强不语，半身不遂。

（3）临证加减：若心脾中风，后遗症较突出者，可加黄芪、地龙、桃仁、红花等。

（4）现代应用：本方现常用于治疗肢体无力、感觉障碍，以及言语不清等症状的脑梗死、脑出血患者。

【使用注意】凡实热或痰火内盛者，以及有胃溃疡或胃炎者慎用。

【用量建议】按配方颗粒国家标准，每 1g 配方颗粒相当于饮片 2.3g。《中国药典》饮片用量 3g~10g。根据临床试点应用经验，建议临床饮片用量 3g。

【参考】

1. **主要化学成分** 甘草水制远志可增加远志皂苷的煎出量。

2. **主要药理作用** 制远志有镇静安神、镇咳化痰、益智抗痴呆的作用，在神经保护方面制远志优于生远志。临床多用甘草制远志，目的是为了减轻远志对胃肠的刺激。

【按语】制远志既能缓和其苦燥之性，又能消除刺喉感，以安神益智为主。《中国药典》2020 年版规定制远志饮片含远志𠮿酮Ⅲ不得少于 0.10%，含 3,6'- 二芥子酰基蔗糖不得少于 0.30%。含细叶远志皂苷不得少于 2.0%。制远志配方颗粒含量控制指标与饮片一致。制远志配方颗粒国家标准建立的薄层鉴别方法可实现远志、制远志配方颗粒的专属性鉴别，保障临床用药调配准确。

第十九章

平肝息风药

本类药物具有平肝潜阳，息风止痉的作用。适用于肝阳上亢，头目眩晕，及肝风内动，惊痫抽搐等病症。

炮制对平肝息风药的影响：经炒制炮制后质地酥脆，降低毒性，易于粉碎和煎出，充分发挥药效。

蒺藜配方颗粒

【来源】本品为蒺藜科植物蒺藜 *Tribulus terrestris* L. 的干燥成熟果实，经除去杂质制成合格饮片，并将合格饮片按标准汤剂的主要质量指标，经水提、分离、浓缩、干燥、制粒而成的配方颗粒。

【含量指标】本品每 1g 含蒺藜总皂苷以蒺藜苷元（$C_{27}H_{38}O_4$）计应为 10.0mg~30.0mg，含蒺藜皂苷 D（$C_{50}H_{80}O_{23}$）应为 0.37mg~1.26mg。

【性能功效】辛、苦，微温；有小毒。归肝经。平肝解郁，活血祛风，明目，止痒。生品有小毒，味辛，性升而散，以疏肝经风邪为主，但不易去刺和煎出。

【临床应用】

1.肝阳上亢——如八味降压汤（来春茂方）

（1）组成：蒺藜 6g　紫丹参 10g　怀牛膝 5g　夏枯草 9g　牡丹皮 6g　马兜铃 3g　钩藤 3g　代赭石 9g

（2）临证应用：本方主治肝经热盛，痰浊中阻。

（3）临证加减：失眠、烦躁者，加炒枣仁、夜交藤、栀子；便稀苔腻、手足肿胀者，加半夏、白术、泽泻；上热下寒、舌红口干、面热、足冷，加黄连、肉桂。

（4）现代应用：本方现常用于治疗原发性高血压病、肾性高血压以及更年期综合征，心脏神经官能症等。

2. 风疹瘙痒——如当归饮子（《重订严氏济生方》）

（1）组成：蒺藜 6g　当归 6g　白芍 6g　川芎 3g　生地黄 10g　防风 5g　荆芥穗 5g　何首乌 3g　黄芪 9g　炙甘草 2g

（2）临证应用：本方主治心血凝滞，内蕴风热，皮肤遍身疮疥，或肿或痒，或脓水浸淫，或发赤疹瘙瘤，舌淡，苔白，脉濡细或细涩。

（3）临证加减：气虚，加党参、白术；阴虚，加牡丹皮、党参；湿热甚，加土茯苓、黄芩；寒湿甚，加吴茱萸、肉桂；血瘀者，加赤芍、丹参。

（4）现代应用：本方现常用于治疗瘙痒症、湿疹、荨麻疹、老年性紫癜等病症。

【使用注意】孕妇慎用。

【用量建议】按配方颗粒国家标准，每 1g 配方颗粒相当于饮片 6g。《中国药典》饮片用量 6g~10g。根据临床试点应用经验，建议临床饮片用量 6g。

【参考】

1. 主要化学成分　蒺藜主含甾体、皂苷、黄酮、生物碱、木脂素酰胺和肉桂酸酰胺、多糖、萜类、甾醇类、脂肪酸类、氨基酸类以及无机盐等成分。

2. 主要药理作用　蒺藜具有降血脂、降血糖、降血压、抗肿瘤、抗炎、抗菌、抗衰老、保护视网膜神经节细胞等作用。

【按语】蒺藜生用味辛，性升而散，长于疏肝经风邪。常用于风热目赤，风疹瘙痒，白癜风等。《中国药典》2020 年版规定蒺藜饮片含蒺藜总皂苷以蒺藜苷元计，不得少于 1.0%。蒺藜配方颗粒国家标准在检测蒺藜总皂苷的基础上，增加了蒺藜皂苷 D 含量质量控制指标。就含量指标控制而言，配方颗粒标准较饮片更完善，临床疗效应该更可控。

炒蒺藜配方颗粒

【来源】本品为蒺藜科植物蒺藜 *Tribulus terrestris* L. 的干燥成熟果实，经除去杂质后，用文火炒至微黄色取出，碾去刺，筛去刺屑制成合格饮片，并将此合格饮片按标准汤剂的主要质量指标，经水提、分离、浓缩、干燥、制粒而成的配方颗粒。

【含量指标】本品每 1g 含蒺藜总皂苷以蒺藜苷元（$C_{17}H_{38}O_4$）计，应为 10.0mg~30.0mg，含蒺藜皂苷 D（$C_{50}H_{80}O_{23}$）应为 0.3mg~2.0mg。

【性能功效】辛、苦，微温；有小毒。归肝经。炒后缓和药性，易于去刺和粉碎，长于平肝潜阳，疏肝解郁。

【临床应用】

1. 风热翳膜——如八味还睛散（《世医得效方》）

（1）组成：炒蒺藜 6g　防风 5g　炙甘草 2g　木贼 3g　炒山栀6g　炒草决明 9g　炒青葙子 1g　蝉蜕 1g

（2）临证应用：本方主治肝肺风热所致滑翳，有如水银珠子，但微含黄色，不疼不痛，无泪，遮绕瞳仁。涩翳，微如赤色，或聚或开，两旁微光，瞳仁上如凝脂色，时复涩痛，而无泪出。

（3）临证加减：肝肺风热者，加龙胆、黄连。

（4）现代应用：本方现用于肝肺一切风热翳膜，及肾风热，或睛忽痛如针刺，或小儿疳眼，初起涩痛，久则生疮、翳肿，泪出难开，一切肝风及泻痢后虚热上行，不可点者。

2. 目赤肿痛——如蒺藜汤（《医学心悟》）

（1）组成：炒蒺藜 4.5g　羌活 2.1g　防风 2.1g　炙甘草 1.5g　荆芥3g　赤芍 3g　葱白（连须用）2 段

（2）临证应用：本方养肝疏风。主治目暴赤肿痛。

（3）临证加减：若伤煎、炒、炙煿之物，加连翘、山楂、黄连；若伤酒，加葛根。

（4）现代应用：本方现常用于治疗目赤肿痛、视物昏花、风疹瘙痒等。

3. 风热上冲——如草龙胆散《太平惠民和剂局方》

（1）组成：炒蒺藜子 6g　草龙胆 3g　赤芍 6g　炙甘草 2g　羌活 3g　防风 5g　菊花 5g　茯苓 10g

（2）临证应用：本方主治风热上冲，眼暴赤肿痛，睛疼连眶，睑眦赤烂，瘀肉侵睛，时多热泪。

（3）临证加减：痛甚，加青葙子、乳香、蝉蜕、青皮、谷精草。

（4）现代应用：本方现常用于治疗久视损伤眼力，或风砂尘入眼涩痛，致成内外障翳。

【使用注意】孕妇慎用。

【用量建议】按配方颗粒国家标准，每 1g 配方颗粒相当于饮片 6.5g。《中国药典》饮片用量 6g~10g。根据临床试点应用经验，建议临床饮片用量 6g。

【参考】

1. 主要化学成分　蒺藜炒后总皂苷下降，皂苷类成分中的替告皂苷元和黄酮类成分中异鼠李素、苜蓿素的含量增加。

2. 主要药理作用　炒蒺藜对于肝病的疗效明显增强。

【按语】炒蒺藜辛散之性减弱，长于平肝潜阳，疏肝解郁。炒蒺藜配方颗粒国家标准采用蒺藜总皂苷和蒺藜皂苷 D 含量作为质量控制项。就含量指标控制而言，配方颗粒标准较饮片更完善，临床疗效应该更可控。根据多批次标准汤剂，蒺藜配方颗粒与炒蒺藜配方颗粒在制成量和含量限度有一定差异，利用其差异，实现二者区别，保障临床用药调配的准确性。

罗布麻叶配方颗粒

【来源】本品为夹竹桃科植物罗布麻 *Apocynum venetum* L. 的干燥叶，经除去枝梗等杂质，筛去灰屑制成合格饮片，并将此合格饮片按标准汤剂的主要质量指标，经水提、分离、浓缩、干燥、制粒而成的配方颗粒。

【含量指标】本品每 1g 含金丝桃苷（$C_{21}H_{20}O_{12}$）应为 5.5mg~10.0mg。

【性能功效】甘、苦，凉。归肝经。平肝安神，清热利水。

【临床应用】

1. 高血压——如罗己降压片（《国家中成药标准汇编》）

（1）组成：罗布麻叶 4g　防己 3g　野菊花 3g

（2）临证应用：本方平肝、清热、降压，主治肝火上扰所致高血压病症。

（3）临证加减：症见头晕目眩者，加用石决明、川芎、天麻、钩藤、刺蒺藜等；心烦少眠者，加用夜交藤、酸枣仁、柏子仁等。

（4）现代应用：本方现常用于治疗高血压病。

2. 肝火上扰证——如罗黄降压片（《卫生部药品标准中药成方制剂》）

（1）组成：罗布麻叶 6g　菊花 5g　决明子 9g　熟大黄 3g　当药 6g　丹参 10g　川芎 3g　槐米 5g　葛根 10g　山楂 9g　牛膝 5g　地黄 10g　牛黄 0.15g　冰片 0.15g

（2）临证应用：本方清肝降火，活血化瘀。主治肝火上炎证，症见头晕目眩，心烦少眠，大便秘结。

（3）临证加减：心烦少眠者，加用柏子仁、酸枣仁；头晕目眩甚，加用青葙子、刺蒺藜、钩藤等。

（4）现代应用：本方现常用于治疗肝火上炎引起高血压、心血管病等。

3. 肝阳上扰证——如复方罗布麻冲剂（《卫生部药品标准
**　　中药成方制剂》）**

（1）组成：罗布麻叶 6g　菊花 5g　山楂 9g

（2）临证应用：本方清热、平肝、安神。主治肝阳上扰引起的失眠、心悸、头晕等症。

（3）临证加减：目赤干涩，加用青葙子、桑叶、刺蒺藜；头痛眩晕，加用钩藤、天麻、石决明等；虚烦失眠者，加用夜交藤、酸枣仁、知母等。

（4）现代应用：本方现常用于治疗高血压、神经衰弱引起的头晕，心悸，失眠等症。

4. 肥胖——如轻身消胖丸（《卫生部药品标准中药成方制剂》）

（1）组成：罗布麻叶 6g　泽泻 6g　麸炒白术 6g　薏苡仁 9g　芒硝 6g　防己 5g　海藻 6g　当归 6g　川芎 3g　茶叶 3g　大黄 3g　麻黄 2g　玫瑰花 3g　茯苓 10g　滑石 10g　山楂 9g　黄芪 9g　荷梗 3g　木香 3g

（2）临证应用：本方益气、利湿、降脂、消胖。主治脾虚痰湿者，症见形体肥胖、精神乏力、胃纳不佳、时感胸脘胀满、痰多、肢体沉重、舌淡白苔腻、脉濡细。

（3）临证加减：痰湿化热，症见心烦少寐、纳少便秘者，酌加竹茹、浙贝母、黄芩、黄连、瓜蒌仁等；痰湿郁久，痰瘀交阻，酌加桃仁、赤芍、丹参、泽兰等。

（4）现代应用：本方现常用于治疗单纯性肥胖症等症。

5. 肝风上扰——如罗布麻茶（《中国药典》）

（1）组成：罗布麻叶 6g

（2）临证应用：本方平肝安神，清热利水。主治肝肾不足，肝风上扰，症见眩晕，心悸失眠，浮肿尿少。

（3）临证加减：若头晕目眩，兼失眠多梦，腰膝酸软，五心烦热等，合用杞菊地黄丸。

（4）现代应用：本方现常用于治疗神经衰弱、肾炎、高血压病等症。

【使用注意】药性寒凉，脾虚慢惊慎用。

【用量建议】按配方颗粒国家标准，每 1g 配方颗粒相当于饮片 4g。《中国药典》饮片用量 6g~12g。根据临床试点应用经验，建议临床饮片用量 6g。

【参考】

1. **主要化学成分**　罗布麻叶含有黄酮类、挥发油类、鞣质、长链脂肪酸酯、酸类、醇类、低分子有机酸类、甾体类、糖类、烷类、氨基酸类、矿物质类等成分。

2. **主要药理作用**　罗布麻叶具有抗焦虑、抗抑郁、降血压、降血脂、抗氧化、利尿、抗衰老等作用。

【按语】罗布麻叶为平肝安神，清热利水的中药，使用历史不长。《中国药典》2020 年版规定罗布麻叶药材含金丝桃苷不得少于 0.30%。罗布麻叶配方颗粒国家标准与药材含量指标成分相同，但含量高低有所差异，罗布麻叶配方颗粒指标成分含量限度由多批次标准汤剂数据而定，符合传统汤剂的物质基础，临床疗效应该与饮片相当。

地龙（参环毛蚓）配方颗粒

【来源】本品为钜蚓科动物参环毛蚓 *Pheretima aspergillum*（E.Perrier）的干燥体，经除去杂质，洗净，切段，干燥制成合格饮片，并将此合格饮片按标准汤剂的主要质量指标，经水提、分离、浓缩、干燥、制粒而成的配方颗粒。

【含量指标】本品每 1g 含肌苷（$C_{10}H_{12}N_4O_5$）应为 3.5mg~15.0mg，色氨酸（$C_{11}H_{12}N_2O_2$）应为 0.45mg~1.5mg。

【性能功效】咸，寒。归肝、脾、膀胱经。清热定惊，通络，平喘，利尿。

【临床应用】

1. 半身不遂——如补阳还五汤（《医林改错》）

（1）组成：地龙 3g　黄芪 9g　当归尾 6g　赤芍 5g　川芎 3g　红花 3g　桃仁 3g

（2）临证应用：本方既是益气活血法的代表方，又是治疗中风后遗症的常用方。临床应用以半身不遂，口眼歪斜，舌暗淡，苔白，脉缓无力为辨证要点。

（3）临证加减：若初得半身不遂，可加防风、秦艽；脾胃虚弱可见乏力食少，可加党参、白术；痰多，可加制半夏、天竺黄；舌窍阻滞而见语言不利，可加石菖蒲、郁金、远志。

（4）现代应用：本方现常用于治疗脑梗死、脑血栓形成、脑动脉硬化症等见气虚血瘀证者。加减后还可用于血管神经性头痛、血管性痴呆、坐骨神经痛、椎动脉型颈椎病、腰椎间盘突出症、外伤性不全性截瘫、慢性肾衰竭、冠心病等。

2. 寒湿痹痛——如小活络丹（《太平惠民和剂局方》）

（1）组成：地龙 5g 制川乌 1.5g 制草乌 1.5g 制天南星 3g 乳香 3g 没药 3g

（2）临证应用：本方为治疗风寒湿痰瘀血，留滞经络而致痹证或中风的常用方。临床应用以肢体筋脉挛痛，关节屈伸不利，舌淡紫，苔白为辨证要点。

（3）临证加减：若见疼痛游走不定者，加防风、秦艽；腰腿沉重而痛者，加苍术、防己；肢节冷痛为主者，可加肉桂，并重用川乌、草乌。

（4）现代应用：本方现常用于治疗慢性风湿性关节炎、类风湿关节炎、坐骨神经痛、急性软组织挫伤、骨质增生症以及中风后遗症等属风湿痰瘀交阻于经络者。

【使用注意】脾胃素弱，或无实热之证者忌用。

【用量建议】按配方颗粒国家标准，每 1g 配方颗粒相当于饮片 4g。《中国药典》饮片用量 5g~10g。根据临床试点应用经验，建议临床饮片用量 5g。

【参考】

1. 主要化学成分 地龙含有多种化学成分，如蛋白质及多肽（如脂类蛋白、钙调素结合蛋白等）、氨基酸（含有 8 种人体必需氨基酸，如谷氨酸、丙氨酸、赖氨酸等）、核苷酸（次黄嘌呤、腺嘌呤等）、脂类、酶类、微量元素等。

2. 主要药理作用 地龙有抗凝血、溶血栓的双重作用，还有镇静、抗惊厥、止咳平喘、解热、抗菌、抗氧化作用。

【按语】地龙生品长于清热定惊，通络，平喘，利尿，但生品有腥气，多入煎剂。《中国药典》2020 年版未建立地龙饮片指标成分含量测定，地龙配方颗粒国家标准根据标准汤剂主要质量指标，以肌苷、色氨酸为含量质量控制项。就含量指标控制而言，地龙配方颗粒标准优于其饮片，临床疗效会更稳定、可靠。

钩藤（钩藤）配方颗粒

【来源】本品为茜草科植物钩藤 *Uncaria rhynchophylla*（Miq.）Miq. ex Havil. 的干燥带钩茎枝，经除去杂质，洗净，稍润，切段，干燥制成合格饮片，并将此合格饮片按标准汤剂的主要质量指标，经水提、分离、浓缩、干燥、制粒而成的配方颗粒。

【含量指标】本品每 1g 含去氢钩藤碱（$C_{22}H_{26}N_2O_4$）、异去氢钩藤碱（$C_{22}H_{26}N_2O_4$）、钩藤碱（$C_{22}H_{28}N_2O_4$）和异钩藤碱（$C_{22}H_{28}N_2O_4$）的总量应为 1.0mg~4.5mg。

【性能功效】甘，凉。归肝、心包经。息风定惊，清热平肝。

【临床应用】

1. 痉挛抽搐——如羚角钩藤汤（《重订通俗伤寒论》）

（1）组成：钩藤 3g　羚角片 1g　桑叶 6g　川贝母 3g　鲜生地黄 12g　菊花 5g　茯神木 6g　白芍 6g　甘草 2g

（2）临证应用：本方主治热盛动风、肝风内动，为"凉肝息风、增液舒筋之良方"。临床应用以高热抽搐、舌干绛、脉弦数为辨证要点。

（3）临证加减：若见热盛烦躁，加石膏、知母；热盛舌绛，加大量水牛角粉、赤芍、牡丹皮、大青叶；邪热内闭，神志昏迷，配紫雪丹、安宫牛黄丸；高热不退，耗伤津液甚者，加麦冬、玄参、石斛、阿胶等；神昏痰鸣者，加天竺黄、姜汁；抽搐甚者，加全蝎、蜈蚣、僵蚕、蝉蜕等；高血压病头昏目眩之属肝阳上亢者，加牛膝、蒺藜。

（4）现代应用：本方现常用于治疗中风、视网膜病变、高热惊厥、高血压病、子痫、乙型脑炎、支气管肺炎、偏头痛等病症。

2. 妊娠子痫——如钩藤汤（《何氏济生论》）

（1）组成：钩藤 3g　当归 3g　茯神 3g　桑寄生 3g　人参 3g　苦桔梗 3g

（2）临证应用：本方主治妊娠子痫，症见妊娠后出现头晕、目眩、烦热、少寐、心悸、浮肿等，病情轻者见烦躁不安，间或突然仆倒，甚至昏迷，口吐白沫，四肢抽搐，须臾自平，间隔一段时间复有发作。

（3）临证加减：若见胎动不安，加菟丝子、川续断；颜面潮红、心悸烦躁者，加生地黄、白芍；见红（出血）者，加阿胶、艾炭；若痫证已有发生，可去人参、当归；如面赤、烦热、舌绛、脉数者，可加黄连、黄芩、牡丹皮；如头痛、眩晕、肝阳上亢明显者，可加菊花、僵蚕、石决明、草决明；如心悸、少寐、烦躁者，可加麦冬、远志、石菖蒲、玄参；如见浮肿，可加泽泻、茯苓皮；如头目昏重，痰热蒙蔽心窍者，可加天竺黄、胆南星；若烦热，加石膏、栀子、淡豆豉。

（4）现代应用：本方现常用于治疗妊娠子痫、先兆子痫、妊娠高血压。

3. 虚风内动——如阿胶鸡子黄汤（《通俗伤寒论》）

（1）组成：双钩藤 3g　陈阿胶（烊冲）3g　生白芍 6g　石决明 6g　生地黄 10g　清炙草 2g　牡蛎 9g　络石藤 6g　茯神木 6g　鸡子黄 1 枚

（2）临证应用：本方主治邪热久羁，阴血不足，虚风内动证。筋脉拘急，手足瘛疭，心烦不寐或头目眩晕，舌绛少苔，脉细数。

（3）临证加减：如筋脉拘急、肢体抽搐等动风证者，加生龟甲、生鳖甲、生龙骨。

（4）现代应用：本方现常用于治疗凡属邪热伤阴，血虚风动所致的乙型脑炎、病毒性脑膜炎等病症。

【使用注意】脾胃虚寒，慢惊风者慎用，无火者勿服。

【用量建议】按配方颗粒国家标准，每 1g 配方颗粒相当于饮片 8g。《中国药典》饮片用量 3g~12g。根据临床试点应用经验，建议临床饮片用量 3g。

【参考】

1. 主要化学成分　钩藤主要含有吲哚类生物碱，如钩藤碱、异钩藤碱、去氢钩藤碱、异去氢钩藤碱等。此外尚含有三萜类成分、黄酮类成分以及东莨菪素、β- 谷甾醇、乌苏酸等。

2. 主要药理作用　钩藤有镇静、抗癫痫、降血压等多种药理作用。

【按语】钩藤为息风定惊，清热平肝的常用药。《中国药典》2020 年版钩藤未建立指标成分含量测定，钩藤（钩藤）配方颗粒国家标准根据标准汤剂主要质量指标增加了去氢钩藤碱、异去氢钩藤碱、钩藤碱和异钩藤碱的总量为质量控制项。就含量指标控制而言，钩藤配方颗粒标准较其饮片更加完善。

天麻配方颗粒

【来源】本品为兰科植物天麻 *Gastrodia elata* Bl. 的干燥块茎，经洗净，润透或蒸软，切薄片，干燥制成合格饮片，并将此合格饮片按标准汤剂的主要质量指标，经水提、分离、浓缩、干燥、制粒而成的配方颗粒。

【含量指标】本品每 1g 含天麻素（$C_{13}H_{18}O_7$）、对羟基苯甲醇（$C_7H_8O_2$）、巴利森苷 E（$C_{19}H_{24}O_{13}$）、巴利森苷 B（$C_{32}H_{40}O_{19}$）、巴利森苷 C（$C_{32}H_{40}O_{19}$）和巴利森苷（$C_{45}H_{56}O_{25}$）的总量应为 43.0mg~80.0mg。

【性能功效】甘，平。归肝经。息风止痉，平抑肝阳，祛风通络。

【临床应用】

1.破伤风——如玉真散（《外科正宗》）

（1）组成：天麻 3g　天南星 3g　防风 5g　白芷 3g　羌活 3g　白附子 3g

（2）临证应用：本方为治疗破伤风之常用方。临床应用以创伤史，牙关紧急，身体强直，角弓反张，脉弦紧为辨证要点。

（3）临证加减：若体虚者，加当归、黄芪；若流泪多者，加桑叶、菊花；若瘀滞明显者，加川芎、丹参；若素体肝旺者，加白芍、牡丹皮；若患侧面肌抽搐者，加僵蚕、地龙。

（4）现代应用：本方现常用于治疗帕金森病、慢性滑膜炎、肩关节炎、面神经麻痹；还可以用于带下病、狂犬病、跌打损伤、肌筋膜炎等病症。

2.惊痫抽搐——如沉香天麻汤（《卫生宝鉴》）

（1）组成：天麻 3g　沉香 1g　制川乌 6g　益智仁 3g　炙甘草 2g　姜屑 4.5g　独活 3g　羌活 3g　黑附子 9g　半夏 3g　防风 5g　当归 4.5g

（2）临证应用：本方主治小儿因恐惧发搐，痰涎壅盛，目多白睛，项背强急，喉中有声，行步动作，神思如痴，脉沉弦而急。

（3）临证加减：若虚甚者，加人参。

（4）现代应用：本方现常用于治疗癫痫。

3. 头痛眩晕——如天麻钩藤饮（《中医内科杂病证治新义》）

（1）组成：钩藤（后下）3g　天麻 3g　生决明（先煎）18g　山栀 9g　黄芩 3g　川牛膝 5g　杜仲 6g　益母草 9g　桑寄生 9g　夜交藤 9g　朱茯神 9g

（2）临证应用：本方是治疗肝阳偏亢，肝风上扰的常用方。临床应用以头痛，眩晕，失眠，舌红苔黄，脉弦为辨证要点。

（3）临证加减：眩晕头痛剧者，加菊花、龙骨、牡蛎等；若肝火盛，口苦面赤，心烦易怒，加龙胆草、夏枯草；脉弦而细者，宜加生地黄、枸杞子、何首乌。

（4）现代应用：本方现常用于治疗高血压病、急性脑血管病、内耳性眩晕等属于肝阳上亢，肝风上扰者。

4. 头晕目眩——如半夏白术天麻汤（《医学心悟》）

（1）组成：天麻 3g　半夏 3g　茯苓 6g　橘红 3g　白术 6g　甘草 2g

（2）临证应用：本方为治风痰眩晕、头痛的常用方。临床应用以眩晕头痛，舌苔白腻，脉弦滑为辨证要点。

（3）临证加减：若湿痰偏盛，舌苔白滑者，加泽泻、桂枝；若肝阳偏亢者，加代赭石、钩藤。

（4）现代应用：本方现常用于治疗耳源性眩晕、神经性呕吐、风痰头痛、脑血栓形成、癫痫、甲状腺囊肿、突发性耳聋、食管贲门失弛缓症、鼻窦炎、原发性高血压、癔症性失明等病症，辨证属风痰上扰型者。

5. 头晕目眩——如天麻半夏汤（《卫生宝鉴》）

（1）组成：天麻 3g　半夏 3g　橘皮 2g　柴胡 2g　黄芩（酒制，炒）2g　甘草 2g　白茯苓 2g　前胡 1g　黄连 1g

（2）临证应用：本方主治风痰内作，胸膈不利，头眩眼黑，兀兀欲吐，上热下寒，不得安卧。

中药配方颗粒
临床应用

（3）临证加减：若湿痰偏盛，舌苔白滑者，加泽泻、桂枝；肝阳偏亢者，加代赭石、钩藤、白芍。

（4）现代应用：本方现常用于治疗呼吸道感染或者是伤风感冒，由于身体的抵抗力下降，病毒侵袭身体出现病毒性感冒或者流感。

【使用注意】凡见津液衰少、血虚、阴虚者，均慎用。

【用量建议】按配方颗粒国家标准，每1g配方颗粒相当于饮片4g。《中国药典》饮片用量3g~10g。根据临床试点应用经验，建议临床饮片用量3g。

【参考】

1. 主要化学成分　天麻含酚类及其苷、有机酸类、甾醇类以及多糖类化合物，还含有多种氨基酸以及人体所需的微量元素。

2. 主要药理作用　天麻具有镇静、催眠、抗惊厥、抗焦虑、降血压、降血脂、抗血凝、抗血栓、增强免疫、抗肿瘤、抗眩晕、抑菌、改善学习记忆、抗衰老、镇痛等作用。

【按语】天麻蒸制主要是为了便于软化切片，同时使酶灭活，有利于保存苷类成分。天麻为息风止痉，平抑肝阳，祛风通络的常用药。《中国药典》2020年版规定天麻饮片以含天麻素和对羟基苯甲醇的总量不得少于0.25%。天麻配方颗粒国家标准以天麻素、对羟基苯甲醇、巴利森苷E、巴利森苷B、巴利森苷C和巴利森苷的总量为含量检测指标，就含量指标控制而言，天麻配方颗粒标准较其饮片更加完善。

僵蚕配方颗粒

【来源】本品为蚕蛾科昆虫家蚕 *Bombyx mori* Linnaeus 4~5龄的幼虫感染（或人工接种）白僵菌 *Beauveria bassiana*（Bals.）Vuillant 而致死的干燥体，除去杂质及残丝，洗净，晒干制成合格的饮片，并将此合格饮片按标准汤剂的主要质量指标，经水提、分离、浓缩、干燥、制粒而成的配方颗粒。

【含量指标】本品每1g含腺嘌呤（$C_5H_5N_5$）和腺苷（$C_{10}H_{13}N_5O_4$）

的 总量应为 0.75mg~2.0mg；含 1-脱氧野尻霉素（$C_6H_{13}NO_4$）应为 0.5mg~1.6mg。

【性能功效】咸、辛，平。归肝、肺、胃经。息风止痉，祛风止痛，化痰散结。生僵蚕辛散之力较强，药力较猛。

【临床应用】

1. 惊痫抽搐——如牵正散（《杨氏家藏方》）

（1）组成：僵蚕 3g　白附子 3g　全蝎 3g

（2）临证应用：本方主治风中头面经络证。症见口眼㖞斜，或面肌抽动，舌淡红，苔白。

（3）临证加减：初起风邪重者，宜加羌活、防风、白芷等；病久不愈者，酌加蜈蚣、地龙、天麻、桃仁、红花等。

（4）现代应用：本方现常用于治疗颜面神经麻痹、三叉神经痛、偏头痛等属于风痰阻络者。

2. 急慢惊风——如千金散（《寿世保元》）

（1）组成：僵蚕 5g　全蝎 3g　牛黄 0.15g　朱砂 0.1g　冰片 0.15g　黄连 2g　胆南星 3g　天麻 3g　甘草 2g

（2）临证应用：本方主治痰热咳喘，急慢惊风。

（3）临证加减：如小儿风痰喘急，喘嗽惊悸，加用广陈皮、川贝母、紫苏子、人参。

（4）现代应用：本方现常用于治疗乙型脑炎、流行性脑脊髓膜炎、破伤风、癫痫等病症；也可用于钩端螺旋体病、夏令感冒或流行性感冒，症属暑湿而见惊厥、昏迷、头痛、嗜睡者。

【使用注意】本品心虚不宁、血虚生风者不建议服用。产后余痛、非风寒者不宜使用。

【用量建议】按配方颗粒国家标准，僵蚕每 1g 配方颗粒相当于饮片 3g。《中国药典》饮片用量 5g~10g。根据临床试点应用经验，建议临床饮片用量 5g。

【参考】

1. 主要化学成分　僵蚕含蛋白质 67.44%，脂肪 4.38%。脂肪中主要含有棕榈酸、油酸、亚油酸、少量硬脂酸、棕榈油酸和 α- 亚麻酸。尚含17 种氨基酸，以甘氨酸含量最高，丙氨酸、丝氨酸及酪氨酸的含量亦较高。含 18 种元素，其中钙、磷，镁含量高，另含铁、锌、铜、锰、铬、镍 6 种人体必需微量元素。

2. 主要药理作用　僵蚕有催眠、抗惊厥、抗凝、降血糖、抑菌、抑制肿瘤等药理活性。

【按语】僵蚕为息风止痉，祛风止痛，化痰散结的常用药。生僵蚕辛散之力较强，药力较猛，易致呕吐。《中国药典》2020 年版僵蚕饮片未建立含量检测指标。僵蚕配方颗粒国家标准根据多批次标准汤剂质量特征增加了腺嘌呤和腺苷的总量和 1- 脱氧野尻霉素的含量控制项。僵蚕配方颗粒国家标准在薄层鉴别、【特征图谱】项下以对照药材、对照品参照物，建立薄层鉴别、高效液相色谱 - 质谱鉴别、特征图谱方法，实现配方颗粒的定性鉴别，避免调配误差。就含量指标控制而言，配方颗粒标准更趋合理。

炒僵蚕配方颗粒

【来源】本品为蚕蛾科昆虫家蚕 *Bombyx mori* Linnaeus 4~5 龄的幼虫感染（或人工接种）白僵菌 *Beauveria bassiana*（Bals.）Vuillant 而致死的干燥体，先将炒制容器用中火加热至撒入麦麸即刻烟起，均匀撒入麦麸，投入净僵蚕，炒至僵蚕表面黄色时，取出，筛去麦麸，晾凉，制成合格饮片，并将此合格饮片按标准汤剂的主要质量指标，经水提、分离、浓缩、干燥、制粒而成的配方颗粒。

【含量指标】本品每 1g 含腺嘌呤（$C_5H_5N_5$）和腺苷（$C_{10}H_{13}N_5O_4$）的总量应为 0.55mg~1.8mg；含 1- 脱氧野尻霉素（$C_6H_{13}NO_4$）应为 0.6mg~2.0mg。

【性能功效】咸、辛，平。归肝、肺、胃经。炒后疏风解表之力稍减，长于化痰散结。

【临床应用】

1. 咽喉肿痛——如六味汤（《喉科指掌》）

（1）组成：炒僵蚕 5g　桔梗 3g　生甘草 2g　荆芥穗 5g　薄荷 3g　防风 5g

（2）临证应用：本方主治喉症初起，不论红白，皆可加减应用。以风热上壅，咽痛喉痹，中风发音，语音不出为辨证要点。

（3）临证加减：如伏寒喉痹，加苏叶、细辛、柴胡、海浮石；背寒加羌活，胃热加葛根；喉痈等化脓性疾病，则在寒热虚实辨证的基础上加当归尾、皂角刺等。

（4）现代应用：本方现常用于治疗慢性咽炎、慢性支气管炎、咳嗽。

2. 痰热久咳——如八风丹（《圣济总录》）

（1）组成：炒白僵蚕 5g　炮白附子 3g　滑石 10g　天麻 3g　龙脑 0.3g　人工麝香 0.03g　清半夏 3g　寒水石 10g

（2）临证应用：本方主治诸风及痰热上攻证，以头痛面赤，头晕目眩，鼻塞咽干，颈项不利，痰唾稠浊，神情如醉，百节疼痛，耳啸蝉鸣，面上游风，口眼蠕动为辨证要点。

（3）临证加减：若风中经络，语言不清，手足麻痹者，可加桃仁、地龙等。

（4）现代应用：本方现常用于治疗中风、半身不遂、手足麻痹、言语不清、口眼歪斜等。

【使用注意】 阴虚火旺、体虚体弱、心神不宁者慎用。孕妇慎用。

【用量建议】 按配方颗粒国家标准，炒僵蚕每 1g 配方颗粒相当于饮片 3g。《中国药典》饮片用量 5g~10g。根据临床试点应用经验，建议临床饮片用量 5g。

【参考】

1. 主要化学成分　僵蚕主含蛋白多肽类、氨基酸及二肽类、黄酮类、核苷类、有机酸类、类脂类、甾体类、无机盐等成分。研究表明，炮制后杂质和总灰分明显降低，生成小分子寡肽类物质，部分蛋白质被降解。

2. 主要药理作用　僵蚕有抗惊厥、抗凝血、抗血栓、抗癌、抗菌、降血糖、神经营养与保护等药理作用。

【按语】僵蚕炒后疏风解表之力稍减，长于化痰散结，并避免不良气味。《中国药典》2020 年版炒僵蚕饮片无含量检测指标。炒僵蚕配方颗粒国家标准根据多批次标准汤剂质量特征增加了腺嘌呤、腺苷的总量和 1- 脱氧野尻霉素的含量作为质量控制项。就含量指标控制而言，配方颗粒标准更加严格。国家标准建立的薄层鉴别、高效液相色谱 - 质谱鉴别、特征图谱方法、含量指标能够实现僵蚕、炒僵蚕配方颗粒的区别，保证临床用药调配的准确性。

第二十章

补虚药

本类药物具有滋补强壮的作用，适用于气血阴阳不足等证。根据药物的性质又分为：补气、补血、补阴、补阳等四类。

补气药：适用于气虚引起的气短，言语无力，自汗，腹泻，子宫脱垂等。补气药多用蜜炙或炒制。药物经蜜炙后能增强其补中益气的作用。药物经麸炒制后，多散发出固有的香气，可增强启脾开胃作用，并防止气机壅滞之弊。

补血药：适用于血虚引起的眩晕，面色萎黄，口唇指甲苍白，心悸，月经不调等。补血药多用酒炙，酒能通行血脉，酒炙后能增强药物补血，活血及调经的作用。

补阴药：适用于阴虚津液不足引起的干咳，口渴，发热，盗汗等。补阴药多用蒸制。蒸制后可改变药性，消除部分药物的麻味而导致的副作用，并增强其滋阴补肾的作用。

补阳药：适用于肾阳虚引起的腰痛，肢冷畏寒，阳痿，遗精，尿频或遗尿等。补阳药多用盐炙或酒炙。因补阳药多辛燥，食盐有润燥作用，药物经盐炙后，又避免耗气伤阴之虑，同时可引药入肾。酒辛甘大热，能宣行药势，经盐或酒炙后，能增强药物补肾壮阳的作用。

补虚药含多糖等黏液性成分较多，制成量多偏高，尽管按《中国药典》的最低量开具其饮片用量的建议，仍然存在患者服用困难的问题，建议临床医生斟酌其饮片用量。

人参配方颗粒

【来源】本品为五加科植物人参 *Panax ginseng* C.A.Mey. 的干燥根和根茎，经润透，切薄片，干燥制成合格的饮片，并将此合格饮片按标准汤剂的主要质量指标，经水提、分离、浓缩、干燥、制粒而成的配方颗粒。

【含量指标】本品每 1g 含人参皂苷 Rg_1（$C_{42}H_{72}O_{14}$）和人参皂苷 Re（$C_{48}H_{82}O_{18}$）的总量应为 4.5mg~12.0mg；含人参皂苷 Rb_1（$C_{54}H_{92}O_{23}$）应为 3.2mg~9.5mg。

【性能功效】甘、微苦，微温。归脾、肺、心、肾经。大补元气，复脉固脱，补脾益肺，生津养血，安神益智。

【临床应用】

1. 气虚欲脱——如生脉散（《医学启源》）

（1）组成：人参 3g　麦冬 6g　五味子 2g

（2）临证应用：本方主治温热、暑热，耗气伤阴证，以汗多神疲，体倦乏力，气短懒言，咽干口渴，舌干红少苔，脉虚数；久咳伤肺，气阴两虚证，干咳少痰，短气自汗，口干舌燥，脉虚细为辨证要点。

（3）临证加减：若属阴虚有热者，可用西洋参代替；病情急重者，全方用量宜加重。

（4）现代应用：本方现常用于治疗冠心病心绞痛、慢性心力衰竭、扩张型心肌病、缺血性中风、非小细胞肺癌等心血管系统、呼吸系统疾病，以及急危重病属气阴两虚者。

2. 肢冷脉微——如参附汤（《妇人良方大全》）

（1）组成：人参 3g　炮附子 3g

（2）临证应用：本方为回阳救逆、益气固脱之要方。临床应用时凡大病虚极欲脱，产后或月经暴崩，或痈疡久溃，血脱亡阳等，均可用本方救治。但一俟阳气来复，病情稳定，便当辨证论治，不可多服，免纯阳之品过剂，反致助火伤阴耗血。

（3）临证加减：本方去附子，名"独参汤"，治大汗淋漓，呼吸微弱，面色苍白，脉微细者；去人参，加黄芪，名"芪附汤"，治阳虚自汗；去人参，加白术，名"术附汤"，治寒湿相搏，肢体重痛。若休克、心衰而肢冷汗多，脉微欲绝者，加生龙骨、生牡蛎、白芍、炙甘草等。

（4）现代应用：本方现常用于治疗休克、慢性心力衰竭合并低血压、病态窦房结综合征、新生儿硬肿症、婴幼儿哮喘等病症。

3. 肺肾两虚——如人参蛤蚧散（《博济方》）

（1）组成：人参 3g　蛤蚧 3g　茯苓 6g　知母 6g　川贝母 3g　桑白皮 6g　炙甘草 2g　苦杏仁 5g

（2）临证应用：本方主治肺肾气虚、痰热内蕴咳喘证。以咳嗽气喘、呼多吸少、声音低怯、痰稠色黄、或咳吐脓血、胸中烦热、身体羸瘦、或遍身浮肿、脉浮虚为辨证要点。

（3）临证加减：若无明显热象者，可减去桑白皮、知母；若咳吐脓血或痰中带血者，可加白茅根、地榆炭、侧柏炭等。

（4）现代应用：本方现常用于治疗哮喘、慢性阻塞性肺疾病等肺系病症。

4. 脾虚夹湿——如参苓白术散（《太平惠民和剂局方》）

（1）组成：人参 3g　莲子 5g　薏苡仁 9g　砂仁 3g　桔梗 3g　白扁豆 8g　茯苓 10g　甘草 2g　白术 6g　山药 10g

（2）临证应用：本方主治脾虚夹湿证。以食少纳差、胸脘痞闷、或吐或泻、面色萎黄、形瘦乏力、舌淡苔白腻、脉虚缓为辨证要点。

（3）临证加减：若兼中焦虚寒而腹痛喜得温按者，加干姜、肉桂等以温中祛寒止痛；若咯痰色白量多，加半夏、陈皮以燥湿化痰。

（4）现代应用：本方现常用于治疗慢性胃肠炎、贫血、慢性支气管炎、慢性肾炎以及妇女带下清稀量多等病属脾虚湿盛者。

5. 阳痿宫冷——如龟鹿二仙胶（《医便》）

（1）组成：人参 3g　鹿角 6g　龟甲 9g　枸杞子 6g

（2）临证应用：本方主治真元虚损，精血不足证。以全身瘦削，阳痿遗精，两目昏花，腰膝酸软，久不孕育为辨证要点。

（3）临证加减：若兼有眩晕者，加杭菊花、明天麻；遗精频作者，加金櫻子、山茱萸。

（4）现代应用：本方现常用于治疗重症贫血症、老年性痴呆、男性精液异常等病症。

【使用注意】不宜与藜芦、五灵脂同用。

【用量建议】按配方颗粒国家标准，每1g配方颗粒相当于饮片2.5g。《中国药典》饮片用量3g~9g。根据临床试点应用经验，建议临床饮片用量3g。

【参考】

1. 主要化学成分　人参主要含有人参皂苷Ro、Ra、Rb、Re、Rg等多种三萜皂苷类成分，以及多糖、挥发油、氨基酸、有机酸、黄酮类、维生素类和微量元素等成分。

2. 主要药理作用　人参能调节中枢神经系统兴奋过程和抑制过程的平衡，还有改善脑组织代谢、抗心律失常、保护心肌、降血脂、抗动脉硬化、扩张血管、增强造血功能等作用。

【按语】生晒参性较平和，不温不燥，偏于补气养阴，宜于气阴两虚之证，以清补为佳。《中国药典》2020年版人参饮片含人参皂苷Rg$_1$和人参皂苷Re的总量不得少于0.27%，人参皂苷Rb$_1$不得少于0.18%。人参配方颗粒国家标准与其饮片含量检测指标成分一致，含量高低有所差异，人参配方颗粒指标成分含量限度由多批次标准汤剂数据而定，符合传统汤剂的物质基础，应该不会影响临床疗效。

西洋参配方颗粒

【来源】本品为五加科植物西洋参 *Panax quinquefolium* L. 的干燥根，经去芦，润透，切薄片，干燥制成合格的饮片，并将此合格饮片按标准汤剂的主要质量指标，经水提、分离、浓缩、干燥、制粒而成的配方颗粒。

【含量指标】本品每1g含人参皂苷Rg1（C$_{42}$H$_{72}$O$_{14}$）、人参皂苷Re（C$_{48}$H$_{82}$O$_{18}$）和人参皂苷Rb1（C$_{54}$H$_{92}$O$_{23}$）的总量应为41.0mg~72.0mg。

【性能功效】甘、微苦，凉。归心、肺、肾经。补气养阴，清热生津。

【临床应用】

1. 气阴两虚——如保元养心汤（《中国中医药报》袁海波方）

（1）组成：西洋参 3g　黄芪 9g　麦冬 6g　五味子 2g　黄精 9g　赤芍 6g　川芎 3g　丹参 10g　檀香 2g　砂仁 3g　桂枝 3g　炙甘草 2g

（2）临证应用：本方适用于气阴两虚兼血瘀证的胸痹。

（3）临证加减：心悸怔忡、阴虚痰热明显者，可选加前胡、栝楼、川贝母、沙参、花粉、百合、生地黄、竹沥等，或配以黄连温胆汤以清痰热。

（4）现代应用：本方现常用于治疗冠心病心绞痛等。

2. 气虚津伤——如清暑益气汤（《温热经纬》）

（1）组成：西洋参 3g　石斛 15g　麦冬 6g　黄连 2g　淡竹叶 6g　荷梗 3g　知母 6g　甘草 2g　粳米 9g　西瓜翠衣 9g

（2）临证应用：本方为治夏月感暑，气阴两伤常用方。

（3）临证加减：如果夹有湿浊，舌苔白腻者，可去麦冬、知母，加广藿香、六一散、草豆蔻；小儿夏季热，可去黄连、知母，加地骨皮、白薇。

（4）现代应用：本方现常用于治疗中暑、小儿夏季热等属暑热气阴不足者。

【使用注意】中阳虚衰、寒湿中阻及气郁化火等一切实证、火郁之证均忌服。不宜与藜芦同用。

【用量建议】按配方颗粒国家标准，每 1g 配方颗粒相当于饮片 2g。《中国药典》饮片用量 3g~6g。根据临床试点应用经验，建议临床饮片用量 3g。

【参考】

1. 主要化学成分　西洋参主含西洋参皂苷-R，多种人参皂苷、多种挥发性成分、树脂、淀粉、糖类及氨基酸、无机盐、微量元素、胡萝卜苷等。

2. 主要药理作用　西洋参具有增强免疫、增强非特异性抵抗力、降血糖、降血脂、改善血液指标等作用。

【按语】西洋参为补气养阴，清热生津的首选药。《中国药典》2020 年版规定西洋参饮片含人参皂苷 Rg_1、人参皂苷 Re 和人参皂苷 Rb_1 的总量不得少于 2.0%。西洋参配方颗粒国家标准与饮片含量控制指标一致，并用【特征图谱】对 5 个色谱峰进行了确认，符合中药多成分、多效能的特征。西洋参配方颗粒按规格折算后含量下限高于饮片标准，就含量指标限度而言，配方颗粒标准更加合理。

党参（党参）配方颗粒

【来源】本品为桔梗科植物党参 *Codonopsis pilosula*（Franch.）Nannf. 的干燥根。经除去杂质，洗净，润透，切厚片，干燥制成合格饮片，并将此合格饮片按标准汤剂的主要质量指标，经水提、分离、浓缩、干燥、制粒而成的配方颗粒。

【含量指标】本品每 1g 含党参炔苷（$C_{20}H_{28}O_8$）应为 0.08mg~0.30mg。

【性能功效】甘，平。归脾、肺经。健脾益肺，养血生津。

【临床应用】

1. 脾胃虚弱——如四君子汤（《太平惠民和剂局方》）

（1）组成：党参 9g　白术 6g　茯苓 9g　炙甘草 2g

（2）临证应用：本方为治疗脾胃气虚证的基础方，后世众多补脾益气方剂多从此方衍化而来。临床应用以面色萎白，食少气短，四肢乏力，舌淡苔白，脉虚弱为辨证要点。

（3）临证加减：若呕吐，加半夏；胸膈痞满者，加枳壳、陈皮；心悸失眠者，加酸枣仁；若畏寒肢冷，脘腹疼痛者，加干姜、附子；烦渴，加黄芪；胃冷，呕吐涎味，加丁香；呕逆，加藿香；脾胃不和，倍加白术、姜、大枣；脾困，加人参、木香、砂仁；脾弱腹胀，不思饮食，加白扁豆、粟米；伤食，加炒神曲；胸满喘急，加白豆蔻。

（4）现代应用：本方现常用于治疗慢性胃炎、胃及十二指肠溃疡等属脾气虚者。

2. 肺虚喘咳——如补肺汤（《永类钤方》）

（1）组成：党参 6g　黄芪 6g　五味子 2g　紫菀 5g　桑白皮 6g　熟地黄 9g

（2）临证应用：本方补益肺气，降逆止咳。以喘促短气、肺虚久咳、

559

气怯声低、舌淡脉弱为辨证要点。

（3）临证加减：若肺阴虚甚，加北沙参、玉竹、百合；寒痰内盛，加钟乳石、款冬花、紫苏子；潮热盗汗，加鳖甲、秦艽、地骨皮；自汗较多，加麻黄根、牡蛎。

（4）现代应用：本方现常用于治疗慢性支气管炎、肺结核、肺纤维化、肺心病等病症属病久体弱者。

3. 虚劳内伤——如党参膏（《清宫配方集成》）

（1）组成：党参 6g　当归 3g　熟地黄 3g　升麻 1g

（2）临证应用：本方主治虚劳内伤，身热心烦，头痛恶寒；懒言恶食，脉洪大而虚；或阳虚自汗，多梦纷纭；或气虚不能摄血；或泻痢脾虚，久不能愈，一切清阳下陷、元气不足之症。

（3）临证加减：若气虚甚者，加黄芪等。

（4）现代应用：本方现常用于治疗各种原因引起的衰弱症。

【使用注意】不宜与藜芦同用。

【用量建议】按配方颗粒国家标准，每1g配方颗粒相当于饮片1g。《中国药典》饮片用量 9g~30g。根据临床试点应用经验，建议临床饮片用量9g。

【参考】

1. **主要化学成分**　党参主要含甾醇、党参苷、党参多糖、党参内酯、挥发油、生物碱、黄酮类、氨基酸、无机元素、微量元素等。

2. **主要药理作用**　党参有提高免疫功能、改善肺功能、改善胃肠功能、提高学习记忆、抗缺氧、抗疲劳、延缓衰老、降血糖、调节血脂等作用。

【按语】党参益气生津力胜，常用于气津两伤或气血两亏。《中国药典》2020 年版党参饮片无含量检测指标。党参（党参）配方颗粒国家标准根据多批次标准汤剂质量特征，以主要药效成分党参炔苷为含量检测指标。就质量标准而言，配方颗粒标准较饮片更加完善，临床疗效应该更稳定、可靠。

太子参配方颗粒

【来源】本品为石竹科植物孩儿参 *Pseudostellaria heterophylla*（Miq.）Pax ex Pax et Hoffm. 的干燥块根，经洗净，除去须根，置沸水中略烫后晒干或直接晒干制成合格饮片，并将此合格饮片按标准汤剂的主要质量指标，经水提、分离、浓缩、干燥、制粒而成的配方颗粒。

【含量指标】本品每 1g 含总皂苷以人参皂苷 $Rg_1(C_{42}H_{72}O_{14})$ 计，应为 6.0mg~21.0mg；含太子参环肽 B（$C_{40}H_{58}N_8O_8$）应为 0.23mg~0.65mg。

【性能功效】甘、微苦，平。归脾、肺经。益气健脾，生津润肺。

【临床应用】

1. 脾阴不足——如黄精芡实汤（《中医内科临床治疗学》）

（1）组成：太子参 3g　黄精 2g　芡实 3g　山药 2g　白芍 2g　大枣 6g　佩兰叶 1g

（2）临证应用：本方主治脾阴不足的中消证。

（3）临证加减：脾虚泄泻者，加薏苡仁。

（4）现代应用：本方现常用于治疗呃逆，呕吐，便秘，血证，慢性胃炎，胃神经官能症，惯性便秘等。

2. 赤白带下——如妇科白带丸（《全国中药成药处方集》）

（1）组成：太子参 6g　牡蛎 9g　鳖甲 9g　瞿麦 9g　莲子 6g　芡实 9g　龙骨 6g　豆腐巴 15g

（2）临证应用：本方主治妇人赤白带下，经水不调，四肢无力，腰酸，胸闷，头晕眼花，骨蒸内热，饮食减少。

（3）临证加减：骨蒸潮热、五心烦热者，加黄柏。

（4）现代应用：本方现常用于治疗霉菌性阴道炎、滴虫性阴道炎、细菌性阴道炎、盆腔炎等。

3. 风热表实——如清毒明目饮（《辽宁中医杂志》）

（1）组成：太子参 2g　地丁 2g　蒲公英 2g　金银花 2g　菊花 2g　赤芍 2g　决明子 2g　车前子 2g　柴胡 1g　薄荷 1g　木通 1g　蝉蜕 1g

（2）临证应用：本方主治风热表实，脾虚湿热，肝胆火毒。

（3）临证加减：脾虚甚者，加茯苓、白术。

（4）现代应用：本方现常用于治疗单纯疱疹病毒性角膜炎。

【使用注意】阴虚火旺者忌服。

【用量建议】按配方颗粒国家标准，每1g配方颗粒相当于饮片2.5g。《中国药典》饮片用量9g~30g。根据临床试点应用经验，建议临床饮片用量9g。

【参考】

1. **主要化学成分**　太子参主要含有氨基酸，多聚糖或糖苷，酚酸或鞣质，黄酮类，香豆素类和甾醇或三萜。

2. **主要药理作用**　太子参水煎液、多糖、醇提物、皂苷能够增强免疫功能。太子参水提物具有抗应激、抗疲劳作用。太子参多糖具有改善记忆，延长寿命作用。此外还有降血糖、降血脂、止咳、祛痰、抗菌、抗病毒、抗炎等作用。

【按语】太子参为益气健脾，生津润肺的常用药，多适用于老人及儿童。《中国药典》2020年版太子参饮片未建立含量测定指标。太子参配方颗粒国家标准根据多批次标准汤剂质量特征建立【特征图谱】【含量测定】质量控制标准，符合传统汤剂的物质基础。质量更易控制，疗效更稳定。

黄芪（蒙古黄芪）配方颗粒

【来源】本品为豆科植物蒙古黄芪 *Astragalus membranaceus*（Fisch.）Bge. var. *mongholicus*（Bge.）Hsiao 的干燥根，经除去杂质，大小分开，洗净，润透，切厚片，干燥制成合格饮片，并将此合格饮片按标准汤剂的主要质量指标，经水提、分离、浓缩、干燥、制粒而成的配方颗粒。

【含量指标】本品每1g含黄芪甲苷（$C_{41}H_{68}O_{14}$）应为1.20mg~3.50mg、含毛蕊异黄酮葡萄糖苷（$C_{22}H_{22}O_{10}$）应为0.50mg~2.00mg。

【性能功效】甘，微温。归肺、脾经。补气升阳，固表止汗，利水消肿，生津养血，行滞通痹，托毒排脓，敛疮生肌。生用擅于固表止汗，利水消肿，托毒排脓。

【临床应用】

1. 表虚自汗——如牡蛎散（《太平惠民和剂局方》）

（1）组成：黄芪 9g　麻黄根 3g　牡蛎 9g

（2）临证应用：本方主治自汗，盗汗。以自汗出，夜卧更甚，心悸惊惕，短气烦倦，舌淡红，脉细弱为辨证要点。

（3）临证加减：畏寒肢冷者，可加附子；若气虚甚者，可加人参、白术；兼阴虚者，可加生地黄、白芍；兼血虚，可加熟地黄、首乌；自汗可重用黄芪，并加白术；盗汗可再加稽豆衣、糯稻根。

（4）现代应用：本方现常用于治疗病后、手术后或产后身体虚弱、自主神经失调，以及肺结核等所致的自汗、盗汗，属卫外不固，阴液外泄者。

2. 表虚自汗——如玉屏风散（《究原方》）

（1）组成：防风 5g　黄芪 9g　白术 6g

（2）临证应用：本方用于表虚自汗证，临床应用以自汗恶风，面色㿠白，舌淡苔薄白，脉浮虚为辨证要点。

（3）临证加减：自汗较重者，加浮小麦、煅牡蛎、麻黄根。

（4）现代应用：本方现常用于治疗或预防小儿及成人反复发作的上呼吸道感染，肾小球肾炎易于伤风感冒而致病情反复发作者，过敏性鼻炎、慢性荨麻疹、支气管哮喘等因外感风邪而反复发作者。

3. 痈疽诸毒——如透脓散（《外科正宗》）

（1）组成：黄芪 9g　炮山甲 3g（水蛭 3g 代）　川芎 3g　当归 6g　皂角刺 3g

（2）临证应用：本方主治痈疡中期，脓毒已成而不溃。临床以痈疡红肿热痛，质软脓成，不易溃破为证治要点。

（3）临证加减：若热毒炽盛、红肿热痛者，加蒲公英、紫花地丁等；脓甚胀痛者，加桔梗、薏苡仁、冬瓜子。

（4）现代应用：本方现常用于治疗体表化脓性疾病属邪实正盛、酿脓难溃者。

4. 气虚血滞——如黄芪桂枝五物汤(《金匮要略》)

(1)组成：黄芪 9g　桂枝 3g　芍药 6g　生姜 3g　大枣 6g

(2)临证应用：本方为治疗素体营卫不足，外受风邪所致血痹的常用方。临床以肌肤麻木不仁，肢节疼痛，或汗出恶风，脉微为辨证要点。

(3)临证加减：凡证属气虚血滞，营卫不和者，皆可选用。血痹病舌质紫暗，脉沉细涩者，可加当归、川芎、红花、鸡血藤。治疗产后身痛可重用黄芪、桂枝，下肢痛加独活、牛膝、木瓜，上肢痛加防风、秦艽、羌活，腰疼重加杜仲、川续断、狗脊、肉桂等。

(4)现代应用：本方现常用于治疗皮肤炎、末梢神经炎、中风后遗症等见有肢体麻木疼痛，属气虚血滞，微感风邪者。

【使用注意】凡表实邪盛，疮疡初起，或溃后热毒尚盛者，均不宜用。

【用量建议】按配方颗粒国家标准，每 1g 配方颗粒相当于饮片 2.5g。《中国药典》饮片用量 9g~30g。根据临床试点应用经验，建议临床饮片用量 9g。

【参考】

1. **主要化学成分**　黄芪主含苷类，多糖、黄酮、氨基酸、胡萝卜素、胆碱、甜菜碱、尼克酰胺、叶酸、亚油酸、多种微量元素等。

2. **主要药理作用**　黄芪有提高免疫和非特异性抵抗力，促进胃肠运动，利尿与抗肾损伤，促进造血、延缓衰老、抗肝损伤、降血糖、降血脂、降血压等作用。

【按语】黄芪生用长于益卫固表，托毒生肌，利尿退肿。《中国药典》2020 年版黄芪饮片以含黄芪甲苷不得少于 0.080%；以含毛蕊异黄酮葡萄糖苷不得少于 0.020%。黄芪配方颗粒国家标准同样以黄芪甲苷、毛蕊异黄酮葡萄糖苷为含量检测指标，黄芪配方颗粒按规格折算后含量下限低于饮片标准，但含量限度是依据多批次标准汤剂数据而制定，符合传统汤剂的用药实际。

炙黄芪（蒙古黄芪）配方颗粒

【来源】本品为豆科植物蒙古黄芪 *Astragalus membranaceus*（Fisch.）Bge. var. *mongholicus*（Bge.）Hsiao 的干燥根，经除去杂质，大小分开，洗净，润透，切厚片，干燥，淋适量开水稀释后的炼蜜，拌匀，闷润，用文火炒至不粘手时，取出，晾凉制成合格饮片，并将此合格饮片按标准汤剂的主要质量指标，经水提、分离、浓缩、干燥、制粒而成的配方颗粒。

【含量指标】本品每 1g 含黄芪甲苷（$C_{41}H_{68}O_{14}$）应为 0.60mg~2.0mg，含毛蕊异黄酮葡萄糖苷（$C_{22}H_{22}O_{10}$）应为 0.20mg~0.80mg。

【性能功效】甘，微温。归肺、脾经。蜜炙后增强补中益气，兼有润燥的作用。

【临床应用】

1. 脾胃虚弱——如补气运脾汤（《证治准绳》）

（1）组成：炙黄芪 3g　人参 3g　白术 6g　橘红 3g　茯苓 5g　砂仁 3g　炙甘草 2g

（2）临证应用：本方主治脾虚不运之噎膈。症见水饮不下，泛吐多量黏液白沫，或面浮足肿，面色苍白，形寒气短，精神疲惫，腹胀，舌质淡，苔白，脉细弱。

（3）临证加减：发热、咽痛者，加南沙参、麦冬；心烦、失眠者，加郁金、百合；乏力、面色苍白者，重用黄芪，加太子参、龙眼肉。

（4）现代应用：本方现常用于治疗慢性胃炎、胃及十二指肠溃疡、食道癌、贲门癌等属脾胃气虚者。

2. 气虚下陷——如补中益气汤（《内外伤辨惑论》）

（1）组成：炙黄芪 9g　炙甘草 2g　人参 3g　当归 3g　橘皮 3g　升麻 3g　柴胡 3g　白术 6g

（2）临证应用：本方为补气升阳，甘温除热的代表方。临床应用以体倦乏力，少气懒言，面色萎黄，脉虚软无力为辨证要点。

（3）临证加减：若兼腹中痛者，加白芍；头痛者，加蔓荆子、川芎；

头顶痛者，加藁本、细辛；咳嗽者，加五味子、麦冬；兼气滞者，加木香、枳壳。本方亦可用于虚人感冒，加紫苏叶少许以增辛散之力。

（4）现代应用：本方现常用于治疗内脏下垂、久泻、久痢、脱肛、重症肌无力、乳糜尿、慢性肝炎等；妇科之子宫脱垂、妊娠及产后癃闭、胎动不安、月经过多；眼科之眼睑下垂、麻痹性斜视等属脾胃气虚或中气下陷者。

3. 血崩血脱——如举元煎（《景岳全书》）

（1）组成：炙黄芪 9g　人参 3g　炙甘草 2g　升麻 3g　白术 3g

（2）临证应用：本方主治气虚下陷，血崩血脱，亡阳垂危等证。

（3）临证加减：如兼阳气虚寒者，加肉桂、附子、干姜；如兼滑脱者，加乌梅，或文蛤。

（4）现代应用：本方现常用于治疗妊娠小便不通、先兆流产、崩漏、恶露不尽等。

4. 崩漏下血——如归脾汤（《正体类要》）

（1）组成：炙黄芪 3g　白术 3g　当归 3g　白茯苓 3g　炒黄芪 3g　龙眼肉 3g　远志 3g　炒酸枣仁 3g　木香 2g　甘草 1g　人参 3g

（2）临证应用：本方主治心脾气血两虚证，以心悸怔忡，健忘失眠，盗汗虚热，体倦食少，面色萎黄，舌淡，苔薄白，脉细弱为辨证要点。

（3）临证加减：崩漏下血偏寒者，加艾叶炭、姜炭；偏热者，加生地炭、阿胶珠、棕榈炭。

（4）现代应用：本方现常用于治疗胃及十二指肠溃疡出血、功能性子宫出血、再生障碍性贫血、血小板减少性紫癜、神经衰弱、心脏病等属心脾气血两虚及脾不统血证者。

【使用注意】凡表实邪盛，疮疡初起，或溃后热毒尚盛者，均不宜用。

【用量建议】按配方颗粒国家标准，每 1g 配方颗粒相当于饮片 1.6g。《中国药典》饮片用量 9g~30g。根据临床试点应用经验，建议临床饮片用量 9g。

【参考】

1. 主要化学成分 黄芪蜜炙后磷脂总量下降，磷脂酸和溶血磷脂酰胆碱的含量较生品增加，而其他磷脂组分则有所下降，多糖含量增加。蜜黄芪中总皂苷含量高于生黄芪。

2. 主要药理作用 黄芪蜜炙后补气作用、对人体受损伤的红细胞变形能力的保护作用强于生黄芪。

【按语】炙黄芪甘温而偏润，长于益气补中。《中国药典》2020 年版炙黄芪饮片以含黄芪甲苷不得少于 0.060%；以含毛蕊异黄酮葡萄糖苷不得少于 0.020%。炙黄芪配方颗粒国家标准同样以黄芪甲苷、毛蕊异黄酮葡萄糖苷为含量检测指标，炙黄芪配方颗粒按规格折算后含量下限低于饮片标准，但含量限度是根据多批次标准汤剂数据而制定，符合传统汤剂的用药实际。

白术配方颗粒

【来源】本品为菊科植物白术 *Atractylodes macrocephala* Koidz. 的干燥根茎，经除去杂质，洗净，润透，切厚片，干燥制成合格饮片，并将合格饮片按标准汤剂的主要质量指标，经水提、分离、浓缩、干燥、制粒而成的配方颗粒。

【含量指标】本品每 1g 含果糖（$C_6H_{12}O_6$）与蔗糖（$C_{12}H_{22}O_{11}$）的总量应为 30.0mg~155.0mg。含新绿原酸（$C_{16}H_{18}O_9$）、绿原酸（$C_{16}H_{18}O_9$）和隐绿原酸（$C_{16}H_{18}O_9$）总量应为 0.12mg~0.95mg。

【性能功效】苦、甘，温。归脾、胃经。健脾益气，燥湿利水，止汗，安胎。生用以健脾燥湿，利水消肿为主，但有滞气之虑。

【临床应用】

1. 痰饮内停——如苓桂术甘汤（《金匮要略》）

（1）组成：白术 6g　茯苓 10g　桂枝 3g　炙甘草 2g

（2）临证应用：本方为温阳化饮的主要方剂，以胸胁支满，目眩心悸，舌苔白滑为辨证要点。

（3）临证加减：咳嗽痰多者，加半夏、陈皮；心下痞或腹中有水声者，可加枳实、生姜。

（4）现代应用：本方现常用于治疗慢性支气管炎、支气管哮喘、心源性或慢性肾小球肾炎所致的水肿属脾阳虚者。

2. 脾胃气虚夹湿——如六君子汤（《太平惠民和剂局方》）

（1）组成：白术 5g　人参 3g　茯苓 3g　炙甘草 2g　陈皮 3g　半夏 3g

（2）临证应用：本方健脾益气，和胃化痰。主治脾胃虚弱，兼有痰湿，症见面色萎黄，呕恶不舒，咳嗽胸闷，痰多稀白，不思饮食，大便不实，舌淡苔白腻，脉虚。

（3）临证加减：脾胃虚弱，加黄芪、当归、白芍；风寒感冒，加桂枝、附子、羌活；痛经，加当归、川芎、桃仁、红花；肝火旺盛型失眠，加黄芪、枸杞子、龙眼肉、丹参。

（4）现代应用：本方现常用于治疗功能性消化不良、慢性阻塞性肺气肿、胃炎等病症。

3. 风湿痹痛——如白术附子汤（《金匮要略》）

（1）组成：白术 6g　附子 3g　生姜 3g　炙甘草 2g　大枣 6g

（2）临证应用：本方主要用于治疗风湿痹证。以身体疼烦、不能自转侧、不呕不渴为辨证要点。

（3）临证加减：若如见恶寒疼痛甚者，可加制川乌、草乌；伴发热者，加石膏、知母、忍冬藤；体虚者加党参、黄芪、熟地黄；病久入络者，加红花、地龙、赤芍。

（4）现代应用：本方现常用于治疗风湿性关节炎、类风湿性关节炎，以及老年性功能性便秘、慢性心功能不全等病症。

【使用注意】本品燥湿伤阴，故阴虚内热、津液亏耗者不宜使用。

【用量建议】按配方颗粒国家标准，每 1g 配方颗粒相当于饮片 1.3g。《中国药典》饮片用量 6g~12g。根据临床试点应用经验，建议临床饮片用量 6g。

【参考】

1. 主要化学成分　白术主要含苍术酮、苍术醇、苍术醚、杜松脑、苍术内酯等挥发油，白术内酯 I~ IV，双白术内酯等内酯类化合物，并含有果糖、菊糖、白术多糖、多种氨基酸、白术三醇及维生素 A 等多种成分。

2. 主要药理作用 白术生品有促进胃排空和小肠推进、抗胃溃疡、增强免疫功能、抗衰老、抑制实验动物子宫平滑肌收缩作用。此外，白术还有保肝、利胆、降血糖、抗菌、抗肿瘤、镇静、镇咳、祛痰等作用。

【按语】白术生品以健脾燥湿、利水消肿为主，《中国药典》2020 年版白术饮片未建立指标成分含量测定，白术配方颗粒国家标准以新绿原酸、绿原酸和隐绿原酸总量和果糖与蔗糖的总量为含量检测指标，采用多指标、多成分含量控制，更有利于控制中药配方颗粒的内在质量，进一步控制临床疗效。

麸炒白术配方颗粒

【来源】本品为菊科植物白术 *Atractylodes macrocephala* Koidz. 的干燥根茎，经除去杂质，洗净，润透，切厚片，干燥后，再将蜜炙麸皮撒入热锅内，待冒烟时加入白术片，炒至黄棕色、逸出焦香气，取出，筛去蜜炙麸皮制成合格饮片，并将合格饮片按标准汤剂的主要质量指标，经水提、分离、浓缩、干燥、制粒而成的配方颗粒。

【含量指标】本品每 1g 含果糖（$C_6H_{12}O_6$）和蔗糖（$C_{12}H_{22}O_{11}$）的总量应为 30.0mg~150.0mg。含新绿原酸（$C_{16}H_{18}O_9$）、绿原酸（$C_{16}H_{18}O_9$）和隐绿原酸（$C_{16}H_{18}O_9$）总量应为 0.12mg~0.95mg。

【性能功效】苦、甘，温。归脾、胃经。麦麸炒后缓和药性，气变芳香，克服气滞之副作用，以健脾益气为主。

【临床应用】

中气下陷——如人参健脾丸（《中国药典》）

（1）组成：麸炒白术 6g　人参 3g　茯苓 10g　山药 15g　陈皮 3g　木香 3g　砂仁 3g　炙黄芪 9g　当归 6g　炒酸枣仁 10g　制远志 3g

（2）临证应用：本方主治健脾益气，和胃止泻。临床应用以脾胃虚弱所致的饮食不化，脘闷嘈杂，恶心呕吐，腹痛便溏，不思饮食，体弱倦怠为辨证要点。

（3）临证加减：脾胃虚弱兼寒者，加入干姜、肉桂；脘腹胀满甚者，可加入枳实；湿邪甚者，可加入泽泻、车前子。

（4）现代应用：本方现常用于治疗慢性胃肠炎、十二指肠溃疡、消化不良性腹泻、胃肠功能紊乱、过敏性结肠炎、营养不良等属脾胃虚弱、运化失常者。

【使用注意】本品燥湿伤阴，故只适用于中焦有湿之证，如阴虚内热或津液亏耗燥渴者，均不宜服用。

【用量建议】按配方颗粒国家标准，每 1g 配方颗粒相当于饮片 1.2g。《中国药典》饮片用量 6g~12g。根据临床试点应用经验，建议临床饮片用量 6g。

【参考】

1. **主要化学成分**　白术麸炒后挥发油含量降低，如 β- 马里烯、菖蒲二烯等；白术内酯苍术酮在炮制过程中转化为白术内酯 I、白术内酯 III，多糖含量增加。

2. **主要药理作用**　白术麸炒后促进小肠蠕动，调节消化液分泌从而缓解脾虚证；增强抗疲劳作用，显著升高脾虚小鼠血清胃动素、胃泌素水平。

【按语】麸炒白术能缓和燥性，增强健脾、消胀作用。《中国药典》2020 年版麸炒白术饮片无指标成分含量，麸炒白术配方颗粒国家标准以新绿原酸、绿原酸和隐绿原酸总量和果糖与蔗糖的总量为含量检测指标，采用多指标、多成分含量控制，更有利于控制中药配方颗粒的质量。就质量标准而言，白术配方颗粒与麸炒白术配方颗粒在出膏率和制成量有一定差异，实现了二者的区别，保障临床用药准确性。

白扁豆配方颗粒

【来源】本品为豆科植物扁豆 *Dolichos lablab* L. 的干燥成熟种子，经除去杂质，捣碎制成合格的饮片，并将此合格饮片按标准汤剂的主要质量指标，经水提、分离、浓缩、干燥、制粒而成的配方颗粒。

【含量指标】本品每 1g 含胡芦巴碱（$C_7H_7NO_2$）应为 4.5mg~11.0mg；含竹节参皂苷 IVa（$C_{42}H_{66}O_{14}$）应为 0.22mg~0.65mg。

【性能功效】甘，微温。归脾、胃经。健脾化湿，和中消暑。生用以清暑，化湿为主。

【临床应用】

1. 脾胃虚弱——如六神散（《三因极一病证方论》）

（1）组成：白扁豆 9g　人参 3g　白茯苓 9g　干山药 9g　白术 6g　炙甘草 2g

（2）临证应用：本方补中益气，化湿和胃。主治脾胃虚弱，津气不足。症见食少便溏，虚乏身热，舌淡，苔白或白腻，脉细等。

（3）临证加减：若脾胃气虚，舌苔白腻者，白术可易为苍术；大便稀溏，口泛清涎者，加煨姜、益智仁；纳少、脘胀者，加砂仁、木香；兼有消化不良者，加焦山楂、炒麦芽；平素体弱易感风邪者，加黄芪、防风。

（4）现代应用：本方现常用于治疗小儿腹泻、厌食，以及成人慢性胃炎、白细胞减少等病症。

2. 暑湿吐泻——如香薷散（《太平惠民和剂局方》）

（1）组成：白扁豆 9g　香薷 3g　厚朴 3g

（2）临证应用：本方主治阴暑。临床应用以恶寒发热，头重身痛，无汗，胸闷，苔白腻，脉浮为辨证要点。

（3）临证加减：若兼内热者，加黄连；湿盛于里者，加茯苓、甘草；素体脾虚，中气不足者，可再加人参、黄芪、白术、橘红。

（4）现代应用：本方现常用于治疗夏季感冒、急性胃肠炎等属外感风寒夹湿者。

3. 霍乱烦渴——如香豆散（《幼幼新书》）

（1）组成：白扁豆 9g　藿香叶 3g　肉豆蔻 3g　人参 3g　炙甘草 1g

（2）临证应用：本方祛湿调中，益气解暑。主治小儿霍乱烦渴。

（3）临证加减：若湿阻中焦，可加厚朴、佩兰、香薷等；若小儿霍乱烦渴，吐泻并作，可加砂仁、生姜、竹茹、炒神曲等。

（4）现代应用：本方现常用于治疗急性腹泻性传染性疾病。

4. 水肿——如白扁豆散（《临症会要》）

（1）组成：白扁豆9g 红饭豆9g 焦白术3g 白茯苓3g 熟附片3g 泽泻3g 麻黄2g 桂枝3g 炒白芍3g 炒黄柏3g 车前子3g 木通3g 陈皮3g 炒知母2g 炒地肤子2g 炒麦芽2g 甘草2g 细辛2g 干姜2g 䗪虫3g 干蝼蛄3g

（2）临证应用：本方主治肾炎日久不愈，浮肿或轻或重，小便短少，甚至点滴而出。

（3）临证加减：若女性患者，加茺蔚子、青皮、生地黄。

（4）现代应用：本方现常用于治疗慢性肾炎合并尿毒症。

【使用注意】阴寒内盛者忌用。

【用量建议】按配方颗粒国家标准，每1g配方颗粒相当于饮片5g。《中国药典》饮片用量9g~15g。根据临床试点应用经验，建议临床饮片用量9g。

【参考】

1. **主要化学成分** 白扁豆主含碳水化合物、蛋白质、脂肪、维生素、微量元素、泛酸、酪氨酸酶、膜蛋白酶抑制物、淀粉酶抑制物、血球凝集素A、血球凝集素B等多种成分。

2. **主要药理作用** 白扁豆有抑制痢疾杆菌、抗病毒、抗氧化、增强免疫、解毒的作用，尚有解酒、河豚及其他食物中毒的作用。

【按语】白扁豆生用清暑、化湿力强。《中国药典》2020年版白扁豆饮片无含量控制指标。白扁豆配方颗粒国家标准根据标准汤剂的主要质量特征增加了薄层鉴别、【特征图谱】【含量测定】等质量控制项。就质量控制项目而言，配方颗粒国家标准较饮片更加完善，临床疗效应该更可控。

炒白扁豆配方颗粒

【来源】本品为豆科植物扁豆 *Dolichos lablab* L. 的干燥成熟种子，经除去杂质，用文火炒至微黄色具焦斑时，取出，放凉，捣碎制成合格的饮片，并将此合格饮片按标准汤剂的主要质量指标，经水提、分离、浓缩、干燥、制粒而成的配方颗粒。

【含量指标】本品每 1g 含胡芦巴碱（$C_7H_7NO_2$）应为 5.0mg~12.0mg；含竹节参皂苷Ⅳa（$C_{42}H_{66}O_{14}$）应为 0.22mg~0.65mg。

【性能功效】甘，微温。归脾、胃经。炒后长于健脾化湿。

【临床应用】

1. 中气虚寒——如养中煎（《景岳全书》）

（1）组成：炒白扁豆 9g　人参 3g　炒山药 6g　炙甘草 2g　茯苓 6g　炒干姜 3g

（2）临证应用：本方温中益气。主治中气虚寒，为呕为泄者。

（3）临证加减：如嗳腐气滞者，加陈皮，或砂仁；如胃中空虚觉馁者，加熟地黄。

（4）现代应用：本方现常用于治疗胃肠炎，恶心、呕吐、腹泻等。

2. 脾虚泄泻——如胃关煎（《景岳全书》）

（1）组成：炒白扁豆 6g　熟地黄 9g　炒山药 6g　炙甘草 2g　焦干姜 3g　制吴茱萸 1.5g　炒白术 6g

（2）临证应用：本方温中散寒，健脾益肾。主治凡属脾肾虚寒所致水谷不分、肾关不固的泄泻、下痢，或脾不健运，下元虚寒之呕吐、厥逆、脱肛等各种病症。症见泄痢不已，粪便清冷，或完谷不化，腹中冷痛；或胃反呕吐，宿食不化等，苔白腻，脉沉滑。

（3）临证加减：泻甚者，加肉豆蔻，或补骨脂；气虚势甚者，加人参；阳虚下脱不固者，加制附子；腹痛甚者，加木香，或厚朴；滞痛不通者，加当归；滑脱不禁者，加乌梅，或北五味子；若肝邪侮脾者，加肉桂。

（4）现代应用：本方现常用于治疗慢性腹泻、抗生素相关性腹泻、慢性细菌性痢疾、糖尿病性腹泻等病症。

3. 慢惊风——如缓肝理脾汤（《医宗金鉴》）

（1）组成：炒白扁豆 6g　桂枝 3g　人参 3g　茯苓 6g　炒白芍 6g　炒山药 6g　麸炒白术 6g　陈皮 3g　甘草 2g

（2）临证应用：本方扶土抑木，理脾止抽。主治慢惊风。

（3）临证加减：若抽搐较频者，酌加天麻、僵蚕；若内寒明显者，加附子、肉桂；若兼夜寐不安者，加牡蛎、龙骨。

（4）现代应用：本方现常用于治疗癫痫。

4. 胃脾虚弱——如健脾资生丸（《全国中药成药处方集》）

（1）组成：炒白扁豆9g　潞党参9g　豆蔻仁3g　姜黄连2g　炒冬术3g　莲子肉2g　六神曲2g　白茯苓2g　广橘红2g　蒸山楂肉9g　炙甘草2g　芡实9g　广藿香3g　炒麦芽9g　怀山药10g　春砂仁3g　桔梗3g　炒薏仁米9g

（2）临证应用：本方主治胃脾虚弱，食不运化，胸脘饱满，面黄肌瘦，大便溏泄，以及妇人妊娠呕吐，小儿疳积，神疲便溏。

（3）临证加减：若脾虚不运，胸脘饱满者，可加隔山撬、姜厚朴、鸡内金等。

（4）现代应用：本方现常用于治疗慢性胃炎、消化不良、小儿厌食症、十二指肠溃疡、胃溃疡等。

【使用注意】阴寒内盛者忌用。

【用量建议】按配方颗粒国家标准，每1g配方颗粒相当于饮片5.5g。《中国药典》饮片用量9g~15g。根据临床试点应用经验，建议临床饮片用量9g。

【参考】

1. 主要化学成分　白扁豆经炒制后，总磷脂含量减少。总磷脂中主要成分磷脂酰胆碱减少，而其他组分略有增高。

2. 主要药理作用　白扁豆经炮制加热后凝集素A凝固变性失去活力，毒性降低。

【按语】白扁豆炒后性温，长于健脾化湿。《中国药典》2020年版炒白扁豆饮片无含量控制指标。炒白扁豆配方颗粒国家标准根据标准汤剂的主要质量特征增加了薄层鉴别、【特征图谱】【含量测定】等质量控制项。就质量控制项目而言，配方颗粒国家标准较饮片更加完善。白扁豆配方颗粒与炒白扁豆配方颗粒仅在制成量和含量限度有一定差异，实现了二者区别，保障临床用药调配准确。

甘草（甘草）配方颗粒

【来源】本品为豆科植物甘草 *Glycyrrhiza uralensis* Fisch. 的干燥根和根茎，经除去杂质，洗净，润透，切厚片，干燥制成合格饮片，并将此合格饮片按标准汤剂的主要质量指标，经水提、分离、浓缩、干燥、制粒而成的配方颗粒。

【含量指标】本品每 1g 含甘草苷（$C_{21}H_{22}O_9$）应为 15.0mg~35.0mg、含甘草酸（$C_{42}H_{62}O_{16}$）应为 29.0mg~80.0mg。

【性能功效】甘，平。归心、肺、脾、胃经。补脾益气，清热解毒，祛痰止咳，缓急止痛，调和诸药。生品味甘偏凉，长于清热解毒，祛痰止咳。

【临床应用】

1. 热毒疮疡——如银花甘草汤（《金匮要略》）

（1）组成：甘草 2g　金银花 6g

（2）临证应用：本方主治热疖，疔疮，热毒疮疡初起，红肿热痛，舌红，苔薄黄，脉滑数。

（3）临证加减：若见疮疡初起、身有寒热，可加荆芥、防风、连翘、牛蒡子；发热较甚，加黄芩、山栀子；红肿明显，加赤芍、牡丹皮；疼痛较剧，加乳香、没药；大便秘结，加大黄。

（4）现代应用：本方现常用于治疗热疖、疔疮、热毒疮疡、药疹等病症。

2. 霍乱吐泻——如卫生防疫宝丹（《医学衷中参西录》）

（1）组成：甘草 2g　细辛 1g　白芷 3g　薄荷 1g　冰片 0.15g　朱砂 0.1g

（2）临证应用：本方主治霍乱吐泻转筋，下痢腹痛，各种痧证，苔薄白，脉数有力。

（3）临证加减：若湿热较重，可加黄连、黄芩、白豆蔻、薏苡仁；若吐泻转筋突出者，可加木瓜、吴茱萸、当归；若呕吐甚者，加砂仁、生姜；若下痢腹痛甚者，可加香附、高良姜、葛根、黄连。

（4）现代应用：本方现常用于治疗顽固性呃逆、梅核气等病症。

3. 脏躁——如甘麦大枣汤（《金匮要略》）

（1）组成：甘草 2g　小麦 15g　大枣 6g

（2）临证应用：本方为治脏躁的常用方。临床以精神恍惚，悲伤欲哭为辨证要点。

（3）临证加减：若心烦不眠，舌红少苔，阴虚明显者，加生地黄、百合；头目眩晕，脉弦细、肝血不足者，加酸枣仁、当归；汗多，加煅牡蛎、碧桃干；口干欲饮，加麦冬、生地黄、玄参；气虚乏力，加党参、黄芪；精神错乱，加生铁落、大黄、石菖蒲、黄连；阴虚火旺，加生地黄、知母、黄柏。

（4）现代应用：本方现常用于治疗妇女更年期综合征、抑郁症、脏躁、失眠等病症。

4. 小便短赤——如导赤散（《小儿药证直诀》）

（1）组成：生甘草 2g　生地黄 10g　木通 3g　竹叶 6g

（2）临证应用：本方主治心经火热证。以心胸烦热，口渴面赤，意欲冷饮，以及口舌生疮；或心热移于小肠，小便赤涩刺痛，舌红，脉数为辨证要点。

（3）临证加减：若心火较盛，加黄连；心热移于小肠，小便不通利者，加茯苓、车前子。

（4）现代应用：本方现常用于治疗口腔炎、鹅口疮、小儿夜啼或急性泌尿系感染等属心经有热或心移热于小肠者。

【使用注意】不宜与海藻、京大戟、红大戟、甘遂、芫花同用。

【用量建议】按配方颗粒国家标准，每 1g 配方颗粒相当于饮片 3g。《中国药典》饮片用量 2g~10g。根据临床试点应用经验，建议临床饮片用量 2g。

【参考】

1. 主要化学成分　甘草主含甘草酸、甘草次酸、甘草黄酮、异甘草黄酮、甘草素、异甘草素、生物碱和多糖类等成分。

2. 主要药理作用　甘草有抗消化性溃疡、保肝、解痉、抗心律失常、镇咳祛痰、解毒、抗炎、抗菌、抗病毒、抗变态反应、肾上腺皮质激素样作用以及抗肿瘤、抗突变等多种药理作用。

【按语】甘草生品味甘偏凉，长于泻火解毒，化痰止咳。《中国药典》2020 年版规定甘草饮片含甘草苷不得少于 0.45%，甘草酸不得少于 1.8%。甘草配方颗粒国家标准同样以甘草苷和甘草酸为含量检测指标，并根据多批次标准汤剂制定指标成分含量限度。就含量限度控制而言，配方颗粒标准符合汤剂临床应用实际。

炙甘草（甘草）/（胀果甘草）配方颗粒

【来源】本品为豆科植物甘草 *Glycyrrhiza uralensis* Fisch. 或胀果甘草 *Glycyrrhiza inflata* Bat. 的干燥根和根茎，经除去杂质，洗净，润透，切厚片，干燥后，与开水稀释过的炼蜜拌匀，闷润，用文火炒至黄色至深黄色，不粘手时取出，晾凉，制成合格饮片，并将此合格饮片按标准汤剂的主要质量指标，经水提、分离、浓缩、干燥、制粒而成的配方颗粒。

【含量指标】炙甘草（甘草）配方颗粒　本品每1g含甘草苷（$C_{21}H_{22}O_9$）应为 6.5mg~23.0mg，甘草酸（$C_{42}H_{62}O_{16}$）应为 12.9mg~60mg。

炙甘草（胀果甘草）配方颗粒　本品每 1g 含甘草苷（$C_{21}H_{22}O_9$）应为 6.0mg~12.0mg，甘草酸（$C_{42}H_{62}O_{16}$）应为 17.0mg~32.0mg。

【性能功效】甘，平。归心、肺、脾、胃经。蜜炙后甘温，以补中益气，缓急止痛，益气复脉为主。

【临床应用】

1. 伤寒痞证——如甘草泻心汤（《伤寒论》）

（1）组成：炙甘草 2g　黄芩 3g　干姜 3g　黄连 3g　大枣 6g　半夏 3g

（2）临证应用：本方主治胃气虚弱痞证。以利日数十行，水谷不化，腹中雷鸣，心下痞硬而满，干呕，心烦不得安为辨证要点。

（3）临证加减：若病人食欲不佳加佩兰；咽喉溃疡加升麻、水牛角；口渴去半夏，加天花粉；目赤加赤芍、夜明砂；口鼻出气灼热加石膏、知母；胸胁满痛加柴胡；湿偏盛者加茯苓、木通；热偏盛者以生姜易干姜；便秘加酒大黄；五心烦热加胡黄连。

（4）现代应用：本方现常用于治疗急慢性胃肠炎症、白塞综合征等。

2. 心悸脉代——如炙甘草汤（《伤寒论》）

（1）组成：炙甘草2g　生姜3g　人参3g　生地黄10g　桂枝3g　阿胶3g　麦冬去心6g　麻仁10g　大枣6g

（2）临证应用：本方主治阴血不足，阳气虚弱证。以脉结代，心动悸，虚羸少气，舌光少苔，或质干而瘦小者；虚劳肺痿。咳嗽，涎唾多，形瘦短气，虚烦不眠，自汗盗汗，咽干舌燥，大便干结，脉虚数为辨证要点。

（3）临证加减：若心神不安、心悸乏力，可加酸枣仁、柏子仁、龙齿、磁石；若气虚时，重用人参，并加黄芪；胸阳不振时，加附子；心律不齐，加苦参。

（4）现代应用：本方现常用于治疗功能性心律不齐、期外收缩、冠心病、风湿性心脏病、病毒性心肌炎、甲状腺功能亢进等而有心悸、气短、脉结代等属阴血不足，阳气虚弱者。

【使用注意】不宜与海藻、京大戟、红大戟、甘遂、芫花同用。

【用量建议】按配方颗粒国家标准，炙甘草（甘草）每1g配方颗粒相当于饮片2g；炙甘草（胀果甘草）每1g配方颗粒相当于饮片2.5g。《中国药典》饮片用量2g~10g。根据临床试点应用经验，建议临床饮片用量2g。

【参考】

1. **主要化学成分**　蜜炙甘草水煎液中微量元素的含量显著增加。乙苯、环己酮、邻苯二甲酸丁基-2-戊基酯和6,6-二甲基富烯等挥发油成分的相对含量增加。

2. **主要药理作用**　炙甘草能抗多种心律失常，在提高小白鼠巨噬细胞吞噬功能方面，蜜炙甘草显著强于生甘草；炙甘草止痛作用非常显著，明显优于生甘草。

【按语】炙甘草甘温，以补脾和胃，益气复脉为主。《中国药典》2020

年版收载甘草有 3 个基原，目前国标收载了其中 2 个基原，并分别做成了配方颗粒，含量指标虽有差异，但临床应用是相同的，故放在一起介绍。炙甘草饮片含甘草苷不得少于 0.50%，甘草酸不得少于 1.0%。炙甘草配方颗粒国家标准同样以甘草苷和甘草酸为含量检测指标。利用其成分含量不同实现不同炮制品的区别，保障临床用药准确性。

大枣配方颗粒

【来源】本品为鼠李科植物枣 *Ziziphus jujuba* Mill. 的干燥成熟果实，经除去杂质，洗净，晒干，用时破开或去核制成合格饮片，并将此合格饮片按标准汤剂的主要质量指标，经水提、分离、浓缩、干燥、制粒而成的配方颗粒。

【含量指标】本品每 1g 含环磷腺苷（$C_{10}H_{12}N_5O_6P$）应为 0.08mg~0.35mg。

【性能功效】甘，温。归脾、胃、心经。补中益气，养血安神。

【临床应用】

1. 中焦虚寒——如小建中汤（《伤寒论》）

（1）组成：大枣 6g　桂枝 3g　芍药 6g　甘草 2g　生姜 3g　饴糖 18g

（2）临证应用：本方既是温中补虚，缓急止痛之剂，又为调和阴阳，柔肝理脾之常用方。临床应用以腹中拘急疼痛，喜温喜按，舌淡，脉细弦为辨证要点。

（3）临证加减：若中焦寒重者，可用干姜换生姜；兼有气滞者，可加木香；便溏者，可加白术；面色萎黄、短气神疲者，可加人参、黄芪、当归。

（4）现代应用：本方现常用于治疗胃及十二指肠溃疡、慢性肝炎、慢性胃炎、神经衰弱、再生障碍性贫血、功能性发热等属中焦虚寒，肝脾不和者。

2. 悬饮水肿——如十枣汤（《伤寒论》）

（1）组成：大枣 6g　芫花 1.5g　甘遂 0.5g　大戟 1.5g

（2）临证应用：本方主治悬饮。以咳唾胸胁引痛，心下痞硬，干呕短气，头痛目眩，或胸背掣痛不得息，舌苔白滑，脉沉弦；水肿。一身悉肿，尤以身半以下为重，腹胀喘满，二便不利，脉沉实为辨证要点。

（3）临证加减：若见风寒表证，加荆芥、防风、炙麻黄、杏仁；若见风热表证，加金银花、白菊花、连翘、桑叶、薄荷；若见少阳证，加柴胡、黄芩、姜半夏、姜竹茹、桑白皮、广郁金、生姜。

（4）现代应用：本方现常用于治疗渗出性胸膜炎、肝硬化腹水、肾炎水肿，以及晚期血吸虫病所致的腹水等属水饮内停里实证者。

3.脾虚积滞——如桂枝加大黄汤（《伤寒论》）

（1）组成：大枣 6g　桂枝 3g　白芍 6g　生姜 3g　大黄 3g　甘草 2g

（2）临证应用：本方主治太阳病误下伤中，脾虚积滞之腹痛较甚且不缓解，拒按，或伴便秘或便滞不爽，脉浮大或浮迟，苔白厚或淡黄厚。

（3）临证加减：若见大便燥结难下，加火麻仁、郁李仁；便结腹痛难忍，芍药加量；腹满胀痛，去芍药，加厚朴、枳壳。

（4）现代应用：本方现常用于治疗感冒及荨麻疹、寒性急腹症等病症。

【使用注意】凡湿盛、痰凝、食滞、虫积及龋齿作痛，痰热咳嗽者慎用。

【用量建议】按配方颗粒国家标准，每 1g 配方颗粒相当于饮片 1.2g。《中国药典》饮片用量 6g~15g。根据临床试点应用经验，建议临床饮片用量 6g。

【参考】

1.**主要化学成分**　大枣主含有机酸、三萜苷类、生物碱类、黄酮类、糖类、维生素类、氨基酸、挥发油、微量元素等成分。

2.**主要药理作用**　大枣有提高免疫和延缓衰老作用。

【按语】大枣为补中益气，养血安神的常用药。《中国药典》2020 年版大枣未建立指标成分含量测定，大枣配方颗粒国家标准根据多批次标准汤剂质量特征新建【特征图谱】【含量测定】质量控制项。就质量标准而言，配方颗粒标准较饮片更加完善，临床疗效应该更稳定、可控。

刺五加配方颗粒

【来源】本品为五加科植物刺五加 *Acanthopanax senticosus*（Rupr.et Maxim.）Harms 的干燥根和根茎或茎，经除去杂质，洗净，稍泡，润透，切厚片，干燥制成合格饮片，并将此合格饮片按标准汤剂的主要质量指标，经水提、分离、浓缩、干燥、制粒而成的配方颗粒。

【含量指标】本品每 1g 含紫丁香苷（$C_{17}H_{24}O_9$）应为 5.2mg~10.0mg，刺五加苷 E（$C_{34}H_{46}O_{18}$）应为 3.5mg~9.5mg。

【性能功效】辛，微苦，温。归脾、肾、心经。益气健脾，补肾安神。

【临床应用】

脾肾阳虚——如刺五加茶

（1）组成：刺五加 9g

（2）临证应用：本方主治脾肾阳虚所致体虚乏力，食欲不振，腰膝酸软，失眠多梦。

（3）临证加减：若阴虚火旺失眠，可加五味子等；气虚，可加黄芪等。

（4）现代应用：本方现常用于辅助治疗失眠、腰膝酸软等病症。

【使用注意】阴虚内热之证慎用。

【用量建议】按配方颗粒国家标准，每 1g 配方颗粒相当于饮片 12g。《中国药典》饮片用量 9g~27g。根据临床试点应用经验，建议临床饮片用量 9g。

【参考】

1. **主要化学成分** 刺五加主要含有多种苷类成分：刺五加苷，紫丁香苷，鹅掌楸苷等；香豆素类等成分：异嗪皮啶等；木脂素类成分：芝麻脂素等。还含糖类、脂肪酸及醌类等。

2. **主要药理作用** 刺五加具有抗疲劳、改善睡眠、改善神经系统功能、提高学习记忆能力、抗肿瘤、抗辐射、抗心肌缺血、抗氧化、抗衰老、降血糖、增强免疫功能、促进核酸和蛋白质合成、抗菌、抗病毒等作用，并能提高机体缺氧耐受力和对温度变化的适应能力。

【按语】刺五加为扶正固本，补肾健脾，益智安神的中药。《中国药典》2020 年版刺五加饮片含紫丁香苷不得少于 0.050%。刺五加配方颗粒以紫丁香苷和刺五加苷 E 为含量检测指标，采用多指标、多成分含量指标控制，更有利于控制刺五加配方颗粒的质量。另外，刺五加和五加皮基原、功能主治是有别的，前者是以补益为主，后者是祛风湿为主，前人有混淆应用。

红景天配方颗粒

【来源】本品为景天科植物大花红景天 *Rhodiola crenulata*（Hook.f.et Thoms.）H.Ohba 的干燥根和根茎，经除去须根、杂质，切片，干燥制成合格饮片，并将此合格饮片按标准汤剂的主要质量指标，经水提、分离、浓缩、干燥、制粒而成的配方颗粒。

【含量指标】本品每 1g 含没食子酸（$C_7H_6O_5$）应为 16.0mg~54.0mg，含红景天苷（$C_{14}H_{20}O_7$）应为 9.0mg~40.0mg。

【性能功效】甘、苦，平。归肺、心经。益气活血，通脉平喘。

【临床应用】

1. 心气虚——红景天煎剂

（1）组成：红景天 3g

（2）临证应用：本方主治高原反应而致心气虚，心血虚，心阳虚而致头重脚轻，一身软，不能行走。

（3）临证加减：若不能行走，可加人参、麦冬、五味子、丹参，心阳虚还可加附子、干姜。

（4）现代应用：本方现常用于治疗高原性高血压，高原性心脏病，伴有心衰。

2. 气虚血瘀——红景天黄芪汤（验方）

（1）组成：红景天 3g　黄芪 9g　大枣 6g　枸杞子 6g

（2）临证应用：本方主治气血虚弱，免疫力低下、大病重病后的气短乏力。

（3）临证加减：气虚甚者，可加人参等；血瘀阻，可加丹参、川芎等。

（4）现代应用：本方现常用于治疗免疫力低下。

3. 胸痹胸闷——景天瓜蒌薤白汤（验方）

（1）组成：红景天3g　夏天无6g　银杏叶6g　丹参10g　瓜蒌9g　薤白5g　桂枝3g　清半夏3g　陈皮3g　茯苓6g　甘草2g

（2）临证应用：本方主治胸痹，胸闷气短，心慌怔忡。

（3）临证加减：若气虚重者，加黄芪、白术；阴虚重者，加生地黄、玄参；心悸，加酸枣仁、生龙骨、生牡蛎、柏子仁；有浮肿者，加泽泻、薏苡仁、车前子；喘甚，加桑白皮、葶苈子、大枣。

（4）现代应用：本方现常用于亚健康引起的肺脾气虚。

【**使用注意**】脾胃虚寒者禁用，孕妇禁用。

【**用量建议**】按配方颗粒国家标准，每1g配方颗粒相当于饮片3g。《中国药典》饮片用量3g~6g。根据临床试点应用经验，建议临床饮片用量3g。

【**参考**】

1. 主要化学成分　红景天主要含红景天苷、红景天苷元、黄酮类、有机酸类、多糖类、挥发油类、无机元素及脂肪类化合物等多种成分。

2. 主要药理作用　红景天有保护神经细胞、调节免疫、降血脂、抗心律失常、改善心功能、降血糖和抗肿瘤等作用。

【**按语**】红景天为益气活血，通脉平喘的中药，使用历史不长。《中国药典》2020年版规定红景天药材含红景天苷不得少于0.50%。根据多批次标准汤剂质量特征，增加没食子酸作为含量指标，最终红景天配方颗粒国家标准以红景天苷和没食子酸为含量检测指标，采用多指标、多成分控制，更有利于控制中药制剂的质量。配方颗粒按规格折算后红景天苷含量下限高于饮片标准。就含量限度控制而言，红景天配方颗粒标准较其饮片更加完善。

淫羊藿（淫羊藿）配方颗粒

【来源】本品为小檗科植物淫羊藿 *Epimedium brevicornu* Maxim. 的干燥叶，经除去杂质，摘取叶片，喷淋清水，稍润，切丝，干燥制成合格饮片，并将此合格饮片按标准汤剂的主要质量指标，经水提、分离、浓缩、干燥、制粒而成的配方颗粒。

【含量指标】本品每 1g 含朝藿定 A（$C_{39}H_{50}O_{20}$）、朝藿定 B（$C_{38}H_{48}O_{19}$）、朝藿定 C（$C_{39}H_{50}O_{19}$）和淫羊藿苷（$C_{33}H_{40}O_{15}$）的总量应为 45.0mg~193.0mg，本品每 1g 含总黄酮以淫羊藿苷（$C_{33}H_{40}O_{15}$）计应为 150.0mg~321.0mg。

【性能功效】辛、甘，温。归肝、肾经。补肾阳，强筋骨，祛风湿。生品以祛风湿为主。

【临床应用】

1.风寒湿痹——如仙灵脾散（《太平圣惠方》）

（1）组成：仙灵脾 3g　炮天雄 3g　石斛 6g　天麻 3g　牛膝 5g　麻黄 2g　川芎 1g　五加皮 1g　萆薢 1g　丹参 2g　桂心 1g　当归 1g　炙虎胫骨（狗胫骨代）6g　防风 1g　羌活 1g　槟榔 3g

（2）临证应用：本方主治风寒湿痹，脚膝软弱，筋骨缓纵，不能行立。

（3）临证加减：若脚膝软弱较甚者，可加黄芪、千年健等。

（4）现代应用：本方现常用于治疗类风湿一身尽痛，红斑狼疮等免疫性疾病。

2.阳痿不举——验方（《福建药物志》）

（1）组成：淫羊藿 6g　肉桂 1g　远志 3g　鲜金樱子 6g

（2）临证应用：本方主治房事过度，伤肾精，阳痿不举，遗精早泄。

（3）临证加减：若阳痿不举较甚者，可加仙茅、鹿茸等；若遗精早泄较甚者，可加锁阳、肉苁蓉、五味子等。

（4）现代应用：本方现常用于治疗阳痿、早泄。

3. 历节通风——如仙灵脾煎（《太平圣惠方》）

（1）组成：仙灵脾 3g　茄子根 10g　黑豆 9g　桂心 1g　羌活 3g　川芎 3g　炙败龟 9g　炙虎胫骨（狗胫骨代）6g　防风 5g　萆薢 9g　当归 6g　安息香 0.6g　赤箭 3g　炮附子 3g　乳香 3g

（2）临证应用：本方主治历节通风，手足顽痹，行步艰难。

（3）临证加减：若关节疼痛，可加松节、苍术、黄柏、川牛膝等。

（4）现代应用：本方现常用于关节肿痛，手足麻木，步履艰难等。

【使用注意】阴虚火旺者忌用。

【用量建议】按配方颗粒国家标准，每 1g 配方颗粒相当于饮片 5g。《中国药典》饮片用量 6g~10g。根据临床试点应用经验，建议临床饮片用量 6g。

【参考】

1. 主要化学成分　淫羊藿主含黄酮，木脂素、生物碱和挥发油等。

2. 主要药理作用　淫羊藿有雄激素样及植物雌激素样活性；亦有调节免疫，延缓衰老，影响心血管系统、骨髓和造血系统，抗骨质疏松，改善学习记忆力，抗辐射，抗肿瘤等作用。

【按语】淫羊藿为补肾阳，强筋骨，祛风湿的常用药。生品以祛风湿、强筋骨力胜。《中国药典》2020 年版规定淫羊藿饮片含总黄酮以淫羊藿苷计，不得少于 5.0%，含朝藿定 A、朝藿定 B、朝藿定 C 和淫羊藿苷的总量不得少于 1.5%。淫羊藿配方颗粒国家标准指标成分与饮片指标成分一致。配方颗粒国家标准在薄层鉴别、【特征图谱】项下采用淫羊藿对照药材作为参照物，可保证淫羊藿配方颗粒基原准确性。

炙淫羊藿（淫羊藿）配方颗粒

【来源】本品为小檗科植物淫羊藿 *Epimedium brevicornu* Maxim. 的干燥叶，经除去杂质，摘取叶片，喷淋清水，稍润，切丝，干燥制成淫羊藿丝，再取羊脂油加热熔化，加入淫羊藿丝，用文火炒至均匀有光泽，取出，放凉制成合格饮片，并将此合格饮片按标准汤剂的主要质量指标，经水提、分离、浓缩、干燥、制粒而成的配方颗粒。

【含量指标】本品每 1g 含宝藿苷 I（$C_{27}H_{30}O_{10}$）1.1mg~3.8mg；朝藿定 A（$C_{39}H_{50}O_{20}$）、朝藿定 B（$C_{38}H_{48}O_{19}$）、朝藿定 C（$C_{39}H_{50}O_{19}$）和淫羊藿苷（$C_{33}H_{40}O_{15}$）的总量应为 37.0mg~141.0mg。

【性能功效】辛、甘，温。归肝、肾经。羊脂油甘热，能温散寒邪，益肾补阳。经羊脂制后，可增强温肾助阳的作用。

【临床应用】

1. 阳痿不孕——如赞育丹（《景岳全书》）

（1）组成：炙淫羊藿 3g　蒸熟地黄 9g　白术 6g　当归 6g　枸杞 6g　杜仲 6g　仙茅 3g　巴戟肉 3g　山茱萸 6g　肉苁蓉 6g　韭菜子 3g　蛇床子 3g　制附子 3g　肉桂 1g

（2）临证应用：本方主治阳痿精衰，虚寒无子等证。

（3）临证加减：伴阴茎不易举者，加露蜂房、阳起石；举而不坚者，加远志、小茴香；伴腰酸痛者，加狗脊、续断；伴气虚体弱者，加黄芪、党参等。

（4）现代应用：本方现常用于治疗男性性功能障碍症、男性不育症、女性不孕症、更年期综合征、月经失调、席汉综合征等。

2. 肾阳虚衰——如养元汤（《奇方类编》）

（1）组成：炙淫羊藿 3g　当归 3g　川芎 3g　炒白芍 3g　炙甘草 2g　熟地黄 3g　杜仲 3g　枸杞 6g　杏仁 5g　白茯苓 5g　金樱子 5g　石斛 5g　牛膝 5g

（2）临证应用：本方主治肾阳虚衰。

（3）临证加减：如肾虚明显，可加山萸肉、肉苁蓉。

（4）现代应用：本方现常用于治疗男性性功能障碍症、男性不育症、女性不孕症等。

3. 女绝经前后诸证——如二仙汤（《中医方剂临床手册》）

（1）组成：炙淫羊藿 3g　仙茅 3g　巴戟天 3g　知母 6g　黄柏 3g　当归 6g

（2）临证应用：本方主治补肾泻火，调理冲任。主治妇女绝经前后诸证，症见头目昏眩，胸闷心烦，少寐多梦，烘热汗出，焦虑抑郁，腰酸膝软，舌红，脉沉细弦。

（3）临证加减：如见崩漏者，加阿胶、仙鹤草、墨旱莲；肾阴虚，加女贞子、墨旱莲、熟地黄；胁胀痛、胸心闷烦者，加枳壳、柴胡、白芍。

（4）现代应用：本方现常用于治疗围绝经期综合征、骨质疏松症、卵巢早衰、慢性肾小球肾炎等病症。

【使用注意】阴虚火旺者忌用。

【用量建议】按配方颗粒国家标准，每 1g 配方颗粒相当于饮片 6.5g。《中国药典》饮片用量 6g~10g。根据临床试点应用经验，建议临床饮片用量 6g。

【参考】

1. **主要化学成分**　淫羊藿在油炙过程中多糖苷、黄酮类成分向次级糖苷黄酮类、低级糖苷黄酮类成分转化，如朝藿定 C 脱去糖基转化为淫羊藿苷，淫羊藿苷脱去糖基转化为淫羊藿次苷等。

2. **主要药理作用**　淫羊藿经加热炮制后生物利用度提高，辅料羊脂油进一步促进黄酮类成分的体内吸收。

【按语】炙淫羊藿，借助羊脂油甘热，能温散寒邪，补肾助阳，协同增强淫羊藿温肾助阳作用。《中国药典》2020 年版炙淫羊藿饮片含宝藿苷Ⅰ不得少于 0.030%；含朝藿定 A、朝藿定 B、朝藿定 C 和淫羊藿苷的总量，不得少于 1.2%。炙淫羊藿配方颗粒国家标准的指标成分与药典饮片指标成分一致。炙淫羊藿配方颗粒质量标准是根据多批次标准汤剂指标成分而定，符合临床应用实际。建立【特征图谱】方法，可实现配方颗粒的定性鉴别，保证临床用药的准确性。

巴戟天配方颗粒

【来源】本品为茜草科植物巴戟天 *Morinda officinalis* How 的干燥根，经除去杂质，制成合格饮片，并将此合格饮片按标准汤剂的主要质量指标，经水提、分离、浓缩、干燥、制粒而成的配方颗粒。

【含量指标】本品每 1g 含水晶兰苷（$C_{16}H_{22}O_{11}$）应为 2.6mg~16.8mg。

【性能功效】甘、辛，微温。归肾、肝经。补肾阳，强筋骨，祛风湿。生品味辛而温，以补肝肾祛风湿力胜。

【临床应用】

1.风寒湿痹——如金刚丸（《医略六书》）

（1）组成：巴戟天 3g　川萆薢 9g　杜仲 6g　肉苁蓉 6g　菟丝子 6g　制鹿胎 6g

（2）临证应用：本方主治风寒湿痹，筋骨痿软证。临床应用以肾虚精亏、下肢痿软、腰膝酸软、头晕耳鸣、遗精遗尿、舌红少苔、脉细或细数为辨证要点。

（3）临证加减：若腰腿疼痛者，可加沉香、胡桃等。

（4）现代应用：本方现常用于治疗肌营养不良症，重症肌无力，进行性肌萎缩，多发性神经炎等病症。

2.阳痿遗精——如巴戟丸（《太平圣惠方》）

（1）组成：巴戟天 3g　天冬 5g　五味子 2g　肉苁蓉 3g　柏子仁 3g　牛膝 3g　菟丝子 3g　远志 3g　石斛 3g　薯蓣 3g　防风 3g　白茯苓 3g　人参 3g　熟地黄 3g　覆盆子 3g　石龙芮 3g　萆薢 3g　五加皮 3g　天雄 3g　续断 3g　石南 3g　杜仲 3g　沉香 1g　蛇床子 3g

（2）临证应用：本方主治肾阳不足，阳痿遗精证。肾劳，腰脚酸痛，肢节苦痛，目暗瞇瞇，心中恍惚，夜卧多梦，觉则口干，食不得味，恒多不乐，常有恚怒，心腹胀满，四体痹痛，多吐酸水，小腹冷痛，尿有余沥，大便不利。

（3）临证加减：若肾阳不足，腰脚酸痛较甚者，可去天冬、五味子，加独活、桑寄生；若阳痿遗精，尿有余沥较甚者，可加金樱子、盐黄柏、虎杖；若心肾不交，夜卧多梦较甚者，可加黄连、肉桂、龟甲等。

（4）现代应用：本方现常用于治疗肾脏虚寒，能够改善腰膝酸痛或者是阳痿尿频等现象，而且也可以缓解筋骨萎弱或者是面色无华，还可以用于治疗阴虚盗汗或者是四肢无力。

3. 冷痹疼痛——如巴戟天汤（《张氏医通》）

（1）组成：巴戟天 3g　炮附子 2g　酒五加皮 2g　石斛 2g　炙甘草 2g　茯苓 2g　当归 2g　酒牛膝 2g　酒川萆薢 2g　肉桂 1g　防风 2g　酒防己 2g　生姜 3g

（2）临证应用：本方主治冷痹脚膝疼痛证。临床应用以行步艰难，风寒湿邪，结于心包，心下畏寒作痛，惕惕善惊，懒于饮食，以手按之，如有水声咽咽，心包之气较弱者为辨证要点。

（3）临证加减：若阳虚甚者，可加鹿茸、肉苁蓉等。

（4）现代应用：本方现常用于治疗腰膝疼痛等病症。

4. 气血不足——如巴戟散（《太平圣惠方》）

（1）组成：巴戟天 3g　柏子仁 3g　石龙芮 9g　天麻 3g　牛膝 5g　牡蛎 9g　菟丝子 6g　天雄 3g　肉苁蓉 6g　萆薢 9g　防风 5g　当归 6g　羌活 3g　桑螵蛸 5g　肉桂 1g

（2）临证应用：本方主治风劳，气血不足证。临床应用以脏腑虚伤，肢节烦疼，腰脚无力，形体羸瘦，面色萎黄，小便数多，卧即盗汗为辨证要点。

（3）临证加减：若气血不足，腰脚无力较甚者，可加黄芪、红景天、灵芝；若小便频数，卧即盗汗较甚者，可加盐益智仁、乌药、山药、北沙参、地骨皮等。

（4）现代应用：本方现常用于治疗肾阳不足引起的神疲乏力、精神不振、腰膝酸软、阳痿遗精等病症。

【使用注意】阴虚火旺或有湿热者忌用。

【用量建议】按配方颗粒国家标准，每 1g 配方颗粒相当于饮片 1.4g。《中国药典》饮片用量 3g~10g。根据临床试点应用经验，建议临床饮片用量 3g。

【参考】

1. 主要化学成分　巴戟天主含糖类、环烯醚萜类、黄酮、氨基酸、蒽醌及维生素 C 等。

2. 主要药理作用　巴戟天有保护精子膜结构和功能，提高巨噬细胞吞噬百分率，促进特异性免疫，延缓衰老，抗肿瘤等作用。

【按语】巴戟天生用长于祛风除湿。《中国药典》2020年版巴戟天饮片以含耐斯糖不得少于2.0%。巴戟天配方颗粒国家标准以水晶兰苷为含量检测指标，因在多批次标准汤剂中，环烯醚萜类成分水晶兰苷在巴戟天含量均较高，并且水晶兰苷具有较强的抗炎镇痛作用，这种定量成分与疗效相关，符合临床应用实际。

制巴戟天配方颗粒

【来源】本品为茜草科植物巴戟天 *Morinda officinalis* How 的干燥根，将甘草，捣碎，加水煎汤，去渣后，加入净巴戟天拌匀，煮透，趁热除去木心，切段，干燥制成合格饮片，并将此合格饮片按标准汤剂的主要质量指标，经水提、分离、浓缩、干燥、制粒而成的配方颗粒。

【含量指标】本品每1g含水晶兰苷（$C_{16}H_{22}O_{11}$）应为6.0mg~16.0mg；含耐斯糖（$C_{24}H_{42}O_{21}$）应为25.0mg~50.0mg。

【性能功效】甘、辛，微温。归肾、肝经。甘草制后味甘，增强补益作用，多用于补肾助阳，益气养血。

【临床应用】

肾气虚损——如无比山药丸（《中成药制剂手册》）

（1）组成：制巴戟天3g　山药6g　肉苁蓉6g　五味子2g　菟丝子6g　杜仲6g　牛膝3g　泽泻3g　干地黄3g　山茱萸3g　茯神3g　赤石脂3g

（2）临证应用：本方主治肾气虚惫，头晕目眩，耳鸣腰酸，冷痹骨疼，四肢不温，遗精盗汗，尿频遗尿，带下清冷，舌质淡，脉虚软。

（3）临证加减：湿气重者加大腹皮、薏苡仁；失眠者加远志、生龙牡；腹泻者去肉苁蓉、熟地黄，加车前子、苍术；低热者去肉苁蓉、赤石脂，加柴胡、秦艽；阳虚重者加淫羊藿、仙茅；记忆力下降者加益智仁、石菖蒲。

（4）现代应用：本方现常用于治疗尿道综合征、肾病综合征等病症。

蛋白尿、血尿、阵发性睡眠性血红蛋白尿、老年痴呆等证属肾虚阳衰的病症。还具有减少蛋白尿、减少血尿、抗衰老、增强记忆力等作用。

【使用注意】阴虚火旺或有湿热者忌用。

【用量建议】按配方颗粒国家标准，每1g配方颗粒相当于饮片1.3g。《中国药典》饮片用量3g~10g。根据临床试点应用经验，建议临床饮片用量3g。

【参考】

1. **主要化学成分**　巴戟天炮制后水晶兰苷含量降低，且巴戟肉、盐巴戟的含量比制巴戟含量更低。经过甘草制的巴戟肉中 Fe、Mn、Cd、Cu 含量降低，多糖含量增加。

2. **主要药理作用**　巴戟天甘草制后可增强补益作用，多用于补肾助阳、益气养血的方中。

【按语】制巴戟天增加甘温补益作用，偏于补肾助阳，强筋骨。《中国药典》2020年版制巴戟天饮片含耐斯糖不得少于2.0%。制巴戟天配方颗粒在饮片的基础上，增加水晶兰苷为含量检测指标，采用多指标、多成分控制配方颗粒的质量，较饮片更为完善，临床疗效更易控制。

杜仲配方颗粒

【来源】本品为杜仲科植物杜仲 *Eucommia ulmoides* Oliv. 的干燥树皮，经刮去残留粗皮，洗净，切块或丝，干燥制成合格饮片，并将此合格饮片按标准汤剂的主要质量指标，经水提、分离、浓缩、干燥、制粒而成的配方颗粒。

【含量指标】本品每1g含松脂醇二葡萄糖苷（$C_{32}H_{42}O_{16}$）应为5.0mg~21.5mg。

【性能功效】甘，温。归肝、肾经。补肝肾，强筋骨，安胎。生品应用很少，长于益肝补肾。

【临床应用】

湿重腰痛——如新定白术汤（《医学从众录》）

（1）组成：生杜仲 6g　生白术 6g　附子 2g

（2）临证应用：本方主治腰痛而重，诸药不效者。

（3）临证加减：若脉沉而微，口中和，加肉桂；脉沉而数，口中热，去附子，加黄柏。

（4）现代应用：本方现常用于治疗腰疼等。

【使用注意】本品为温补之品，阴虚火旺者慎用。

【用量建议】按配方颗粒国家标准，每1g配方颗粒相当于饮片6g。《中国药典》饮片用量 6g~10g。根据临床试点应用经验，建议临床饮片用量 6g。

【参考】

1. **主要化学成分**　杜仲主含杜仲胶、杜仲苷、松脂醇二葡萄糖苷、桃叶珊瑚苷、鞣质、黄酮等。

2. **主要药理作用**　杜仲有促进骨折愈合、降压、保肝、延缓衰老、抗应激、抗病毒、抗肿瘤、抗紫外线损伤作用。

【按语】杜仲生品性温偏燥，能温补肝肾，强筋骨。《中国药典》2020年版杜仲饮片以含松脂醇二葡萄糖苷不得少于 0.10%。杜仲配方颗粒国家标准与饮片含量检测指标成分一致，配方颗粒按规格折算后含量下限与饮片标准基本一致，就含量限度控制而言，杜仲配方颗粒标准与其饮片一致，临床疗效也应该相当。

盐杜仲配方颗粒

【来源】本品为杜仲科植物杜仲 *Eucommia ulmoides* Oliv. 的干燥树皮，经刮去残留粗皮，洗净，切块或丝，干燥后，加盐水拌匀，待盐水被吸尽后，用文火炒至表面黑褐色，丝易断时取出制成合格饮片，并将此合格饮片按标准汤剂的主要质量指标，经水提、分离、浓缩、干燥、制粒而成的配方颗粒。

【含量指标】本品每1g含松脂醇二葡萄糖苷（$C_{32}H_{42}O_{16}$）应为6.0mg~13.0mg。

【性能功效】甘，温。归肝、肾经。盐制后可直走下焦，增强补益肝肾作用。

【临床应用】

1. 阴虚遗精——如大造丸（《扶寿精方》）

（1）组成：杜仲6g　紫河车2g　龟甲6g　黄柏3g　牛膝5g　怀生地黄6g　天冬6g　麦冬6g　人参3g

（2）临证应用：本方主治男子阳痿遗精，妇人带下，素无孕育；大病后久不能作声，足痿不任地者。

（3）临证加减：夏月，加五味子；妇人，加当归，去龟甲；男子遗精，妇人带下，并加煅牡蛎。

（4）现代应用：本方现常用于治疗遗精等。

2. 肾虚腰痛——如金刚丸（《素问病机气宜保命集》）

（1）组成：盐杜仲6g　萆薢9g　酒苁蓉6g　酒菟丝子6g

（2）临证应用：本方主治肝肾精亏所致筋骨痿软，腰膝酸痛，四肢无力，行步艰难，尿频遗泄，眩晕耳鸣，舌淡嫩，苔白，脉沉细。

（3）临证加减：若筋骨痿软，腰膝酸痛较甚者，可加续断、骨碎补、鸡血藤；若尿频遗泄，眩晕耳鸣较甚者，可加菊花、枸杞子、天麻、巴戟天。

（4）现代应用：本方现常用于治疗肌营养不良症，重症肌无力，进行性肌萎缩，多发性神经炎属肝肾不足者。

3. 胎动不安——如补肾安胎饮（《中医妇科治疗学》）

（1）组成：盐杜仲6g　泡参9g　白术6g　续断9g　狗脊6g　制益智3g　阿胶珠3g　蕲艾3g　菟丝子6g　补骨脂6g

（2）临证应用：本方主治肾虚胎动不安。时或阴道出血，腹胀腰酸特甚，两腿软弱，头眩耳鸣，小便频数失禁，尺脉微弱而滑，或仅虚大。

（3）临证加减：阴道流血量多，宜重用阿胶珠、艾叶，酌加仙鹤草、墨旱莲；腰腹坠痛者，可配服黄芪、升麻；小便频数失禁，酌加金樱子、覆盆子、桑螵蛸。

（4）现代应用：本方现常用于治疗习惯性流产、先兆流产、不孕症属肾虚者。

【使用注意】本品为温补之品，阴虚火旺者慎用。

【用量建议】按配方颗粒国家标准，每1g配方颗粒相当于饮片5g。《中国药典》饮片用量6g~10g。根据临床试点应用经验，建议临床饮片用量6g。

【参考】

1. **主要化学成分**　杜仲盐炙后，有毒元素铅的含量下降，锌、锰、铁、钙、磷5种元素含量均升高；京尼平、京尼平苷和京尼平苷酸含量降低。

2. **主要药理作用**　盐杜仲的降压活性略优于生品，且具有显著降低心率的活性。

【按语】盐杜仲可引药入肾，直达下焦，温而不燥，增强补肝肾，强筋骨，安胎的作用。盐炙后破坏了杜仲胶，使有效成分易于溶出。《中国药典》2020年版盐杜仲饮片含松脂醇二葡萄糖苷不得少于0.10%。盐杜仲配方颗粒国家标准与其饮片含量检测指标成分一致，配方颗粒按规格折算后含量下限高于饮片标准，就含量限度控制而言，配方颗粒标准更加完善。配方颗粒通过特征图谱相对峰面积实现了杜仲、盐杜仲配方颗粒的定性专属性鉴别，保证临床用药的准确性。

续断配方颗粒

【来源】本品为川续断科植物川续断 *Dipsacus asper* Wall. ex Henry 的干燥根，经洗净，润透，切厚片，干燥制成合格饮片，并将此合格饮片按标准汤剂的主要质量指标，经水提、分离、浓缩、干燥、制粒而成的配方颗粒。

【含量指标】本品每1g含川续断皂苷Ⅵ（$C_{47}H_{76}O_{18}$）应为50.0mg~127.0mg。

【性能功效】苦、辛，微温。归肝、肾经。补肝肾，强筋骨，续折伤，止崩漏。生用补肝肾，通血脉为主。

【临床应用】

筋伤骨折——如舒筋活血汤（《伤科补要》）

（1）组成：续断 9g　羌活 3g　防风 5g　荆芥 5g　独活 3g　当归 6g　青皮 3g　牛膝 5g　五加皮 5g　杜仲 6g　红花 3g　枳壳 3g

（2）临证应用：本方主治筋络、筋膜、筋腱损伤。为伤筋中期及脱臼复位后调理之剂。

（3）临证加减：上肢损伤者，加桂枝，去独活、牛膝；下肢损伤者，去羌活；疼痛甚者，加乳香、没药；湿盛者，加薏苡仁、防己、白术。

（4）现代应用：本方现常用于治疗腰痛、坐骨神经痛、高血压、下肢麻痹、脚气、浮肿、紫斑病、静脉曲张、半身不遂、脑卒中后遗症、产后血栓性疼痛。

【使用注意】风湿热痹者忌服。

【用量建议】按配方颗粒国家标准，每 1g 配方颗粒相当于饮片 2.5g。《中国药典》饮片用量 9g~15g。根据临床试点应用经验，建议临床饮片用量 9g。

【参考】

1. **主要化学成分**　续断主含三萜皂苷类、挥发油等。

2. **主要药理作用**　续断有抑制子宫收缩、提高耐缺氧，抗骨质疏松、抗炎、抗维生素 E 缺乏症等作用。

【按语】**续断生品长于补肝肾、强筋骨、续折伤、止崩漏。《中国药典》2020 年版以续断饮片含川续断皂苷Ⅵ不得少于 1.5%。续断配方颗粒国家标准与续断饮片含量指标一致，配方颗粒按规格折算后含量下限高于饮片标准。就含量限度控制而言，配方颗粒标准更加完善，应与饮片有相当的疗效。**

盐续断配方颗粒

【来源】本品为川续断科植物川续断 *Dipsacus asper* Wall. ex Henry 的干燥根，经洗净，润透，切厚片，干燥后，用盐水拌匀，闷润，待盐水被吸尽后，用文火炒干，取出晾凉，筛去碎屑制成合格饮片，并将此合格饮片按标准汤剂的主要质量指标，经水提、分离、浓缩、干燥、制粒而成的配方颗粒。

【含量指标】本品每 1g 含川续断皂苷 Ⅵ（$C_{47}H_{76}O_{18}$）应为 54.0mg~134.0mg。

【性能功效】苦、辛，微温。归肝、肾经。续断经盐炙后可引药下行，增强补肝肾作用。

【临床应用】

1. 阴虚内热——如保阴煎（《景岳全书》）

（1）组成：盐续断 9g　生地黄 9g　熟地黄 9g　芍药 6g　山药 9g　黄芩 3g　黄柏 3g　生甘草 2g

（2）临证应用：本方主要用于阴虚血热而致血不循经之证。临床应用以五心烦热、带下淋浊、经来量多、舌红脉数为辨证要点。

（3）临证加减：如见肝火盛而动血者，加焦栀子、牡丹皮；夜热甚者，加地骨皮、秦艽；肺热汗多者，加麦冬、乌梅等。

（4）现代应用：本方现常用于治疗更年期综合征、产后恶露不绝、经期延长、崩漏、不孕等证属阴虚血热的病症。

2. 崩漏经多——如安冲汤（《医学衷中参西录》）

（1）组成：盐续断 9g　炒白术 6g　生黄芪 9g　生龙骨捣细 15g　生牡蛎捣细 9g　大生地 10g　生杭芍 6g　海螵蛸捣细 5g　茜草 6g

（2）临证应用：本方主治脾虚气弱、冲脉不固所致妇女月经过多，经行时久，过期不止或不时漏下等，舌质淡，苔白，脉虚软无力或细弱。

（3）临证加减：如见面色㿠白、肢软乏力等气虚证，加人参、升麻、炙甘草；经来量多、色鲜红或深红、质稠黏、舌红等血热证，加黄芩、黄柏、地榆、槐花。

（4）现代应用：本方现常用于治疗经期延长、功能性子宫出血等病症。

3. 肾虚腰痛——如补肾壮筋汤（《伤科补要》）

（1）组成：盐续断9g　熟地黄9g　山茱萸6g　青皮3g　白芍6g　杜仲6g　当归6g　茯苓10g　五加皮5g　牛膝5g

（2）临证应用：损伤后期，肝肾亏损。症见筋骨痿软，腰膝无力，步履艰难，头目眩晕，形体消瘦，舌淡脉弱者。

（3）临证加减：若加龟甲胶、枸杞子则更增筋骨之力；气虚可加党参、黄芪、白术。

（4）现代应用：本方现代常用于治疗习惯性关节脱位、伤筋、骨折恢复期、年老骨折等证属肝肾亏损者。

【使用注意】风湿热痹者忌服。

【用量建议】按配方颗粒国家标准，每1g配方颗粒相当于饮片2.5g。《中国药典》饮片用量9g~15g。根据临床试点应用经验，建议临床饮片用量9g。

【参考】

1. **主要化学成分**　与续断生品相比，炮制后川续断皂苷Ⅵ含量增加，川续断皂苷Ⅹ含量减少。与续断生品相比较，盐制续断中的总生物碱含量较高，而清炒续断与酒炙续断中总生物碱的含量相对较低。

2. **主要药理作用**　盐续断具镇痛、抗炎、抗凝血和消血肿作用。

【按语】盐炙后引药下行，补肝肾、强筋骨作用增强。《中国药典》2020年版盐续断饮片以含川续断皂苷Ⅵ不得少于1.5%。盐续断配方颗粒国家标准与其饮片检测成分一致，配方颗粒按规格折算后含量下限高于其饮片标准。从化学成分的含量限度而言，配方颗粒优于其饮片。

酒续断配方颗粒

【来源】本品为川续断科植物川续断 *Dipsacus asper* Wall. ex Henry 的干燥根，经洗净，润透，切厚片，干燥后，用黄酒拌匀，闷润，待酒被吸尽后，用文火炒至微带黑色，取出晾凉，制成合格饮片，并将此合格饮片按标准汤剂的主要质量指标，经水提、分离、浓缩、干燥、制粒而成的配方颗粒。

【含量指标】本品每1g含川续断皂苷Ⅵ（$C_{47}H_{76}O_{18}$）应为38.0mg~92.0mg；含马钱苷酸（$C_{16}H_{24}O_{10}$）应为28.0mg~57.0mg；含绿原酸（$C_{16}H_{18}O_9$）应为4.0mg~9.5mg。

【性能功效】苦、辛，微温。归肝、肾经。酒续断能增强通血脉强筋骨作用。

【临床应用】

1. 风湿痹痛——如三痹汤（《妇人大全良方》）

（1）组成：酒续断9g　杜仲6g　防风5g　桂心1g　细辛1g　人参3g　白茯苓10g　当归6g　白芍6g　甘草2g　秦艽3g　生地黄10g　川芎3g　川独活3g　黄芪9g　川牛膝5g

（2）临证应用：本方主治痹证日久耗伤气血证。以手足拘挛，或肢节屈伸不利，或麻木不仁，舌淡苔白，脉细或脉涩为辨证要点。

（3）临证加减：疼痛游走不定，天气变化则发者，加海风藤、豨莶草、鸡血藤；疼痛固定，夜间为甚，遇寒痛剧，加制川乌、熟附片、白花蛇；肢体痹痛、反复发作，关节肌肤重着，加苍术、薏苡仁、蚕砂；兼瘀血者，加土鳖虫、蜈蚣、地龙；气血虚者，加鹿角胶、黄精；肾虚甚者，加补骨脂、骨碎补、菟丝子。

（4）现代应用：本方现常用于治疗顽固性咳嗽、慢性咽炎、湿热胸痛、心悸、出汗过多、头晕等顽固性疾病。

2. 痔疾出血——如断红丸（《重订严氏济生方》）

（1）组成：酒续断9g　侧柏叶6g　鹿茸1g　附子3g　黄芪9g　阿

胶 3g　当归 6g　白矾 0.6g

（2）临证应用：主治肠风、痔疾已久，脏腑虚寒，便血不止，面色萎黄，日渐羸瘦。

（3）临证加减：若肠风、痔疾已久，便血不止者，可加仙鹤草、地榆炭、槐角炭。

（4）现代应用：本方现常用于治疗痔疾出血、肛疡脓肿，畏寒怕冷等。

【使用注意】风湿热痹者忌服。

【用量建议】按配方颗粒国家标准，每 1g 配方颗粒相当于饮片 2.2g。《中国药典》饮片用量 9g~15g。根据临床试点应用经验，建议临床饮片用量 9g。

【参考】

1. 主要化学成分　与续断生品相比，酒炙续断中总生物碱的含量相对较低。

2. 主要药理作用　续断酒炙后镇痛、抗炎及抗凝血作用增强。

【按语】酒炙后通血脉、续筋骨、止崩漏作用增强。《中国药典》2020年版酒续断饮片以含川续断皂苷Ⅵ不得少于 1.5%。酒续断配方颗粒国家标准与其饮片含量指标成分一致，配方颗粒按规格折算后含量下限高于饮片标准。酒续断配方颗粒还新增马钱苷酸和绿原酸作为含量检测指标，采用多指标多成分控制，更有利于控制中药配方颗粒的质量，并通过特征图谱相对峰面积实现了续断配方颗粒和酒续断配方颗粒的专属性定性鉴别，保证临床用药调配的准确性。

肉苁蓉（肉苁蓉）/（管花肉苁蓉）配方颗粒

【来源】本品为列当科植物肉苁蓉 *Cistanche deserticola* Y.C.Ma 或管花肉苁蓉 *Cistanche tubulosa*（Schenk）Wight 的干燥带鳞叶的肉质茎，经除去杂质，洗净，润透，切厚片，干燥制成合格饮片，并将此合格饮片按标准汤剂的主要质量指标，经水提、分离、浓缩、干燥、制粒而成的配方颗粒。

【含量指标】肉苁蓉（肉苁蓉）配方颗粒　本品每 1g 含松果菊苷（$C_{35}H_{46}O_{20}$）和毛蕊花糖苷（$C_{29}H_{36}O_{15}$）的总量应为 7.3mg~17.0mg；含肉苁蓉苷 A（$C_{36}H_{48}O_{20}$）为 1.0mg~2.7mg。

肉苁蓉（管花肉苁蓉）配方颗粒　本品每 1g 含松果菊苷（$C_{35}H_{46}O_{20}$）和毛蕊花糖苷（$C_{29}H_{36}O_{15}$）的总量应为 30.0mg~100.0mg。

【性能功效】甘、咸，温。归肾、大肠经。补肾阳，益精血，润肠通便。生品以补肾止浊、滑肠通便为主。

【临床应用】

1. 肠燥便秘——如济川煎（《景岳全书》）

（1）组成：肉苁蓉 6g　当归 6g　牛膝 5g　泽泻 5g　升麻 2g　枳壳 3g

（2）临证应用：本方用于治疗肾虚气弱之便秘。临床应用以大便不通、小便清长、腰酸背冷为辨证要点。

（3）临证加减：若兼气虚者，加人参；肾虚严重者，加熟地黄；体虚者，可去枳壳；便秘日久者，去泽泻，加锁阳、火麻仁；腰脊酸痛，筋骨痿软无力者，去泽泻，加枸杞子、杜仲。

（4）现代应用：本方现常用于治疗习惯性便秘、老年便秘、产后便秘等属于肾虚精亏肠燥者。

2. 遗精带浊——如大补天丸（《古今医统大全》）

（1）组成：肉苁蓉 5g　黄柏 3g　知母 6g　龟甲 9g　怀熟地黄 9g　牛膝 5g　麦冬 5g　虎胫骨（狗胫骨代）5g　山药 5g　茯神 5g　炙黄芪 5g　杜仲 6g　甘枸杞子 6g　制何首乌 3g　人参 3g　当归 3g　天冬 3g　五味子 2g　怀生地黄 3g　炒白芍 6g　紫河车 1 具

（2）临证应用：本方主治男妇虚损劳伤，形体羸乏，腰背疼痛，遗精带浊。临床应用以腰脊及下肢酸痛，行走受限，消瘦羸弱，少气乏力，脑空耳鸣，遗精阳痿，白带白浊，以及性冷淡等为辨证要点。

（3）临证加减：冬加干姜。

（4）现代应用：本方现常用于治疗男性勃起功能障碍等。

【使用注意】阴虚火旺、热结便秘、大便溏泻者不宜服用。

【用量建议】按配方颗粒国家标准，肉苁蓉（肉苁蓉）每 1g 配方颗粒相当于饮片 1.5g，肉苁蓉（管花肉苁蓉）每 1g 配方颗粒相当于饮片 2.2g。《中国药典》饮片用量 6g~10g。根据临床试点应用经验，建议临床饮片用量 6g。

【参考】

1. 主要化学成分　肉苁蓉主要含松果菊苷、毛蕊花糖苷等苯乙醇苷类、表马钱子酸等环烯醚萜类、松脂醇等木质素类成分，以及生物碱、糖类、糖醇、多种微量元素等。

2. 主要药理作用　肉苁蓉有激活肾上腺、释放皮质激素的作用，可增强下丘脑 - 垂体 - 卵巢的促黄体功能，提高垂体对 LRH 的反应性及卵巢对 LH 的反应性，而不影响自然生殖周期的内分泌平衡。

【按语】肉苁蓉为补肾阳，益精血，润肠通便的常用药。生品以补肾止浊、滑肠通便为主。《中国药典》2020 年版收载肉苁蓉有 2 个基原，国家标准分别做成了配方颗粒，含量指标虽有差异，但临床应用是相同的，故放在一起介绍。并规定肉苁蓉（肉苁蓉）饮片含松果菊苷和毛蕊花糖苷的总量不得少于 0.30%；肉苁蓉（管花肉苁蓉）饮片含松果菊苷和毛蕊花糖苷的总量不得少于 1.5%。肉苁蓉（肉苁蓉）配方颗粒国家标准根据标准汤剂主要质量指标在松果菊苷和毛蕊花糖苷的总量之上，还增加了肉苁蓉苷 A 含量质量控制项。就含量指标控制而言，配方颗粒优于饮片。肉苁蓉（管花肉苁蓉）配方颗粒国家标准与饮片含量检测指标相同，配方颗粒按规格折算后含量下限与其饮片含量相当。肉苁蓉（肉苁蓉）配方颗粒国家标准建立的特征图谱能够实现不同基原肉苁蓉配方颗粒的定性鉴别；肉苁蓉（管花肉苁蓉）配方颗粒国家标准在薄层鉴别、【特征图谱】项使用肉苁蓉（管花肉苁蓉）对照药材作为参照物，保证基原的准确性。

酒苁蓉（肉苁蓉）/（管花肉苁蓉）配方颗粒

【来源】本品为列当科植物肉苁蓉 *Cistanche deserticola* Y.C.Ma 或管花肉苁蓉 *Cistanche tubulosa*（Schenk）Wight 的干燥带鳞叶的肉质茎，经

除去杂质，洗净，润透，切厚片，干燥后大小分档，加黄酒拌匀、润透，用蒸汽加热至酒吸尽，取出，稍晾，拌回蒸液，再晾至六成干，切片，干燥。并将此合格饮片按标准汤剂的主要质量指标，经水提、分离、浓缩、干燥、制粒而成的配方颗粒。

【含量指标】酒苁蓉（肉苁蓉）配方颗粒　本品每1g含松果菊苷（$C_{35}H_{46}O_{20}$）和毛蕊花糖苷（$C_{29}H_{36}O_{15}$）的总量应为5.9mg~18.7mg。

酒苁蓉（管花肉苁蓉）配方颗粒　本品每1g含松果菊苷（$C_{35}H_{46}O_{20}$）和毛蕊花糖苷（$C_{29}H_{36}O_{15}$）的总量应为30.0mg~100.0mg。

【性能功效】甘、咸，温。归肾、大肠经。酒制以补肾助阳之力为主。

【临床应用】

1. 肾虚腰痛——如肉苁蓉丸（《太平圣惠方》）

（1）组成：酒肉苁蓉6g　菟丝子6g　薯蓣6g　牛膝5g　巴戟3g　杜仲6g　续断9g　白茯苓10g　枸杞子6g　五味子2g　蛇床子3g　山茱萸6g　茯神9g　远志3g　柏子仁3g

（2）临证应用：本方主治虚劳羸瘦，阳痿，健忘，腰膝多疼。

（3）临证加减：阴弱，加金樱子、韭菜子；少精，加五味子、熟地黄；腰痛，加金毛狗脊、鸡血藤；虚劳羸瘦者，加黄芪、人参、当归。

（4）现代应用：本方现常用于治疗男性肾虚所致的阳痿、性功能减退。

2. 肾虚喑痱——如地黄饮子（《圣济总录》）

（1）组成：酒肉苁蓉6g　熟干地黄9g　巴戟天3g　炒山茱萸6g　石斛6g　附子3g　炒五味子2g　官桂1g　白茯苓10g　麦冬6g　石菖蒲3g　远志3g

（2）临证应用：本方是用治肾虚喑痱的常用方。临床应用以舌暗不语，足废不用，足冷面赤，脉沉细弱为辨证要点。

（3）临证加减：若属痱而无喑者，减去石菖蒲、远志等；喑痱以阴虚为主，痰火偏盛者，去附子、官桂，酌加川贝母、竹沥、胆南星、天竺黄等；兼有气虚者，酌加黄芪、人参。

（4）现代应用：本方现常用于治疗晚期高血压病、脑动脉硬化、中风后遗症、老年性痴呆、脊髓炎等疾病属阴阳两虚者。

3. 腰膝酸软——如苁蓉益肾颗粒（《中国药典》2020 年版）

（1）组成：酒苁蓉 6g　酒五味子 2g　茯苓 3g　酒炒菟丝子 6g　盐车前子 7g　制巴戟天 3g

（2）临证应用：本方主治肾气不足，腰膝酸软，记忆减退，头晕耳鸣，四肢无力。

（3）临证加减：若肾气不足，头晕耳鸣较甚者，可加菊花、钩藤、天麻。

（4）现代应用：本方现常用于治疗肾病、前列腺炎、糖尿病性勃起功能障碍等，可以辅助治疗多囊卵巢综合征，可联合非布司他治疗糖尿病肾病伴有高尿酸血症的患者。

4. 虚劳脚弱——如龙虎饮（《魏氏家藏方》）

（1）组成：酒肉苁蓉 6g　酒鹿茸 1g　附子 3g　人参 3g　萆薢 9g　金钗石斛 6g　姜制杜仲 6g　木瓜 6g　当归 6g　炙黄芪 9g

（2）临证应用：本方主治虚劳脚弱。临床常用于证属虚劳脚弱的疾病，如糖尿病足、退行性肌萎缩、下肢肌无力等。

（3）临证加减：若腰膝酸重者，可加牛膝、骨碎补、狗脊、川续断；若夜尿多重者，可加覆盆子、金樱子、海狗等；若四肢运动僵硬，可加桑寄生、威灵仙等。

（4）现代应用：本方现常用于治疗糖尿病足、退行性肌萎缩、下肢肌无力等证属虚劳脚弱的疾病。

5. 阳衰不育——如赞化血余丹（《景岳全书》）

（1）组成：酒肉苁蓉 6g　血余炭 5g　熟地黄 9g　枸杞 6g　当归 6g　鹿角胶 3g　菟丝子 6g　杜仲 6g　巴戟肉 3g　小茴香 3g　白茯苓 10g　胡桃肉 6g　何首乌 3g　人参 3g

（2）临证应用：本方主治气血俱亏，形体羸瘦，须发早白，阳衰不育。

（3）临证加减：精滑者，加白术、山药；便溏者，去肉苁蓉，加补骨脂；阳虚者，加附子、肉桂。

（4）现代应用：本方现常用于治疗男性不育症、男性性功能障碍症、女性不孕症、席汉综合征等。

【使用注意】阴虚火旺、热结便秘、大便溏泻者不宜服用。

【用量建议】按配方颗粒国家标准，酒苁蓉（肉苁蓉）每 1g 配方颗粒相当于饮片 1.6g；酒苁蓉（管花肉苁蓉）每 1g 配方颗粒相当于饮片 2.1g。《中国药典》饮片用量 6g~10g。根据临床试点应用经验，建议临床饮片用量 6g。

【参考】

1. **主要化学成分** 肉苁蓉酒制后苯乙烯醇苷类成分均有明显变化，甜菜碱含量明显提高，麦角甾苷含量降低、京尼平苷以及有机酸的含量下降。

2. **主要药理作用** 肉苁蓉经炮制后，通便作用减弱。

【按语】酒肉苁蓉补肾助阳之力增强。《中国药典》2020 年版酒苁蓉（肉苁蓉）饮片含松果菊苷和毛蕊花糖苷的总量不得少于 0.3%；酒苁蓉（管花肉苁蓉）饮片含松果菊苷和毛蕊花糖苷的总量不得少于 1.5%。酒苁蓉（肉苁蓉）配方颗粒、酒管花肉苁蓉配方颗粒国家标准与饮片含量检测指标相同，就含量控制指标限度而言，配方颗粒标准更趋合理。配方颗粒国家标准以特征图谱的方法，实现了不同基原酒肉苁蓉配方颗粒的专属性定性鉴别，保证临床用药的准确性。

补骨脂配方颗粒

【来源】本品为豆科植物补骨脂 *Psoralea corylifolia* L. 的干燥成熟果实，经除去杂质制成合格的饮片，并将此合格饮片按标准汤剂的主要质量指标，经水提、分离、浓缩、干燥、制粒而成的配方颗粒。

【含量指标】本品每 1g 含补骨脂苷（$C_{17}H_{18}O_9$）、异补骨脂苷（$C_{17}H_{18}O_9$）、补骨脂素（$C_{11}H_6O_3$）和异补骨脂素（$C_{11}H_6O_3$）的总量应为 80.0mg~150.0mg。

【性能功效】辛、苦，温。归肾、脾经。温肾助阳，纳气平喘，温脾止泻；外用消风祛斑。生品辛热而燥，亦有补脾肾，止泻痢的作用。但服用时间稍长，有伤阴之弊，可出现口干、舌燥、喉痛等症状。

【临床应用】

肠炎腹泻——如肠炎汤 2 号（《临证医案医方》）

（1）组成：补骨脂 6g　禹余粮 9g　赤石脂 9g　制附片 3g　肉桂 1g　干姜 3g　煨诃子 3g　煨肉豆蔻 3g　米壳 3g　党参 9g　焦白术 6g　甘草 2g

（2）临证应用：本方温肾健脾，固肠止泻。主治脾肾阳虚早晨腹泻，腰腿酸软，消瘦无力，四肢不温，舌质淡，苔白，脉沉细。

（3）临证加减：脾肾两虚者，可加山药、芡实；心肾两亏者，可加人参、麦冬等。

（4）现代应用：本方现常用于治疗慢性肠炎。

【使用注意】阴虚火旺及大便秘结者慎服。

【用量建议】按配方颗粒国家标准，每 1g 配方颗粒相当于饮片 6.7g。《中国药典》饮片用量 6g~10g。根据临床试点应用经验，建议临床饮片用量 6g。

【参考】

1. **主要化学成分**　补骨脂主含香豆素、黄酮及脂肪油等成分。

2. **主要药理作用**　补骨脂有雌激素样作用及扩张冠状动脉、兴奋心脏、收缩子宫和致光敏等作用。

【按语】补骨脂生用具有温肾壮阳、除湿止痒的功能，但燥性较强。《中国药典》2020 年版规定补骨脂饮片含补骨脂素和异补骨脂素的总量不得少于 0.70%。因补骨脂素和异补骨脂素水溶性较差，故补骨脂配方颗粒国家标准以补骨脂苷、异补骨脂苷、补骨脂素和异补骨脂素的总量为含量测定指标，这是多批次标准汤剂的基准物质而确的。并采用一测多评多指标、多成分含量控制，更有利于控制补骨脂配方颗粒的质量及临床疗效。

盐补骨脂配方颗粒

【来源】本品为豆科植物补骨脂 *Psoralea corylifolia* L. 的干燥成熟果实，经除去杂质，加盐水拌匀，闷润，待盐水被吸尽后，用文火炒至微鼓起、迸裂并有香气逸出时，取出晾凉，制成合格的饮片，并将此合格饮片按标准汤剂的主要质量指标，经水提、分离、浓缩、干燥、制粒而成的配方颗粒。

【含量指标】本品每 1g 含补骨脂苷（$C_{17}H_{18}O_9$）、异补骨脂苷（$C_{17}H_{18}O_9$）、补骨脂素（$C_{11}H_6O_3$）和异补骨脂素（$C_{11}H_6O_3$）的总量应为80.0mg~180.0mg。

【性能功效】辛、苦，温。归肾、脾经。盐炙缓和辛燥之性免伤阴之弊，又可引药下行，增强补肾效力。

【临床应用】

1. 肾虚阳痿——如斑龙丸（《医学正传》）

（1）组成：盐补骨脂 6g　鹿角胶 3g　鹿角霜 9g　菟丝子 6g　柏子仁 3g　熟地黄 9g　白茯苓 10g

（2）临证应用：本方主治真阳不足，以腰膝疼痛，阳痿早泄，或小便增多，耳鸣，体倦心烦，或老年阳虚，时常畏寒，气力衰微为辨证要点。

（3）临证加减：肾阴虚者，可加龟甲、鳖甲、枸杞子；脾肾两虚者，可加山药、芡实、莲子；心肾两亏者，可加人参、麦冬、远志；小便混浊者，可加萆薢、益智仁；小便淋沥失禁者，可加五倍子、桑螵蛸、煅牡蛎；少腹冷痛者，可加小茴香、乌药、肉桂等。

（4）现代应用：本方现常用于治疗中老年人阴阳两虚、精神衰减、腰膝酸痛、容颜早衰或有滑精早泄，也可用于阴阳两亏的男性不育症。

2. 肾虚腰痛——如青娥丸（《太平惠民和剂局方》）

（1）组成：盐补骨脂 6g　胡桃肉 5g　杜仲 6g

（2）临证应用：治肾气虚弱，风冷乘之，或血气相搏，腰痛如折，起坐艰难，俯仰不利，转侧不能；或因劳役过度，伤于肾经，或处卑湿，地气伤腰，或坠堕伤损，成风寒客搏，或气滞不散，皆令腰痛。

（3）临证加减：加鹿茸、没药，可增强温肾壮阳、益精养血等作用；加萆薢、黄柏、知母、牛膝，可增强滋肾、助阳、壮筋骨、祛风湿等作用，主治肝肾不足、腰膝酸痛、阳痿、遗精、早泄。

（4）现代应用：本方现常用于治疗肾虚腰痛、久咳虚喘、劳嗽咯血等病症。

3. 五更泄泻——如四神丸（《证治准绳》）

（1）组成：盐补骨脂 6g　煨肉豆蔻 3g　醋五味子 2g　制吴茱萸 2g

（2）临证应用：本方主治脾肾阳虚之五更泻。以五更泄泻，不思饮食，食不消化，或久泻不愈，腹痛喜温，腰酸肢冷，神疲乏力，舌淡，苔薄白，脉沉迟尤力为辨证要点。

（3）临证加减：久泻中气下陷且脱肛者，宜加黄芪、升麻；脾肾阳、泄泻无度、怕寒肢冷者，宜加附子、肉桂。

（4）现代应用：本方现常用于治疗慢性腹泻、肠结核等属脾肾虚寒之久泻或五更泄泻者。

【使用注意】本品性温燥，能伤阴助火，故阴虚火旺及大便秘结者忌服。

【用量建议】按配方颗粒国家标准，每1g配方颗粒相当于饮片5g。《中国药典》饮片用量 6g~10g。根据临床试点应用经验，建议临床饮片用量6g。

【参考】

1. **主要化学成分**　盐炙法对补骨脂中成分影响不明显。

2. **主要药理作用**　补骨脂炮制品能显著提高环磷酰胺引起的白细胞降低；对大黄水提物引起的肠蠕动亢进有对抗作用。盐炙品含药血清具有良好的促进人成骨细胞增殖、分化和矿化的作用，显著优于生品。

【按语】盐补骨脂可引药入肾，缓和燥性，增强温肾助阳、纳气、止泻作用。《中国药典》2020 年版规定盐补骨脂饮片含补骨脂素和异补骨脂素的总量不得少于 0.70%。盐补骨脂配方颗粒国家标准以补骨脂苷、异补骨脂苷、补骨脂素和异补骨脂素的总量为含量测定指标，采用一测多评多指标、多成分含量指标控制，更有利于控制其配方颗粒质量。就质量标准而言，补骨脂配方颗粒与盐补骨脂配方颗粒在出膏率和制成量有一定差异，并利用其差异实现了炮制前后的专属性区别，保障临床用药调配的准确性。

菟丝子（南方菟丝子）配方颗粒

【来源】本品为旋花科植物南方菟丝子 *Cuscuta australis* R.Br. 的干燥成熟种子，经除去杂质，洗净，干燥制成合格的饮片，并将此合格饮片按标准汤剂的主要质量指标，经水提、分离、浓缩、干燥、制粒而成的配方颗粒。

【含量指标】本品每 1g 含金丝桃苷（$C_{21}H_{20}O_{12}$）应为 3.0mg~11.0mg。

【性能功效】辛、甘，平。归肝、肾、脾经。补益肝肾，固精缩尿，安胎，明目，止泻。生用以养肝明目为主。

【临床应用】

1. 肝虚目暗——如驻景丸（《太平圣惠方》）

（1）组成：菟丝子 6g　车前子 9g　熟地黄 9g

（2）临证应用：本方久服补肝肾，增目力。肝肾俱虚，眼常昏暗，多见黑花，或生障翳，视物不明，迎风流泪。

（3）临证加减：气虚甚者加人参，或加黄芪；胸阳不振者加附子；心律不齐者加苦参。

（4）现代应用：本方现常用于治疗白内障、充血性青光眼等病症。

2. 肾阳虚衰——如菟丝子丸（《扁鹊心书》）

（1）组成：菟丝子 6g　制附子 3g

（2）临证应用：本方常用于补肾气，壮阳道，助精神，轻腰脚，及肾阳虚而致的腰腿疼痛。

（3）临证加减：若肾气虚衰较甚者，可加人参、覆盆子、枸杞子、山药；若腰腿疼痛较甚者，可加续断、杜仲、独活、桑寄生等。

（4）现代应用：肾功能受损，畏寒怕冷、精神萎靡，性冷漠等证。

3. 精气不足——如双补丸（《普济方》）

（1）组成：菟丝子 6g　五味子 2g

（2）临证应用：本方主治精气不足，肾水涸竭，咽干多渴，耳鸣头晕，目视昏，面色黧黑，腰膝疼痛，腰膝酸弱，屡服药不得痊者。

（3）临证加减：若肾精不足，咽干口渴较甚者，可加山药、熟地黄、北沙参等；若腰膝疼痛较甚者，可加续断、杜仲、当归、川牛膝等。

（4）现代应用：畏寒怕冷，遗精早泄，腰膝疼痛等。

4. 心肾不足——如心肾丸（《医方类聚》）

（1）组成：菟丝子 6g　麦冬去心 6g

（2）临证应用：本方主治心肾不足，精少血燥，心下烦热，怔忡不安，或口干生疮，目赤头晕，小便赤浊，五心烦热，多渴引饮，及精虚血少，不受峻补者。

（3）临证加减：若心肾不足，怔忡不安较甚者，可加人参、五味子、丹参、炒酸枣仁等；若精血虚少，多渴引饮较甚者，可加生地黄、天花粉、黄芪、当归等。

（4）现代应用：本方现代用于治疗心血受阻而致的心律不齐，心慌不安等。

5. 遗精尿浊——如茯菟丸（《太平惠民和剂局方》）

（1）组成：菟丝子 6g　白茯苓 10g　石莲子 6g

（2）临证应用：本方主治心气不足，思虑太过，肾经虚损，真阳不固，溺有余沥，小便白浊，梦寐频泄。

（3）临证加减：若忧思伤肾，小便余沥，大便稀溏者，可加柴胡、郁金、虎杖、石韦等。

（4）现代应用：本方现代用于治疗肾功能受损，尿路感染，小便余沥、疼痛。

【使用注意】本品虽为平补之品，但偏于补阳，故阴虚火旺，大便燥结、小便短赤者不宜服用。

【用量建议】按配方颗粒国家标准，每 1g 配方颗粒相当于饮片 5g。《中国药典》饮片用量 6g~12g。根据临床试点应用经验，建议临床饮片用量

6g。

【参考】

1. **主要化学成分** 菟丝子主含胆甾醇、菜油甾醇、β-谷甾醇、豆甾醇、三萜酸类、树脂、糖、皂苷、淀粉等。

2. **主要药理作用** 菟丝子有抗衰老、降低胆固醇、软化血管、降低血压、促造血功能、抑制肠运动、延缓白内障发展等。

【按语】菟丝子生用益肾固精，安胎，为养肝明目的常用药。《中国药典》2020年版菟丝子饮片含金丝桃苷不得少于0.10%。菟丝子配方颗粒国家标准含量测定指标与药典指标相同，并根据多批次标准汤剂质量特征，制定了指标成分含量限度，符合临床汤剂的应用实际。配方颗粒国家标准在薄层鉴别、【特征图谱】项下采用菟丝子（南方菟丝子）对照药材作为参照物，可实现菟丝子配方颗粒的准确定性，避免了调配误差。

盐菟丝子（南方菟丝子）配方颗粒

【来源】本品为旋花科植物南方菟丝子 *Cuscuta australis* R.Br. 的干燥成熟种子，经除去杂质，洗净，干燥，加盐水拌匀，闷润，待盐水被吸尽后，用文火炒至略鼓起，爆裂声减弱，并有香气逸出时，取出，放凉制成合格的饮片，并将此合格饮片按标准汤剂的主要质量指标，经水提、分离、浓缩、干燥、制粒而成的配方颗粒。

【含量指标】本品每1g含金丝桃苷（$C_{21}H_{20}O_{12}$）应为2.7mg~8.0mg。

【性能功效】辛、甘，平。归肝、肾、脾经。盐炙后不温不寒，平补阴阳，并能引药入肾，增强补肾固涩的作用。

【临床应用】

1. 肾虚不育——如五子衍宗丸（《证治准绳》）

（1）组成：菟丝子6g 五味子2g 枸杞子6g 覆盆子6g 车前子6g

（2）临证应用：本方温阳益肾，补精添髓，种嗣衍宗。临床常用于治疗肾虚不足、不孕不育症，以肾气不足、下元亏损引起的阳痿、早泄、不育不孕、苔薄舌淡嫩、脉沉细软为辨证要点。

（3）临证加减：如见阴虚，加熟地黄、山茱萸、天冬；阳虚，加肉苁蓉、鹿茸、肉桂、巴戟天；阴阳两虚，加鹿角、龟甲、人参；多尿，加桑螵蛸、益智仁；阳痿，加仙茅、淫羊藿、锁阳、狗肾、鹿鞭；遗精，加金樱子、芡实、莲须。

（4）现代应用：本方现常用于治疗少弱精子症、不育症、不孕症等病症。

2. 尿频遗尿——如菟丝子丸（《太平圣惠方》）

（1）组成：菟丝子 6g　鹿茸 1g　石龙芮 9g　肉桂 1g　附子 3g　石斛 1g　熟地黄 1g　茯苓 1g　牛膝 1g　续断 1g　山茱萸 1g　肉苁蓉 1g　防风 1g　杜仲 1g　补骨脂 1g　荜澄茄 1g　沉香 1g　巴戟天 1g　茴香 1g　五味子 2g　桑螵蛸 5g　川芎 3g　覆盆子 6g　泽泻 6g

（2）临证应用：本方温补肾阳。临床应用以遗精阳痿、腰酸尿频，伴有面色黧黑、精神困倦、形寒肢冷、小便清长、苔薄舌淡嫩、脉细软为辨证要点。

（3）临证加减：如见阴虚，加天冬；阳虚，加干姜、韭菜子；阴阳两虚，加鹿角、龟甲、枸杞子、人参；多尿，加益智仁；阳痿，加仙茅、淫羊藿、锁阳、狗肾、鹿鞭；遗精，加金樱子、芡实、莲须。

（4）现代应用：本方现常用于治疗小儿遗尿、闭经等病症。

【使用注意】本品虽为平补之品，但偏于补阳，故阴虚火旺，大便燥结、小便短赤者不宜服用。

【用量建议】按配方颗粒国家标准，每 1g 配方颗粒相当于饮片 4.5g。《中国药典》饮片用量 6g~12g。根据临床试点应用经验，建议临床饮片用量 6g。

【参考】

1. 主要化学成分　菟丝子盐炙后，金丝桃苷和槲皮素含量均比生品增高。且菟丝子炮制后多糖含量有所增加。

2. 主要药理作用　盐炙菟丝子补肾壮阳及免疫调节的作用增强，说明盐炙确实具有引药入肾而助肾阳的作用。

【按语】盐菟丝子不温不寒，平补阴阳，并能引药入肾，增强补肾固精安胎作用，《中国药典》2020 年版盐菟丝子饮片含金丝桃苷不得少于 0.10%。盐菟丝子配方颗粒国家标准含量测定指标成分与药典饮片相同。就质量标准而言，菟丝子配方颗粒与盐菟丝子配方颗粒在制成量和含量限度有一定差异，这应该与饮片加热炮制相关。

沙苑子配方颗粒

【来源】本品为豆科植物扁茎黄芪 *Astragalus complanatus* R.Br. 的干燥成熟种子，经除去杂质，洗净，干燥制成合格饮片，并将此合格饮片按标准汤剂的主要质量指标，经水提、分离、浓缩、干燥、制粒而成的配方颗粒。

【含量指标】本品每 1g 含沙苑子苷 A（$C_{28}H_{32}O_{16}$）应为 1.8mg~5.5mg。

【性能功效】甘，温。归肝、肾经。补肾助阳，固精缩尿，养肝明目。生品以养肝明目为主。

【临床应用】

1. 肝虚目昏——如五味沙苑酒（《补肾益寿药酒方》）

（1）组成：沙苑子 9g　枸杞子 6g　山茱萸 6g　菊花 5g　生地黄 10g　白酒 150ml

（2）临证应用：本方主治腰膝酸软，头晕眼花，目暗不明等症。

（3）临证加减：兼寒加吴茱萸；兼热加牡丹皮等。

（4）现代应用：本方现常用于治疗肾气虚弱所致的目昏眼花，目暗不明等。

2. 目昏眼花——如补肾明目散（《中药临床应用》）

（1）组成：沙苑子 9g　石菖蒲 3g　女贞子 6g　生地黄 10g　菟丝子 6g　夜明砂 4.5g

（2）临证应用：本方主治诸内障，欲变五风，变化视物不明。

（3）临证加减：若肾虚型偏阳虚甚者，加韭菜子、枸杞、山茱萸等；肝气郁结型，选用柴胡、陈皮、川芎等；肝经湿热型，用龙胆草、黄芩等。

（4）现代应用：本方现常用于治疗肾气虚弱所致的目昏眼花，无时泪下，瞳神散大等。

【使用注意】阴虚火旺以及小便不利者慎用。

【用量建议】按配方颗粒国家标准，每 1g 配方颗粒相当于饮片 6g。《中国药典》饮片用量 9g~15g。根据临床试点应用经验，建议临床饮片用量 9g。

【参考】

1. **主要化学成分** 沙苑子主含有氨基酸、黄酮类、多肽类、蛋白质类、三萜类、有机酸类、鞣质、固醇及铁、锰、锌等微量元素。

2. **主要药理作用** 沙苑子有调节机体的生理功能、增强机体的非特异性抵抗力等作用。

【按语】沙苑子生品缩尿力强，从饮片角度而言是不便煎出的。《中国药典》2020 年版沙苑子饮片含沙苑子苷不得少于 0.060%。沙苑子配方颗粒国家标准同样以沙苑子苷为含量检测指标，并根据多批次标准汤剂质量特征制定指标成分的含量限度。就含量控制指标而言，沙苑子配方颗粒符合临床汤剂用药实际。

盐沙苑子配方颗粒

【来源】本品为豆科植物扁茎黄芪 *Astragalus complanatus* R.Br. 的干燥成熟种子，经除去杂质，洗净，干燥，加盐水拌匀，稍闷，待盐水被吸尽后，用文火炒干，取出，晾凉制成合格饮片，并将此合格饮片按标准汤剂的主要质量指标，经水提、分离、浓缩、干燥、制粒而成的配方颗粒。

【含量指标】本品每 1g 含沙苑子苷 A（$C_{28}H_{32}O_{16}$）应为 1.2mg~4.0mg。

【性能功效】甘，温。归肝、肾经。盐沙苑子药性平和，能平补阴阳，并可引药入肾，以补肾固精、缩尿的作用为主。

【临床应用】

1. **肾虚腰痛——如内补丸（《女科切要》）**

（1）组成：盐沙苑子 9g　鹿茸 1g　菟丝子 6g　紫菀茸 5g　白蒺藜 9g　桑螵蛸 5g　黄芪 9g　肉苁蓉 6g　茯神 9g　制附子 3g　肉桂 1g

（2）临证应用：本方主治肾阳虚衰。以白带清稀，腰痛，小便频数，面色苍白，形寒怯冷，头晕目眩，心悸气短，五更久泻，阳痿精冷，滑泄不育，舌淡嫩，苔薄白，脉沉迟为辨证要点。

（3）临证加减：若月经后期，量少色淡者，加紫石英、当归；带下清稀如水者，加党参、苍术、吴茱萸；五更泻重者，加补骨脂、煨肉豆蔻、吴茱萸、白术；滑泄者，加山茱萸、金樱子、芡实；头晕耳鸣者，加枸杞子、五味子、磁石。

（4）现代应用：本方现常用于治疗白带，慢性盆腔炎，慢性肾炎，慢性结肠炎，过敏性结肠炎等属肾阳虚衰者。

2. 遗精滑泄——如金锁固精丸（《医方集解》）

（1）组成：盐沙苑子 9g　蒸芡实 9g　莲须 3g　炙龙骨 6g　牡蛎 6g

（2）临证应用：本方主治肾虚不固之遗精。以遗精滑泄，腰疼耳鸣，四肢酸软，神疲乏力，舌淡苔白，脉细弱为辨证要点。

（3）临证加减：若阴虚比较明显者，宜加熟地黄、山茱萸、山药；气虚较明显者，宜加人参、茯苓、白术；脾虚湿盛者，宜加茯苓、薏苡仁、山药；肝阳偏亢者，宜加天麻、钩藤；心火偏亢者，宜加黄连、生地黄。

（4）现代应用：本方现常用于男性性功能障碍、慢性前列腺炎、乳糜尿、妇女带下、崩漏等。

【使用注意】阴虚火旺以及小便不利者慎用。

【用量建议】按配方颗粒国家标准，每 1g 配方颗粒相当于饮片 5g。《中国药典》饮片用量 9g~15g。根据临床试点应用经验，建议临床饮片用量 9g。

【参考】

1. **主要化学成分**　沙苑子经炮制后，沙苑子苷 A 和鼠李柠檬素的含量升高。

2. **主要药理作用**　盐炙品的补肾作用强于生品，且盐炙后引药入肾作用增强。

【按语】盐沙苑子药性更为平和，能平补阴阳，并可引药入肾，增强补肾固精的作用。《中国药典》2020 年版盐沙苑子含沙苑子苷不得少于 0.050%。盐沙苑子配方颗粒国家标准同样以沙苑子苷为含量检测指标。

配方颗粒国家标准建立的特征图谱，能实现沙苑子、盐沙苑子配方颗粒的专属性鉴别，保障临床用药准确性。

当归配方颗粒

【来源】本品为伞形科植物当归 *Angelica sinensis*（Oliv.）Diels 的干燥根，经除去杂质，洗净，润透，切薄片，晒干或低温干燥制成合格饮片，并将此合格饮片按标准汤剂的主要质量指标，经水提、分离、浓缩、干燥、制粒而成的配方颗粒。

【含量指标】本品每 1g 含阿魏酸（$C_{10}H_{10}O_4$）应为 0.70mg~1.80mg。

【性能功效】甘、辛，温。归肝、心、脾经。补血活血，调经止痛，润肠通便。生品以补血，调经，润肠通便为主。

【临床应用】

1. 血虚体亏——如当归补血汤（《内外伤辨惑论》）

（1）组成：当归 6g　黄芪 9g

（2）临证应用：本方主治血虚发热证。临床应用以肌热面赤，烦渴欲饮，脉洪大而虚，重按无力为辨证要点。亦治妇人经期、产后血虚发热头痛，或疮疡溃后，久不愈合者。

（3）临证加减：若妇女经期，或产后感冒发热头痛者，加葱白、豆豉、生姜、大枣；若疮疡久溃不愈，气血两虚而又余毒未尽者，可加金银花、甘草；若血虚气弱出血不止者，可加煅龙骨、阿胶、山茱萸。

（4）现代应用：本方现常用于治疗妇人经期、产后发热等属血虚阳浮者，以及各种贫血、过敏性紫癜等属血虚气弱者。

2. 阴虚盗汗——如当归六黄汤（《兰室秘藏》）

（1）组成：当归 6g　生地黄 6g　黄芩 3g　黄柏 3g　黄连 2g　熟地黄 6g　黄芪 9g

（2）临证应用：本方主治阴虚火旺盗汗。临床应用以发热盗汗，面赤心烦，口干唇燥，大便干结，小便黄赤，舌红苔黄，脉数为辨证要点。

（3）临证加减：若阴虚而实火较轻者，可去黄连、黄芩，加知母；汗出甚者，可加浮小麦、山萸肉；若阴虚阳亢，潮热颧赤突出者，加白芍、龟甲。

（4）现代应用：本方现常用于治疗甲状腺功能亢进、结核病、糖尿病、更年期综合征等属阴虚火旺者。

3. 血虚寒厥——如当归四逆汤（《伤寒论》）

（1）组成：当归 6g　桂枝 3g　芍药 6g　细辛 1g　炙甘草 2g　通草 3g　大枣 6 枚

（2）临证应用：本方为治血虚寒厥证的代表方，也是养血温经散寒的常用方。临床应用以手足厥寒，舌淡苔白，脉细欲绝为辨证要点。

（3）临证加减：若腰、股、腿、足疼痛属血虚寒凝、脉络不通者，可酌加牛膝、鸡血藤、木瓜；若内有久寒，兼水饮呕逆者，可加吴茱萸、生姜；若血虚寒凝之经期腹痛，或男子寒疝者，可酌加乌药、小茴香、高良姜、香附。

（4）现代应用：本方现常用于治疗血栓闭塞性脉管炎、无脉症、雷诺病、小儿下肢麻痹、冻疮、妇女痛经、产后身痛等属血虚寒凝的多种疾病。

4. 肝脾两虚——如当归芍药散（《金匮要略》）

（1）组成：当归 6g　芍药 6g　茯苓 10g　白术 6g　泽泻 6g　川芎 3g

（2）临证应用：本方主治肝脾两虚，血瘀湿滞证。临床应用以妇人妊娠或经期腹中拘急，绵绵作痛，头晕心悸，或下肢浮肿，小便不利，舌质淡，苔白腻为辨证要点。

（3）临证加减：用治妇人妊娠腹痛，川芎用量宜减，可酌情加紫苏梗、砂仁、苎麻根、桑寄生、杜仲等；经期或经后腹痛，宜加香附、延胡索、川楝子等；产后腹痛，恶露不尽，宜加台乌药、益母草。用治胃脘刺痛者，加五灵脂、木香；胃滞而吐酸甚者，加海螵蛸、瓦楞子。用治胁痛者，加郁金、川楝子。习惯性流产属肝脾两虚，气血不足者，宜去泽泻，加升麻、黄芪、阿胶、艾叶炭。

（4）现代应用：本方现常用于治疗妊娠腹痛、妊娠下肢浮肿、月经不调、不孕症、痛经、行经腰腹酸痛、习惯性流产、子宫出血、闭经、带下、子宫及附件炎、神经衰弱、癔病、水肿、高血压、低血压、肾病综合征、慢性肝炎等疾病，辨证属肝脾两虚，血瘀湿滞者。

5. 痈疮肿毒——如托里透脓汤（《医宗金鉴》）

（1）组成：当归 6g　人参 3g　白术 3g　穿山甲 3g（水蛭 3g 代）　白芷 3g　升麻 2g　甘草 2g　黄芪 9g　皂角刺 3g　青皮 2g

（2）临证应用：本方主要用于治疗痈疽脓熟，正虚不溃之证。临床应用以痈疽脓熟不溃、凡有气血亏损或症见紫无脓为辨证要点。

（3）临证加减：如见局部疼痛较剧，加乳香、没药；面色萎黄，加熟地黄、枸杞子；阳虚畏寒，紫陷无脓，加鹿角胶、肉桂。

（4）现代应用：本方现常用于治疗慢性颈痈、化脓性关节炎等病症。

6. 肢节烦痛——如当归拈痛汤（《医学启源》）

（1）组成：当归身 3g　羌活 3g　防风 5g　升麻 3g　葛根 6g　白术 3g　苍术 3g　人参 3g　甘草 2g　苦参 4.5g　炒黄芩 3g　知母 6g　炒茵陈 6g　猪苓 6g　泽泻 6g

（2）临证应用：本方主治湿热相搏，外受风邪证。临床应用以遍身肢节烦痛，或肩背沉重，或脚气肿痛，脚膝生疮，舌苔白腻微黄，脉弦数为辨证要点。

（3）临证加减：若脚膝肿甚，可加防己、木瓜；若身痛甚者，可加姜黄、海桐皮。

（4）现代应用：本方现常用于治疗风湿性关节炎、类风湿性关节炎属湿热内蕴而兼风湿表证者。

【使用注意】湿盛中满，大便溏泄者慎用。

【用量建议】按配方颗粒国家标准，每 1g 配方颗粒相当于饮片 1.5g。《中国药典》饮片用量 6g~12g。根据临床试点应用经验，建议临床饮片用量 6g。

【参考】

1. 主要化学成分　当归主含藁烯、莰烯、豆甾醇、蔗糖、氨基酸等成分。

2. 主要药理作用　当归有改善冠脉循环、抗血栓、刺激骨髓造血、增强免疫、抗肿瘤、抗辐射、平喘等作用。

【按语】生品质润，长于补血活血，调经止痛，润肠通便。《中国药典》2020 年版当归药材以含阿魏酸不得少于 0.050%，含挥发油不得少于 0.4%（ml/g）。根据多批次标准汤剂的质量特征，考虑临床煎煮的实际性，当归配方颗粒国家标准仅以阿魏酸为含量检测指标，配方颗粒按规格折算后含量下限与其饮片标准基本一致，就含量限度控制而言，配方颗粒标准符合临床汤剂用药实际。

酒当归配方颗粒

【来源】本品为伞形科植物当归 *Angelica sinensis*（Oliv.）Diels 的干燥根，经除去杂质，洗净，润透，切薄片，晒干或低温干燥，加黄酒拌匀，稍闷，待酒被吸尽后，用文火炒至深黄色为度，取出晾凉制成合格饮片，并将此合格饮片按标准汤剂的主要质量指标，经水提、分离、浓缩、干燥、制粒而成的配方颗粒。

【含量指标】本品每 1g 含阿魏酸（$C_{10}H_{10}O_4$）应为 0.40mg~1.60mg。

【性能功效】甘、辛，温。归肝、心、脾经。酒当归以活血通经为主。

【临床应用】

1. 产后抽搐——如和血熄风汤（《医学衷中参西录》）

（1）组成：当归 6g　生黄芪 9g　阿胶 3g　防风 5g　荆芥 5g　川芎 3g　生杭芍 6g　红花 3g　生桃仁 5g

（2）临证应用：本方补助气血，逐邪发表之功效。主治产后受风发搐。

（3）临证加减：若产后血虚，受风发搐较甚者，可加僵蚕、蝉蜕、钩藤、天麻等；若手脚震颤较甚者，可加鳖甲、生地黄、牡蛎等。

（4）现代应用：本方现常用于治疗帕金森等病症。

2. 风湿痹痛——如蠲痹汤（《杨氏家藏方》）

（1）组成：当归 6g　羌活 3g　姜黄 3g　炙黄芪 9g　白芍 6g　防风 5g　炙甘草 2g

（2）临证应用：本方主治风寒湿邪所致的痹证。临床应用以肢体酸痛、得热减轻、遇冷加重、苔白腻、脉弦紧为辨证要点。

（3）临证加减：若寒邪偏重而剧痛者，加桂枝、细辛等；若肢体沉重疼痛者，加苍术、防己、薏苡仁；若手臂麻木较重者，可重用黄芪，加桂枝、全蝎等。

（4）现代应用：本方现常用于治疗肩周炎、类风湿性关节炎等辨证属营卫两虚，风寒湿三气乘袭以风气偏盛者。

【使用注意】湿盛中满，大便溏泄者慎用。

【用量建议】按配方颗粒国家标准，每1g配方颗粒相当于饮片1.5g。《中国药典》饮片用量6g~12g。根据临床试点应用经验，建议临床饮片用量6g。

【参考】

1. 主要化学成分　当归酒炙后水溶物增加。铜、镍含量亦增加，铅降至原生药含量的1/5。加热炮制后多糖含量降低，并会生成5-羟甲基糠醛等新的化学成分。

2. 主要药理作用　酒当归的抗凝血作用、抗氧化作用、抗炎作用强于生当归。

【按语】酒炙当归活血痛经的作用增强。《中国药典》2020年版当归药材规定含阿魏酸不得少于0.050%，含挥发油不得少于0.4%。酒当归配方颗粒国家标准同样以阿魏酸为含量检测指标，配方颗粒按规格折算后含量下限与饮片标准相当，就含量限度控制而言，配方颗粒标准更加严格。配方颗粒采用特征图谱技术能够实现当归配方颗粒、酒当归配方颗粒的专属性定性鉴别，保证临床用药调配的准确性。

熟地黄配方颗粒

【来源】本品为玄参科植物地黄 *Rehmannia glutinosa* Libosch. 的新鲜或干燥块根，取生地黄，加黄酒拌匀、润透，置适宜的蒸制容器内，用蒸汽加热至黑润，取出，晒至约八成干时，切厚片或块，干燥。并将此合格饮片按标准汤剂的主要质量指标，经水提、分离、浓缩、干燥、制粒而成的颗粒。

【含量指标】本品每1g含地黄苷D（$C_{27}H_{42}O_{20}$）应为0.70mg~2.70mg。

【性能功效】甘，微温。归肝、肾经。补血滋阴，益精填髓。蒸后药性由寒转温，以补阴血、益精填髓为主。

【临床应用】

1. 血虚痛经——如四物汤（《太平惠民和剂局方》）

（1）组成：白芍 6g　当归 6g　川芎 3g　熟地黄 9g

（2）临证应用：本方是补虚的主方，也是活血的基础方，主要用于治疗营血虚滞之证，被历代医家誉为"调血要方""调补血分之圣药"。临床应用以面色萎黄、唇爪无华、舌质淡、脉细弦或细涩为辨证要点。

（3）临证加减：若兼气虚者，加人参、黄芪；以瘀血为主者，加桃仁、红花，白芍易为赤芍；血虚有寒者，加肉桂、炮姜、吴茱萸；血虚有热者，加黄芩、牡丹皮，熟地黄易为生地黄；妊娠胎漏者，加阿胶、艾叶。

（4）现代应用：本方现常用于治疗妇女月经失调、胎产疾病、荨麻疹，以及过敏性紫癜等属营血虚滞者。

2. 气血两虚——如八珍汤（《瑞竹堂经验方》）

（1）组成：熟地黄 9g　人参 3g　白术 6g　当归 6g　白芍 6g　川芎 3g　茯苓 9g　炙甘草 2g

（2）临证应用：本方主治气血两虚证。以面色苍白或萎黄，头晕耳眩，四肢倦怠，气短懒言，心悸怔忡，饮食减少，舌淡苔薄白，脉细弱或虚大无力为辨证要点。

（3）临证加减：若以血虚为主，眩晕心悸明显者，可加重熟地黄、白芍用量；以气虚为主，气短乏力明显者，可加重人参、白术用量；兼见不寐者，可加酸枣仁、五味子。

（4）现代应用：本方现常用于治疗病后虚弱、各种慢性病，以及妇女月经不调等属气血两虚者。

3. 肝肾阴虚——如六味地黄丸（《小儿药证直诀》）

（1）组成：熟地黄 9g　山萸肉 6g　干山药 12g　泽泻 6g　牡丹皮 6g　白茯苓 9g

（2）临证应用：本方主治肾阴精不足证。以腰膝酸软，头晕目眩，耳鸣耳聋，盗汗，遗精，消渴，骨蒸潮热，手足心热，口燥咽干，牙齿动摇，足跟作痛，小便淋沥，以及小儿囟门不合，舌红少苔，脉沉细数为辨证要点。

（3）临证加减：若虚火明显者，加知母、玄参、黄柏等；兼脾虚气滞者，加白术、砂仁、陈皮等。

（4）现代应用：本方现常用于治疗慢性肾炎、高血压病、糖尿病、肺结核、肾结核、甲状腺功能亢进、中心性视网膜炎及无排卵性功能性子宫出血、更年期综合征等属肾阴虚弱为主者。

4. 血虚漏下——胶艾汤（《金匮要略》）

（1）组成：熟地黄 9g　川芎 3g　阿胶 3g　甘草 2g　艾叶 3g　当归 6g　芍药 6g

（2）临证应用：本方主治妇人冲任虚损，血虚有寒。以月经过多，日久不尽，或妊娠下血，或半产后下血不绝，舌淡，脉细为辨证要点。

（3）临证加减：若兼有气虚者加人参、黄芪、升麻；若兼虚寒者加肉桂、炮姜。

（4）现代应用：本方现常用于治功能性子宫出血、先兆流产、不全流产、产后子宫恢复不全等属于冲任虚损者。

【使用注意】生地黄性寒而滞，脾虚湿滞、腹满便溏者不宜用。熟地黄性质黏腻，较生地黄更甚，有碍消化，凡气滞痰多、脘腹胀痛、食少便溏者忌服。

【用量建议】按配方颗粒国家标准，每 1g 配方颗粒相当于饮片 1.3g。《中国药典》饮片用量 9g~15g。根据临床试点应用经验，建议临床饮片用量 9g。

【参考】

1. 主要化学成分　地黄经蒸或干燥后，梓醇的含量降低率为 40%~80%。随着炮制时间的延长，梓醇和益母草苷的含量逐渐降低，而地黄苷 D 的含量增加。熟地黄还原糖含量增加，5-羟甲基糠醛的含量增加 20 倍左右。

2. 主要药理作用　熟地黄有利尿、镇静、降压、降低胆固醇、改善脑血流量的功效，并对心肌劳损的冠状动脉供血不足有一定的改善作用。熟地黄相比较生地黄免疫作用减弱。

【按语】熟地黄，药性由寒转温，味由苦转甜，功能由清转补。《中国药典》2020 年版熟地黄饮片含地黄苷 D 不得少于 0.050%。熟地黄配方颗粒国家标准与熟地黄饮片含量检测指标相同，配方颗粒按规格折算后含量下限与饮片标准基本相当。配方颗粒国家标准建立的特征图谱，实现了生地黄、熟地黄配方颗粒的专属性定性鉴别，保证临床用药调配的准确性。

白芍配方颗粒

【来源】本品为毛茛科植物芍药 *Paeonia lactiflora* Pall. 的干燥根，经洗净，润透，切薄片，干燥制成合格饮片，并将此合格饮片按标准汤剂的主要质量指标，经水提、分离、浓缩、干燥、制粒而成的配方颗粒。

【含量指标】本品每 1g 含芍药苷（$C_{23}H_{28}O_{11}$）应为 65.0mg~137.0mg。

【性能功效】苦、酸，微寒。归肝、脾经。养血调经，敛阴止汗，柔肝止痛，平抑肝阳。生品以养血敛阴，平抑肝阳为主。

【临床应用】

1. 肝阳上亢——如建瓴汤（《医学衷中参西录》）

（1）组成：生杭芍 6g　怀山药 15g　怀牛膝 4.5g　生赭石 9g　生龙骨 9g　生牡蛎 9g　生怀地黄 9g　柏子仁 3g

（2）临证应用：本方镇肝熄风，滋阴安神。主治脑充血证预兆发露者，或肝阳上亢引起的头目眩晕，耳鸣耳胀，心悸健忘，烦躁不安，失眠多梦，脉弦长而硬。

（3）临证加减：若肝火偏旺者，加黄芩、栀子；风火相煽者，加地龙、蒺藜、蜈蚣；痰热内盛者，加半夏、僵蚕、竹沥；肝肾阴虚者，加何首乌、山茱萸、杜仲。

（4）现代应用：本方现常用于治疗高血压、脑梗死、心脏神经症、室性期前收缩、出血性鼻窦炎、偏头痛、顽固性呃逆等病症。

2. 于足瘛疭——如大定风珠（《温病条辨》）

（1）组成：生白芍 6g　阿胶 3g　生龟甲 9g　干地黄 10g　麻仁 6g　五味子 2g　生牡蛎 9g　麦冬 6g　炙甘草 2g　鸡子黄生 1 枚　生鳖甲 9g

（2）临证应用：本方为滋阴熄风的代表方，适用于阴虚风动之证，临床以瘛疭，神倦，舌绛苔少，脉象虚弱为辨证要点。

（3）临证加减：若有气虚作喘者，可加党参，虽有气虚而津亏较甚者，可酌用西洋参；若阴不敛气，自汗多出者，可加地骨皮、北沙参、浮小麦等；若心悸不安者，属阴亏所致者，仿天王补心丹又加用之，属液亏及气，心神不宁者，可用茯神、党参、淮小麦等；若兼低热者，酌加地骨皮、白薇、知母、牡丹皮；有痰者，酌加天竺黄、贝母、制半夏。

（4）现代应用：本方现常用于治疗乙脑后遗症、眩晕、震颤麻痹、神经性震颤、放疗后舌萎缩、甲亢、甲亢术后手足搐搦症、过敏性荨麻疹、冠心病、伤寒、不宁腿综合征等辨证属阴虚风动者，以及失眠、小儿暴惊夜啼、咯血、坠积性肺炎、腰腿痛综合征等辨证属阴虚内热者。

【使用注意】不宜与藜芦同用。

【用量建议】按白芍配方颗粒国家标准，每 1g 配方颗粒相当于饮片 4.5g。《中国药典》饮片用量 6g~15g。根据临床试点应用经验，建议临床饮片用量 6g。

【参考】

1. 主要化学成分　白芍主要含有芍药苷、牡丹酚、苯甲酸、挥发油、脂肪油、树脂、糖、淀粉、黏液质、蛋白质等成分。

2. 主要药理作用　白芍有保肝、解痉、扩张冠状动脉、镇痛、抗炎等作用。

【按语】白芍生品味酸能收，长于平肝止痛、养血调经、敛阴止汗。《中国药典》2020 年版白芍饮片含芍药苷不得少于 1.2%。白芍配方颗粒国家标准与白芍饮片的指标性成分一致，配方颗粒按规格折算后含量下限高于饮片标准，就含量限度控制而言，生白芍配方颗粒标准优于其饮片，其疗效也应该更佳。

炒白芍配方颗粒

【来源】本品为毛茛科植物芍药 *Paeonia lactiflora* Pall. 的干燥根，经洗净，润透，切薄片，干燥，用文火炒至微黄色，取出，放凉制成合格饮片，并将此合格饮片按标准汤剂的主要质量指标，经水提、分离、浓缩、干燥、制粒而成的配方颗粒。

【含量指标】本品每 1g 含芍药苷（$C_{23}H_{28}O_{11}$）应为 59.0mg~126.0mg。

【性能功效】苦、酸，微寒。归肝、脾经。炒后药性稍缓，以养血敛阴为主。

【临床应用】

1. 下利腹痛——如芍药黄芩汤（《顾松园医镜》）

（1）组成：炒白芍 6g　黄芩 3g　甘草 2g　黄连 2g　枳壳 3g　橘红 3g　茯苓 6g

（2）临证应用：本方主治邪入太阴，腹满咽干，呕吐不食，下利腹痛。

（3）临证加减：便脓血者，加地榆；下利不止者，加醋升麻、葛根；呕吐者，加莲子、陈松萝茶。

（4）现代应用：本方现常用于治疗痢疾腹痛，大便出血，或脓血相嫌。

2. 血虚疮证——如当归川芎散（《校注妇人良方》）

（1）组成：炒芍药 3g　当归 3g　川芎 3g　柴胡 3g　炒白术 3g　牡丹皮 3g　茯苓 3g　蔓荆子 2g　甘草 2g　炒山栀 4g

（2）临证应用：本方养血清肝，疏风散热。主治手足少阳经血虚疮证，或风热耳内痒痛。生疮出水，或头目不清，寒热少食，或妇女经水不调，胸膈不利，腹胁痞痛，小便不调。

（3）临证加减：若肝气不平，寒热往来，加青蒿、地骨皮；肝气实热，加黄芩；肝脾气血虚热，加熟地黄；脾虚饮食少思，倍用白术、茯苓；脾虚胸膈不利，加人参、黄芪；脾虚痰滞，胸膈不利，加半夏；肝气不顺，胸膈不利，加木香；肝虚小腹痞满，或时作痛，加熟地黄；脾血不足，小腹作痛，加肉桂；日晡发热，加熟地黄。

（4）现代应用：本方现常用于治疗耳内痒痛生疮出水病症。

3. 脾虚泄泻——如痛泻要方（《景岳全书》）

（1）组成：炒白芍 6g　炒白术 6g　炒陈皮 3g　防风 5g

（2）临证应用：本方为治疗肝脾不和之痛泻的常用方。临床以肠鸣腹痛，大便泄泻，泻必腹痛，脉象弦缓为辨证要点。

（3）临证加减：久泻者，加炒升麻、茯苓；舌苔黄腻者，加黄连、煨木香、广藿香。

（4）现代应用：本方现常用于治疗急性肠炎、慢性结肠炎、肠易激综合征等属肝旺脾虚者。

4. 湿热痢疾——如芍药汤（《素问病机气宜保命集》）

（1）组成：炒芍药 6g　当归 6g　黄连 2g　槟榔 3g　木香 3g　甘草 2g　大黄 3g　黄芩 3g　肉桂 1g

（2）临证应用：本方为治疗湿热痢疾的常用方。临床以痢下赤白，腹痛里急，苔腻微黄为辨证要点。

（3）临证加减：如苔黄而干，热甚伤津者，可去肉桂，加乌梅；如苔腻脉滑，兼有食积，加山楂、神曲；如热毒重者，加白头翁、金银花；如痢下赤多白少，或纯下血痢，加牡丹皮、地榆。

（4）现代应用：本方现常用于治疗细菌性痢疾、阿米巴痢疾、过敏性结肠炎、急性肠炎等属湿热为患者。

【**使用注意**】不宜与藜芦同用。

【**用量建议**】按配方颗粒国家标准，每 1g 配方颗粒相当于饮片 4.5g。《中国药典》饮片用量 6g~15g。根据临床试点应用经验，建议临床饮片用量 6g。

【**参考**】

1. 主要化学成分　白芍经炮制后，芍药苷含量明显降低，尤以清炒品降低最多；丹皮酚的含量也显著降低，尤以清炒品降低最多，麸炒品降低最少。

2. 主要药理作用 炒白芍寒性缓和，以养血和营，敛阴止汗为主。用于血虚萎黄，腹痛泄泻，自汗盗汗。

【按语】炒白芍寒性缓和，以养血和营、敛阴止汗为主。《中国药典》2020 年版炒白芍饮片含芍药苷不得少于 1.2%。炒白芍配方颗粒国家标准与饮片含量的指标性成分相同，配方颗粒按规格折算后含量下限高于饮片标准。就化学成分控制而言，配方颗粒含量控制略优于其饮片。炒白芍配方颗粒与白芍配方颗粒在含量限度有一定差异，这可能与加热炮制相关，利用其差异，实现了白芍炮制前后的区别，保障临床用药准确性。

酒白芍配方颗粒

【来源】本品为毛茛科植物芍药 *Paeonia lactiflora* Pall. 的干燥根，经洗净，润透，切薄片，干燥，加黄酒拌匀，闷透，用文火炒至微黄色时，取出放凉，制成合格饮片，并将此合格饮片按标准汤剂的主要质量指标，经水提、分离、浓缩、干燥、制粒而成的配方颗粒。

【含量指标】本品每 1g 含芍药苷（$C_{23}H_{28}O_{11}$）应为 70.0mg~135.0mg。

【性能功效】苦、酸，微寒。归肝、脾经。酒炙后降低酸寒之性，善于和中缓急，止痛。

【临床应用】

1. 血瘀腹痛——如化瘀汤（《会约医镜》）

（1）组成：酒白芍 6g　当归 6g　熟地黄 9g　川芎 3g　肉桂 1g　桃仁 3g　酒红花 3g

（2）临证应用：本方养血活血，通络止痛。主治血瘀成形，在脐腹之下作痛，喜按而虚者。

（3）临证加减：如气滞，加香附、木香、砂仁、乌药之属，血化而痛自愈。

（4）现代应用：本方现常用于治疗妊娠腹痛、痛经等病症。

2. 腹部挛痛——如芍药甘草汤（《伤寒论》）

（1）组成：酒白芍 6g　炙甘草 2g

（2）临证应用：本方主治阴血不足，血行不畅，腿脚挛急或腹中疼痛。临床应用以伤寒脉浮，自汗出，小便数，心烦微恶寒，脚挛急，足温者为辨证要点。

（3）临证加减：若气虚明显者，加大甘草用量，再加人参、白术；若血虚甚者，加大白芍用量，再加当归、阿胶；若饥不思食者，加山楂、六神曲。

（4）现代应用：本方现常用于治疗肌肉痉挛、老年腰腿痛、胃扭转、腹痛、消化性溃疡、先天性和萎缩性肌强直症、哮喘、百日咳、出血热后期脚挛急、痛经、呃逆、痢疾、慢性结肠炎、坐骨神经痛、老年腰腿痛、血栓性静脉炎、颈椎综合征、不安腿综合征、跟骨骨质增生等病症。

【使用注意】不宜与藜芦同用。

【用量建议】按配方颗粒国家标准，每 1g 配方颗粒相当于饮片 4.5g。《中国药典》饮片用量 6g~15g。根据临床试点应用经验，建议临床饮片用量 6g。

【参考】

1. 主要化学成分　白芍炮制后，芍药苷、丹皮酚、总氨基酸、苯甲酸含量均有不同程度降低，其中酒炒白芍的苯甲酸含量最低。其他炮制品种差异不大。

2. 主要药理作用　经酒炙后，能降低酸寒之性。酒白芍能使离体兔肠自发性收缩活动的振幅加大；对肾上腺素引起的肠管活动抑制有拮抗作用；并具有镇痛作用。

【按语】酒炙后降低酸寒伐肝之性，入血分，善于调经止血、柔肝止痛。《中国药典》2020 年版酒白芍饮片含芍药苷不得少于 1.2%。酒白芍配方颗粒国家标准与饮片指标成分相同，配方颗粒按规格折算后含量下限高于饮片标准。就化学成分的含量限度而言，酒白芍配方颗粒略优于其饮片。酒白芍、炒白芍与白芍配方颗粒含量限度的差异，实现了三者的区别，保障临床用药调配的准确性。

何首乌配方颗粒

【来源】本品为蓼科植物何首乌 *Polygonum multiflorum* Thunb. 的干燥块根，经除去杂质，洗净，稍浸，润透，切厚片或块，干燥制成合格饮片，并将此合格饮片按标准汤剂的主要质量指标，经水提、分离、浓缩、干燥、制粒而成的配方颗粒。

【含量指标】本品每 1g 含 2,3,5,4'- 四羟基二苯乙烯 -2-*O*-*β*-D- 葡萄糖苷（$C_{20}H_{22}O_9$）应为 30.9mg~100.0mg；含结合蒽醌以大黄素（$C_{15}H_{10}O_5$）和大黄素甲醚（$C_{16}H_{12}O_5$）的总量计应为 0.25mg~3.37mg。

【性能功效】苦、甘、涩，微温。归肝、心、肾经。解毒，消痈，截疟，润肠通便。生品苦泄性平兼发散，通络走窜力强，以解毒散结，润肠通便为主。

【临床应用】

疮肿痒痛——如何首乌散（《外科精要》）

（1）组成：何首乌 3g　防风 5g　炒白蒺藜 6g　麸炒枳壳 3g　天麻 3g　胡麻 4.5g　炒白僵蚕 5g　芜蔚子 5g　蔓荆子 5g

（2）临证应用：疮肿痒痛。湿热风毒，遍身疮肿痒痛。

（3）临证加减：若身体骨节疼痛，筋脉拘急甚者，可加琥珀、水蛭、萆薢等。若中风，手脚不遂则加白术、木瓜、茯苓、鸡血藤、山茱萸等。

（4）现代应用：本方现常用于治疗高脂血症。

【使用注意】大便溏薄者忌用。

【用量建议】按配方颗粒国家标准，每 1g 配方颗粒相当于饮片 6.7g。《中国药典》饮片用量 3g~6g。根据临床试点应用经验，建议临床饮片用量 3g。

【参考】

1. **主要化学成分**　何首乌主含大黄素、大黄酚、大黄素甲醚、卵磷脂及二苯乙烯苷等成分。

2. **主要药理作用**　何首乌有泻下、抗炎、抗菌、抗病毒、抗诱变等作用。

【按语】生首乌苦泄性平兼发散，具有解毒、消痈、润肠通便的功能。《中国药典》2020 年版规定何首乌饮片以含结合蒽醌以大黄素和大黄素甲醚的总量计，不得少于 0.05%；二苯乙烯苷不得少于 1.0%。何首乌配方颗粒国家标准同样以二苯乙烯苷和结合蒽醌为含量检测指标，并根据多批次标准汤剂检测数据制定含量指标限度，符合传统汤剂的物质基础。

制何首乌配方颗粒

【来源】本品为蓼科植物何首乌 *Polygonum multiflorum* Thunb. 的干燥块根，经用黑豆汁拌匀，润湿，置非铁质的容器内，蒸或炖至汁液吸尽，并呈棕褐色时取出，干燥制成合格饮片，并将此合格饮片按标准汤剂的主要质量指标，经水提、分离、浓缩、干燥、制粒而成的配方颗粒。

【含量指标】本品每 1g 含 2,3,5,4'- 四羟基二苯乙烯 -2-*O*-*β*-D- 葡萄糖苷（$C_{20}H_{22}O_9$）应为 15.4mg~55.5mg；含大黄素（$C_{15}H_{10}O_5$）应为 0.27mg~1.13mg。

【性能功效】苦、甘、涩，微温。归肝、心、肾经。制何首乌经黑豆汁拌蒸后，味转甘厚而性转温，功效由清变补，增强滋阴补肾，强筋骨，养肝益血，乌须发的作用，同时消除了生首乌滑肠致泻的副作用。

【临床应用】

1. 肝肾不足——如七宝美髯丹（《积善堂方》）

（1）组成：制何首乌 3g　盐补骨脂 6g　赤茯苓 10　白茯苓 10g　牛膝 5g　当归 6g　枸杞子 6g　菟丝子 6g

（2）临证应用：本方补肾，固精，乌发，壮骨，续嗣延年。以肝肾不足，须发早白，腰膝无力，齿牙动摇，遗精，舌红苔少，脉细为辨证要点。

（3）临证加减：若虚劳，骨蒸内热者加山萸肉、牡丹皮、泽泻。

（4）现代应用：本方现常用于治疗脱发、须发早白、男性不育症等病症以及体虚进补、抗衰老。

2. 久疟不止——如何人饮（《景岳全书》）

（1）组成：制何首乌 3g　当归 6g　人参 3g　陈皮 3g　煨生姜 3 片

（2）临证应用：本方主治久疟不止。疟疾久发不止，气血两虚，寒热时作，稍劳即发，面色萎黄，倦怠乏力，食少自汗，形体消瘦，舌淡，脉缓大而虚者。

（3）临证加减：若气短懒言，饮食不香者，加炒白术、大枣；胸脘痞闷者，加枳壳；畏寒、肢冷者，加干姜、桂枝。

（4）现代应用：本方现常用于治疗疟疾反复发作、血小板减少性紫癜、再生障碍性贫血等病证。

3. 腰膝酸软——如复方首乌地黄丸（《中华人民共和国卫生部药品标准》）

（1）组成：制何首乌 3g　地黄 9g　女贞子 6g　墨旱莲 6g

（2）临证应用：本方滋阴补肾，乌须黑发，壮筋骨。主治腰膝酸软，头痛眩晕，须以早白。

（3）临证加减：肝肾阴虚症状明显者，可增加制何首乌和地黄的用量；有头晕、头痛、眩晕等症状，可加天麻、钩藤等。

（4）现代应用：本方现常用于治疗须发早白、眩晕耳鸣、腰膝酸软、骨蒸潮热、盗汗、遗精等症。

【使用注意】大便溏薄者忌用。不宜大量，长期使用。

【用量建议】按配方颗粒国家标准，每 1g 配方颗粒相当于饮片 4g。《中国药典》饮片用量 6g~12g。根据临床试点应用经验，建议临床饮片用量 6g。

【参考】

1. **主要化学成分**　何首乌经蒸制后，总蒽醌、结合型蒽醌含量随着蒸制时间延长而减少，游离蒽醌含量增加，二苯乙烯苷含量随蒸制时间延长而降低。

2. **主要药理作用**　经蒸制后，何首乌泻下作用随蒸制时间延长而逐渐减弱。制首乌具有增强免疫和肝糖原积累作用，而生首乌无此作用。制何首乌还有改善记忆障碍及抗衰老等作用。

【按语】制何首乌经黑豆汁拌蒸后，其味转甘厚而性转温，增强了补肝肾、益精血、乌须发、强筋骨的作用，并能消除生首乌滑肠致泻的副作用，使慢性病人长期服用而不致腹泻。《中国药典》2020 年版制何首乌含游离蒽醌以大黄素和大黄素甲醚的总量计，不得少于 0.10%；二苯乙烯苷不得少于 0.70%。制何首乌配方颗粒国家标准根据多批次标准汤剂质量特征，采用二苯乙烯苷和大黄素作为含量控制指标，更符合汤剂临床实际。就质量标准而言，何首乌、制何首乌配方颗粒含量限度有一定差异，与炮制有关。利用其成分限度差异，实现了何首乌炮制前后配方颗粒的质量控制和区别，保障临床用药调配的准确性。

龙眼肉配方颗粒

【来源】本品为无患子科植物龙眼 *Dimocarpus longan* Lour. 的假种皮，经干燥，除去壳、核，晒至干爽不黏制成合格的饮片，并将此合格饮片按标准汤剂的主要质量指标，经水提、分离、浓缩、干燥、制粒而成的配方颗粒。

【含量指标】本品每 1g 含果糖（$C_6H_{12}O_6$）应为 74.0mg~145.0mg；含 D-无水葡萄糖（$C_6H_{12}O_6$）应为 75.0mg~150.0mg；含尿苷（$C_9H_{12}N_2O_6$）应为 0.15mg~0.45mg。

【性能功效】甘，温。归心、脾经。补益心脾，养血安神。

【临床应用】

惊悸失眠——如安魂汤（《医学衷中参西录》）

（1）组成：龙眼肉 9g　炒酸枣仁 10g　生龙骨 9g　生牡蛎 9g　清半夏 3g　茯苓片 9g　生赭石 9g

（2）临证应用：本方主治心中气血虚损，兼心下停有痰饮，致惊悸不眠，舌质淡，苔薄腻，脉细滑者，以惊悸失眠、苔腻脉滑为辨证要点。

（3）临证加减：若心肾不交，惊悸不眠者，可加合欢花、丹参、鳖甲等。

（4）现代应用：本方现常用于治疗神经衰弱、癔症、神经官能症等病症。

【使用注意】湿盛中满及有停饮、痰、火者忌服。

【用量建议】按配方颗粒国家标准，每 1g 配方颗粒相当于饮片 1.1g。《中国药典》饮片用量 9g~15g。根据临床试点应用经验，建议临床饮片用量 9g。

【参考】

1.主要化学成分　龙眼肉主含葡萄糖、果糖、蔗糖、腺嘌呤和胆碱等。还含蛋白质、有机酸、脂肪以及维生素 B_1、B_2、P、C 等成分。

2.主要药理作用　龙眼肉可延长小鼠常压耐缺氧存活时间，减少低温下死亡率。还有抗应激、抗焦虑、抗菌、抗衰老等作用。

【按语】龙眼肉为补益心脾，养血安神的常用药。《中国药典》2020 年版龙眼肉药材无含量检测指标。龙眼肉配方颗粒国家标准根据多批次标准汤剂质量特征，增加了果糖、D- 无水葡萄糖和尿苷含量质量控制项。并用【特征图谱】技术对 4 个色谱峰进行了确认，符合中药多成分、多效能的特点。就质量控制而言，龙眼肉配方颗粒标准较其饮片更趋完善。

北沙参配方颗粒

【来源】本品为伞形科植物珊瑚菜 *Glehmia littoralis* Fr. Schmidt ex Miq. 的干燥根，经除去残茎和杂质，略润，切段，干燥制成合格饮片，并将此合格饮片按标准汤剂的主要质量指标，经水提、分离、浓缩、干燥、制粒而成的配方颗粒。

【含量指标】本品每 1g 含绿原酸（$C_{16}H_{18}O_9$）和咖啡酸（$C_9H_8O_4$）的总量应为 0.15mg~0.60mg，含腺苷（$C_{10}H_{13}N_5O_4$）应为 0.30mg~0.70mg。

【性能功效】甘、微苦，微寒。归肺、胃经。养阴清肺，益胃生津。

【临床应用】

1.燥伤肺胃——如沙参麦冬汤（《温病条辨》）

（1）组成：北沙参 5g　玉竹 6g　生甘草 2g　冬桑叶 5g　麦冬 6g　生扁豆 9g　天花粉 10g

（2）临证应用：本方甘寒生津，清养肺胃。主治燥伤肺胃或肺胃阴津不足，咽干口渴，或热，或干咳少痰。

（3）临证加减：若余热未清者，加芦根、金银花；若阴虚热盛者，加玄参、生地黄；若咳甚痰中带血者，加白茅根；潮热、盗汗、颧红者，加炙龟甲、青蒿。

（4）现代应用：本方现常用于治疗气管炎、肺结核、胸膜炎、慢性咽炎等属于肺胃阴伤者。

2. 肺虚咳喘——如定喘散（参蛤散）（朱良春方）

（1）组成：北沙参 5g　红参 3g　五味子 2g　麦冬 6g　橘红 3g　紫河车 2g　蛤蚧 3g

（2）临证应用：本方主治咳喘日久，脾肾俱虚，虚多邪少的咳喘证。

（3）临证加减：咳喘甚者加麻黄、细辛；痰多加紫苏子、白芥子；胸闷加瓜蒌；尿少、浮肿甚者加葶苈子、泽泻。

（4）现代应用：本方现常用于治疗哮喘久不愈，或伴有肺气肿，致面浮肢肿。

3. 肝肾阴虚——如一贯煎（《续名医类案》）

（1）组成：北沙参 5g　麦冬 6g　当归身 6g　生地黄 10g　枸杞子 6g　川楝子 5g

（2）临证应用：本方主治肝肾阴虚，肝气郁滞证。以胸脘胁痛，吞酸吐苦，咽干口燥，舌红少津，脉细弱或虚弦。亦治疝气瘕聚。

（3）临证加减：如大便秘结，加瓜蒌子；有虚热或汗，加地骨皮；痰多，加贝母；舌红而干，阴亏过甚者，加石斛；胁胀，加白芍、甘草；脚弱，加牛膝、薏苡仁；不寐，加酸枣仁；口苦燥，加黄连。

（4）现代应用：本方现常用于治疗胃及十二指肠溃疡、慢性胃炎、慢性肝炎、肋间神经痛、高血压、神经官能症等属肝肾阴虚者，还可用于肺结核、糖尿病、慢性睾丸炎等属阴虚气滞者。

4. 噎膈——如启膈散（《医学心悟》）

（1）组成：北沙参 5g　丹参 9g　茯苓 3g　川贝母 4.5g　郁金 1.5g　砂仁壳 1.2g　荷叶蒂 3g　杵头糠 1.5g

（2）临证应用：本方主治噎膈，吞咽梗阻，胸膈痞胀隐痛，嗳气则舒，干呕或泛吐痰涎，或伴大便艰涩，口干咽燥，形体逐渐消瘦，舌红苔白，脉细弦。

（3）临证加减：若虚者，加人参；前证若兼虫积，加胡黄连、芜荑，甚者，用河间雄黄散吐之；若兼血积，加桃仁、红花，或另以生韭汁饮之；若兼痰积，加广橘红；若兼食积，加麦芽、山楂；呃逆，加公丁香、柿蒂；食管癌，加白花蛇舌草、半枝莲、天龙等；气郁化火者，去砂仁，酌加黄连、山栀、金果榄、山豆根等；大便不通者，加大黄、莱菔子等，但不可多服、久服，以免更劫其阴。

（4）现代应用：本方现常用于治疗食管瘘、胃贲门癌、胃食管反流病、贲门失弛缓症、食管功能性疾病等病症；也用于治疗梅核气、胸痹等上焦，中焦相关部位病症。

【使用注意】不宜与藜芦同用。

【用量建议】按配方颗粒国家标准，每1g配方颗粒相当于饮片2.5g。《中国药典》饮片用量5g~12g。根据临床试点应用经验，建议临床饮片用量5g。

【参考】

1. **主要化学成分**　北沙参主含法卡林二醇、东莨菪素、欧前胡素、异欧前胡素、花椒毒素、补骨脂素、佛手柑内酯、挥发油、生物碱、三萜酸、豆甾醇、谷甾醇、沙参素、酚酸类及氨基酸等。

2. **主要药理作用**　北沙参有免疫调节、镇咳、祛痰、解热、镇痛、抗氧化、抗肿瘤、抗突变、抗菌等作用。

【按语】北沙参为养阴清肺，益胃生津的常用药。《中国药典》2020年版北沙参饮片未建立含量检测指标。北沙参配方颗粒国家标准根据多批次标准汤剂质量特征，以绿原酸和咖啡酸的总量和腺苷为含量检测指标，北沙参配方颗粒较其饮片的质量标准更趋完善。也符合传统汤剂的物质基础，临床疗效也会更稳定。

百合（卷丹）配方颗粒

【来源】本品为百合科植物卷丹 *Lilium lancifolium* Thunb. 的干燥肉质鳞叶，经除去杂质制成合格饮片，并将此合格饮片按标准汤剂的主要质量指标，经水提、分离、浓缩、干燥、制粒成的颗粒剂。

【性能功效】甘，寒。归心、肺经。养阴润肺，清心安神。生品以清心安神为主。

【含量指标】本品每1g含2-乙酰王百合苷A（$C_{20}H_{26}O_{11}$）应为3.0mg~8.5mg。

【临床应用】

1. 虚烦心悸——如百合知母汤（《金匮要略》）

（1）组成：百合 6g　知母 6g

（2）临证应用：本方主治百合病误汗后，津液受伤，虚热加重，心烦口渴者。

（3）临证加减：百合病误汗，若夜不能寐，加酸枣仁、合欢花；喜悲伤欲哭，加浮小麦、甘草、大枣；惊悸不宁，加龙骨、牡蛎；善太息，加柴胡、白芍。

（4）现代应用：本方现常用于治疗百合病，失眠，乳腺病以及长期低热等情况。

2. 心肺虚热——如百合鸡子汤（《金匮要略》）

（1）组成：百合 6g　鸡子黄 1枚

（2）临证应用：本方主治百合病心肺虚热证，以血虚为主，症见心悸，干咳，失眠，盗汗，两颧红而失泽，或神魂颠倒，神志失聪，啼笑无常，舌红，少苔，脉虚数或细数为辨证要点。

（3）临证加减：治疗百合病，吐后不能食者，加玉竹、石斛、桑白皮、粳米；若惊悸不宁，加牡蛎、炒酸枣仁、柏子仁以安神；若手足触动，肢体震颤，加龟甲、阿胶等；对急性病余热未尽，或久病之后阴津不足，肺胃阴虚者，可合用生脉散。

第二十章　补虚药

635

（4）现代应用：本方现常用于治疗心脏神经官能症，心动过速，心律失常，自主神经紊乱，大叶性肺炎恢复期，高热性疾病脱水等病症而见上述证者。

3. 心痛——如百合汤（《时方歌括》）

（1）组成：百合 6g　乌药 6g

（2）临证应用：本方具有养阴清心，行气止痛之功效。主治心痛，心胸或脘腹胀痛，虚烦惊悸，失眠多梦，舌红苔白，脉弦，气痛。

（3）临证加减：若兼痰浊内阻，可合用瓜蒌薤白半夏汤；兼瘀血内停，可合用血府逐瘀汤；若气阴两虚，可合用生脉散。

（4）现代应用：本方现常用于治疗心脏神经官能症、冠心病等。

【使用注意】脾肾虚寒便秘者忌用。

【用量建议】按配方颗粒国家标准，每 1g 配方颗粒相当于饮片 5g。《中国药典》饮片用量 6g~12g。根据临床试点应用经验，建议临床饮片用量 6g。

【参考】

1. **主要化学成分**　百合主要含甾体皂苷类成分：岷江百合苷 A、D，26-O-β-D-吡喃葡萄糖基-奴阿皂苷元-3-O-α-L-吡喃鼠李糖基-(1→2)-B-D-吡喃葡萄糖苷，百合皂苷，去乙酰百合皂苷等。还含糖及少量秋水仙碱。

2. **主要药理作用**　百合有镇静、抗缺氧、抗疲劳、抗氧化、提高免疫功能、抗菌等作用。

【按语】百合生用是清心安神的常用药，《中国药典》2020 年版规定百合药材以百合多糖以无水葡萄糖计，不得少于 21.0%。百合配方颗粒国家标准根据多批次标准汤剂质量特征，由于无水葡萄糖专属性较差，则采用了 2-乙酰王百合苷 A 为含量检测指标，更有利于配方颗粒的质量控制。

蜜百合（卷丹）配方颗粒

【来源】本品为百合科植物卷丹 *Lilium lancifolium* Thunb. 的干燥肉质鳞叶，经除去杂质，加入适量开水稀释后的炼蜜，拌匀，闷透，用文火炒至不黏手为度，取出，摊凉制成合格饮片，并将此合格饮片按标准汤剂的主要质量指标，经水提、分离、浓缩、干燥、制粒成的颗粒剂。

【含量指标】本品每1g含2-乙酰王百合苷A（$C_{20}H_{26}O_{11}$）应为2.5mg～6.5mg。

【性能功效】甘，寒。归心、肺经。蜜制后以止咳作用为主。

【临床应用】

1.肺痨咳血——如百合固金汤（《慎斋遗书》）

（1）组成：百合6g　熟地黄9g　生地黄9g　当归6g　白芍3g　甘草2g　桔梗3g　玄参3g　贝母3g　麦冬6g

（2）临证应用：本方主治肺肾阴亏，虚火上炎证。以咳嗽气喘，痰中带血，咽喉燥痛，头晕目眩，午后潮热，骨蒸盗汗，舌红少苔，脉细数为辨证要点。

（3）临证加减：若肺络损伤较甚而咳血重者，去桔梗，加白茅根、白及、藕节；若肺之气阴耗散，久咳少痰而喘促者，可加五味子、乌梅。

（4）现代应用：本方现常用于治疗肺结核、慢性支气管炎、支气管扩张症、慢性咽喉炎等证属肺肾阴虚有热者。

2.肺虚久咳——如百合地黄汤（《金匮要略》）

（1）组成：百合6g　生地黄汁10g

（2）临证应用：本方为治疗百合病的常用方，临床应用当以心神不安，饮食行为失调、口苦、小便赤、脉微数为辨证要点。

（3）临证加减：热性病高热后，口干饮少，虚烦不眠者，加太子参、滑石、牡蛎、首乌藤、炒酸枣仁等；肺燥或肺热咳嗽者，加麦冬、川贝母、甘草等。

（4）现代应用：本方现常用于治疗神经官能症、癔病、瘙痒症、抑郁症、失眠症、自主神经功能紊乱，更年期综合征、肺结核等属心肺阴虚内热者。

3.百合病——如百合滑石散（《金匮要略》）

（1）组成：炙百合6g　滑石10g

（2）临证应用：本方主治百合病，邪郁日久，发热，小便赤涩者。

（3）临证加减：若湿停下焦，小便不利较重者，合五苓散以利水渗湿；若热蕴下焦，小便灼热较重者，加黄柏、栀子以清热泻火。

（4）现代应用：本方现常用于治疗心脏神经官能症、心动过速、中暑等。

4. 肺虚久咳——如百花膏（《重订严氏济生方》）

（1）组成：百合 6g　款冬花 5g

（2）临证应用：本方主治肺阴亏虚所致的咳嗽、咳痰，痰中带血。

（3）临证加减：若服本品出现便溏，严重者可加藿梗、厚朴、茯苓；咳嗽痰多者，可加南沙参、桔梗；痰中带血者，可加白茅根、仙鹤草。

（4）现代应用：本方现常用于治疗肺结核、慢性支气管炎、支气管扩张、慢性咽喉炎等属阴虚肺燥者。

【使用注意】本品为寒润之品，所以风寒咳嗽或中寒便溏者忌服。

【用量建议】按配方颗粒国家标准，每 1g 配方颗粒相当于饮片 4g。《中国药典》饮片用量 6g~12g。根据临床试点应用经验，建议临床饮片用量 6g。

【参考】

1. 主要化学成分　蜜炙百合的多糖含量明显高于生品。

2. 主要药理作用　百合蜜炙后止咳作用增强。

【按语】蜜百合止咳作用较强，用于肺虚久咳或肺痨咳血。《中国药典》2020 年版百合药材以百合多糖以无水葡萄糖计，不得少于 21.0%。蜜百合配方颗粒国家标准根据多批次标准汤剂质量特征，无水葡萄糖专属性较差，故变更为 2- 乙酰王百合苷 A 为含量检测指标，突出其配方颗粒的质量标准的专属性。就质量标准而言，百合配方颗粒与蜜百合配方颗粒在出膏率和制成量有一定差异，亦与炮制相关，利用百合、蜜百合配方颗粒的制成量差异性，实现了二者的区别，保障临床用药调配的准确。

麦冬（川麦冬）/（浙麦冬）配方颗粒

【来源】本品为百合科植物麦冬 *Ophiopogon japonicus*（L. f）Ker-Gawl. 的干燥块根，经除去杂质，洗净，润透，轧扁，干燥制成合格饮片，并将此合格饮片按标准汤剂的主要质量指标，经水提、分离、浓缩、干燥、制粒而成的配方颗粒。

【含量指标】麦冬（川麦冬）配方颗粒　本品每 1g 含总皂苷以鲁斯可皂苷元（$C_{27}H_{42}O_4$）计应为 0.7mg~2.0mg。

麦冬（浙麦冬）配方颗粒　本品每 1g 含总皂苷以鲁斯可皂苷元（$C_{27}H_{42}O_4$）计应为 1.2mg~3.0mg。

【性能功效】甘、微苦，微寒。归心、肺、胃经。养阴生津，润肺清心。

【临床应用】

1. 劳嗽咳血——如二冬膏（《张氏医通》）

（1）组成：麦冬 5g　天冬 5g

（2）临证应用：本方主治肺阴不足证。以燥咳痰少，痰中带血，鼻干咽痛，心烦，口渴为辨证要点。

（3）临证加减：若咳逆气急，加苦杏仁、枇杷叶；若痰黄而黏，加竹茹、瓜蒌；若咽痛较甚，加马勃、山豆根。

（4）现代应用：本方现常用于治疗慢性肺炎、肺结核、支气管炎等属肺阴虚者。

2. 胃阴不足——如麦门冬汤（《金匮要略》）

（1）组成：麦冬 6g　半夏 3g　人参 3g　甘草 2g　粳米 3g　大枣 6g

（2）临证应用：本方为治疗肺胃阳虚，气机上逆所致咳嗽或呕吐之常用方。临床应用以咳唾涎沫，短气喘促，或口干呕逆，舌干红少苔，脉虚数为辨证要点。

（3）临证加减：若津伤甚者，可加北沙参、玉竹；若阴虚胃痛、脘腹灼热者，可加石斛、白芍。

（4）现代应用：本方现常用于治疗慢性支气管炎、支气管扩张、慢性咽喉炎、硅肺、肺结核等属肺胃阴虚，气火上逆者。亦治胃及十二指肠溃疡、慢性萎缩性胃炎、妊娠呕吐等属胃阴不足，气逆呕吐者。

3. 热伤胃阴——如益胃汤（《温病条辨》）

（1）组成：麦冬 6g　沙参 5g　冰糖 3g　细生地黄 10g　玉竹 5g

（2）临证应用：本方主治阳明温病，胃阴损伤证。以食欲不振，口干咽燥，舌红少苔，脉细数者为辨证要点。

（3）临证加减：若汗多，气短，兼有气虚者，加党参、五味子；食后脘胀者，加陈皮、六神曲。

（4）现代应用：本方现常用于治疗慢性胃炎、糖尿病、小儿厌食等证属胃阴亏损者。

【使用注意】脾胃虚寒者忌用。

【用量建议】按配方颗粒国家标准，麦冬（川麦冬）/（浙麦冬）每 1g 配方颗粒均相当于饮片 1.1g。《中国药典》饮片用量 6g~12g。根据临床试点应用经验，建议临床饮片用量 6g。

【参考】

1. **主要化学成分**　浙江产麦冬中黄酮含量，总糖、可溶性糖含量高于四川产麦冬，四川产麦冬中皂苷含量高于浙江产麦冬。

2. **主要药理作用**　浙麦冬在增加血清抗氧化能力，升高红细胞和血红蛋白含量和降低血小板数目等方面的作用，表明浙麦冬具有较强的抗氧化活性。

【按语】麦冬为养阴益胃、润肺补心、除烦安神的常用药。《中国药典》2020 年版规定麦冬饮片含麦冬总皂苷以鲁斯可皂苷元计不得少于 0.12%，麦冬配方颗粒国家标准质量控制指标与药典麦冬饮片成分相同。配方颗粒国家标准分别对两个产地麦冬制定含量限度标准，符合临床汤剂的物质基础。并用特征图谱技术实现了不同产地麦冬配方颗粒的专属性鉴别，保证临床用药调配的准确性。

枸杞子配方颗粒

【来源】本品为茄科植物宁夏枸杞 *Lycium barbarum* L. 的干燥成熟果实，经除去杂质，干燥制成合格的饮片，并将此合格饮片按标准汤剂的主要质量指标，经水提、分离、浓缩、干燥、制粒而成的配方颗粒。

【含量指标】本品每 1g 含枸杞酸（$C_{12}H_{18}O_{11}$）应为 5.5mg~14.0mg，每 1g 含甜菜碱（$C_5H_{11}NO_2$）应为 4.0mg~10mg。

【性能功效】甘，平。归肝、肾经。滋补肝肾，益精明目。

【临床应用】

1. 肾精不足——如左归丸（《景岳全书》）

（1）组成：枸杞 6g　熟地黄 9g　炒山药 15g　山茱萸肉 6g　酒川牛膝 5g　制菟丝子 6g　鹿胶珠 3g　龟胶珠 3g

（2）临证应用：本方壮水之主，培左肾之元阴。主治真阴肾水不足，不能滋养营卫，渐至衰弱，或虚热往来，自汗盗汗；或神不守舍，血不归原；或虚损伤阴；或遗淋不禁；或气虚昏运；或眼花耳聋；或口燥舌干；或腰酸腿软，凡精髓内亏，津液枯涸之证。

（3）临证加减：如真阴失守，虚火上炎者，于本方去枸杞子、鹿角胶，加女贞子、麦冬；如火烁肺金，干枯多嗽者，加百合；如夜热骨蒸，加地骨皮；如小水不利、混浊不清，加茯苓；如大便燥结，去菟丝子，加肉苁蓉；如气虚者，加人参；如血虚微滞，加当归；如腰膝酸痛，加盐杜仲；如脏平无火而肾气不充者，加补骨脂、莲子、胡桃肉。

（4）现代应用：本方现常用于治疗老年性慢性支气管炎、高血压病、老年性痴呆、慢性肾炎、腰肌劳损、不孕症等辨证属真阴亏损者。

2. 阴血亏虚——如柏子养心丸（《体仁汇编》）

（1）组成：枸杞子 6g　柏子仁 3g　麦冬 6g　当归 6g　石菖蒲 3g　茯苓神 10g　玄参 9g　熟地黄 9g　甘草 2g

（2）临证应用：本方主治阴血亏虚，心肾失调证。精神恍惚，惊悸怔忡，夜寐多梦，健忘盗汗，舌红少苔，脉细而数。

（3）临证加减：若失眠健忘，盗汗者，可加炒酸枣仁、五味子、丹参；若心肾失调，眠差多梦者，可加黄连、肉桂等。

（4）现代应用：本方现常用于治疗神经衰弱、记忆减退、精神分裂症、更年期综合征、甲状腺功能亢进、心脏病等属心气虚寒者。

3. 目昏不明——如菊睛丸（《太平惠民和剂局方》）

（1）组成：枸杞子 6g　巴戟天 3g　甘菊花 5g　酒苁蓉 6g

（2）临证应用：本方补不足，强目力。主治肝肾不足，眼目昏暗，瞻视不明，茫茫漠漠，常见黑花，多有冷泪。

（3）临证加减：若肝肾不足，眼目昏花较甚者，可加熟地黄、谷精草、青葙子、青皮等。

（4）现代应用：本方现常用于治疗青光眼、玻璃体浑浊，以及高血压等。

【使用注意】脾虚有湿及泄泻者忌服。

【用量建议】按配方颗粒国家标准，每 1g 配方颗粒相当于饮片 1.1g。《中国药典》饮片用量 6g~12g。根据临床试点应用经验，建议临床饮片用量 6g。

【参考】

1. **主要化学成分**　枸杞子含甜菜碱、多糖、胡萝卜素、维生素 B_2、粗脂肪、粗蛋白、氨基酸、维生素等成分以及微量元素。

2. **主要药理作用**　枸杞子有增强免疫力、延缓衰老、抗氧化、抗疲劳、抗肿瘤、降血糖、降血脂、保肝、抗辐射等作用。

【按语】枸杞子为滋补肝肾，益精明目的常用药。《中国药典》2020 年版规定枸杞子药材含枸杞多糖以葡萄糖计，不得少于 1.8%，甜菜碱不得少于 0.50%。枸杞子配方颗粒国家标准根据多批次标准汤剂质量特征，保留甜菜碱含量控制指标，并将枸杞多糖更换为检测专属性更强的指标成分枸杞酸，配方颗粒按规格折算后甜菜碱含量下限与饮片标准大致相当。枸杞子配方颗粒国家标准【特征图谱】对 5 个色谱峰进行了确认，符合中药多成分、多指标的特点。就含量控制指标而言，枸杞子配方颗粒标准较其饮片更趋完善。

墨旱莲配方颗粒

【来源】本品为菊科植物鳢肠 *Eclipta prostrata* L. 的干燥地上部分，经除去杂质，略洗，切段，干燥制成合格的饮片，并将此合格饮片按标准汤剂的主要质量指标，经水提、分离、浓缩、干燥、制粒而成的配方颗粒。

【含量指标】本品每 1g 含蟛蜞菊内酯（$C_{16}H_{12}O_7$）应为 0.30mg~1.50mg。

【性能功效】甘、酸，寒。归肾、肝经。滋补肝肾，凉血止血。

【临床应用】

膏淋——如补脾益肾汤（《古今名方》）

（1）组成：墨旱莲 6g　党参 9g　黄芪 9g　草薢 9g　茜草 6g　熟地黄 9g　小蓟草 5g　炒白术 6g　威喜丸 9g　炒知母 6g　炒黄柏 3g

（2）临证应用：本方主治膏淋。

（3）临证加减：尿混减轻，湿热未清，去茜草，加泽泻、益母草；头晕、腰酸，加枸杞子、菟丝子等补肾药。

（4）现代应用：本方现常用于治疗肾功受损而致的乳糜尿。

【使用注意】脾胃虚寒者忌用。

【用量建议】按配方颗粒国家标准，每 1g 配方颗粒相当于饮片 4.5g。《中国药典》饮片用量 6g~12g。根据临床试点应用经验，建议临床饮片用量 6g。

【参考】

1. 主要化学成分　墨旱莲主含三萜皂苷类、黄酮类、香豆素类、噻吩类、挥发油及甾体类等。

2. 主要药理作用　墨旱莲具有止血、保肝、抗炎、抗肿瘤、免疫调节、抗氧化、抗衰老、降血脂、抗缺氧、抗蛇毒等作用。

【按语】墨旱莲为滋补肝肾，凉血止血的常用药。《中国药典》2020 年版墨旱莲饮片含蟛蜞菊内酯不得少于 0.040%。墨旱莲配方颗粒国家标准与饮片含量检测指标成分相同，根据多批次标准汤剂质量特征而制定的含量限度，符合传统汤剂的物质基础。临床疗效应与饮片相当。

女贞子配方颗粒

【来源】本品为木犀科植物女贞 *Ligustrum lucidum* Ait. 的干燥成熟果实，经除去杂质，洗净，干燥制成合格的饮片，并将此合格饮片按标准汤剂的主要质量指标，经水提、分离、浓缩、干燥、制粒而成的配方颗粒。

【含量指标】本品每 1g 含特女贞苷（$C_{31}H_{42}O_{17}$）应为 24.0mg~70.0mg。

【性能功效】甘、苦，凉。归肝、肾经。滋补肝肾、明目乌发。生品性凉，以滋阴润燥为主。

【临床应用】

1. 目赤——如菊女饮（《辨证录》）

（1）组成：女贞子 6g　甘菊花 5g　麦冬 6g

（2）临证应用：本方主治心肾阴虚，目失濡养，双目不痛，瞳人日加紧小，口干舌苦。

（3）临证加减：若心肾阴虚，口干舌苦较甚者，可加黄连、吴茱萸、生地黄、枸杞子等。

（4）现代应用：本方现常用于治疗高血压、流行性感冒、失眠和胃痉挛等症状。

2. 肾虚下消——如女贞汤（《医醇剩义》）

（1）组成：女贞子 6g　生地黄 10g　龟甲 9g　当归 6g　茯苓 6g　石斛 6g　天花粉 6g　萆薢 6g　牛膝 5g　车前子 6g　大淡菜 10g

（2）临证应用：本方主治肾受燥热，湿热蕴结下焦所致淋浊，溺痛，腰腿无力，久为下消，脉细数。

（3）临证加减：若湿热蕴结下焦所致淋浊，尿涩痛，可加金钱草、黄柏、萹蓄、石韦等。

（4）现代应用：本方现常用于治疗尿浊、尿多、糖尿病、乳糜尿，前列腺炎等。

【使用注意】本品虽补而不腻，但性质偏凉，如脾胃虚寒泄泻及阳虚者忌服。

【用量建议】按配方颗粒国家标准，每 1g 配方颗粒相当于饮片 3.3g。《中国药典》饮片用量 6g~12g。根据临床试点应用经验，建议临床饮片用量 6g。

【参考】

1. 主要化学成分　女贞子主要含有三萜类、环烯醚萜类、黄酮、多糖、挥发油、氨基酸和微量元素等成分。

2. 主要药理作用　女贞子有抗菌、抗病毒、抗炎、降血糖、降血脂、抗衰老、抗疲劳、抗癌和保肝等作用。

【按语】女贞子以清肝明目、滋阴润燥为主，《中国药典》2020年版规定女贞子饮片含特女贞苷不得少于0.70%。女贞子配方颗粒国家标准控制指标与药典女贞子饮片相同，配方颗粒按规格折算后含量下限高于饮片标准。就含量控制指标限度而言，女贞子配方颗粒标准较其饮片更趋合理。

酒女贞子配方颗粒

【来源】本品为木犀科植物女贞 *Ligustrum lucidum* Ait. 的干燥成熟果实，经取除去杂质，洗净，干燥，加入黄酒，密闭，隔水或用蒸汽加热炖透，或炖至酒被吸尽或蒸透，放凉，取出，干燥，制成合格的饮片，并将此合格饮片按标准汤剂的主要质量指标，经水提、分离、浓缩、干燥、制粒而成的配方颗粒。

【含量指标】本品每1g含红景天苷（$C_{14}H_{20}O_7$）应为5.0 mg~25.0 mg。

【性能功效】甘、苦，凉。归肝、肾经。酒蒸后性平，缓和其寒滑之性，增强滋补肝肾作用。

【临床应用】

肝肾阴虚——如二至丸（《医方集解》）

（1）组成：蒸女贞子5g　墨旱莲5g

（2）临证应用：本方主治肝肾阴虚证。以眩晕耳鸣，失眠健忘，头昏头痛，视物昏花，腰膝酸痛，下肢痿软，潮热盗汗，咽干鼻燥，咳血吐血，月经量多，阳痿遗精，须发早白，舌质红少苔、脉弦细为辨证要点。

（3）临证加减：阴虚甚者，加生地黄、玄参、麦冬；血虚者，加白芍、何首乌、枸杞子；脾虚者，加山药、白术；肾阴虚者，加阿胶、龟甲；阳虚者，加补骨脂、巴戟天、淫羊藿；阴虚内热者，加菊花、知母；兼气阴两虚者，加黄芪、党参；兼血瘀者，加当归、川芎；汗出者，加用麻黄根、浮小麦；失眠者，加用黄连、肉桂、生熟枣仁；血尿者，加小蓟、白茅根；视物模糊者，加决明子、茺蔚子等。

（4）现代应用：本方现常用于治疗慢性肝炎、心律失常、高血压病、肾病、肾病综合征、IgA 肾、糖尿病肾病、老年性便秘、强直性脊柱炎、血小板减少性紫癜、经崩淋漓、月经先期过多、更年期综合征、干眼症、糖尿病性视网膜病变、痤疮、脂溢性脱发等疾病证属肝肾阴虚型。

【使用注意】本品虽补而不腻，但性质偏凉，如脾胃虚寒泄泻及阳虚者忌服。

【用量建议】按配方颗粒国家标准，每 1g 配方颗粒相当于饮片 2.6g。《中国药典》饮片用量 6g~12g。根据临床试点应用经验，建议临床饮片用量 6g。

【参考】

1. **主要化学成分**　女贞子经过酒制后，醇溶性浸出物、水溶性浸出物、齐墩果酸、红景天苷和酪醇含量、微量元素含量、水解氨基酸的总量均有不同程度增加。

2. **主要药理作用**　女贞子酒制后强心利尿、保肝作用增强，并显著提高常压耐缺氧能力。

【按语】酒女贞子滋补肝肾作用增强，并缓和其寒凉之性。《中国药典》2020 年版规定酒女贞子饮片含红景天苷不得少于 0.20%。酒女贞子配方颗粒国家标准控制指标与药典酒女贞子化学成分相同。其配方颗粒国家标准通过特征图谱相对峰面积实现了女贞子、酒女贞子配方颗粒的区别，保证临床用药调配的准确性。

桑椹配方颗粒

【来源】本品为桑科植物桑 *Morus alba* L. 的干燥果穗，经除去杂质，制成合格饮片，并将此合格饮片按标准汤剂的主要质量指标，经水提、分离、浓缩、干燥、制粒而成的配方颗粒。

【含量指标】本品每 1g 含新绿原酸（$C_{16}H_{18}O_9$）、绿原酸（$C_{16}H_{18}O_9$）、隐绿原酸（$C_{16}H_{18}O_9$）的总量应为 0.20mg~1.00mg；芦丁（$C_{27}H_{30}O_{16}$）和异槲皮苷（$C_{21}H_{20}O_{12}$）的总量应为 0.10mg~0.80mg。

【性能功效】甘、酸，寒。归心、肝、肾经。滋阴补血，生津润燥。

【临床应用】

1. 阴虚阳亢——如菊花芍药汤（《中医症状鉴别诊断学》）

（1）组成：桑椹子 9g　菊花 5g　赤白芍 6g　白蒺藜 6g　牡丹皮 6g　钩藤 3g　天麻 3g　夜交藤 9g　生地黄 10g

（2）临证应用：养阴平肝定眩。主治阴虚阳亢，头晕目涩，心烦失眠，多梦，或有盗汗，手足心热，口干，舌红少苔，或无苔，脉细数或细弦。

（3）临证加减：加白头翁、金银花增强解毒之力。

（4）现代应用：本方现常用于治疗高血压。

2. 肾虚不育——如九子生精方（《中国中医药报》）

（1）组成：桑椹子 9g　枸杞子 6g　菟丝子 6g　覆盆子 6g　女贞子 6g　沙苑子 9g　车前子 9g　五味子 2g　蛇床子 3g

（2）临证应用：本方主治补肾填精、温肾壮阳、生精增育。

（3）临证加减：如患者表现为阴虚为主，则须加用山茱萸、熟地黄、鳖甲、龟甲、墨旱莲等；如用于慢性前列腺炎尿频尿浊者，可加败酱草、马鞭草、萆薢、益智仁、乌药等；如癃闭表现为会阴部或盆腔疼痛为主者，可选加鸡矢藤、延胡索、香附、沉香等；兼治性功能障碍者，可加用淫羊藿、仙茅、红景天、丁香、白芷等；如伴见精神焦虑抑郁者，可酌情加用柴胡、郁金、凌霄花、合欢花等。

（4）现代应用：本方现常用于治疗男性少弱畸形精子症，以及引起的不育；通过加减也可用治慢性前列腺炎、性功能障碍以及男女不孕不育等病属肾阳虚者。

3. 肝肾阴虚——如滋补肝肾汤（《山东中医学院学报》）

（1）组成：桑椹子 9g　玄参 9g　麦冬 6g　益母草 9g　何首乌 3g　枸杞子 6g　菟丝子 6g　女贞子 6g　牡丹皮 6g　覆盆子 6g

（2）临证应用：本方补益肝肾，和血养阴。主治真阴亏损。

（3）临证加减：口腻、纳差、腹胀，便溏加薏苡仁、苍术；两胁不适加柴胡、郁金、川楝子，腰膝酸软者加生地黄、肉苁蓉；肝区隐痛加赤芍、川芎、桃仁、红花；畏寒肢冷加肉桂、制附片。

（4）现代应用：本方现常用于治疗外阴萎缩性、硬化性苔藓。

4. 须发早白——如七宝美髯丹加减（李元文方）

（1）组成：桑椹子9g　生地黄10g　何首乌3g　苣胜子15g　菟丝子6g　黑芝麻9g　茯苓10g　山茱萸6g　龟甲胶（烊化）3g　甘草2g

（2）临证应用：本方主治益气养血，补肾益精。主气血两亏不能上荣，发失所养。

（3）临证加减：腰酸腿软，加牛膝、杜仲；难寐多梦，加首乌藤、合欢花、酸枣仁、牡蛎；有气血瘀滞，加三七、桃仁、红花。

（4）现代应用：本方现常用于治疗中年人须发早白，脱发，牙周病，以及男子不育属于肝肾不足者。

5. 精血亏虚——如还少乳乌丸（《摄生众妙方》）

（1）组成：桑椹9g　何首乌3g　枸杞子6g　牛膝5g　茯苓10g　黄精9g　天冬6g　麦冬6g　生地黄10g　熟地黄9g

（2）临证应用：本方主治补精养血，益智安神，增液润燥。临床应用于中老年人精血亏虚，津液不足，须发早白，精神衰减，形体消瘦，肌肤枯燥。

（3）临证加减：补肝肾，益精血，可加黑芝麻。

（4）现代应用：本方现常用于延缓衰老、增强免疫力。

【使用注意】脾胃虚寒作泄者勿服。

【用量建议】按配方颗粒国家标准，每1g配方颗粒相当于饮片1.8g。《中国药典》饮片用量9g~15g。根据临床试点应用经验，建议临床饮片用量9g。

【参考】

1. **主要化学成分**　桑椹主要含有脂肪酸及多糖，以及黄酮类和与酚类物质等。

2. **主要药理作用**　桑椹有延缓衰老、增强免疫、降血脂等多种药理作用。

【按语】桑椹为滋阴补血，生津润燥的常用药。《中国药典》2020年版未建立桑椹指标成分含量测定，桑椹配方颗粒国家标准以多批次标准汤剂质量特征，增加【特征图谱】【含量测定】等质量控制项。就质量标准而言，配方颗粒标准较饮片标准更加完善，临床疗效更稳定可控。

醋鳖甲配方颗粒

【来源】本品为鳖科动物鳖 *Trionyx sinensis* Wiegmann 的背甲，经取净鳖甲，先将砂置锅内，炒至滑利容易翻动时，再投入分档的净鳖甲，翻炒至质酥，外表呈淡黄色时，取出筛去砂，趁热投入醋液中稍浸，捞出干燥，捣碎制成合格饮片，并将此合格饮片按标准汤剂的主要质量指标，经水提、分离、浓缩、干燥、制粒而成的配方颗粒。

【含量指标】本品每 1g 含甘氨酸（$C_2H_5NO_2$），应为 110.0g~190.0mg，含脯氨酸（$C_5H_9NO_2$）应为 56.0mg~100.0mg，含缬氨酸（$C_5H_{11}NO_5$）应为 10.0mg~23.5mg。

【性能功效】咸，微寒。归肝、肾经。滋阴潜阳，退热除蒸，软坚散结。砂炒醋淬后质变酥脆，易于粉碎及煎出有效成分，并能矫臭矫味。醋制增强药物入肝消积的作用，以软坚散结为主。

【临床应用】

1. 下焦温病——如三甲复脉汤（《温病条辨》）

（1）组成：鳖甲 9g　炙甘草 2g　干地黄 10g　生白芍 6g　麦冬 6g　阿胶 3g　麻仁 9g　牡蛎 9g　龟甲 9g

（2）临证应用：本方主治下焦温病，热深厥甚，脉细促，心中憺憺大动，甚则心中痛者。以手足蠕动、心悸、抽搐、口干舌燥、脉细数为辨证要点。

（3）临证加减：若下焦温病，热深厥甚，心中憺憺大动者，加重甘草、地黄、白芍、麦冬的用量；心悸、抽搐、失眠者，可加酸枣仁、丹参、五味子。

（4）现代应用：本方现常用于治疗流行性乙型脑炎、流行性脑脊髓膜炎等引起的原发性高血压，肢体抽搐，低血钙手足搐搦等。

2. 瘀血闭阻——如鳖甲煎丸（《金匮要略》）

（1）组成：醋鳖甲 9g　射干 3g　黄芩 3g　柴胡 3g　鼠妇 3g　干姜 3g　大黄 3g　芍药 5g　桂枝 3g　葶苈子 3g　石韦 3g　厚朴 3g　牡丹 5g　瞿麦 2g　紫菀 3g　半夏 3g　人参 3g　䗪虫 3g　阿胶 3g　蜣螂 7g　炙蜂窠 3g　赤硝 9g　桃仁 3g

（2）临证应用：本方主治胁下癥块，伴见舌淡紫，苔白，脉弦细涩。

（3）临证加减：疼痛较甚者，加三七、延胡索、川芎；气滞甚者，加枳壳、木香；寒湿甚者，去黄芩、大黄，加附子、肉桂；湿热甚者，去干姜、桂枝，加茵陈、栀子；兼腹水者，加半枝莲、车前子、大腹皮；正气亏虚者，配合八珍汤或十全大补汤。

（4）现代应用：本方现常用于治疗血吸虫病肝脾肿大、慢性肝炎、迁延性肝炎、肝硬化，以及腹腔肿瘤等证属寒热痰湿与气血相搏，或兼正虚者。

【使用注意】醋鳖甲性寒，孕妇、脾胃虚寒、食少便溏的患者禁用。

【用量建议】按配方颗粒国家标准，每 1g 配方颗粒相当于饮片 6g。《中国药典》饮片用量 9g~24g。根据临床试点应用经验，建议临床饮片用量 9g。

【参考】

1. **主要化学成分**　鳖甲主要含有动物胶、角蛋白、碘质及维生素 D 等，鳖甲炮制前后，均含有 Cr、Mn、Cu、Zn、Fe、Se、Al 等 7 种人体必需微量元素。炮制后 Zn、Fe、Se、Ca 的含量也有所增加，煎出物明显增高。

2. **主要药理作用**　醋制能增强药物入肝消积，软坚散结的作用。用于癥瘕积聚，阴虚潮热，月经停闭。

【按语】醋鳖甲质变酥脆，易于粉碎及煎出有效成分，并能矫臭矫味。醋制还能增强入肝消积，软坚散结的作用，《中国药典》2020 年版未建立醋鳖甲指标成分的含量测定，醋鳖甲配方颗粒国家标准以甘氨酸、脯氨酸、缬氨酸为含量检测指标，就含量指标控制而言，醋鳖甲配方颗粒质量标准较其饮片更加完善，更符合传统汤剂的物质基础。

枸骨叶配方颗粒

【来源】本品为冬青科植物枸骨 *Ilex cornuta* Lindl. ex Paxt. 的干燥叶。经除去杂质，制成合格饮片，并将此合格饮片按标准汤剂的主要质量指标，经水提、分离、浓缩、干燥、制粒而成的配方颗粒。

【含量指标】本品每 1g 含地榆皂苷 I（$C_{41}H_{66}O_{13}$）应为 0.8mg~3.0mg。

【性能功效】苦，凉。归肝、肾经。清热养阴，益肾，平肝。

【临床应用】

肺痛咯血——如扶肺煎（《中国医学报》）

（1）组成：枸骨叶 9g　生晒参 3g　三七 3g　玄参 9g　百合 6g　麦冬 6g　灸黄芪 9g　北沙参 5g　南沙参 9g　楮实子 6g　芦根 15g　莪术 6g　桔梗 3g　陈皮 3g　蜈蚣 3g

（2）临证应用：本方主治肺癌，症见咳声低弱，咳嗽少痰或痰中带血，口干舌燥，舌暗红，脉沉弦。

（3）临证加减：咯血多者，加仙鹤草、蒲黄炭；咳嗽剧烈者，加杏仁、前胡、苏子；有胸水者，加葶苈子、龙葵、茯苓；白细胞降低者，加鸡血藤、枸杞子；胸痛者，加郁金、元胡、乳香、没药。

（4）现代应用：本方现常用于治疗肺癌等。

【使用注意】脾胃虚寒及肾阳不足者慎服。

【用量建议】按配方颗粒国家标准，每 1g 配方颗粒相当于饮片 5.8g。《中国药典》饮片用量 9g~15g。根据临床试点应用经验，建议临床饮片用量 9g。

【参考】

1. **主要化学成分**　枸骨叶含冬青苷 I 甲酯、冬青苷 II、羽扇豆醇、熊果酸、胡萝卜苷、地榆皂苷 II、地榆皂苷 I、苦丁茶苷甲、苦丁茶苷乙、苦丁茶苷丙、苦丁茶苷丁等成分。

2. **主要药理作用**　枸骨叶具有抗高血压、抗炎、杀菌、抗氧化、避孕及抗早孕等作用。

【按语】枸骨叶为清热养阴，益肾，平肝的中药。《中国药典》2020 年版枸骨叶饮片无含量控制指标。枸骨叶配方颗粒国家标准根据多批次标准汤剂质量特征，建立了地榆皂苷 I 含量控制指标，并制定指标成分含量限度，符合传统汤剂方药的物质基础。枸骨叶配方颗粒国家标准【特征图谱】对 6 个色谱峰进行了确认，符合中药多成分、多效能的特征。

第二十一章

收涩药

本类药物具有收敛固涩的作用。适用于体虚滑脱的证候，如自汗、盗汗、久泻、久痢、脱肛、遗尿、遗精、早泄以及失血、带下等。

凡有外感实邪未解者，不宜早用，以免留邪。

炮制对收涩药的影响：本类矿物或动物类目前国家标准暂未公布或公示，植物类药多以醋炙，增强药物的收敛固涩之性；酒炙能增强益肾固精，宣行药势之能；至于蒸法则在于保存药效或扩大药用范围。

五味子 / 南五味子配方颗粒

【来源】五味子为木兰科植物五味子 *Schisandra chinensis*（Turcz.）Baill. 的干燥成熟果实，南五味子为华中五味子 *Schisandra sphenanthera* Rehd. et Wils. 的干燥成熟果实，前者习称"北五味子"，后者习称"南五味子"，经除去杂质，捣碎制成合格的饮片，并将此合格饮片按标准汤剂的主要质量指标，经水提、分离、浓缩、干燥、制粒而成的配方颗粒。

【含量指标】五味子配方颗粒　本品每 1g 含五味子醇甲（$C_{24}H_{32}O_7$）、五味子醇乙（$C_{23}H_{28}O_7$）、当归酰基戈米辛 H（$C_{28}H_{36}O_8$）、五味子酯乙（$C_{28}H_{34}O_9$）、五味子甲素（$C_{24}H_{32}O_6$）和五味子乙素（$C_{23}H_{28}O_6$）的总量应为 4.5mg~15.0mg，五味子醇甲（$C_{24}H_{32}O_7$）应为 2.5mg~6.5mg。

南五味子配方颗粒　本品每 1g 含五味子酯甲（$C_{30}H_{32}O_9$）应为 1.1mg~3.5mg，安五脂素（$C_{20}H_{24}O_4$）应为 1.6mg~4.4mg，五味子甲素（$C_{24}H_{32}O_6$）应为 2.2mg~5.0mg。

【性能功效】酸、甘，温。归肺、心、肾经。收敛固涩，益气生津，补肾宁心。生品以敛肺止咳，生津敛汗为主。

【临床应用】

1. 肺虚久咳——如五味子汤（《类证活人书》）

（1）组成：五味子 2g　麦冬 3g　人参 3g　苦杏仁 5g　生姜 3g　大枣 6g

（2）临证应用：本方主治气阴两虚证，症见咳喘反复，久而不已，气促胸闷，多汗恶风，倦怠少气，口舌干燥，脉虚而数；或咳喘气阴欲脱之咳喘，口干汗出，脉沉细。

（3）临证加减：若胸闷者，加陈皮、枳壳理气；火盛者，加知母、黄芩；汗出肢厥者，可酌加附子、肉桂等。

（4）现代应用：本方现常用于治疗肺纤维化、小儿肺炎等病症。

2. 咳嗽气喘——如都气丸（《症因脉治》）

（1）组成：五味子 2g　熟地黄 9g　山萸肉 6g　干山药 12g　泽泻 6g　牡丹皮 6g　茯苓 9g

（2）临证应用：本方主治肺肾两虚，咳嗽气喘，呃逆，滑精，腰痛。

（3）临证加减：若见喘促甚，加龙骨、牡蛎、西洋参；阴虚甚，改熟地黄为生地黄，加太子参；潮热者，加青蒿、地骨皮；纳差者，加神曲、白术等；咳嗽气喘、痰中带血者，加百部、黄芩、侧柏叶。

（4）现代应用：本方现常用于治疗糖尿病，围绝经期综合征，慢性支气管炎，慢性阻塞性肺病等病症。

3. 肾虚喘嗽——如八仙长寿丸（《寿世保元》）

（1）组成：五味子 2g　怀生地黄 10g　山茱萸 6g　怀山药 12g　白茯苓 9g　牡丹皮 6g　泽泻 6g　麦冬 6g

（2）临证应用：本方主治肾虚喘嗽。

（3）临证加减：若腰痛，加木瓜、续断、鹿茸、当归；老人下元冷，胞转不得小便，膨急切痛，四五日困笃欲死者，重用泽泻；诸淋沥，数起不通，倍茯苓，加车前仁、石苇；夜多小便，加益智仁，减茯苓一半；耳聩及肾虚耳鸣，另用全蝎。

（4）现代应用：本方现常用于治疗糖尿病、肺结核等属肺肾阴虚证。

【使用注意】凡表邪未解，内有实热，咳嗽初起，麻疹初期，均不宜用。

【用量建议】按配方颗粒国家标准，每 1g 五味子配方颗粒相当于饮片 1.6g，每 1g 南五味子配方颗粒相当于饮片 2.5g。《中国药典》饮片用量 2g~6g。根据临床试点应用经验，建议临床饮片用量 2g。

【参考】

1. 主要化学成分　五味子主含木脂素类成分：五味子甲素、五味子乙素，五味子醇甲、五味子醇乙，五味子酯甲、五味子酯乙等；挥发油：倍半萜烯、α-花柏烯、依兰烯等。还含有多糖、氨基酸等。

2. 主要药理作用　五味子有镇静催眠、提高免疫、抗氧化、抗衰老、镇痛、抗心肌缺血、降血压、降血脂、抑菌等作用。

【按语】生品以敛肺止咳、生津止汗为主，亦能涩精止泻。《中国药典》2020 年版五味子饮片含五味子醇甲不得少于 0.40%，南五味子饮片含五味子酯甲不得少于 0.20%。五味子配方颗粒国家标准以五味子醇甲、五味子醇乙、当归酰基戈米辛 H、五味子酯乙、五味子甲素、五味子乙素的总量和五味子醇甲为含量检测指标；南五味子配方颗粒国家标准以五味子酯甲、安五脂素、五味子甲素为含量检测指标。就含量控制指标而言，配方颗粒标准较其饮片更趋完善。本书以功效进行分类，五味子与南五味子的性味与归经、功能与主治均完全一致，故一起介绍。

醋五味子 / 醋南五味子配方颗粒

【来源】五味子为木兰科植物五味子 *Schisandra chinensis*（Turcz.）Baill. 的干燥成熟种子，南五味子为华中五味子 *Schisandra sphenanthera* Rehd.et Wils. 的干燥成熟果实，经除去杂质，大小分档，加醋拌匀、润透，用蒸汽加热，蒸至黑色，取出，稍晾，拌回蒸液，干燥，捣碎制成合格的饮片，并将此合格饮片按标准汤剂的主要质量指标，经水提、分离、浓缩、干燥、制粒而成的配方颗粒。

【含量指标】醋五味子配方颗粒　本品每 1g 含五味子醇甲（$C_{24}H_{32}O_7$）、

五味子醇乙（$C_{23}H_{28}O_7$）、当归酰基戈米辛 H（$C_{28}H_{36}O_8$）、五味子酯乙（$C_{28}H_{34}O_9$）、五味子甲素（$C_{24}H_{32}O_6$）和五味子乙素（$C_{23}H_{28}O_6$）的总量应为 5.0mg~15.0mg，五味子醇甲（$C_{24}H_{32}O_7$）应为 2.5mg~6.5mg。

醋南五味子配方颗粒　本品每 1g 含五味子酯甲（$C_{30}H_{32}O_9$）应为 0.90mg~3.3mg，安五脂素（$C_{20}H_{24}O_4$）应为 1.3mg~3.5mg，五味子甲素（$C_{24}H_{32}O_6$）应为 1.9mg~4.3mg。

【性能功效】酸、甘，温。归肺、心、肾经。醋制能增强酸涩收敛作用。

【临床应用】

1. 遗精滑泄——如五味子丸（《普济本事方》）

（1）组成：醋五味子 2g　酒巴戟天 2g　酒肉苁蓉 2g　人参 2g　酒菟丝子 2g　熟地黄 2g　覆盆子 2g　白术 2g　炒益智仁 2g　炒土茴香 2g　骨碎补 2g　白龙骨 2g　煅牡蛎 2g

（2）临证应用：本方主治遗精滑泄，阳痿不举，腰膝酸软，头晕目眩，心悸失眠，健忘多梦，精神不振，汗串不敛等症。

（3）临证加减：若遗精滑泄，阳痿不举症状较突出者，可加金樱子、酒制仙茅、黄芪、盐黄柏。

（4）现代应用：本方常用于治疗遗精，早泄，男子不育，精液异常症，神经衰弱等病症。

2. 遗精遗沥——如桑螵蛸丸（《世医得效方》）

（1）组成：醋五味子 2g　制附子 3g　煅龙骨 9g　炒桑螵蛸 5g

（2）临证应用：本方主治下元虚冷，精滑不固，遗沥不断。

（3）临证加减：用治精关不固，可加牡蛎、莲须；肾虚失约而呈小便失禁，可加鹿茸、鹿角霜、益智仁，亦可加人参、黄芪、白术。

（4）现代应用：本方常用于治疗遗精、尿失禁、遗尿等病症。

【使用注意】凡表邪未解，内有实热，咳嗽初起，麻疹初期，均不宜用。

【用量建议】按配方颗粒国家标准，每 1g 醋五味子配方颗粒相当于饮片 1.5g，每 1g 醋南五味子配方颗粒相当于饮片 2.4g。《中国药典》饮片用量 2g~6g。根据临床试点应用经验，建议临床饮片用量 2g。

【参考】

1.主要化学成分　五味子炒制品、酒炙品与醋炙品五味子甲素的含量较生品降低，而酒炙品与醋炙品五味子乙素的含量明显高于生品。另外，五味子炮制后，能增加其中所含的木脂素成分的含量。从南五味子生品挥发油中检出 20 种成分，占总挥发油量的 78.46%。

2.主要药理作用　五味子乙素具有降低转氨酶作用，而甲素此作用不明显，在治疗慢性肝炎时以五味子乙素作为指标性成分，可选用醋炙或酒炙五味子使用效果更佳。

【按语】醋制后酸涩收敛之性增强，涩精止泻作用更强。《中国药典》2020 年版醋五味子饮片含五味子醇甲不得少于 0.40%，醋南五味子饮片含五味子酯甲不得少于 0.20%。醋五味子配方颗粒国家标准以五味子醇甲、五味子醇乙、当归酰基戈米辛 H、五味子酯乙、五味子甲素和五味子乙素为含量检测指标。醋南五味子配方颗粒国家标准以五味子酯甲、安五脂素、五味子甲素为含量检测指标。就质量标准而言，配方颗粒标准更加完善。同时，配方颗粒国家标准通过特征图谱相对峰面积能够实现五味子、醋五味子，南五味子、醋南五味子配方颗粒的定性鉴别，保证临床用药调配的准确性。

乌梅配方颗粒

【来源】本品为蔷薇科植物梅 *Prunus mume*（Sieb.）Sieb. et Zucc. 的干燥近成熟果实，经除去杂质，洗净，干燥制成合格的饮片，并将此合格饮片按标准汤剂的主要质量指标，经水提、分离、浓缩、干燥、制粒而成的配方颗粒。

【含量指标】本品每 1g 含枸橼酸（$C_6H_8O_7$）应为 200.0mg~400.0mg。

【性能功效】酸、涩，平。归肝、脾、肺、大肠经。敛肺，涩肠，生津，安蛔。

【临床应用】

1. 咳嗽喘息——如定喘汤（《妇人良方》）

（1）组成：乌梅 1g　炒半夏曲 3g　炒明阿胶 3g　甘草 2g　制罂粟壳 3g　五味子 1g　桑白皮 1g　麻黄 1g　人参 1g　姜 3g

（2）临证应用：本方主治丈夫、妇女远年近日肺气咳嗽，上气喘息，喉中涎声，胸满气逆，坐卧不安，饮食不下。及肺感寒邪，咳嗽声重，语声不出，鼻塞头昏。

（3）临证加减：若无表证者，麻黄可减量应用；痰多难咯者，可酌加瓜蒌、胆南星等；肺热偏重，酌加石膏、鱼腥草。

（4）现代应用：本方现常用于治疗支气管哮喘急性发作、慢性阻塞性肺疾病急性加重期、慢性支气管炎、毛细支气管炎等病症。

2. 五色痢——如阿胶梅连丸（《宣明论》）

（1）组成：乌梅 2g　炒阿胶 2g　黄柏 2g　黄连 2g　当归 2g　赤芍 2g　炮干姜 2g　赤茯苓 2g

（2）临证应用：本方主治下痢无问久新、赤白青黑、疼痛诸证。

（3）临证加减：若下痢，里急后重较突出者，可加木香、厚朴；若脓血相兼者，可加葛根、黄芩、白头翁等。

（4）现代应用：本方现常用于治疗痢下脓血等病症。

3. 久疟伤阴——如麦冬麻仁汤（《温病条辨》）

（1）组成：乌梅肉 6g　麦冬 6g　火麻仁 10g　生白芍 6g　何首乌 3g　知母 6g

（2）临证应用：本方主治疟伤胃阴证。症见不饥不饱，不便，潮热，得食则烦热愈加，津液不复。

（3）临证加减：若阴伤甚者，加北沙参、玉竹；呕吐频作，加姜竹茹、枇杷叶；虚火过旺，加黄芩、盐黄柏。

（4）现代应用：本方现常用于治疗慢性支气管炎、支气管扩张、慢性咽喉炎、矽肺、肺结核、胃及十二指肠溃疡、慢性萎缩性胃炎等肺胃之病。

4. 消渴不止——如断渴汤（《鸡峰普济方》）

（1）组成：乌梅肉 6g　麦冬 6g　人参 3g　甘草 2g　茯苓 10g　干葛根 10g

（2）临证应用：本方主治消渴不止，多食善饥。

（3）临证加减：若气短乏力者，加黄芪、白术；若口燥咽干等阴虚症状明显者，重用麦冬，加北沙参、生地黄、天花粉。

（4）现代应用：本方现常用于治疗糖尿病，口大渴不止等病症。

5. 蛔厥证——如乌梅丸（《伤寒论》）

（1）组成：乌梅 6g　细辛 1g　干姜 3g　黄连 2g　当归 6g　炮附子 3g　炒蜀椒 3g　桂枝 3g　人参 3g　黄柏 3g

（2）临证应用：本方主治蛔厥，属厥阴证。以手足厥逆、腹痛呕吐、时作时止为主要见证。亦治久泻、久痢。

（3）临证加减：如无寒证者，可去桂枝、附子；如正气未虚者，可去人参、当归；腹痛甚者，可酌加广木香等；如大便秘结者，可加槟榔、枳实、玄明粉等；如虫痛明显者，加使君子、苦楝根皮、榧子等。

（4）现代应用：本方现常用于治疗胆道蛔虫症、肠道蛔虫症、慢性菌痢、慢性胃肠炎、结肠炎等证属寒热错杂，气血虚弱者。

6. 虫痛——如椒梅汤（《增补万病回春》）

（1）组成：乌梅 5g　花椒 3g　槟榔 3g　枳实 3g　木香 3g　香附 5g　砂仁 3g　肉桂 1g　厚朴 3g　干姜 3g　甘草 2g　川楝子 5g

（2）临证应用：本方为调和脾胃和驱虫去积同治之方。主治虫痛，心腹痛，胃口有虫作痛者，时痛时止，面白唇红。

（3）临证加减：胸痞胀满者，加青皮、陈皮；呕恶甚，加代赭石、竹茹；下利，加茯苓、白术等。

（4）现代应用：本方现常用于治疗胆道蛔虫、肠寄生虫性腹痛、慢性结肠炎等病症。

7. 吐蛔热证——如安蛔散（《张氏医通》）

（1）组成：乌梅 3g　黄连 1g　蜀椒 1g　藿香 1g　槟榔 1g　胡粉 0.5g　白矾 0.5g

（2）临证应用：本方主治吐蛔热证，色赤成团者。以腹痛，食则吐蛔，舌苔黄，脉数为辨证要点。

（3）临证加减：若虚寒甚者，加附子、肉桂；若气滞停饮，加枳实、茯苓。

（4）现代应用：本方现常用于治疗胆道蛔虫，肠寄生虫性腹痛等病症。

【使用注意】表邪未解者禁服，内有实邪者慎用。不宜多食。

【用量建议】按配方颗粒国家标准，每 1g 配方颗粒相当于饮片 2.6g。《中国药典》饮片用量 6g~12g。根据临床试点应用经验，建议临床饮片用量 6g。

【参考】

1. **主要化学成分**　乌梅含有多种有机酸类：如枸橼酸、苹果酸、酒石酸等成分，挥发油类、黄酮类、甾醇、多糖、萜类、生物碱类及氨基酸类成分。

2. **主要药理作用**　乌梅有抑菌、止渴、抑制肾结石、抗氧化、抗肿瘤、抗变态反应、镇咳、镇静催眠、止泻、降血糖、降血脂、抑制黑素、凝血等作用。

【按语】乌梅生品长于生津止渴，敛肺止咳，安蛔。《中国药典》2020年版乌梅饮片含枸橼酸不得少于 12.0%。乌梅配方颗粒国家标准同样以枸橼酸为含量检测指标，根据标准汤剂的质量特征制定配方颗粒含量限度，并增加【特征图谱】质量控制项，就质量标准而言，配方颗粒标准更加完善。

石榴皮配方颗粒

【来源】本品为石榴科植物石榴 *Punica granatum* L. 的干燥果皮，经除去杂质，洗净，切块，干燥制成合格的饮片，并将此合格饮片按标准汤剂的主要质量指标，经水提、分离、浓缩、干燥、制粒而成的配方颗粒。

【含量指标】本品每 1g 含鞣花酸（$C_{14}H_6O_8$）应为 6.0mg~17.0mg；含鞣质应为 0.10g~0.29g。

【性能功效】酸、涩，温。归大肠经。涩肠止泻，止血，驱虫。

【临床应用】

1. 久痢——如神授散（《普济方》）

（1）组成：陈石榴皮 3g

（2）临证应用：本方主治久痢不愈证。临床应用以大便常带粘连血液，腹部隐痛，虚坐努责，甚者脱肛，肌肉消瘦，神疲乏力为辨证要点。

（3）临证加减：病久脱肛，神疲乏力者，加用补中益气汤；腹胀食少，加用木香、枳实、槟榔；腹痛喜按喜温，加用干姜、赤石脂、粳米。

（4）现代应用：本方常用于治疗慢性溃疡性结肠炎、慢性细菌性痢疾、慢性阿米巴痢疾、局限性肠炎等病症。

2. 湿热血痢——如黄连汤（《千金方》）

（1）组成：石榴皮 3g　黄连 2g　黄柏 3g　栀子 6g　阿胶 3g　干姜 3g　芍药 6g

（2）临证应用：本方主治时行兼有客热，下血痢不止而烦证。临床应用以腹痛、腹泻，里急后重，痢下带血为辨证要点。

（3）临证加减：若胸中热痛甚者，加川楝子、香附、延胡索；呕吐酸苦，仿左金丸法，加吴茱萸；水泻较剧者，加茯苓、葛根、怀山药、焦白术；若大便秘结者加大黄。

（4）现代应用：本方常用于治疗腹泻、痢疾。

3. 妊娠下痢——如石榴皮散（《太平圣惠方》）

（1）组成：酸石榴皮 3g　阿胶 3g　地骨皮 3g　黄柏 3g　当归 3g　川芎 3g

（2）临证应用：本方是治妊娠下痢赤白，疠刺腹痛不可忍证。

（3）临证加减：若胎动不安，酌加黄芩、白术。

（4）现代应用：本方现常用于治疗妊娠期慢性的腹泻、痢疾等疾病。

4. 虚寒痢疾——如大断下丸（《太平惠民和剂局方》）

（1）组成：酸石榴皮 3g　高良姜 3g　赤石脂 5g　干姜 3g　龙骨

5g　肉豆蔻 3g　牡蛎 3g　附子 3g　白矾 0.6g　诃子 3g　细辛 1g

（2）临证应用：本方主治脏腑停寒，肠胃虚弱，腹痛泄泻，全不思食证。临床应用以下痢，腹冷痛，肌肉消瘦，不思饮食，气少不能言，时发虚热，脉细畏寒者为辨证要点。

（3）临证加减：本方重在温涩，临证可加人参、白术、焦山楂等，以增健脾补中之力。

（4）现代应用：本方现常用于治疗慢性结肠炎，慢性肠炎等病症。

【使用注意】对于实证、湿热泻痢初起者不宜用。

【用量建议】按配方颗粒国家标准，每 1g 配方颗粒相当于饮片 2.3。《中国药典》饮片用量 3g~9g。根据临床试点应用经验，建议临床饮片用量 3g。

【参考】

1. 主要化学成分　石榴皮主要含鞣质：如石榴皮亭 A、石榴皮亭 B、鞣云实精、鞣花酸等，多酚类，黄酮类，多糖类，生物碱类，氨基酸类等。

2. 主要药理作用　石榴皮有抗菌、抗病毒、抗氧化、保肝、调节免疫、抗胃溃疡、抗肿瘤、降血脂等药理作用。

【按语】石榴皮生品长于驱虫，涩精，止带。《中国药典》2020 年版规定石榴皮药材含鞣质不得少于 10.0%，含鞣花酸不得少于 0.30%。石榴皮配方颗粒国家标准含量测定指标与药材含量检测指标一致，并根据标准汤剂的质量特征制定配方颗粒含量限度，并用【特征图谱】技术指认 4 个特征峰，就质量标准而言，配方颗粒标准更加完善。

山萸肉配方颗粒

【来源】本品为山茱萸科植物山茱萸 Cornus officinalis Sieb. et Zucc. 的干燥成熟果肉，经除去杂质和残留果核制成合格饮片，并将此合格饮片按标准汤剂的主要质量指标，经水提、分离、浓缩、干燥、制粒而成的配方颗粒。

【含量指标】本品每 1g 含莫诺苷（$C_{17}H_{26}O_{11}$）、马钱苷（$C_{17}H_{26}O_{10}$）

的总量应为 16.0mg~31.0mg。

【性能功效】酸、涩，微温。归肝、肾经。补益肝肾，收涩固脱。生山萸肉长于敛汗固脱。

【临床应用】

1. 大汗虚脱——如来复汤（《医学衷中参西录》）

（1）组成：山萸肉 6g　生龙骨 9g　生牡蛎 9g　生杭芍 6g　党参 9g　炙甘草 2g

（2）临证应用：本方为治寒温外感诸证的基础方。以大病愈后不能自复，寒热往来，虚汗淋漓；或但热不寒，汗出而热解，须臾又热又汗，目睛上窜，势危欲脱，或喘逆，或怔忡，或气虚不足以息为辨证要点。

（3）临证加减：气滞血瘀加丹参、川芎、青皮、黄芪；心气阴虚加西洋参、麦冬、五味子；心肾阳虚加肉桂、附子；水肿明显加茯苓、泽泻、葶苈子；温阳补肾加淫羊藿、补骨脂、桑寄生；活血通脉加丹参、川芎；活血利水加益母草、白茅根、泽兰；强心泻肺平喘加葶苈子、牛蒡子、紫苏子；清化热痰加芦根、桃仁、冬瓜仁、薏苡仁、鱼腥草、蒲公英；醒神开窍加石菖蒲、郁金、天竺黄等。

（4）现代应用：本方现常用于治疗心阳虚脱型心衰，是治疗心脑血管、呼吸系统危重症的有效方剂。

2. 月经过多——如固冲汤（《医学衷中参西录》）

（1）组成：山萸肉 6g　炒白术 6g　生黄芪 9g　煅龙骨 1.5g　煅牡蛎 9g　生杭芍 6g　海螵蛸 5g　茜草 6g　棕边炭 3g　五倍子 2g

（2）临证应用：本方为治脾肾亏虚，冲脉不固之血崩、月经过多的常用方。临床应用以出血量多，色淡质稀，腰膝酸软，舌淡，脉微弱为辨证要点。

（3）临证加减：若兼肢冷汗出、脉微欲绝者，为阳气虚衰欲脱之象，需加重黄芪用量，并合参附汤以益气回阳。

（4）现代应用：本方现常用于治疗功能性子宫出血、产后出血过多等属脾气虚弱，冲任不固者。

3. 经断复行——如安老汤（《傅青主女科》）

（1）组成：山茱萸 6g 人参 3g 黄芪 9g 熟地黄 9g 炒白术 6g 当归 6g 阿胶 3g 黑芥穗 3g 甘草 2g 香附 1.5g 木耳炭 3g

（2）临证应用：本方主治妇人肝脾两虚，肾水不足证。症见年老经水复行，或下紫血块，或如血淋，泄漏不止，血量时多时少，有似行经而实非月经，面色萎黄，气短懒言，头晕，胸闷叹息，苔薄白，舌质红，脉细弦数。

（3）临证加减：肝气偏盛，左脉弦劲者，加炒白芍、生龙骨、生牡蛎；胸胁不舒者，加柴胡、紫苏梗；失眠心悸者，加远志、桂圆肉、五味子；出血量多者，加三七，并加重黑芥穗。

（4）现代应用：本方现常用于治疗生殖道炎症，子宫内膜息肉所致的绝经后子宫出血。

【使用注意】强阳不痿，素有温热，小便淋涩者忌用。

【用量建议】按配方颗粒国家标准，每 1g 配方颗粒相当于饮片 1.2g。《中国药典》饮片用量 6g~12g。根据临床试点应用经验，建议临床饮片用量 6g。

【参考】

1. **主要化学成分** 山茱萸主要含有苷类：山茱萸苷、马钱苷、莫诺苷等；有机酸及其酯类：没食子酸、熊果酸、齐敦果酸等；鞣质类：水杨梅素 D、异诃子素、新喷呐草素 I 等；还有挥发性成分及黄酮类、香豆素类、糖类等成分。

2. **主要药理作用** 山茱萸具有抗菌、调节免疫、抗肿瘤、抗菌、抗氧化、降血糖、保护神经元、抗衰老、调节骨代谢、调控视黄醇、抗休克等作用。

【按语】山萸肉生品敛阴止汗力强。《中国药典》2020 年版规定山萸肉饮片含莫诺苷和马钱苷的总量不得少于 1.2%。山萸肉配方颗粒国家标准含量控制指标与饮片相同，配方颗粒按规格折算后含量下限高于饮片标准。就含量限度而言，配方颗粒标准较其饮片更趋严格。

酒萸肉配方颗粒

【来源】本品为山茱萸科植物山茱萸 *Cornus officinalis* Sieb. et Zucc. 的干燥成熟果实，经除去杂质和残留果核，用黄酒拌匀、润透、炖或蒸至酒被吸尽，放凉。取出，干燥制成合格饮片，并将此合格饮片按标准汤剂的主要质量指标，经水提、分离、浓缩、干燥、制粒而成的配方颗粒。

【含量指标】本品每 1g 含莫诺苷（$C_{17}H_{26}O_{11}$）、马钱苷（$C_{17}H_{26}O_{10}$）的总量应为 15.0mg~29.0mg。

【性能功效】酸、涩，微温。归肝、肾经。酒蒸后借酒力温通，助药势，降低其酸性，以补肾涩精，固精缩尿为主。

【临床应用】

1. 头晕耳鸣——如调经滋补丸（《寿世保元》）

（1）组成：酒山茱萸 3g　制香附米 6g　熟地黄 6g　酒洗当归 6g　川芎 3g　酒白芍 3g　炒白术 6g　白茯苓 3g　陈皮 3g　怀山药 3g　牡丹皮 3g　盐酒炒小茴 3g　延胡索 3g　蛤粉炒阿胶 3g

（2）临证应用：本方主治妇人经水不调，或前或后，或多或少，时常头晕，眼黑耳鸣，赤白带下，腰腹疼痛，五心烦热，四肢沉困，胸膈痞闷，不思饮食，肌肤减削。

（3）临证加减：若妇人经水不调，月水不以时下症状明显者，可加柴胡、丹参、益母草；若赤白带下较甚者，可加金樱子、芡实、金钱草。

（4）现代应用：本方现常用于治疗月经不调、痛经等病症。

2. 心肾阴虚——如古庵心肾丸（《丹溪心法附余》）

（1）组成：酒山茱萸肉 3g　熟地黄 9g　生地黄 10g　山药 12g　茯神 6g　酒洗枸杞子 3g　醋龟甲 3g　牛膝 3g　醋鹿茸 1g　酒洗当归 6g　泽泻 6g　炒黄柏 3g　朱砂 0.1g　酒黄连 2g　生甘草 2g　牡丹皮 6g

（2）临证应用：本方主治肾水亏乏，心火上炎，发白无子及惊悸怔忡，遗精盗汗，目暗耳鸣，腰痛足痿。

（3）临证加减：若心火不亢，可去黄连；若失眠梦多，酌加远志、石菖蒲、龙眼肉等；兼肝郁不舒，情志不畅者，加合欢皮、玫瑰花、绿萼梅；有心胆气虚症状者，可加黄芪、五味子。注意朱砂重坠有毒，切记不可久服，用量不可过大。

（4）现代应用：本方现常用于治疗不孕不育、遗精、耳鸣等病症。

3. 遗精滑精——如肾气丸（《金匮要略》）

（1）组成：酒山萸肉6g　地黄10g　山药12g　泽泻6g　茯苓9g　牡丹皮6g　桂枝3g　制附子3g

（2）临证应用：本方为肾阳不足之证而设。主治肾阳不足证。症见腰痛脚软，身半以下常有冷感，少腹拘急，小便不利，或小便反多，入夜尤甚，阳痿早泄，舌淡而胖，脉虚弱，尺部沉细或沉弱而迟，以及痰饮，水肿，消渴，脚气，转胞等。

（3）临证加减：若夜尿多者，加五味子；小便数多，色白体羸，为真阳亏虚，宜加补骨脂、鹿茸等；若用于阳痿，证属命门火衰者，酌加淫羊藿、补骨脂、巴戟天等。

（4）现代应用：本方现常用于治疗慢性肾炎、糖尿病、醛固酮增多症、甲状腺功能低下、神经衰弱、肾上腺皮质功能减退、慢性支气管哮喘、更年期综合征等属肾阳不足者。

【使用注意】湿热、强阳不痿等人群不宜服用。

【用量建议】按配方颗粒国家标准，每1g配方颗粒相当于饮片1.2g。《中国药典》饮片用量6g~12g。根据临床试点应用经验，建议临床饮片用量6g。

【参考】

1. 主要化学成分　山茱萸酒制后齐墩果酸含量增加。同时，山茱萸经酒制后可增加树脂类成分溶解度，使有效成分易于溶出。

2. 主要药理作用　山茱萸经酒制后可增强滋补肝肾的作用。炮制后水煎液对小鼠免疫器官抑制作用更明显。

【按语】酒萸肉借助酒力温通，助药势，降低其酸性，滋补作用增强。《中国药典》2020年版规定酒萸肉饮片含莫诺苷和马钱苷的总量不得少于0.70%。酒萸肉配方颗粒国家标准含量控制指标与饮片相同。并通过【特征图谱】实现了山萸肉、酒萸肉配方颗粒的定性鉴别，保证临床用药调配的准确性。

覆盆子配方颗粒

【来源】本品为蔷薇科植物华东覆盆子 *Rubus chingii* Hu 的干燥果实，除去杂质制成合格的饮片，并将此合格饮片按标准汤剂的主要质量指标，经水提、分离、浓缩、干燥、制粒而成的配方颗粒。

【含量指标】本品每 1g 含山奈酚 -3-*O*- 芸香糖苷 ($C_{27}H_{30}O_{15}$) 应为 0.5mg~1.6mg；含鞣花酸 ($C_{14}H_6O_8$) 应为 7.0mg~17.0mg。

【性能功效】甘、酸，温。归肝、肾、膀胱经。益肾固精缩尿，养肝明目。

【临床应用】

1. 宫寒不孕——如吉祥丸（《备急千金要方》）

（1）组成：覆盆子 6g　天麻 3g　五味子 2g　桃花 3g　柳絮 3g　白术 6g　川芎 3g　牡丹皮 3g　桃仁 5g　菟丝子 6g　茯苓 3g　楮实子 6g　干地黄 2g　桂心 1g

（2）临证应用：本方主治寒瘀凝结子宫，月经不调，积年不孕；妇人嗜食生冷，其腹多病，经准不孕；任脉不荣，冲脉少藏，经事不调。

（3）临证加减：肾虚甚，加用枸杞子、淫羊藿等；少腹冷痛，加用乌药、小茴香。

（4）现代应用：本方现常用于治疗不孕等病症。

2. 虚劳症——如覆盆子丸（《备急千金要方》）

（1）组成：覆盆子 6g　肉苁蓉 6g　巴戟天 3g　白龙骨 9g　五味子 2g　鹿茸 1g　茯苓 10g　天雄 3g　续断 9g　薯蓣 10g　白石英 9g　干地黄 10g　菟丝子 6g　蛇床子 3g　远志 3g　干姜 3g

（2）临证应用：本方主治五劳七伤，羸瘦证。

（3）临证加减：气虚，加用黄芪、人参；血虚，加用当归、白芍、川芎、黄芪等。

（4）现代应用：本方现常用于治疗各类消耗性疾病所致身体消瘦、虚弱症。

3. 目干失养——如四物五子汤（《审视瑶函》）

（1）组成：覆盆子 6g　熟地黄 9g　当归 6g　白芍 6g　川芎 3g　枸杞子 6g　菟丝子 6g　地肤子 9g　车前子 9g

（2）临证应用：本方主治肝肾不足之视物昏花、眼睛干涩证。

（3）临证加减：五心烦热，口干咽燥者，加知母、黄柏、玄参滋阴降火；渗出物多者，加山楂、昆布、海藻以软坚散结。

（4）现代应用：本方现常用于治疗视网膜色素变性，高度近视，眼底改变，视神经萎缩等眼底退行性病变。

4. 气虚血弱——如养真丸（《妇人大全良方》）

（1）组成：覆盆子 6g　鹿茸 1g　当归 6g　肉苁蓉 6g　禹余粮 9g　菟丝子 6g　熟地黄 9g　紫石英 9g　桑螵蛸 5g　五味子 2g　真琥珀 1g　白芍 6g　川芎 3g　桑寄生 9g　卷柏 5g　艾叶 3g　川姜 3g　白茯苓 10g　人参 3g　牡蛎 9g　酸枣仁 10g　钟乳粉 3g

（2）临证应用：本方主治妇人血气虚弱，阴阳不能升降，久不妊娠证。

（3）临证加减：兼肝气郁结者，加用香附、木香；心烦少寐者，加用柏子仁、夜交藤；经量少不畅者，加丹参、鸡血藤；肾阳虚甚者，加用肉桂、附子、巴戟天、补骨脂等。

（4）现代应用：本方现常用于治疗不孕。

【使用注意】阴虚火旺，膀胱蕴热而小便短涩者忌用。

【用量建议】按配方颗粒国家标准，每 1g 配方颗粒相当于饮片 5.5g。《中国药典》饮片用量 6g~12g。根据临床试点应用经验，建议临床饮片用量 6g。

【参考】

1. **主要化学成分**　覆盆子主要含有机酸类成分：鞣花酸、莽草酸、没食子酸等。还含黄酮类，如山奈酚 -3-O- 芸香糖苷、芦丁、槲皮素等；萜类、生物碱类、香豆素、甾醇类、多糖等。

2. 主要药理作用 覆盆子具有抗衰老、抗氧化、抗阿尔兹海默病、降血压、降血脂、降血糖、抗菌、抗肿瘤等作用。

【按语】覆盆子生品益肾固精缩尿，养肝明目为主。《中国药典》2020年版覆盆子规定药材含鞣花酸不得少于 0.20%，山柰酚 -3-*O*- 芸香糖苷不得少于 0.03%。覆盆子配方颗粒国家标准同样以鞣花酸、山柰酚 -3-*O*- 芸香糖苷为含量检测指标，并根据 15 批以上标准汤剂检测数据制定指标成分含量限度，符合传统方药汤剂的物质基础。

金樱子肉配方颗粒

【来源】本品为蔷薇科植物金樱子 *Rosa laevigata* Michx. 的干燥成熟果实，经略浸，润透，纵切两瓣，除去毛、核，干燥制成合格的饮片，并将此合格饮片按标准汤剂的主要质量指标，经水提、分离、浓缩、干燥、制粒而成的配方颗粒。

【含量指标】本品每 1g 含鞣花酸（$C_{14}H_6O_8$）应为 0.90mg~3.30mg。

【性能功效】酸、甘、涩，平。归肾、膀胱、大肠经。固精缩尿，固崩止带，涩肠止泻。

【临床应用】

1. 遗精滑精——如固真丸（《景岳全书》）

（1）组成：金樱子 6g　菟丝子 6g　煅牡蛎 9g　茯苓 10g

（2）临证应用：本方主治肾虚遗精、滑精，腰膝酸软，面白少华，苔白舌淡，脉沉细而弱者。

（3）临证加减：癃闭，可加生麦芽等；蛋白尿，可加芡实、山茱萸等。

（4）现代应用：本方现常用于治疗遗精、癃闭、蛋白尿等病症。

2. 肝肾亏虚——如秘元煎（《景岳全书》）

（1）组成：金樱子 6g　炒远志 3g　炒山药 6g　炒芡实 6g　炒枣仁 6g　炒白术 5g　茯苓 5g　炙甘草 2g　人参 3g　五味子 2g

（2）临证应用：本方主治肝肾亏虚，脾虚气陷，遗精滑精，小便频数，带浊漏下。

（3）临证加减：有火觉热者，加苦参；气大虚者，加黄芪。

（4）现代应用：本方现常用于治疗慢性前列腺炎、乳糜尿等病症。

【使用注意】有实火、邪热者禁服。

【用量建议】按配方颗粒国家标准，每1g配方颗粒相当于饮片2g。《中国药典》饮片用量6g~12g。根据临床试点应用经验，建议临床饮片用量6g。

【参考】

1. **主要化学成分**　金樱子主要含有鞣质、三萜类、皂苷、黄酮类、多糖等。另含枸橼酸、仙鹤草素、委陵菜酸-6-甲氧基-β-D-吡喃葡萄糖酯、熊果酸、金樱子鞣质A等成分。

2. **主要药理作用**　金樱子具有促进消化、止泻、抑制流行性感冒病毒、减少排尿次数、延长排尿间隔时间、增多排尿量、降低实验性动脉粥样硬化、抗病原体等作用。

【按语】金樱子为固精缩尿，固崩止带，涩肠止泻的常用药。《中国药典》2020年版金樱子肉含金樱子多糖以无水葡萄糖计，不得少于25.0%。金樱子肉配方颗粒国家标准根据多批次标准汤剂质量特征，以鞣花酸为含量检测指标，并用【特征图谱】确认4个特征峰，就质量标准而言，配方颗粒标准更加完善。

芡实配方颗粒

【来源】本品为睡莲科植物芡 *Euryale ferox* Salisb. 的干燥成熟种仁。经除去杂质制成合格的饮片，并将此合格饮片按标准汤剂的主要质量指标，经水提、分离、浓缩、干燥、制粒而成的配方颗粒。

【含量指标】本品每1g含没食子酸（$C_7H_6O_5$）0.50mg~1.2mg。

【性能功效】甘、涩，平。归脾、肾经。益肾固精，补脾止泻，除湿止带。

【临床应用】

1. 遗精滑精——如水陆二仙丹（《洪氏集验方》）

（1）组成：芡实 9g　金樱子 6g

（2）临证应用：本方主治男子遗精白浊，小便频数，女子带下证。

（3）临证加减：肾阴亏虚所致神经衰弱、前列腺炎等病，合用知柏地黄丸；膀胱癌证属脾肾气虚，合用补中益气汤；糖尿病肾病Ⅲ期，合用左归饮。

（4）现代应用：本方现常用于治疗遗精、前列腺炎、膀胱癌、糖尿病肾病等。

2. 带下阴痒——如易黄汤（《傅青主女科》）

（1）组成：芡实 9g　黄柏 3g　山药 15g　车前子 3g　白果 5g

（2）临证应用：本方主治湿热带下。以带稠黏量多，色黄如浓茶汁，其气腥秽，舌红，苔黄腻为辨证要点。

（3）临证加减：湿甚者，可加土茯苓、薏苡仁；热甚者，可加苦参、败酱草、蒲公英；带下不止者，加鸡冠花、墓头回。

（4）现代应用：本方现常用于治疗宫颈炎、宫颈糜烂、阴道炎、滴虫性阴道炎、慢性盆腔炎等生殖系炎症所致之湿热带下，以及阴痒、膏淋、蛋白尿等属肾虚湿热下注者。

【使用注意】大小便不利者禁服，食滞不化者慎服。

【用量建议】按配方颗粒国家标准，每 1g 配方颗粒相当于饮片 12.5g。《中国药典》饮片用量 9g~15g。根据临床试点应用经验，建议临床饮片用量 9g。

【参考】

1. 主要化学成分　芡实主要含淀粉、蛋白质、脂肪、维生素、木脂素、黄酮类及甾醇类等成分。

2. 主要药理作用　芡实具有较强的抗氧化和清除氧自由基能力，还有减少心脏缺血再灌注损伤、降低尿蛋白、抑菌等作用。

【按语】芡实为益肾固精，补脾止泻，除湿止带的常用药。《中国药典》2020 年版芡实饮片未建立含量检测指标。芡实配方颗粒国家标准根据多批次标准汤剂质量特征增加没食子酸含量控制项。并用【特征图谱】技术对 4 个色谱峰进行了确认，符合中药多成分、多效能的特征。就质量控制而言，配方颗粒标准更趋完善合理。

鸡冠花配方颗粒

【来源】本品为苋科植物鸡冠花 *Celosia cristata* L. 的干燥花序，经除去杂质和残茎，切段制成合格的饮片，并将此合格饮片按标准汤剂的主要质量指标，经水提、分离、浓缩、干燥、制粒而成的配方颗粒。

【含量指标】本品每 1g 含山柰酚（$C_{15}H_{10}O_6$）应为 5.0mg~14.0mg、含异鼠李素（$C_{16}H_{12}O_7$）应为 1.0mg~3.5mg、含山柰酚 -4'-*O*- 甲醚（$C_{16}H_{12}O_6$）应为 0.6mg~3.0mg；含阿魏酸（$C_{10}H_{10}O_4$）应为 0.18mg~0.50mg。

【性能功效】甘、涩、凉。归肝、大肠经。收敛止血，止带，止痢。

【临床应用】

1. 崩漏下血——如崩漏止血散（《全国中药成药处方集》）

（1）组成：鸡冠花炭 6g　杏仁皮炭 5g　赤石脂炭 7g　牡蛎粉 9g　贯众炭 5g　香附炭 6g　当归炭 6g　木耳炭 5g

（2）临证应用：本方具有收涩止血之功效。主治赤白带下，崩中漏下。

（3）临证加减：若赤白带下较甚者，可加金樱子、芡实、黄柏、薏苡仁等；若崩中漏下较甚者，可加血余炭、仙鹤草、茜草等。

（4）现代应用：本方现常用于治疗无排卵型的功能性出血或子宫异常出血，白带异常等病症。

2. 赤白带下——如赤白煎（《仙拈集》）

（1）组成：鸡冠花 6g　白术 6g　茯苓 6g　车前子 3g

（2）临证应用：本方主治赤白带下。

（3）临证加减：若赤白带下，缠绵不断者，可加金樱子、芡实、金钱草、虎杖等。

（4）现代应用：本方现常用于治疗子宫内膜炎，宫颈炎等。

【使用注意】瘀血阻滞的崩漏下血及湿热下痢初起兼有寒热表证者不宜使用。

【用量建议】按配方颗粒国家标准，每1g配方颗粒相当于饮片5g。《中国药典》饮片用量6g~12g。根据临床试点应用经验，建议临床饮片用量6g。

【参考】

1. **主要化学成分**　鸡冠花主含黄酮类：异鼠李素、木犀草素、山奈酚、槲皮素等，还有皂苷类、甾醇类、有机酸类及萜类等成分。

2. **主要药理作用**　鸡冠花有止血、杀虫、抗氧化、抗衰老、镇痛、抗肿瘤、增强免疫力、抗动脉粥样硬化等药理作用。

【按语】鸡冠花生品性凉，收涩之中兼有清热作用。《中国药典》2020年版鸡冠花饮片无含量控制指标。鸡冠花配方颗粒国家标准根据多批次标准汤剂质量特征建立薄层鉴别、【特征图谱】【含量测定】等质量控制项。鸡冠花配方颗粒国家标准【含量测定】项新建了山奈酚、异鼠李素、山奈酚-4'-O-甲醚、阿魏酸含量控制指标。就含量控制指标而言，配方颗粒标准较饮片更趋完善，临床疗效也应该更稳定、可靠。

第二十二章

攻毒杀虫止痒药

本类药物具有攻毒疗疮、杀虫止痒的作用，以外用为主、兼可内服。主要适用于某些外科皮肤及五官科病证，如疮疡，疥癣，湿疹，聤耳，梅毒及虫蛇咬伤，癌肿等。

蛇床子配方颗粒

【来源】本品为伞形科植物蛇床 *Cnidium monnieri*（L.）Cuss. 的干燥成熟果实，经除去杂质制成合格的饮片，并将此合格饮片按标准汤剂的主要质量指标，经水提、分离、浓缩、干燥、制粒而成的配方颗粒。

【含量指标】本品每 1g 含花椒毒素（$C_{12}H_8O_4$）应为 0.5mg~5.0mg，佛手柑内酯（$C_{12}H_8O_4$）应为 0.5mg~2.0mg，蛇床子素（$C_{15}H_{16}O_3$）应为 0.5mg~4.0mg。

【性能功效】辛、苦，温；有小毒。归肾经。燥湿祛风，杀虫止痒，温肾壮阳。

【临床应用】

1. 癣疮——如消炎癣湿药膏（《部颁标准》）

（1）组成：蛇床子 5g　升药底 5g　升华硫 5g　樟脑 5g　冰片 3g

（2）临证应用：本方主治头癣、体癣、足癣、慢性湿疹、滋水瘙痒、疥疮等证。

（3）临证加减：瘙痒重者，加紫荆皮、地肤子、苦参；渗水多者，加黄柏、生地黄、马齿苋、野菊花。

（4）现代应用：本方现常用于治疗头癣、体癣、足癣、慢性湿疹、滋

中药配方颗粒临床应用

水瘙痒、疥疮等。

2. 肾囊风——如蛇床子汤（《医宗金鉴》）

（1）组成：蛇床子 3g　威灵仙 6g　当归尾 6g　缩砂壳 3g　土大黄 3g　苦参 4.5g　老葱头 5g

（2）临证应用：本方主治肾囊风，干燥极痒，喜浴热汤，甚起疙瘩，形如赤粟，麻痒，搔破浸淫脂水，皮热痛如火燎。

（3）临证加减：本方水煎熏洗，合用龙胆泻肝汤内服。红肿、渗液者，可加用黄柏、地肤子等。

（4）现代应用：本方现常用于治疗脓疱疮、阴囊湿疹、神经性皮炎、阴囊瘙痒症等病。

3. 肾虚腰痛——如阳春玉液（《部颁标准》）

（1）组成：蛇床子 3g　鹿茸 1g　鹿角胶 3g　龟甲 9g　党参 9g　淫羊藿 6g　黄芪 9g　巴戟天 3g　枸杞子 6g　天冬 6g　熟地黄 9g

（2）临证应用：本方主治肾阳虚引起的腰背酸痛，畏寒肢冷，神疲乏力，阳痿早泄，梦遗滑精，夜尿频多等症。

（3）临证加减：梦遗滑精、夜尿频多者，加用金樱子、山茱萸、芡实等；腰背酸痛甚者，加用杜仲、续断。

（4）现代应用：本方现常用于治疗性功能减退，阳痿早泄，慢性前列腺炎等病症。

4. 阳痿——如三子丸（《备急千金要方》）

（1）组成：蛇床子 3g　五味子 2g　菟丝子 6g

（2）临证应用：本方主治阳痿，宫冷不孕。

（3）临证加减：若肾阳不足，阳痿较重者，可再加补骨脂、淫羊藿、巴戟天等。

（4）现代应用：本方现常用于治疗阳痿，不孕不育等病症。

5. 下焦寒湿——如蛇床子散（《金匮要略》）

（1）组成：蛇床子 3g

（2）临证应用：本方主治妇人带下，寒湿不化证。临床应用以自觉前阴中寒冷，或伴有少腹、股腋寒冷、腰酸重，时下白带为辨证要点。亦可治疗男子阳痿，湿痒。

（3）临证加减：加艾叶、花椒、白矾水煎外洗，治疗寒湿带下。

（4）现代应用：本方现常用于治疗宫颈糜烂、滴虫性阴道炎、真菌性阴道炎、老年性阴道炎、外阴瘙痒症、带下病、湿疹、皮肤瘙痒症等疾病。

【使用注意】阴虚火旺或下焦有湿热者不宜用。

【用量建议】按配方颗粒国家标准，每 1g 配方颗粒相当于饮片 5g。《中国药典》饮片用量 3g~10g。根据临床试点应用经验，建议临床饮片用量 3g。

【参考】

1. 主要化学成分 蛇床子含香豆素类：如蛇床子素、花椒毒素、欧前胡素等，色原酮、挥发油类及多糖等成分。

2. 主要药理作用 蛇床子有抗心律失常、抗高血压、抗心肌纤维化、镇静催眠、改善学习记忆、抗肿瘤、抗骨质疏松、抗菌和抗炎作用。还有杀灭阴道滴虫及雄激素样作用。

【按语】蛇床子为燥湿祛风，杀虫止痒，温肾壮阳的常用药。《中国药典》2020 年版规定蛇床子药材含蛇床子素不得少于 1.0%。蛇床子配方颗粒国家标准根据标准汤剂主要质量特征，在其药材基础上增加了花椒毒素、佛手柑内酯含量指标，符合传统方药汤剂的物质基础。就含量控制指标而言，配方颗粒标准更趋完善。

皂角刺配方颗粒

【来源】本品为豆科植物皂荚 *Gleditsia sinensis* Lam. 的干燥棘刺，经除去杂质；未切片者略泡，润透，切厚片，干燥制成合格的饮片，并将此合格饮片按标准汤剂的主要质量指标，经水提、分离、浓缩、干燥、制粒而成的配方颗粒。

【含量指标】本品每 1g 含花旗松素（$C_{15}H_{12}O_7$）和槲皮素（$C_{15}H_{10}O_7$）的总量应为 4.5mg~16.0mg，含东莨菪内酯（$C_{10}H_8O_4$）应为 0.15mg~0.80mg。

【性能功效】辛，温。归肝、胃经。消肿托毒，排脓，杀虫。

【临床应用】

脓成不溃——如托里消毒散（《急腹症方药新解》）

（1）组成：皂角刺 3g　人参 3g　川芎 3g　白芍 6g　黄芪 9g　当归 6g　白术 6g　茯苓 10g　金银花 6g　白芷 3g　甘草 2g　桔梗 3g

（2）临证应用：本方为治疗疮疡因气血虚弱、脓成不溃的方剂。以脓成不溃，脓毒不易外达为据。

（3）临证加减：若体弱者，去白芷，倍用人参。

（4）现代应用：本方现常用于治疗多种化脓性疾病等病症。

【使用注意】凡痈疽已溃不宜服用，孕妇亦忌之。

【用量建议】按配方颗粒国家标准，每 1g 配方颗粒相当于饮片 20g。《中国药典》饮片用量 3g~10g。根据临床试点应用经验，建议临床饮片用量 3g。

【参考】

1. 主要化学成分　皂角刺主含黄酮、酚类、三萜、香豆素、甾醇、内酯、三萜皂苷、有机酸等成分。

2. 主要药理作用　皂角刺具有抗炎、免疫调节、抗肿瘤等作用。

【按语】皂角刺为消肿托毒，排脓，杀虫的常用药。《中国药典》2020年版皂角刺饮片未建立含量检测指标。皂角刺配方颗粒国家标准根据多批次标准汤剂质量特征，增加了花旗松素和槲皮素的总量以及东莨菪内酯的含量作为质量控制项。并在特征图谱中对 8 个色谱峰进行了确认，符合中药多成分、多效能的特征。就质量指标控制而言，皂角刺配方颗粒标准较其饮片更趋完善。

参考文献

［1］ 国家药典委员会. 中华人民共和国药典［S］. 北京：中国医药科技出版社，2020.

［2］ 国家药典委员会. 关于执行中药配方颗粒国家药品标准有关事项的通知［EB/OL］. https://www.chp.org.cn/?eqid=b7b84a88000250e600000006646366a0#/newsDetail?id=15980，2021-04-29.

［3］ 国家药典委员会. 关于转发第二批36个中药配方颗粒国家药品标准的通知［EB/OL］. https://www.chp.org.cn/?eqid=b7b84a88000250e600000006646366a0#/newsDetail?id=16607，2021-11-02.

［4］ 国家药典委员会. 关于转发第三批4个中药配方颗粒国家药品标准的通知［EB/OL］. https://www.chp.org.cn/?eqid=b7b84a88000250e600000006646366a0#/newsDetail?id=17079，2022-06-13.

［5］ 国家药典委员会. 关于转发第四批48个中药配方颗粒国家药品标准的通知［EB/OL］. https://www.chp.org.cn/?eqid=b7b84a88000250e600000006646366a0#/newsDetail?id=17577，2023-02-01.

［6］ 国家药典委员会. 关于转发第五批25个中药配方颗粒国家药品标准的通知［EB/OL］. https://www.chp.org.cn/?eqid=b7b84a88000250e600000006646366a0#/newsDetail?id=aae613bc-ff26-4a0d-90ed-876524801de3，2023-08-15.

［7］ 国家药典委员会. 关于转发第六批31个中药配方颗粒国家药品标准的通知［EB/OL］. https://www.chp.org.cn/?eqid=b7b84a88000250e600000006646366a0#/newsDetail?id=0bf0524e-0b2d-46ae-acf1-8a9e70c1bf7c，2024-01-29.

［8］ 叶定江，张世臣，吴皓. 中药炮制学［M］. 2版. 北京：人民卫生出版社，2011.

［9］ 吴皓，胡昌江. 中药炮制学［M］. 北京：人民卫生出版社，2012.

［10］南京中医药大学. 中药大辞典［M］. 上海：上海科学技术出版社，2006.

［11］高学敏. 中药学［M］. 北京：人民卫生出版社，2000.

［12］高学敏，钟赣生. 中药学［M］. 2版. 北京：人民卫生出版社，2013.

［13］李飞. 方剂学［M］. 北京：人民卫生出版社，2005.

［14］李飞. 方剂学［M］. 2版. 北京：人民卫生出版社，2011.

［15］钟赣生. 中药学［M］. 4 版. 北京：中国中医药出版社，2016.

［16］周祯祥，唐德才. 临床中药学［M］. 北京：中国中医药出版社，2016.

［17］唐德才，吴庆光. 中药学［M］. 3 版. 北京：人民卫生出版社，2016.

［18］胡昌江，周翔. 中药配方颗粒质量标准及调配系统研究［M］. 北京：中国医药科技出版社，2021

［19］胡昌江，陈志敏. 川产道地药材炮制与临床应用［M］. 成都：四川科技出版社，2023.

［20］胡昌江. 中药炮制与临床应用［M］. 北京：中国医药科技出版社，2021.

配方颗粒汉语拼音索引

中药配方颗粒临床应用

中药配方颗粒临床应用

中药配方颗粒临床应用

配方颗粒笔画索引

中药配方颗粒临床应用

九画

十画